U0920697

上海交通大学医学院年鉴

SHANGHAI JIAO TONG UNIVERSITY SCHOOL OF MEDICINE ALMANAC

2015

(总第十卷)

《上海交通大学医学院年鉴》
编纂委员会

上海交通大学出版社

图书在版编目(CIP)数据

上海交通大学医学院年鉴. 2015 /《上海交通大学医学院年鉴》编纂委员会编. -- 9版. -- 上海 ：上海交通大学出版社，2015
ISBN 978-7-313-04957-5

Ⅰ. ①上… Ⅱ. ①上… Ⅲ. ①上海交通大学医学院 — 2015 — 年鉴，2015 Ⅳ. ①R-40

中国版本图书馆CIP数据核字（2013）第275994号

上海交通大学医学院年鉴
2015

编　　者：《上海交通大学医学院年鉴》编纂委员会
出版发行：上海交通大学出版社　　地　　址：上海市番禺路951号
邮政编码：200030　　电　　话：021-64071208
出 版 人：韩建民
印　　制：苏州市越洋印刷有限公司　　经　　销：全国新华书店
开　　本：889mm × 1194 mm　1/16　　印　　张：21.75　　插页：10
字　　数：749千字
版　　次：2007年12月第1版　2015年10月第9版　　印　　次：2015年10月第9次印刷
书　　号：ISBN 978-7-313-04957-5/R
定　　价：98.00元

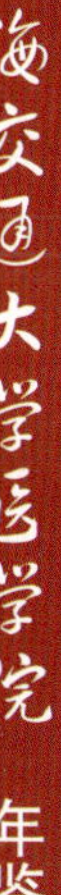

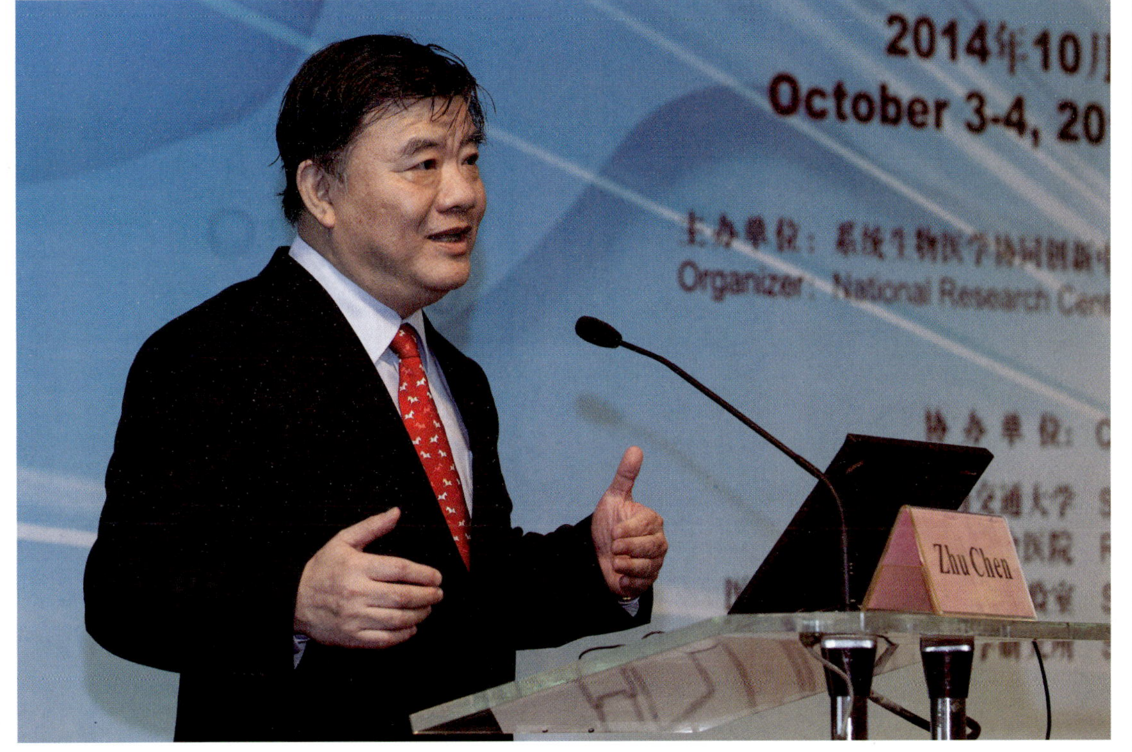

2014年10月3日，全国人大常委会副委员长、中国科学院院士陈竺在附属瑞金医院举行的国际转化医学论坛上作主题报告。

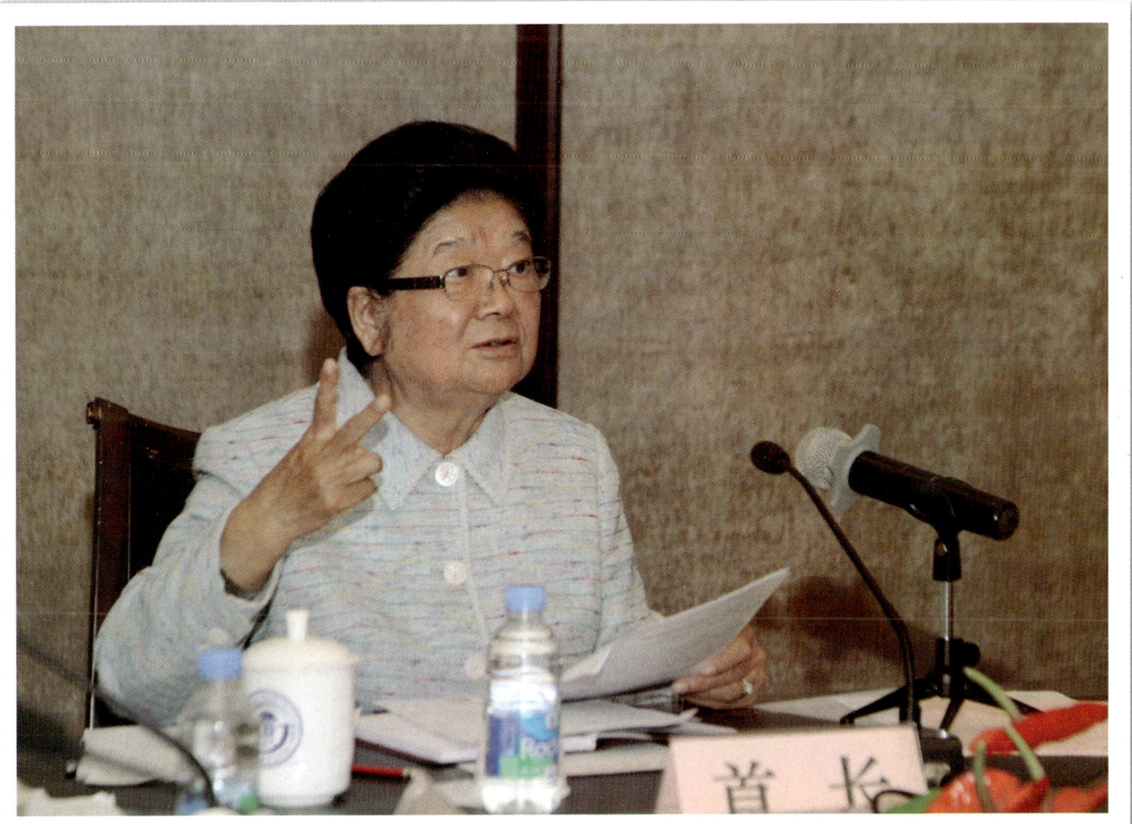

2014年10月25日，中国关心下一代工作委员会主任顾秀莲到医学院调研，图为顾秀莲在调研座谈会上讲话。

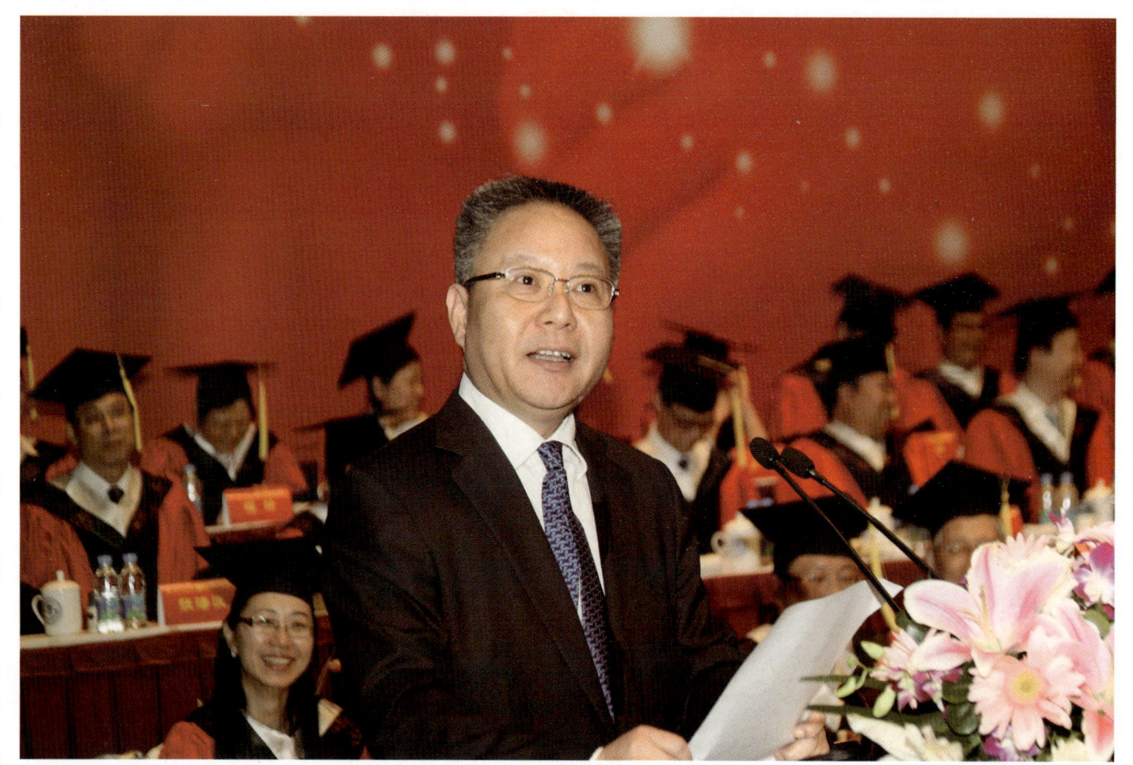

2014年6月24日，医学院2014届医学生毕业典礼暨学位授予仪式举行。上海市委常委、浦东新区区委书记，医学院校友沈晓明受邀与会并致辞。

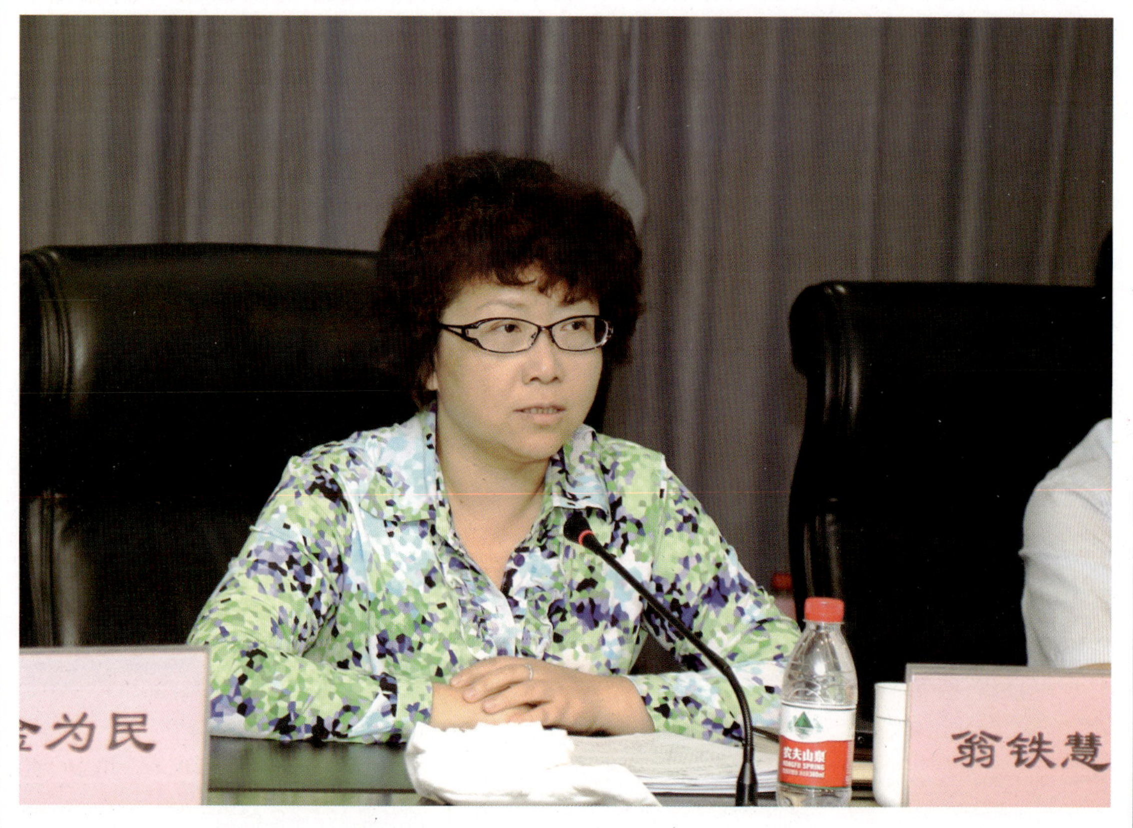

2014年8月11日，上海市副市长翁铁慧在附属第六人民医院调研植（介）入耗材“一平台，两试点”工作。

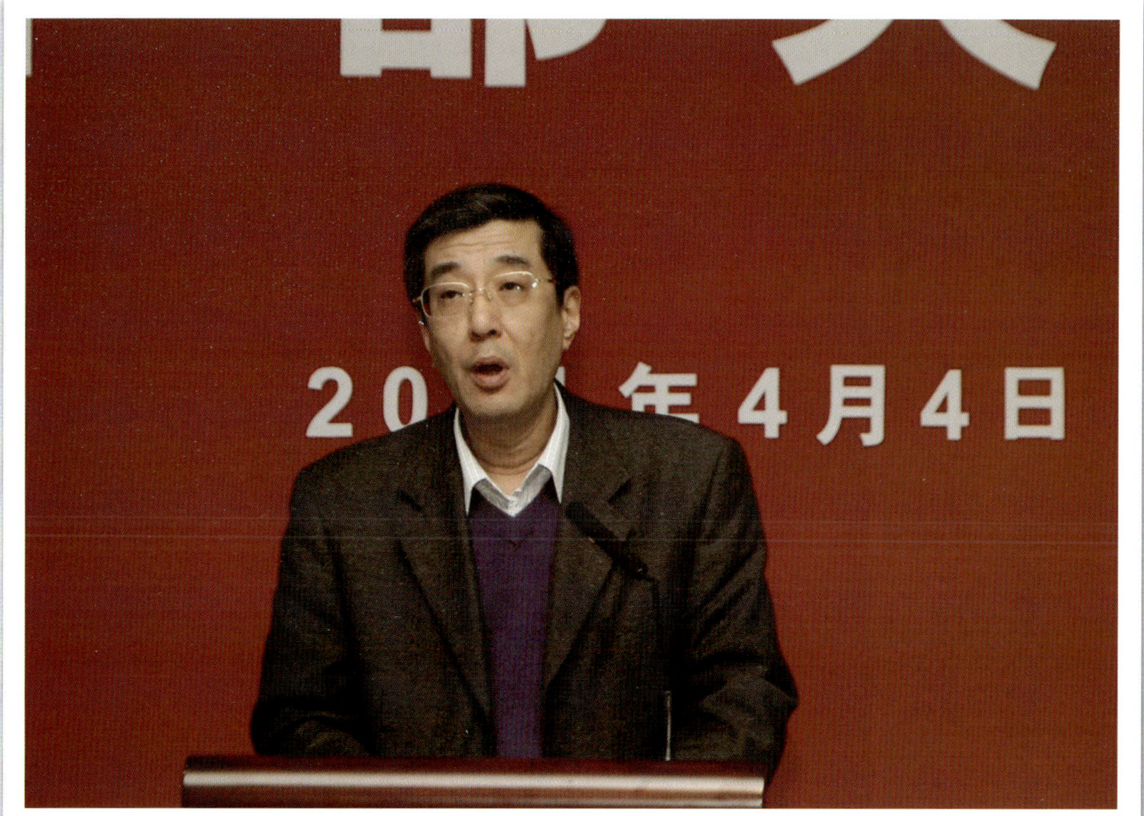

2014年4月4日，医学院党委书记孙大麟在医学院干部大会上作党建工作报告。

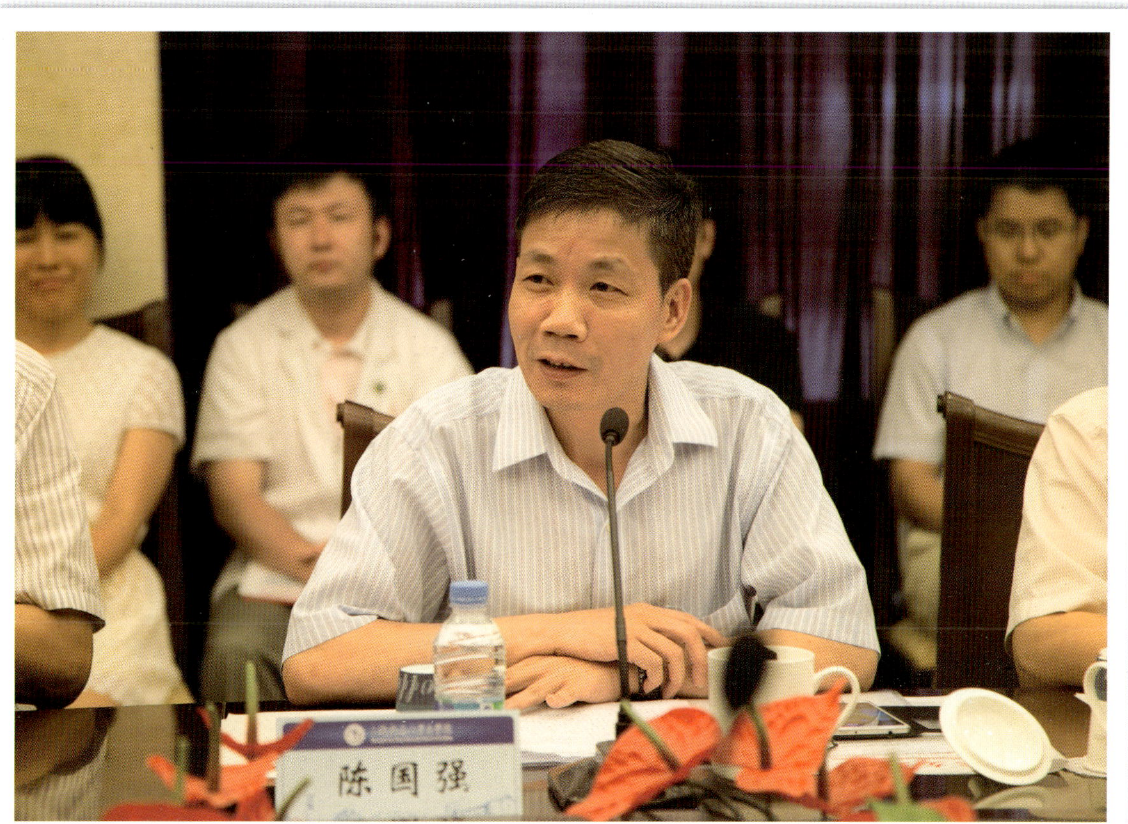

2014年9月10日，医学院院长陈国强在医学院庆祝第30届教师节座谈会上讲话。

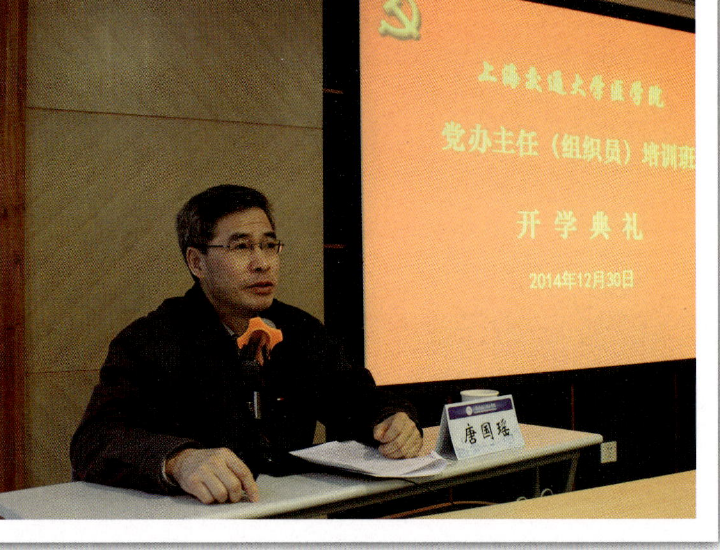

2014年12月30日，医学院党委副书记、纪委书记唐国瑶在医学院党办主任、组织员培训班开班仪式上作动员报告。

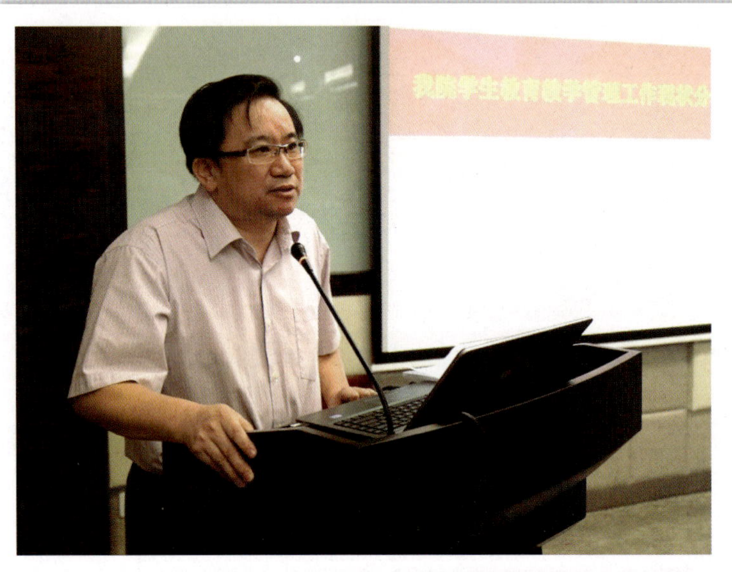

2014年7月3日，医学院党委副书记夏小和在医学院第十七次校（院）长、书记联席会议上作学生教育教学管理工作专题报告。

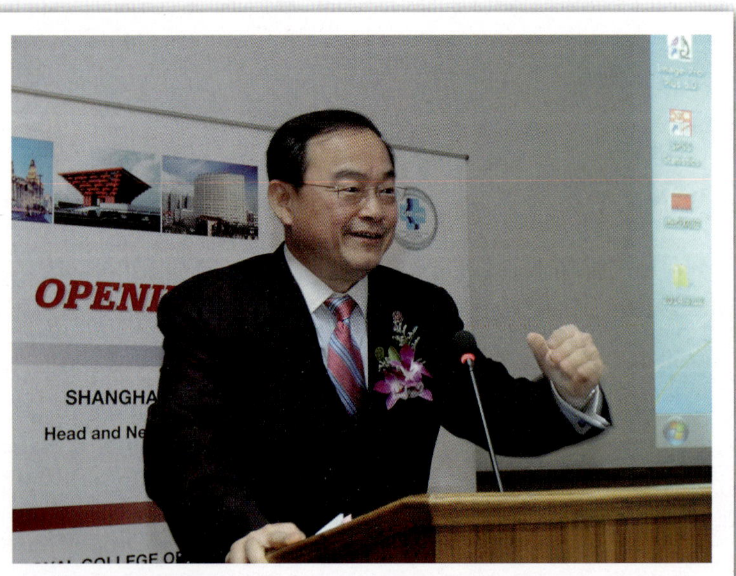

2014年3月12日，英国爱丁堡皇家外科学院全球首家头颈与颌面肿瘤培训中心在附属第九人民医院成立时，医学院副院长黄钢讲话。

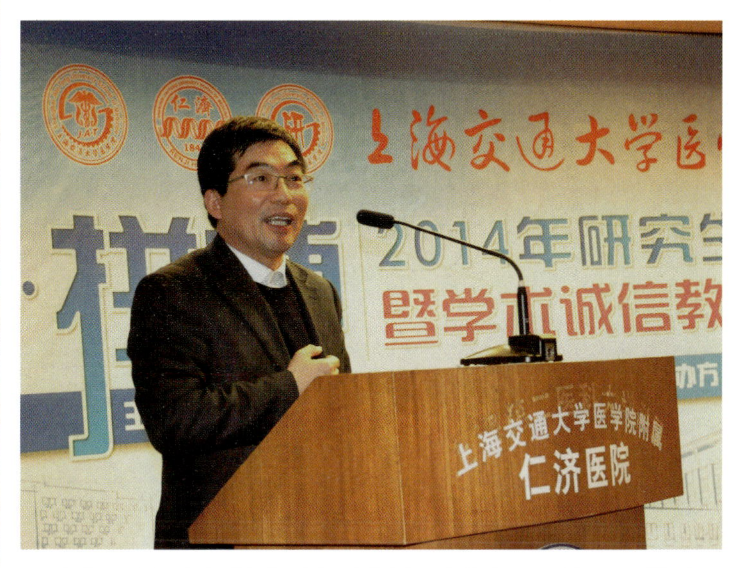

2014年12月10日，医学院副院长陈红专在医学院研究生科技文化节暨学术诚信教育活动开幕式上讲话。

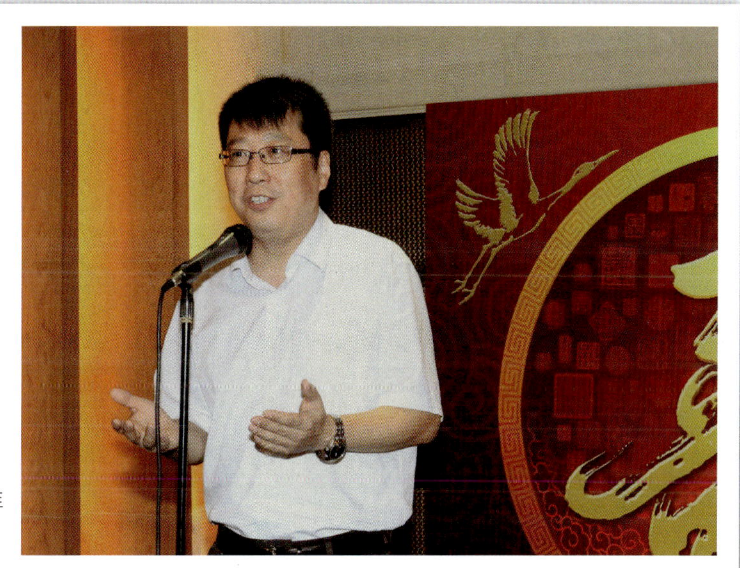

2014年9月25日，医学院副院长章雄出席医学院敬老节集体祝寿活动。

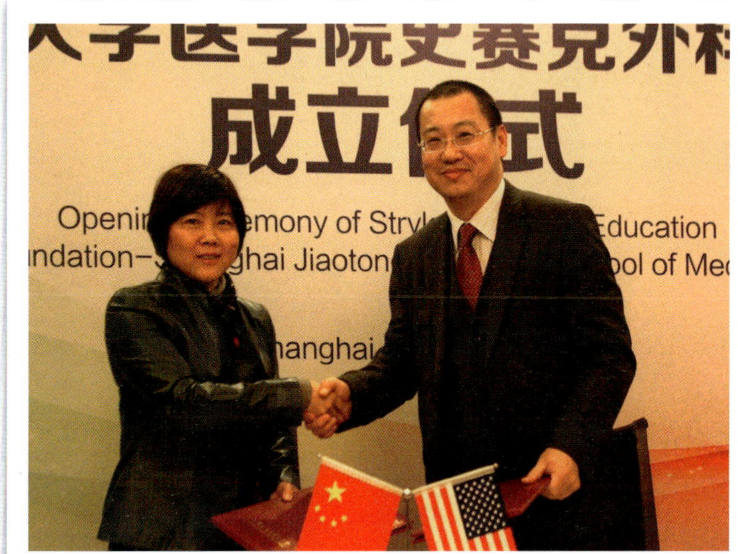

2014年11月18日，医学院副院长郭莲（左）出席医学院史赛克外科医学基金成立仪式。

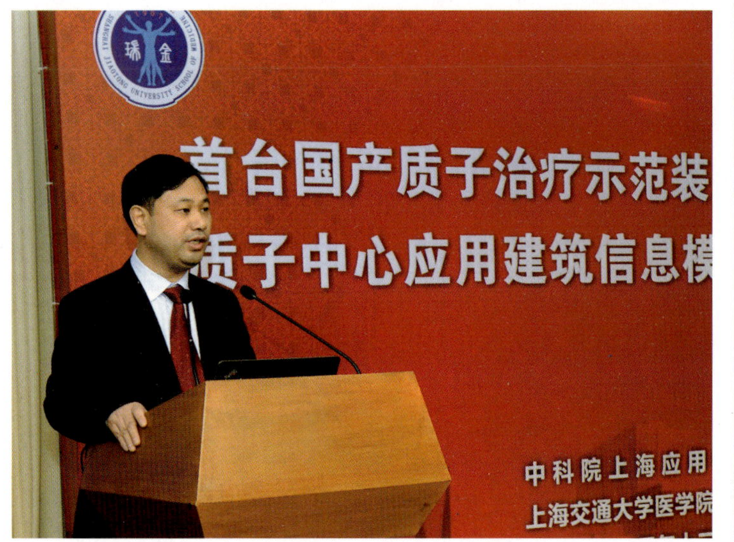

2014年12月30日，附属瑞金医院院长瞿介明在“首台国产质子治疗示范装置研制进展”及“BIM的建筑应用”研讨会上讲话。

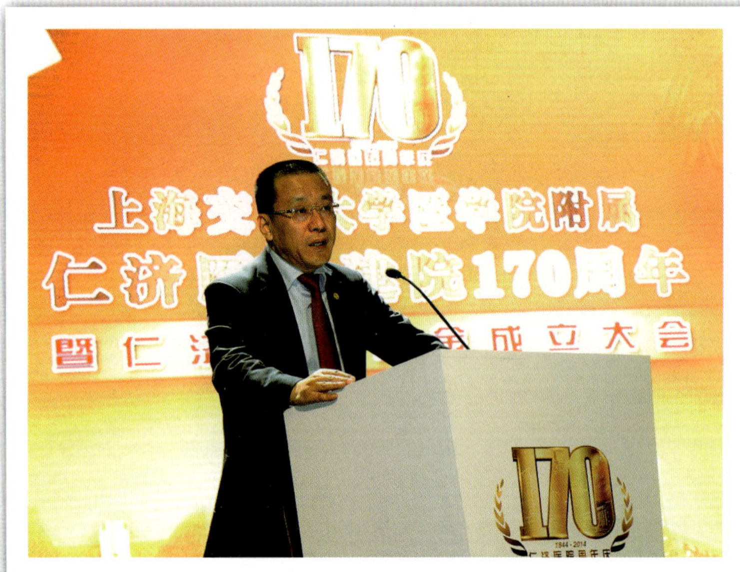

2014年10月17日，附属仁济医院院长李卫平在仁济医院建院170周年暨仁济慈善基金成立大会上致辞。

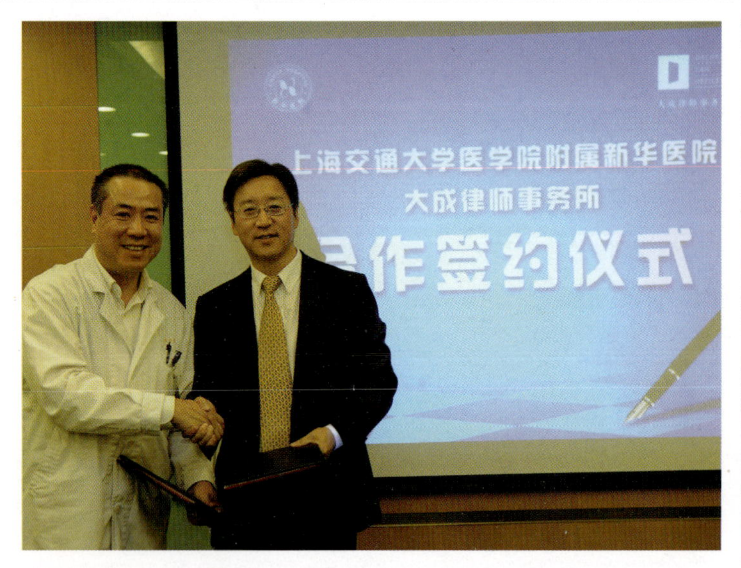

2014年11月18日，附属新华医院院长孙锟（左）代表医院与大成律师事务所签署合作协议。

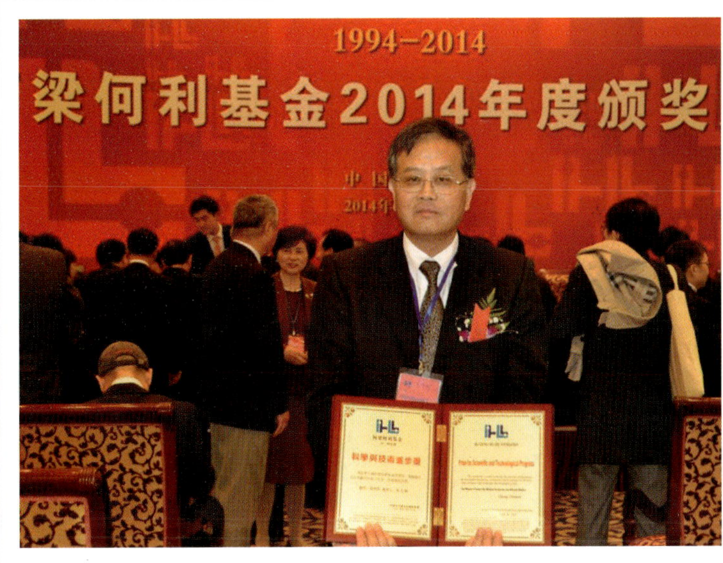

2014年10月29日，时任附属第九人民医院院长张志愿获何梁何利基金科学与技术进步奖。

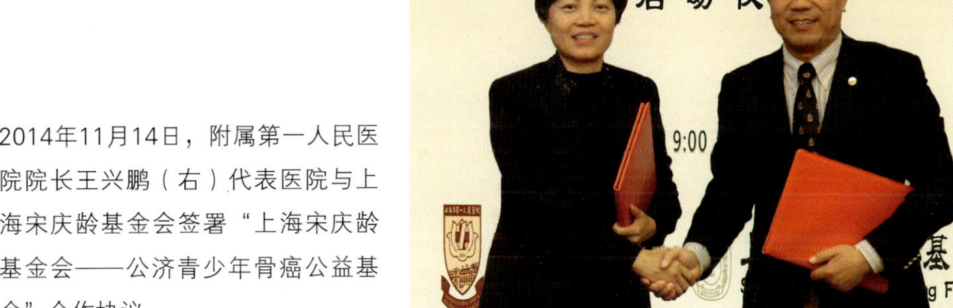

2014年11月14日，附属第一人民医院院长王兴鹏（右）代表医院与上海宋庆龄基金会签署“上海宋庆龄基金会——公济青少年骨癌公益基金”合作协议。

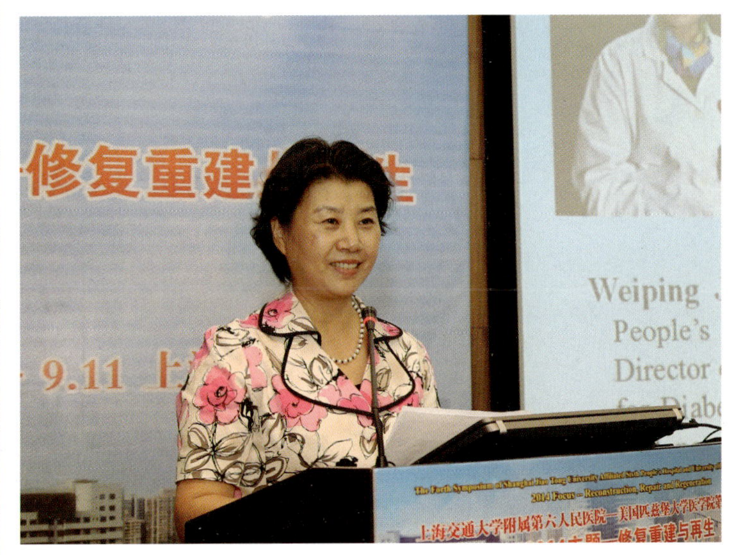

2014年9月10日，附属第六人民医院院长贾伟平在六院与美国匹兹堡大学医学院第四届学术探讨会上作专题报告。

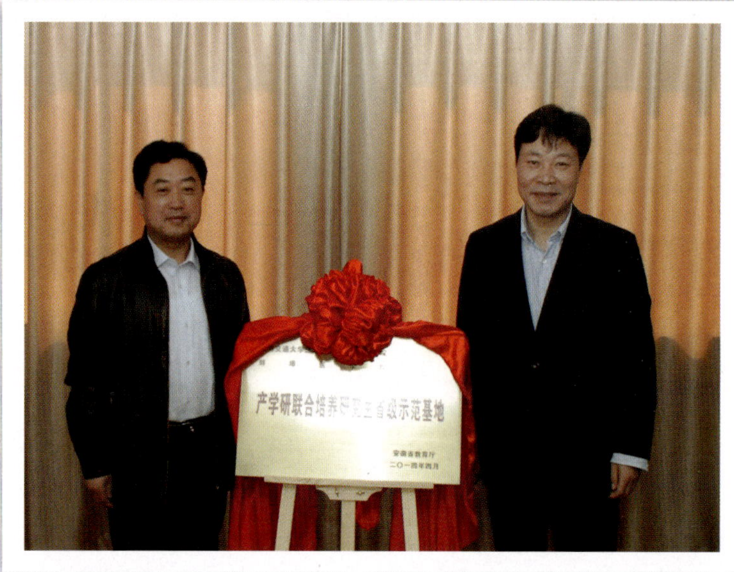

2014年4月15日，附属第三人民医院院长方勇（右）代表医院与蚌埠医学院为双方共建的产学研联合培养研究生省级示范基地揭牌。

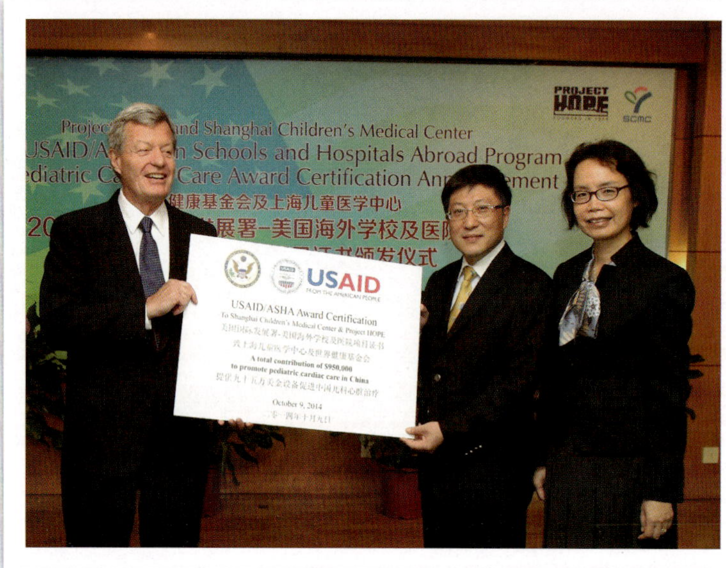

2014年10月9日，附属上海儿童医学中心院长江忠仪（右二）接待来访的美国驻华大使马克斯·鲍卡斯先生（左一）一行。

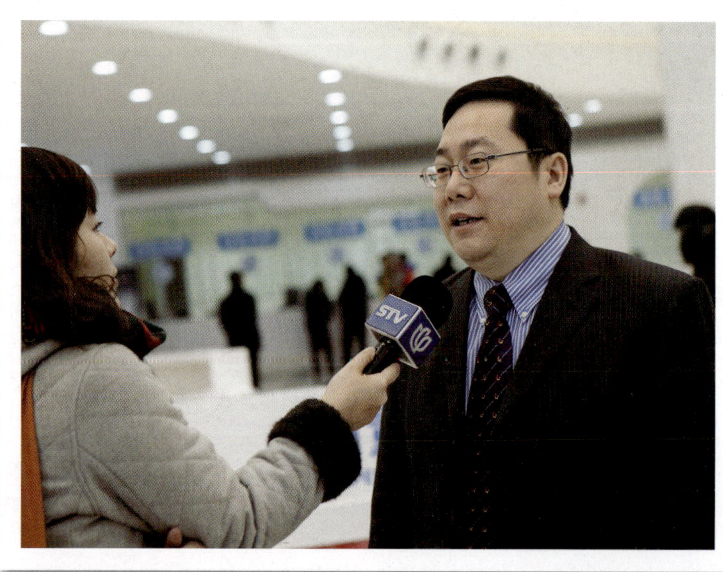

2014年3月5日，附属儿童医院泸定路院区试运行。图为儿童医院院长于广军接受媒体记者采访。

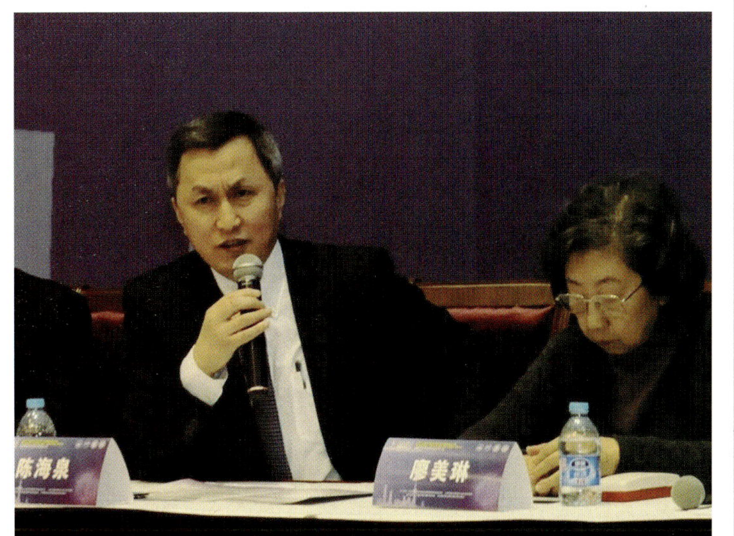

2014年12月13日，附属胸科医院院长陈海泉（中）在第四届国际肺癌诊治和呼吸内镜大会上发言。

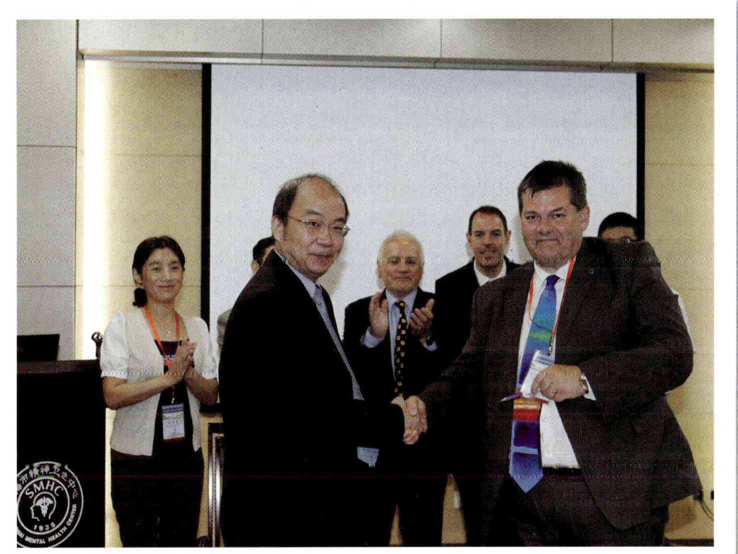

2014年7月2日，上海市精神卫生中心—诺丁汉大学精神卫生国际中心成立。图为附属精神卫生中心院长徐一峰（左）代表医院与对方签署合作备忘录。

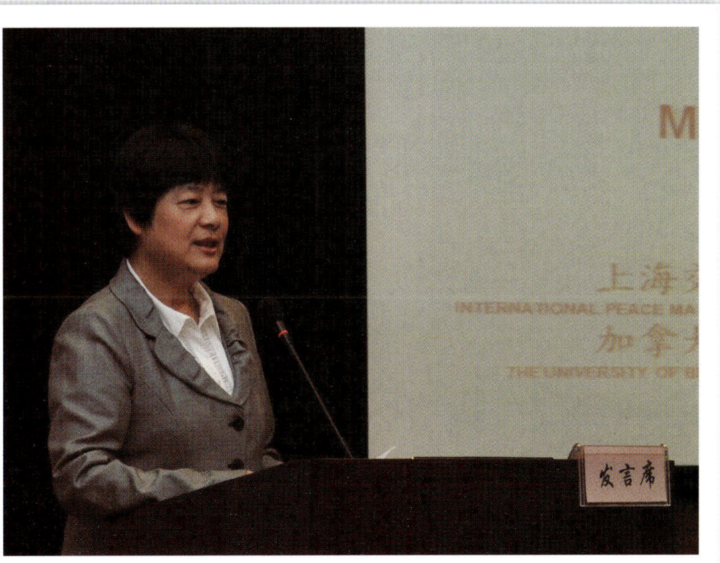

2014年6月19日，附属国际和平妇幼保健院院长黄荷凤在医院与加拿大不列颠哥伦比亚大学医学院妇产科系签订合作谅解备忘录仪式上讲话。

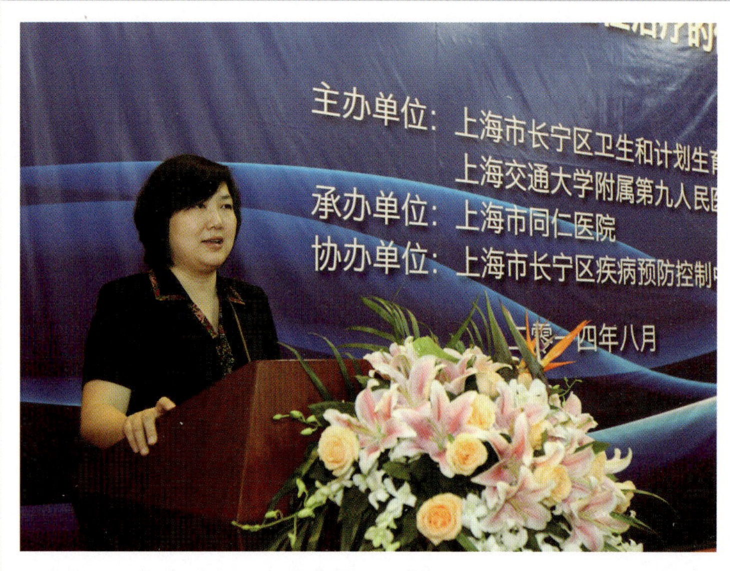

2014年8月30日，附属同仁医院院长马骏在医院牵头成立的“上海市长宁区脑卒中临床救治中心”揭牌仪式上致辞。

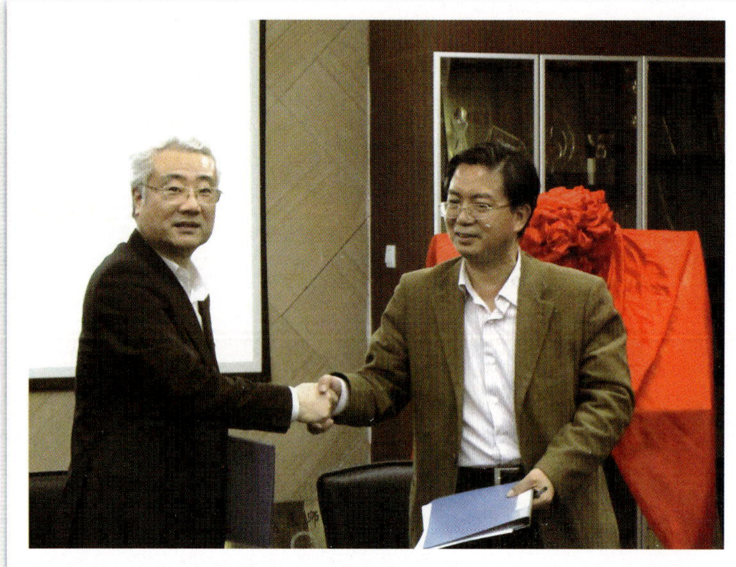

2014年4月17日，附属苏州九龙医院签约成为江苏大学教学基地。图为医院院长刘峰（左）代表医院与江苏大学签署相关合作协议。

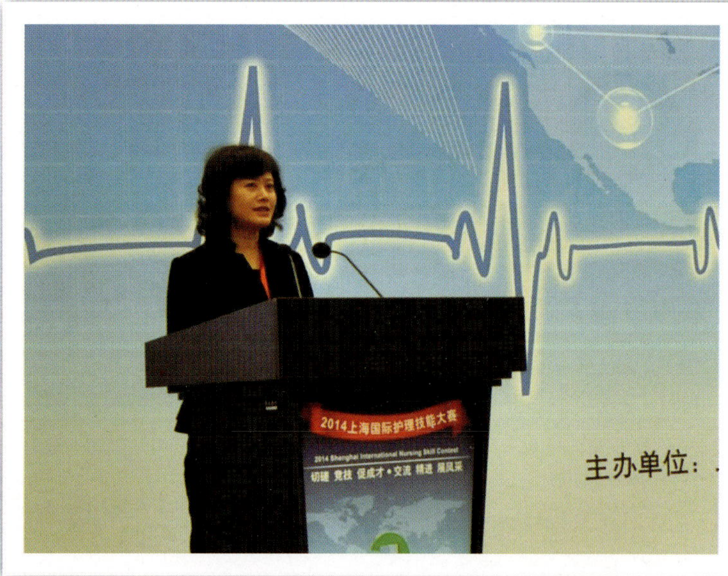

2014年11月8日，上海医药高等专科学校校长唐红梅在学校主办的“2014上海国际护理技能大赛”上致辞。

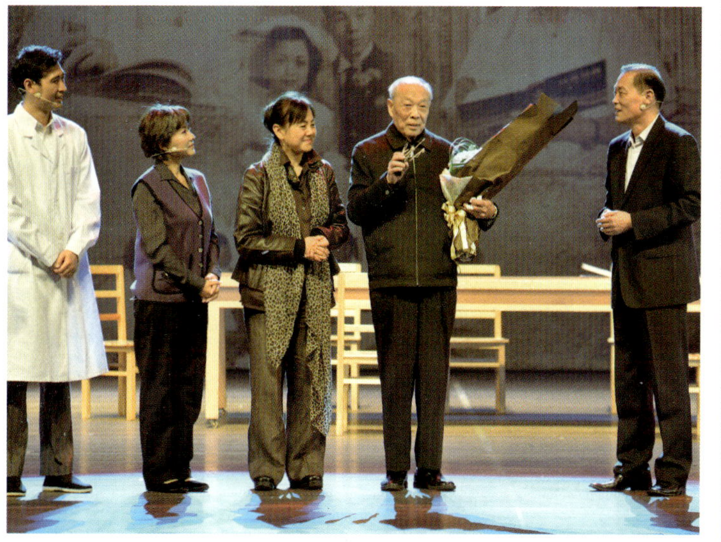

2014年11月18日，王振义院士（右二）受邀出席以其本人为原型改编的校园原创“大师剧”——《清贫的牡丹》的演出。

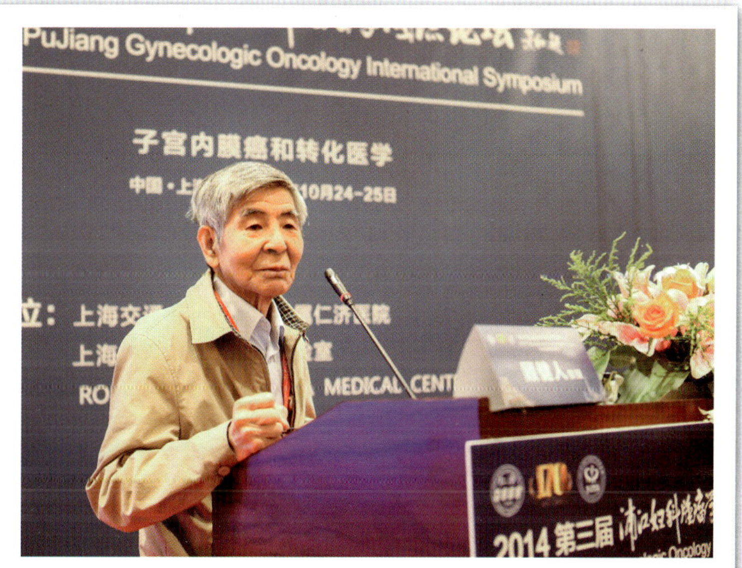

2014年10月25日，顾健人院士在第三届浦江妇科肿瘤学国际论坛上作主题报告。

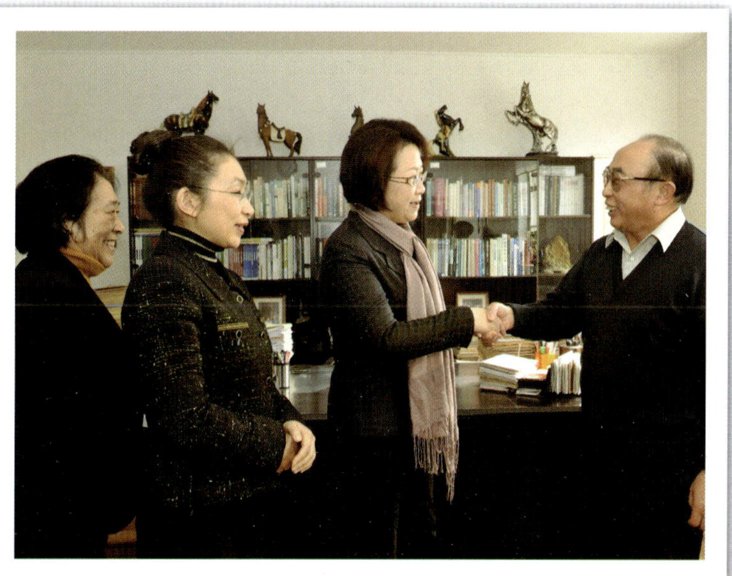

2014年1月30日，上海市副市长翁铁慧（右二）看望曾溢滔院士（右一）。

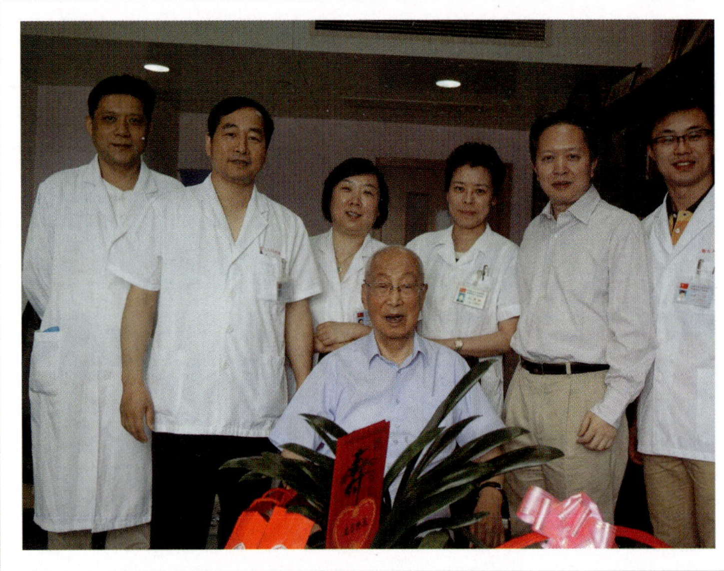

2014年6月11日，附属第九人民医院领导看望迎来99岁华诞的张涤生院士（中）。

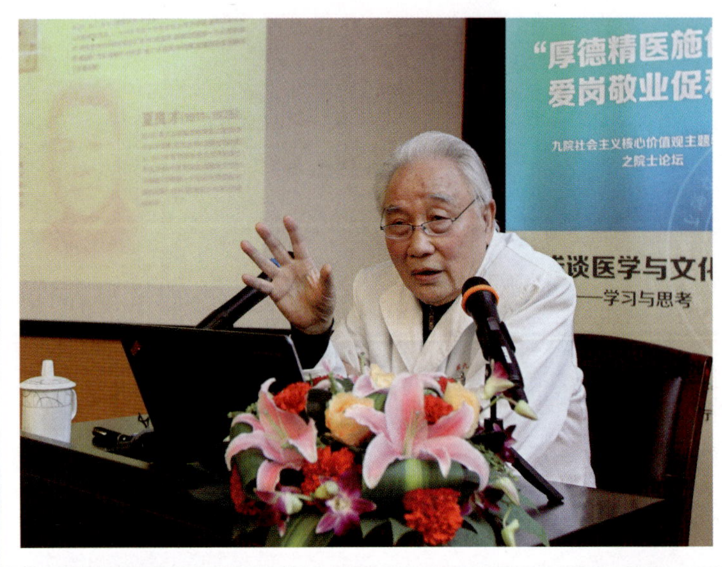

2014年3月24日，邱蔚六院士出席附属第九人民医院举行的社会主义核心价值观教育主题活动并作首场院士论坛讲演。

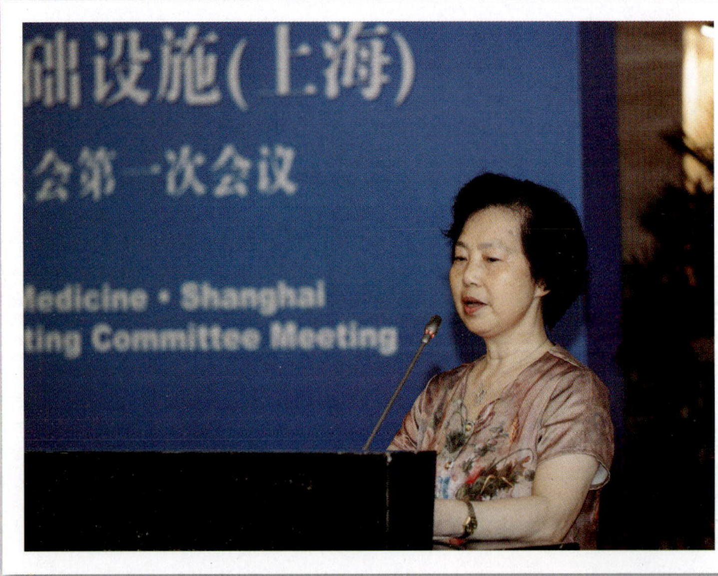

2014年10月3日，陈赛娟院士在附属瑞金医院召开的转化医学国家重大科技基础设施（上海）第一届学术委员会暨国际咨询委员会第一次会议上作总体工作汇报。

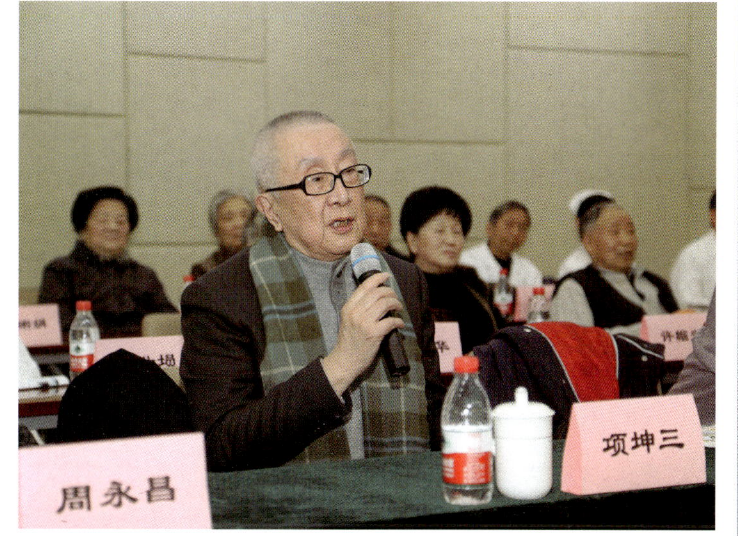

2014年12月29日，项坤三院士在附属第六人民医院庆祝建院110周年座谈会上发言。

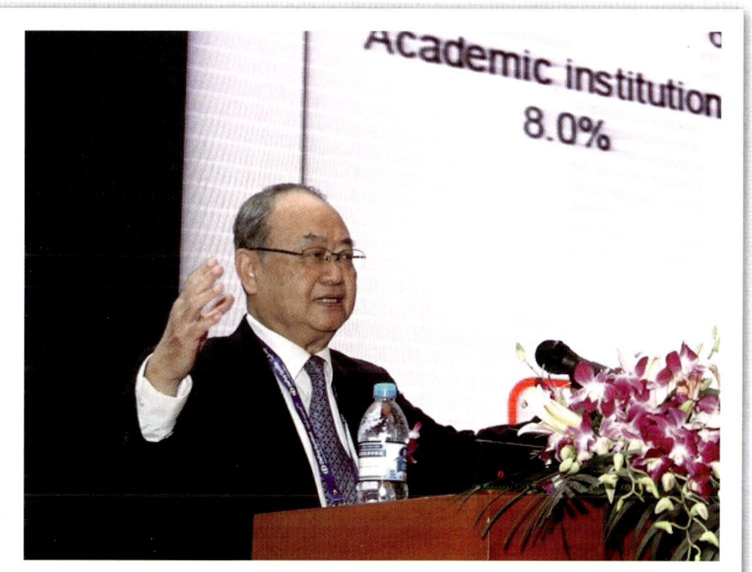

2014年5月17日，戴尅戎院士在附属第九人民医院主办的第八届上海国际骨科前沿技术与临床转化学术会议上发表主旨演讲。

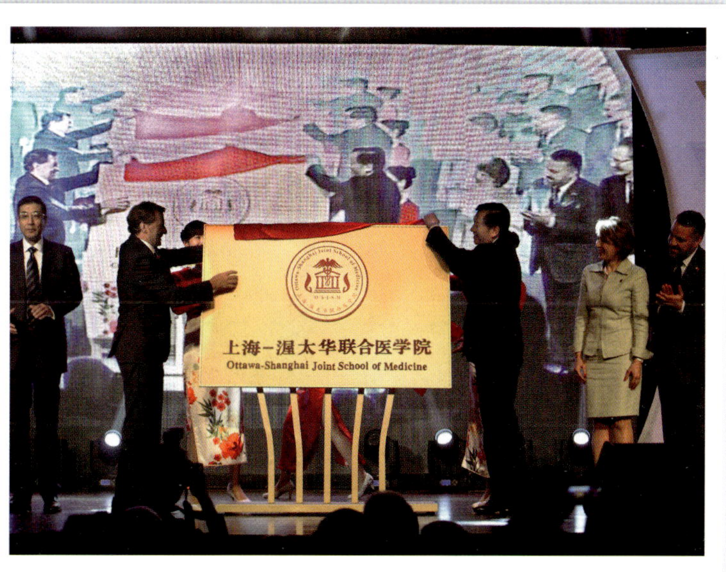

2014年10月17日，由上海交通大学医学院和加拿大渥太华大学医学院联合成立的“上海-渥太华联合医学院”揭牌。

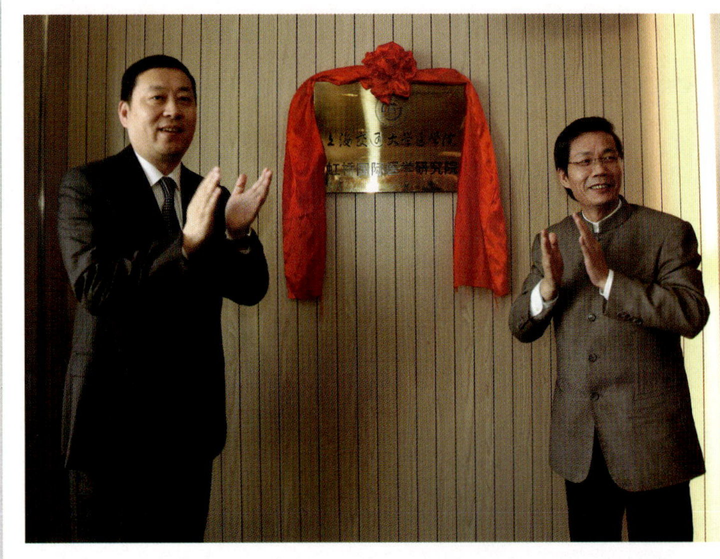

2014年11月25日，医学院虹桥国际医学研究院揭牌成立。

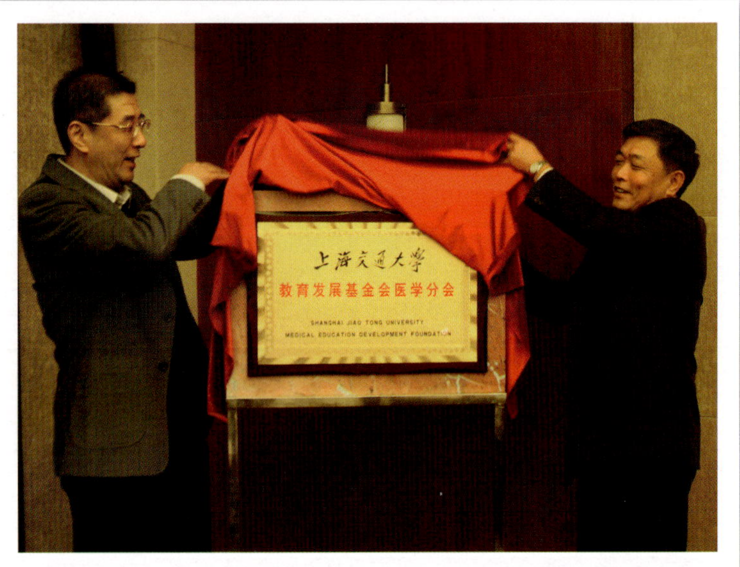

2014年11月13日，上海交通大学教育发展基金会医学分会成立。

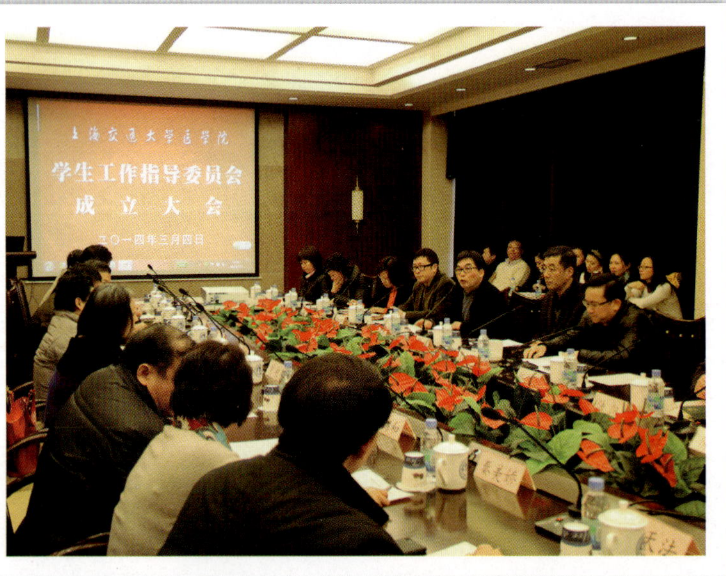

2014年3月4日，医学院召开学生工作指导委员会成立大会。

《上海交通大学医学院年鉴》编纂委员会

顾　问　孙大麟　陈国强

主　编　唐国瑶

编　委　（以姓氏笔画为序）

于广军　马　骏　王　成　王　育　王　艳　王雄国
叶福林　朱正纲　朱旭明　朱建征　刘　军　李　丽
邱力萍　闵建颖　沈国芳　沈岳奋　张利公　张　勇
陆　阳　陆　勤　陈　亮　陈　洪　陈晓明　陈海泉
陈　铿　季庆英　郑志杰　孟　煜　郝永强　胡伟国
贾伟平　顾明珺　顾琦静　倪卫杰　徐一峰　徐汝明
徐　敏　唐　华　黄荷凤　崔　勇　章雅青　章　新
董　艳　富冀枫　潘常青　戴晓虹　戴慧莉　瞿介明

《上海交通大学医学院年鉴》编辑部

主　　任　叶福林

编纂人员　葛鹏程　高　哲

凡　例

一、《上海交通大学医学院年鉴·2015》是由上海交通大学医学院年鉴编纂委员会主持编纂的一部综合性资料工具书和史料文献。

二、本年鉴以马克思主义、毛泽东思想、邓小平理论、“三个代表”重要思想、科学发展观和习近平系列重要讲话精神为指导，坚持尊重历史、实事求是的原则，如实记载了上海交通大学医学院2014年建设和发展的历程。

三、本年鉴上起2014年1月，下止2014年12月。

四、根据时代特点和上海交通大学医学院特色，本年鉴采用分类、条目编撰法，以特载、概述为纲，以大事记为经，以医学教育、科学研究、教职工队伍建设、对外交流与合作、教育设施与保障、校园文化、学生工作、党的建设、民主党派和统战团体、院系概述、研究所、附属单位等栏目为纬，较全面、系统地记述医学院各领域、各系统的情况，并附统计资料。

五、本年鉴分类目、栏目、分目和条目，其中各栏目、各分目之首设“概况”条目，集中记述各系统、各领域的总体情况；分目以黑体字表示；分目下设条目，以【　】号为标识。条目为主要信息载体和基本撰稿形式。

六、本年鉴对各分目、条目间的交叉重复现象，采取了详略可见，平衡删留，区别视角等不同方法记述。

七、本年鉴采用规范语体文记述，直叙其事。文字力求严谨、简练。单位名称和专有名词在第一次出现使用全称，随后用简称。人物称谓直书姓名，必要时冠以职务。

八、本年鉴各业务部门统计数据由各部门主管审定、提供。统计数据截止日，按学年统计的，原则上截止日为2014年9月1日；按自然年统计的，截止日为2014年12月31日，具体视统计表下注释。

目　录

特　载

大　事　记

学院综述

医学教育

科 学 研 究

教职工队伍建设

对外交流

学生工作

校园文化

党的建设

民主党派和统战团体

群 众 团 体

教育设施与保障

院系概述

研究所

附属单位

附　录

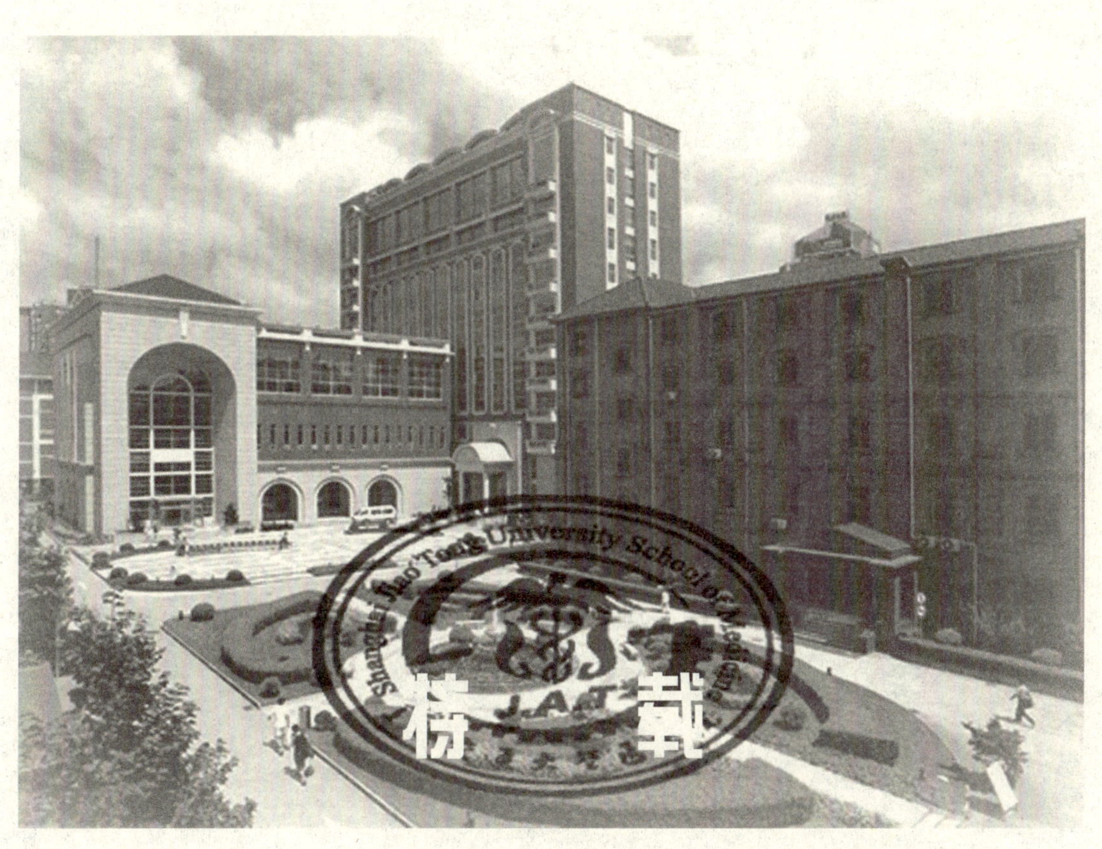

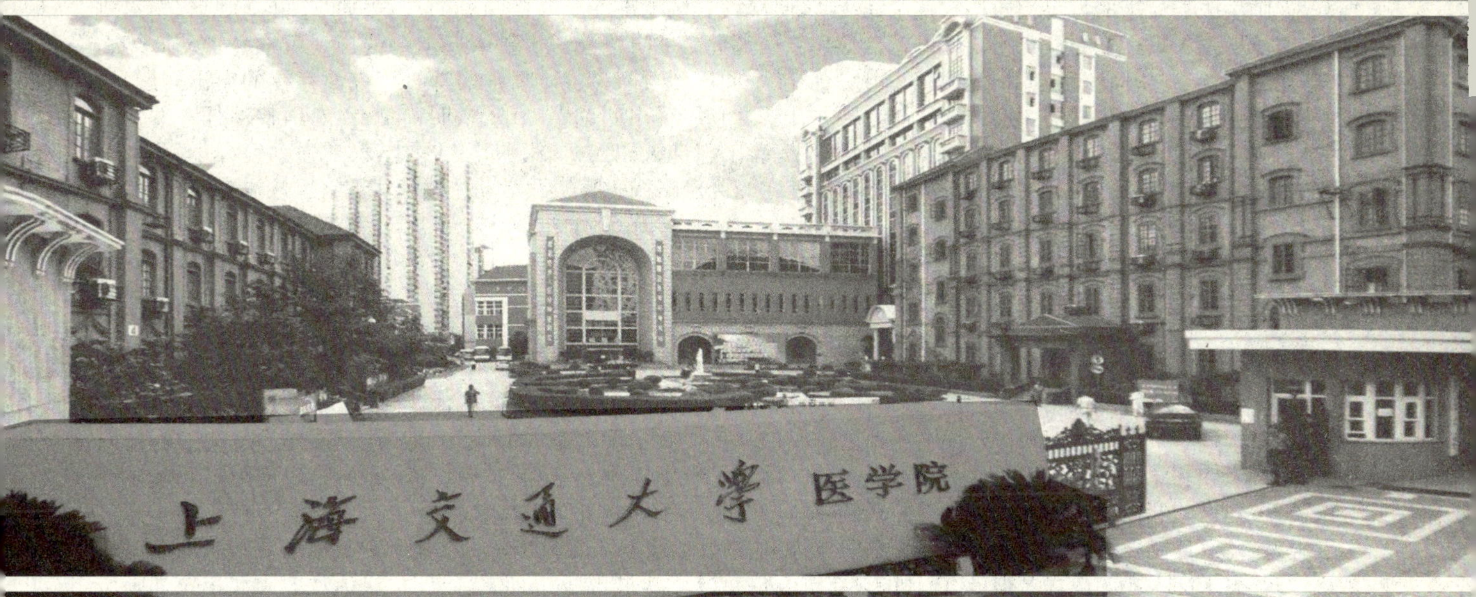

真抓实干，攻坚克难，踔疾步稳推动医学院内涵式发展

——在上海交通大学医学院 2014 年党建大会上的工作报告

孙大麟

同志们：

今天，我们在这里召开上海交通大学医学院 2014 年干部大会。这次会议的主要任务是：全面贯彻落实党的十八大和十八届三中全会精神，总结回顾医学院党委 2013 年工作，深入分析当前形势，提出下阶段工作要点，进一步解放思想、深化改革、凝心聚力、攻坚克难，进一步提高总揽全局、协调各方的能力和党的建设科学化水平，努力开创医学院党委工作新局面，加快推动医学院内涵式发展和一流医学院建设。

一、2013 年党委工作回顾

2013 年，上海交大医学院党委高举中国特色社会主义伟大旗帜，以邓小平理论、“三个代表”重要思想、科学发展观为指导，以党的群众路线教育实践活动为契机，牢牢把握加强党的执政能力建设、先进性和纯洁性建设这条主线，充分发挥党总揽全局、协调各方的领导核心作用，着力建设学习型、服务型、创新型的党组织，不断提高党委的领导水平和办学能力，在教学、医疗、科研、管理各项工作取得了一定的成绩。

（一）深入开展党的群众路线教育实践活动，在转变工作作风、密切联系群众中推进党的作风建设

根据市委统一部署，自 2013 年 9 月至 2014 年 2 月，医学院深入开展党的群众路线教育实践活动。医学院党委以“为民务实清廉”为主要任务，按照“照镜子、正衣冠、洗洗澡、治治病”的总要求，相继开展了“学习教育、听取意见”、“查摆问题、开展批评”和“整改落实、建章立制”三个环节的工作，取得了明显的成效，得到了广

大师生医务员工的肯定。通过教育实践活动，使广大党员干部受到一次深刻的马克思主义群众观点教育，进一步增强了贯彻党的群众路线的思想自觉和行动自觉。领导班子成员深入基层一线广泛听取意见40多次，建立院领导“午间座谈会”长效机制并组织召开“午间座谈会”6次，认真查摆“四风”方面存在的突出问题，形成领导班子与党员干部作风情况调研报告。开展“四风”突出问题专项整治，明确10项专项整治任务并形成专项整治工作方案。围绕改进工作作风建设、完善干部选人用人机制、深化内涵建设、加强勤俭办学、为师生办实事等五大方面57项具体内容，制定医学院党的群众路线教育实践活动整改落实方案。注重建章立制，梳理各部门制度和流程208项，明确重点工作制度48项，形成党员干部坚持群众观点、贯彻群众路线的长效机制。

（二）充分发挥基层党组织的战斗堡垒作用和党员干部的先锋模范作用，在抓好基层、打牢基础中推进党的组织建设

严格执行干部工作各项制度，全年任免干部66人次，提任处级干部25人。完成医学院及各附属单位领导班子述学、述职、述廉和群众民主测评工作。加大年轻后备干部培养锻炼和干部挂职工作力度，重视女性、少数民族和党外干部的培养选拔。加强附属医院领导班子建设，制定和实施《关于加强和改进附属医院领导班子建设的若干意见》。落实“四项监督制度”，严格执行领导干部重大事项报告制度。继续推行领导干部经济责任审计制度。坚持“三重一大”事项集体决策机制，落实基层党建工作责任制和党风廉政建设责任制。做好各类干部人才的教育培训，选送到中央党校、市委党校等各类党校培训的干部达52人次。附属单位加强服务型党组织建设，瑞金医院以优化诊疗方案、满足病人需求为目标，推出15个多学科联合门诊窗口，为老百姓看病提供优质服务；仁济医院在急诊中班时段调整医生下班时间，制定针对病人密集时段诊疗工作的应急预案，最大限度缓解急诊压力；新华医院开通“主题活动”微信公众平台，打造全新互动沟通交流方式和信息传递渠道，了解职工诉求，促进医院和谐；第九人民医院针对基层反映问题未能及时反馈处理的现象，制定处理基层反映问题的时间节点和制度流程；附属卫校围绕“四个一流”目标加强党支部团队建设，积极推进专业与思想同步发展；第三人民医院主动服务学生，为住宿学生统一安装网络端口，减少学生自装网络的不便和安全隐患；上海儿童医学中心完善各项会议制度，对各部门会议效率及内容进行考核评议，简化办事流程，提高服务质量。

（三）深入开展中国特色社会主义宣传教育，在弘扬主旋律、传播正能量中推进党的思想建设

医学院党委把学习贯彻党的十八大和十八届三中全会精神作为首要政治任务，制定学习的整体方案，开展形式多样的学习培训活动，确保用十八大和十八届三中全会精神武装头脑、指导实践、推动工作。构建党委中心组（扩大）学习、基层党组织、学习班组和教职医务员工学习联动机制，切实抓好中央精神的学习宣传贯彻工作。全年共组织党委中心组（扩大）专题学习10次、班组学习4次、专题辅导报告6场。结合开展党的群众路线教育实践活动，把树立宗旨意识、增强群众观点作为学习教育重点，组织党员干部认真学习中央精神，引导党员干部进一步坚定理想信念、提高思想认识。医学院和附属瑞金医院、仁济医院、新华医院、第九人民医院、儿童医学中心获第十六届上海市文明单位称号。

（四）切实提高党委的领导水平和办学能力，在总揽全局、协调各方中推进内涵建设

强化课程质量体系建设，获国家级精品课程1项、上海市精品课程3项；加强教学基地内涵建设，医学院国家临床医学实验教学中心通过验收；推进研究生创新能力培养，获全国优秀博士学位论文1篇、上海市研究生优秀成果（学位论文）19篇。实施人才强院主战略，加大高层次人才引进力度，22人入选国家和上海市高层次人才计划；实施分层次人才培养计划，142人入选上海市和市教委培养计划。大力推进科学研究和学科建设，全年共获各级各类科研项目1 571项，合同总经费约6亿元；共获各级科技成果奖67项，发表SCIE论文1 978篇，继续位列全国医学院校第一；转化医学国家重大科技基础设施项目获得立项。推进住院医师规范化培训和专科医师规范化培训工作；21个专科新评为国家临床重点专科。

（五）深入开展反腐倡廉惩防体系建设，在严明纪律、严守制度中推进党的反腐倡廉建设

严格执行廉洁自律有关规定，坚决贯彻中央“八项规定”和厉行节约反对浪费精神，加强对节假期间廉洁自律和节约行为的监管。开展阳光招生、公务用车、科研经费等方面的专项治理。严格执行《领导干部廉洁从政若干准则》等规章制度，加强干部廉洁履职的监督。启动医学院2013—2017年惩治和预防腐败体系工作规划的制定工作。制定党风廉政建设责任制目标管理方法和三级考核指标体系，强化对党风廉政建设责任制的

监督与考核。推进附属医院廉政风险防控工作。加强领导干部党性党风党纪和规范履职行为教育，组织各附属医院召开反腐倡廉警示教育会议，加强廉洁从政、廉洁从医的教育培训。

（六）深入开展思想政治教育模式改革创新，在立德树人、提升素质中推进学生成长成才

围绕"中国梦·医学梦"主题，开展感恩教育、诚信教育等系列活动，提高医学生爱国荣校意识。贯彻实践育人理念，开展暑期社会实践活动。健全"班导师"制，推进班级工作内涵与班导师队伍建设。继续开展科学商店进社区、医学知识进校园等工作，深入推进博士团"三下乡"志愿服务活动。加强顶层设计，制定《上海交通大学医学院学生工作体制改革方案》，推进辅导员队伍建设。继续做好大学生的助学帮困、园区建设、心理辅导等工作，发放"奖、贷、勤、助、补、减"各类资金900多万元，受益学生达到8 330余人次。

（七）积极搭建交流平台和沟通桥梁，在凝聚力量、汇集智慧中充分体现教职员工的地位和作用

筑牢统一战线共同思想政治基础，不断加强统战工作。弘扬尊老敬老爱老优良传统，做好离退休干部思想政治建设、生活关心和精神关怀等工作。充分发挥工会组织的优势与特点，使广大教职工积极参与学校的建设和管理。以中国梦、医学梦引领青春梦，圆满完成团委班子换届，通过志愿服务、团建联建等工作为广大青年搭建成长平台。成立医学院"妇女之家"，积极开展特色项目活动，充分展示医学院女性勇于追求、乐于奉献的良好形象。完成工青妇系统各级各类先进典型的评选工作，共获市级以上个体和集体荣誉称号56个。

2013年是医学院主动转变发展方式，积极探索发展道路，不断提升质量和内涵的一年。一年来取得的丰硕成果，是医学院各级党组织、全体共产党员和师生医务员工精诚团结、辛勤奉献的结果。在此，我谨代表医学院党委向辛勤耕耘在教学、医疗、科研、管理第一线的全体共产党员和师生医务员工，向全体关心和支持医学院发展的老领导和离退休老同志表示衷心的感谢和崇高的敬意！

二、存在的主要问题

在过去的一年里，医学院党委有效推动了医学院整体发展，较好地完成了各项工作和任务。同时，必须清醒看到，我们工作中还存在许多不足，发展过程中还有不少困难和问题。一是"四风"问题仍然不同程度地存在。虽然我们按照市委统一部署，较好地完成了党的群众路线教育实践活动各项工作任务，为学校事业跨越发展提供了坚强的政治组织和思想作风保证。但是思想认识松懈、实干精神不够、创新胆略不足、困难面前畏缩等现象依然存在，"为民务实清廉"的思想还有待于进一步内化于心外化于行。二是整体谋划和统筹协调的意识和举措还不够。虽然我们一直强调要围绕深化改革的整体性、系统性和协同性这一思维来开展工作，一直强调要对接国家战略需求和世界科学前沿这一目标来推动发展，一直强调要通过打破体制机制壁垒、实现资源有效整合这一手段来形成发展合力，但是这方面的意识还不够自觉，思路还不够开阔，举措还不够有效。三是创新发展的动力与可持续性还不够足。近年来，医学院在创新驱动、转型发展中取得了一定成绩。但是，学科高峰数量有限，在重点领域和关键环节所取得的原创性科研成果不多，临床医疗品牌响亮度还不高，卓越医学人才培养的显示度还不强，分层次、分类别的人才队伍体系还不够完善，人才引进和培养的力度有待加强。四是管理效能有待进一步提高。现代大学管理的意识自觉、制度建设和规范化建设仍需改善，资源配置的科学性、有效性有待加强。这些都需要我们在未来的工作中以更大的政治勇气与智慧全局谋划、科学部署，以坚定的政治立场和胸怀锐意进取、改革创新，以强烈的政治使命与责任真抓实干、务求实效，敢于挑重担，敢于啃硬骨头，敢于涉险滩，化被动为主动，化问题为挑战，化阻力为动力，进一步聚焦人才、质量和特色，切实推动医学院内涵式发展。

三、下阶段党委工作思路

下阶段，医学院党委要以学习宣传和贯彻落实党的十八大和十八届三中全会精神为主线，以持续推进医学院内涵发展为重点，以切实提高党的建设科学化水平为支撑，解放思想，改革创新，凝聚力量，攻坚克难，继续保持医学院改革发展稳定的良好势头，力争在改革发展和党建工作的重点领域、关键环节取得新的突破，推动医学院教学、医疗、科研、管理等各项事业再上新台阶。

（一）坚持内涵发展、质量提升，切实增强创新发展的系统性和协同性

一是加强整体谋划和统筹协调。加强医学院创新发展的顶层设计和系统布局，统筹实施国家和地方各项创新工程。创新体制机制，突破医教研之间以及院本部、附属单位之间的壁垒。加强制度建设，以制度规范养成真抓实干、务求实效的文化。二是着力提升发展质量。启动新一轮学科调研评估工作，继续推动医学院学

科建设。推动转化医学重大科技基础设施项目的实质性实施。推进教育教学改革、教师队伍建设和学生招生改革。提升科技协同创新能力;加强科研项目全过程管理制度。加强国家临床重点专科、医学院临床专病诊治中心建设和医疗区域合作。三是深入推进人才高地建设。完善党管人才工作机制,加大人才引进力度。推动"海外高层次创新人才基地"建设。优化人才培养体系,促进人才队伍可持续性发展。推进临床专职科研队伍和实验技术队伍建设。

(二)坚持围绕中心、服务大局,切实增强宣传思想工作的说服力和感染力

一是加强理论学习和理论武装。深入学习领会党的十八大和十八届三中全会精神、习近平总书记系列重要讲话精神等。积极践行社会主义核心价值观,用中国特色社会主义伟大旗帜团结和凝聚广大师生医务员工。改进党委中心组(扩大)学习、各级党委(党总支、党支部)学习、班组学习方式。二是提高学生思想政治工作的针对性和实效性。以医学院学生工作体系改革为契机,整体规划和部署医学院学生工作。逐步建立医学生思想政治教育核心体系。深入推进"班导师"工作机制,加强和完善辅导员队伍建设。三是加强新闻宣传和舆情应对工作。大力宣传医学院内涵建设和发展成果。打造院内媒体群联动的宣传格局,提升对内宣传整体效果。完善网络管理机制,营造良好的网上舆论环境。四是加强精神文明建设和校园文化建设。认真抓好新一轮市文明单位评建工作。开展"师德师风建设优秀项目"评选,切实提升学术道德和学术诚信水平。加强和完善学生志愿者队伍建设,弘扬志愿精神和志愿文化。五是切实维护校园和谐稳定。落实安全稳定工作制度。严格规范高校哲学社会科学各类报告、讲座和接受境外基金资助等管理。有针对性地开展各个敏感时段和重要时间节点的思想教育。

(三)坚持党要管党、从严治党,切实增强党的建设的先进性和纯洁性

一是加强领导班子建设。加强领导班子民主集中制建设,推动完善党委总揽全局、协调各方的工作机制。建立健全弘扬优良作风的机制。健全民主决策议事规则和程序。落实民主生活会制度,坚持和完善领导干部参加双重组织生活会等制度。二是加强干部队伍建设。加强附属医院领导班子建设,增强附属医院领导班子的发展合力。修订《医学院干部选拔任用相关规定》,加大干部交流和交叉任职,加强后备干部的管理和使用。重点抓好处级以上干部学习贯彻习近平总书记系列讲话精神集中培训工作。三是加强基层服务型党组织建设和党员队伍建设。巩固群众路线教育实践活动成果,认真组织开展"回头看"。完善和落实党员干部联系服务群众制度。贯彻上级党委关于加强基层服务型党组织建设的意见,研究出台医学院实施意见。继续深入开展落实基层党建工作责任制专项检查。四是加强党风廉政建设和反腐败工作。认真贯彻落实中央、市委和市教卫工作党委要求,积极做好反腐败体制机制创新和制度保障。严格执行党风廉政建设责任制。做好新五年惩防体系工作规划分解和落实工作。加大厉行节约相关规定的监督检查力度。抓好领导干部廉洁自律工作。深化"制度+科技+文化"廉政(洁)风险预警防控机制建设。突出对重点领域和关键环节的监督检查。

(四)坚持凝聚民心、服务师生,始终保持党委同师生医务员工的紧密联系

加强对统一战线成员的思想引领,促进党外人士队伍建设,充分发挥统战团体的作用。组织好离退休干部各党支部的换届改选工作和"双先"评选表彰活动;认真做好"后双高期"离休干部个性化服务工作和社区老干部工作,继续加强关工委组织建设,做好关心下一代工作。推进民主管理,发挥教代会和工代会作用;做好教职工休养、慰问、保障、帮困等工作;关注女职工、女学生成长和发展。进一步激发各级工青妇组织的生机与活力,认真组织好各级各类先进典型推荐工作。加强对团青组织以及各类学生自组织的管理和指导;加强对团干部、团员青年和学生干部的教育培养。

同志们,让我们紧密团结在以习近平同志为总书记的党中央周围,深入贯彻落实党的十八大和十八届三中全会精神,解放思想,深化改革,真抓实干,攻坚克难,稳步推动医学院内涵式发展,为早日实现创建一流医学院的目标而努力奋斗!

(2014年4月4日)

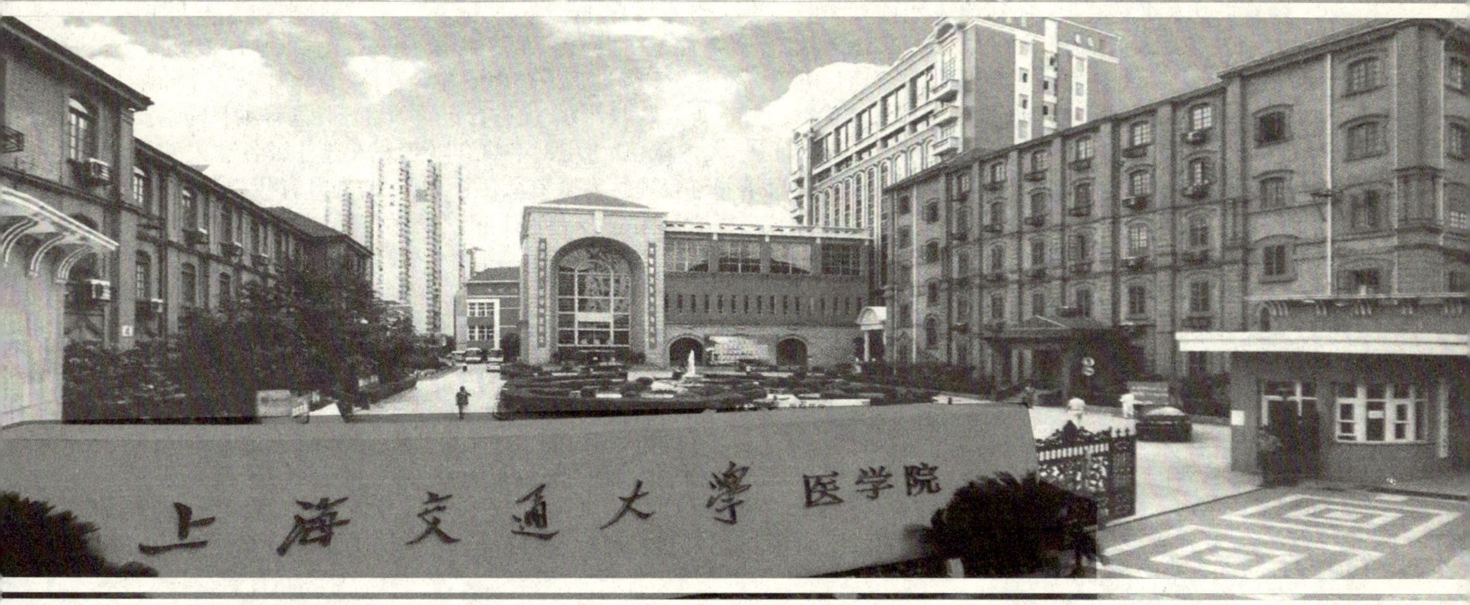

关于上海交通大学医学院 2013 年度工作总结和 2014 年度工作计划的报告

陈国强

各位老师、各位同学,各位代表,朋友们:

我代表上海交通大学医学院向大会报告 2013 年的工作,并对今年的工作重点做出部署。请各位代表审议,并请全体与会人员提出意见。

一、2013 年度工作总结

总体来说,2013 年是上海交通大学医学院总结 60 年以来的办学经验,继续坚持战略驱动、改革创新、内涵发展的一年。一年来,我们始终以人才强校为核心,以构建卓越医学教育体系,培养卓越医学人才为目标,以开辟转化医学发展新路径为契机,以落实医改要求为抓手,推出系列管理新政,在教学、医疗、科研、管理和人才培养等多个方面做出了新贡献,取得了新进步。

(一) 坚持以人才强校为战略核心,大力加强师资队伍与发展体系建设

人才是学校内涵建设的根本,是提升办学质量、推动教育教学改革的关键因素。2013 年医学院人才工作聚焦学科发展方向,积极推进优秀人才计划。实现学院人才工作的两大对接,即加速整合基础和临床的人才力量,推动国家需求与医学发展前沿的对接和创造条件支持重点学科和潜力学科发展,推动“一个高水平带头人”到“一个高水平团队”的规模对接。与此同时,进一步完善人才组织形式与运行机制,初步组建若干以课题组长为核心的教学/科研“双斧伐木”式的高水平教研团队。

2013 年医学院共引进不同层次的优秀人才 11 人,其中海外引进 9 人。1 人入选中央“千人计划”;2 人入

选百千万人才工程特支计划；2人入选“长江学者”；1人入选青年“千人计划”；3人入选百千万人才工作国家级人选；7人入选上海市“千人计划”；9人入选“东方学者”；1人入选“东方学者”跟踪计划。同时，聘请校外专家对7名海外引进的课题组长及2名长江学者、6名东方学者进行了全面的综合考核。

学院在加强人才引进的同时，以实施优秀学科带头人培养计划、优秀青年教师培养计划等项目为基础，着力打造一批兼具临床、教学和科研能力的卓越医学人才队伍。2013年共有182人入选各级各类人才计划。进一步完善师资博士后管理制度，试点将博士后培养与管理纳入师资队伍管理体系，提升青年教师队伍建设水平。同时，根据医学院实验技术队伍现状，制定《医学院实验技术队伍建设规划（三年规划）》，40名实验技术人员入围上海市高校实验技术队伍建设计划。

努力推动附属医院专职临床研究队伍建设，制定了《医学院附属医院专职科研队伍研究岗位管理办法》，在部分医院取得初步效果。修订完成了《医学院教师系列高级专业技术职称聘任办法》，推动完善了附属单位职称晋升纳入卫生系统条线的工作。2013年医学院新聘任正高58人，副高93人，其中教师系列新晋教授22人，副教授27人。到2013年底，正教授超过10人的单位有：瑞金医院35人、九院23人、基础医学院17人、仁济医院16人、新华医院12人。

2013年继续实施研究生导师动态管理，严格把关研究生导师准入，截止2013年6月医学院共有博导545名，硕导990名。其中，308位博导和465位硕导参加了2010—2012年度研究生导师考核，总体优良率分别为70.8%和47.1%。导师数在10人以上的单位中，优秀率排在前三位的是：仁济医院61.8%；基础医学院59.5%；瑞金医院59.1%。

（二）坚持以构建卓越医学教育体系为战略目标，稳步推动教育教学改革

2013年医学院教育教学工作以聚焦内涵、提升质量为主线，以全面深化教育教学改革为动力，持续推进基于转化医学的卓越医学教育体系建设。工作具体落实于：

1. 进一步加大招生工作力度，稳定和优化生源结构。2013年发放了500多封院长亲笔署名招生邀请信，共录取601名本科新生。招生计划新增宁夏和新疆两省，生源覆盖了全国95%以上的省市和地区，较去年增长5%。有19个省录取分数位列全国高校前十名，占比67.8%，在贵州与新疆两省取得了全国高校录取分数线第五名的成绩。自主招生预录取生源达到86人，较去年增长19%。并专辟了18个贫困专项在云南、广西等9个省市进行定向招生。研究生招生创新招考方式，首次尝试弹性计划增招博士生。2013年共录取研究生1389名，其中博士研究生438名，招生数较去年增长8%，硕士研究生951名。在基院、健康所首次招收直博生11名，在护理学院首次招收博士生2名。2013年学院顺利完成第一批上海市医学专业学位研究生教育与住院医师规范化培训相结合试点项目学生培养工作，共有86人获得硕士研究生学历证书和临床医学硕士专业学位证书。

2. 扎实推进质量工程建设，完善特色班级培养方案。2013年，依托质量工程建设，形成了以人才培养、科学研究、管理服务为内容的保障体系，建立了有效的反馈与评估机制。在各学院推动落实专业发展规划和“课程负责人”机制。完善新增临床医学五年制英文班与儿科医学专业的培养方案和教学计划，特别指出的是英文班实现全英语授课与考试，并顺利完成海外游学与学分转换。

3. 开放教育体系构架，推广人才培养模式。2013年附属第九人民医院临床技能综合培训中心获得国家大学生校外实践教育基地。学院承办的上海高校医学生临床技能竞赛升级为上海市大学生学科竞赛活动。作为牵头单位，正式启动了上海市建设卓越医学教育教师发展联盟工作。成功举办国家级继续医学教育项目——“基于器官系统整合课程的PBL教师培训班”。

4. 打造精品课程教材，助力教育质量提升。2013年学院获批国家级精品资源共享课立项项目4项，上海高校本科重点教学改革项目2项，上海市级精品课程3项，上海市教委本科重点课程7项，上海交通大学首批MOOC课程建设项目2项。获得2013年上海市级教学成果奖一等奖2项、二等奖6项。获得上海市高校示范性全英语课程2项。继续发挥上海市课程中心常设单位作用，开设的“关爱生命急救与自救技能”课程广受关注与好评，共有全市各高校674位学生选修。

5. 倡导创新能力培养，培养学生成才意识。学院始终将全方位育人理念贯穿于教育全过程，坚持以启发医学创新与实验能力为目标，提高综合素质教育。2013年，实现大学生创新性实验计划突破专业限定、纵跨高低年级开展的全覆盖目标。

2013年我院申请学位人员发表（含录用）SCI论文共597篇，较去年上升19%，其中博士477篇，博士人均1.46篇。IF≥5的高影响因子学术期刊论文51篇（硕士6篇），较去年上升14.5%。瑞金医院博士生颜晓菁的博士学位论文荣获“2012年全国优秀博士学位论文”，另外还有13篇博士学位论文和6篇硕士学位论文入

选“2012 年上海市研究生优秀成果(学位论文)”。

6. 强化实践育人宗旨,服务社会需求。2013 年医学院以“中国梦、医学梦”为引领,继续加强班导师工作,通过“大学生诚信主题教育活动”、“毕业季忆主题活动”、“新生入学教育系列活动”等主题活动将爱国荣校教育、理想信念教育、职业精神教育、专业思想教育一以贯之,增强医学生身份认同感与自豪感。

在就业工作中,充分发挥出沟通纽带作用,促进学生顺利就业。截至 2013 年年底,博士研究生、硕士研究生、七年制、本科毕业生的就业率分别达 94%、95%、100%、98%,总体就业率为 96%。值得指出的是,第一届(05 级)临床医学八年制专业的 52 名学生顺利毕业,其中 3 人赴新加坡医院就业,48 人签约三级医院,实现应届毕业生国外就业零的突破。

此外,在 2012—2013 年度的上海市教委校外学习中心办学评估检查中,网络教育学院 13 个学习中心整体评估排名全市第一。其中瑞金医院与仁济医院两家学习中心荣获“2012—2013 年度中国远程优秀校外学习中心称号”。

(三)坚持以开辟转化研究发展新路径为战略契机,努力构建产学研结合技术创新体系

1. 医学院承担的科研项目继续增长,在质量、数量屡创历史新高的基础上,更加着眼于项目的竞争软实力与总体布局。2013 年全年学院共获得各级各类科研项目(课题)1 589 项,总经费达 6.05 亿元。其中国家级课题共 518 项,经费 3.9 亿元。获得科技部 973、863、支撑计划、重大专项、国际科技合作专项、公益性行业专项等各类项目 21 项,经费 1.25 亿元。获得国家自然科学基金项目 497 项,经费 2.66 亿元,继续位居全国医学院校首位。

2. 发表论文的数量和质量持续提升,继续保持全国高校第一。2012 年学院共发表 SCIE 论文 1 980 篇,论文数较上年度增长 29.7%。附属瑞金医院、第六人民医院和第九人民医院分别发表 400、360 和 291 篇。在“表现不俗”的论文前 30 所医疗机构排名中,我院保持了较好的上升态势,瑞金医院、仁济医院、九院、六院、一院、新华医院排名分别为第 7 位、第 8 位、第 15 位、第 17 位、第 18 位、第 24 位。在 2012 年度国际论文被引用篇数前 20 所医疗机构排名中,瑞金医院、九院、六院国际论文被引用篇次分别居全国医疗机构第 2 位、第 11 位、第 19 位。在 2003—2012 年国际论文累计被引用篇数较多的前 20 所医院中,瑞金医院和六院分别位列第 5 和 16 位。

3. 科研成果转化继续加强,对重大项目、系统性研究持续跟踪,进一步提高了科研成果的整体竞争力。2013 年医学院系统共获得授权专利 110 项,其中中国发明专利 62 项。通过《专利合作条约》(PCT)途径获得国际发明专利 3 项,中国实用新型专利 45 项。2013 年,全院作为第一完成单位共获得各级科技成果奖 62 项。

4. 进一步深刻认识高校创新能力提升的重大意义,在整体布局与顶层设计的基础上,以国家重大需求为牵引,积极申报“高等学校创新能力提升计划(2011 计划)”,启动了跨单位、跨领域的“上海交通大学系统生物医学协同创新中心”建设。

(四)坚持以统筹学科发展为战略布局,积极抢占医学生命科学发展先机

2013 年,转化医学国家重大科技基础设施项目得到了国家发展改革委的正式批准立项,进入项目可行性研究阶段。以上海儿童医学中心为主体,联合我院相关力量和上海市的优势资源申报的国家儿童医学中心纳入国家卫生和计划生育委员会与上海市共建重点项目。

医学院以附属医院学科调研为基础完善学科评估体系,动态、多维研究学科发展现状与发展潜力,理清临床学科发展思路,出台临床医学学科能力提升计划,实现重点学科转型发展。依托转化医学研究平台,实现学科人才与创新平台互促联动。先后成立“上海交通大学医学院胰腺疾病研究所”与“上海交通大学医学院胆道疾病研究所”。

厉行学科融合改革新举措,继续深化基础医学院重组建系工作。初步完成解剖与组织胚胎学系在内的五个新建系的筹建工作。启动上海市免疫学研究所的学科发展和人才队伍建设的升级工作,免疫学学科取得历史性突破,首次进入 ESI 全球排名进入前 1%的行列。成立了由基础医学院与附属第一人民医院实现合作共建“上海交通大学医学院病理中心”以及以中心建设为主体,联合各附属医院建设“上海交通大学医学院病理学系”。

2013 年 5 月医学院开展基础医学院发展国际评估。评估结果显示,基础医学院自 2007 年由教学型学院成功向研究型学院转型以来,在若干领域开展了具有国际水平的研究工作,开创性探索了新的医学教育模式,具有成为世界一流学院的巨大发展潜力。我们将根据评估结果,继续落实国际评估意见,并更大范围的推广改革经验。

2013年度是各项平台基地与工程的验收与总结之年，“098工程”三期顺利收官；“085工程”两个规划项目推进有序，并于年内顺利完成上海市“十大工程”中期绩效评价，考核成绩位列21所参评高校之首。

依托“985工程”、“085工程”、一流学科计划等，2013年医学院全年向附属医院投入教育、学科建设、人才引进和培养等经费近1.7亿元，比去年增长31%。

（五）坚持以扩大国际化办学为战略方向，充分拓展实质性国际合作与交流

2013年我院在国际交流与合作方面，重点推动与国际一流院校间的深度合作发展，全年医学院共有42个短期海外游学项目，参与学生290余名，赴14个国家和地区的28所合作院校进行海外游学，学生人数同比增加13.7%；全年本科生及长学制参加海外游学短期项目比例达49.5%。同时，接收12个国家的21所合作院校交流生79名，同比增加11.3%。

2013年10月在加拿大总督戴维·约翰斯顿及渥太华市市长吉姆·沃森共同见证下，医学院与渥太华大学医学院签署《上海通大学医学院渥太华大学医学院合作协议》，协议确立共同建立“上海交通大学-渥太华大学联合医学院”的意向，为我院的中外联合办学迈出了重要一步。2007级法文班23名学生，获得法国医生实习岗位，创历史新高。

2013年共招收留学生42人，获奖学金学生比例占达70%。我院在校留学生人数总计已达263人，分别来自48个国家，学历生比例达到90%。

（六）坚持以落实医改要求为战略抓手，紧密对接国家及上海市卫生事业改革与发展的重大需求

2013年国家的医疗卫生体制改革进入到深水期，医学院系统坚持以强化专科专病服务模式，提高人民健康水平和服务国家健康战略作为推进医疗卫生事业发展的根本立足点。2013年医学院系统各医疗机构全年门急诊达2 647.36万人次（比2012年上升10.6%），出院67.61万人次（比2012年上升10.8%），住院手术达44.13万人次（比2012年上升11.9%），综合性医院平均住院日最低为7.3天。瑞金医院北院、仁济医院南院和第六人民医院东院运营一年来，硬件设施和服务能力得到明显提升，三所医院开放床位数均超过300张，病床平均使用率达75.6%，并作为市级公立医院改革试点，在全市率先实施医药分开试点改革，取得良好的社会声誉度。

国家重点临床专科建设工作逐步呈现规模与品牌效应。在今年1月公布的2013—2014年度国家重点临床专科中，我院共有21个入围，使得医学院系统重点专科数增加到74个，数量占上海市国家级临床重点专科总数的54%。学院39个专病诊治中心，共有30个被列入国家临床重点专科建设项目，占比69.8%。

针对年内突发的H7N9禽流感疫情、“420”雅安地震等重大事件，医学院做到了积极部署、全员动员，第一时间抽调临床一线专家参与疫情的监控与救灾赈灾工作。在我国派遣中国医疗队50周年之际，学院荣获全国援外医疗工作先进集体殊荣。

2013年我院深入探索高校资源助力地区卫生事业发展新模式。对接上海大虹桥区域发展战略需求，将由长宁区中心医院与同仁医院合并而成上海市同仁医院纳入我院附属医院建设体系，并着手建设虹桥国际医学研究院；参与筹建的上海国际医学中心的在2013年12月与上海市8家三级甲等医院签约，中心将于本月试运营。进一步增强了区域服务的软实力，提升了区域医疗服务能级。

我院全面启动“临床医学博士专业学位教育与专科医师规范化培训结合改革试验项目”，推进探索“5＋3＋X”的临床医学教育体系。继续推广与扩大专科医师临床基本技能课程建设，在11家培训医院86个专科基地共招录专科医师397名，占全市招录总人数的52%。

（七）坚持以推出管理新政为战略举措，扎实开展党的群众路线教育实践活动

2013年，我院校园建设坚持以科技手段提升服务水平，改善校园的信息建设；以政策引导提升管理质量，强化校园的节能建设；以系统规划提升资源配置率，增强校园的服务能力；以财务审计提升成效比，推进校园的可持续发展。

全院以学习十八大精神为引领，以贯彻党的十八届三中全会全面深化改革决议为驱动，以开展党的群众路线教育实践活动为抓手，牢牢把握住了加强党的执政能力建设、先进性和纯洁性建设的这条主线。持续推进现代大学制度建设。坚持“师生为本”，发挥教职工代表大会的作用。围绕社会主义核心价值观教育，深化育人工作内涵，打造医学教育精品文化。着力推动文化形式多样、文化载体丰富、文化内容新颖、文化感召深刻的校园文化建设。

各位代表、各位同仁！过去一年取得的成就凝聚汗水、汇集力量，来之不易，弥足珍贵。充分彰显了上海

市和交通大学尊重医学学科的特殊规律的智慧决策，体现了医学院党委总揽全局、顺势而为的果敢气魄，反映了全体师生医务员工齐心协力、开拓进取的奋斗精神，饱含了各兄弟单位和国际友人真诚无私、通力协作的大力支持。我代表医学院向全体师生医务员工表示衷心的感谢！向长期支持医学院发展的兄弟单位和国际友人表示衷心的感谢！向各级领导和长期关心支持母校发展的广大校友表示衷心的感谢！

同志们，总结2013年，我们看到了坚持，看到了进步，看到了生机。但同时，我们也必须清醒地看到：虽然学院若干关键指标和社会声誉度不断上升，综合竞争力不断提高，但与勇于推进理论和实践创新的要求及创建世界一流医学院的目标相比，还有不小的差距。在人才培养方面，教育教学具有引领性的改革举措推出缓慢；尚未完全建立"以我为主"的中外合作办学新模式。在师资队伍建设方面，尚未形成推动师资队伍分类建设的有效战略方针；临床专职科研队伍建设宏观指导和调控乏力。在科技创新与学科建设方面，科技成果转化的金字塔式的管理与分权方式的工作体系不健全；较强的科研实力和较低的成果转化率之间的矛盾突出；多学科协同创新的群体优势和创新团队的群聚效应缺乏有力的引导和支撑。在医疗服务方面，对医院管理和卫生政策的研究及管理人才和模式的输出的力度较弱，对公立医院社会责任的承担尚需加强。学院管理队伍的人才储备和培养与日益提高的行政管理要求差距明显，管理队伍职业化发展的诉求尚未得到应有的重视。

同志们，实践发展永无止境，解放思想永无止境，改革开放永无止境。2014年，我们将步入全面深化改革的重要历史机遇期，承载着更为艰巨的使命和责任，全体医学院人必须以永不满足、砥砺奋进的思想作风，坚定信念、凝聚共识，坚决破除各方面体制机制的弊端，解放教育教学发展活力。胆子要大、步子要稳，努力做到改革不停顿、开放不止步，积一时之跬步、臻千里之遥程，将"卓越医学人才培养体系"的建设持续推进，为医学院的发展注入新活力，奠定新基础。

二、2014年度工作计划

2014年医学院将重点做好如下工作：

（一）更加重视人才队伍建设，加快构建人才统筹发展体系

医学院人才建设应该时刻把握"以用为本"的鲜明导向，切实贯彻"人才资源的价值全在于发挥作用"的理念。按照"高端引领、全面提升"的指导方针，着力建设与学科发展相符合的优秀人才队伍。通过参与国家"千人计划"、"特支计划"、上海市"千人计划"和"东方学者"等加快各层次优秀人才引进和培养，重点引进一批有望获得国家青年"千人计划"的优秀青年学者，力求国家千人计划，尤其是青年千人计划、长江学者和"特支计划"入选者获得新的突破。进一步落实附属医院高水平专职临床研究人才引进配套支持政策与改革举措。继续通过师资博士后制度等机制建设，实现优秀人才库效应。整合附属医院的优势资源，增加护理学科专任教师数量。在基础医学院完善骨干教师教学激励计划、青年教师培养计划、Co-PI、PI人才阶梯的成长模式的同时，公共卫生学院应认真总结基础医学院的试点经验，推出PI和Co-PI计划。

围绕"基于转化医学的卓越医学教育体系建设"的发展需求，专题研究和讨论人才和师资队伍建设工作，从职称评审、人才引进、研究生指标分配、青年教师培养等方面推出系列举措，最大限度释放人才发展活力。探索与附属医院共建系部的管理方式，推动基础与临床人才的交流融合。继续评选"九龙奖"，争取资源扩大受益比例，提升优秀青年教师待遇。统筹推进专职科研队伍和博士后队伍建设。加强实验技术队伍建设，构建充满活力、可持续发展的人才体系。积极推进与落实高校新进教师入职培训制度。积极推行优秀主讲教师计划和课程组长计划，健全授课教师的培养体系建设。探索引入社会评价机制，完善人才队伍任期考核评价与激励办法，有效激励与推动人才队伍发展与成果孵化。充分依托卓越医学教育教师发展联盟与教师教学发展中心的建设，确立重视理想追求、文化认同、事业成就的人才激励与培养作用的工作方针，形成引才、育才、用才、爱才的良好氛围和运行机制。

（二）更加重视教育质量监控，切实保障本科教育质量持续提高

以深化临床教学改革为切入点，加快本科教育教学改革，进一步提升本科教育质量。注重教育教学改革的系统设计和整体安排，实现顶层设计与基层创新相结合，研究提出教育综合改革的总体方案、路线图和时间表。更好地发挥教师发展中心、教学督导组、各学会专业委员在教育教学改革中的积极作用，实施临床教学资格准入制度。进一步论证开设以培养卓越专职医学教师和专职医学科研队伍为目标的医学创新试点班的可能性。增强公共卫生学院学科专业内涵建设，形成学院优势学科与特色专业。保持继续教育和网络教育稳定发展中有提升。

主动探索多元化招录机制，实现招生自主统筹。实施"自主选拔录取改革试验"，在若干重点中学推动"医

学创新班”的建设和发展，并将“医学创新班”纳入学校“科技班”培育体系。

进一步完善高等教育评价体系和教育质量监控制度，实施教学质量年度报告制度。打破基础医学院与临床医学院、基础医学院各系之间的课程建设壁垒，形成科学化课程建设方案。推动以循证医学为指导、临床疾病为主线的课程整合，强化临床综合技能训练，创建毕业生就业质量社会评价指标体系，建立人才培养质量社会反馈机制。

营造浓厚的课外学术科技活动氛围，完善创新性实验导师专家库，促进科研创新载体与成果孵化能力建设，做好创新性实验优秀和重点项目的遴选，加强国家、上海两级创新项目的申报。持续推动卓越医学人才培养计划和创新创业教育实验基地建设，充分发挥部市两级组织组长单位引领与示范作用，优化灾难急救课程培训实景，建设《灾难创伤急救医学》课程。

加强教育教学研究。深入做好国家级、上海市级教学名师申报工作。力争获得国家级课程建设项目2到3项，市级及以上教学成果奖5到8项。

（三）更加重视创新能力建设，持续推进研究生教育教学改革

医学院要全面贯彻国家《关于深化研究生教育改革的意见》精神，进一步夯实研究生教育教学成果，推动研究生教育改革。科学制定研究生指标分配方案，统筹与引导学位点布局。完善研究生培养与硕博连读研究生优选方案。探索临床医学专业学位和科学学位研究生招录改革，认真总结招生宣传夏令营的经验和改进举措，形成可持续发展的招录机制。切实利用好博士生增招指标10%弹性计划的政策。落实基院与健康所开展的招收直博生试点工作。高要求完成转化医学等方向研究生的招生计划。

严格实施研究生导师遴选与考核，建立以科学研究和实践创新为主导的导师负责制，形成长效的研究生导师培训与学习机制。增强研究生科研创新能力培养。推动研究生核心课程建设，完善“科学家讲科研”、“生命科学前沿”、“文献导读”等讲座课程的系列精品教材，打造若干门研究生教育精品课程。总结研究生-PI课题组轮训教学模式，形成可推广的经验。启动博士生学位论文国际评审，切实提高研究生毕业发表论文质量。

（四）更加重视学科资源整合，有效提升学科协同创新能力和内涵建设水平

紧紧把握住建设国家转化医学重大科技基础设施和国家儿童医学中心的重要战略契机。通过中央与地方的支持，校部和医学院、各附属医院的阵营谋划，高质量完成以瑞金医院为建设主体，各附属医院和学院全面参与的国家转化医学重大科技基础设施的可行性论证，努力推动基础研究成果快速走向临床应用。以附属上海儿童医学中心为主体，大力推进国家儿童医学中心的筹建，努力做到立足上海，面向全国，外延式汇集各方面儿科学资源，为地方医院的集成效应积蓄力量。

全力对接“高等学校创新能力提升计划”（2011计划），推动“系统生物医学协同创新中心”组织与申报工作，以增强知识创新与服务能力为目标，发挥引领、集聚与拉动效应，力争在“高原”和“高峰”学科建设中取得重大突破。

强化一流学科与优势学科等重点学科发展路线图，营造潜力学科成为“培育学科”的适宜环境圈，在部分附属医院开展临床学科评估，助推附属医院的学科建设，形成“评估-整改-再评估”的螺旋式上升模式，增强人才、学科、科研、临床、教学五位一体的创新能力，保持强劲高效的发展势头。强化对9项上海市高校一流学科的立体指导职能。对诸如病理学科等亟须发展的学科加强引导和扶持，形成集成化、系统化、网络化的发展格局。努力将医学院系统内病理学科的优势方向纳入基础医学院与附属第一人民医院合作共建的“上海交通大学医学院病理中心”建设框架中。

加快落实“985工程”三期收官年的各项建设任务，推动新一轮重点建设项目的谋划与培育工作。梳理各级各类基地平台，加强创新团队建设，做好建设验收-经费验收-审计验收三类建设成效过程管理，完善各级研究基地管理；强化学院-附属单位-基地平台的网格管理模式，切实提升平台与基地的知识服务能力。

（五）更加重视科研成果转化，全面深化科技评价改革

密切对接国家和上海市创新驱动发展战略，在科研大团队组建、创新人才培养、科研组织与管理等方面探索建立多模式运行机制，增强分析与研判能力，强化问题导向、需求导向、转化导向与应用导向研究。提升科学研究对医疗和教学发展布局的牵引与支持功能。完善学院科研信息管理系统建设。完善知识服务和技术转移体系建设。完成科研伦理委员会的筹建，进一步规范科学研究行为。

提升重大原创性研究和承担国家重大项目的能力建设，继续获得科技部“973计划”和重大研究计划1～2项。抓好重点项目、杰出青年和优秀青年项目，做好创新群体的培育工作，争取获得2项国家杰出青年基金、

5项优秀青年基金、8～10项重点项目。

研制新的科研评价改革方案，加快建立以质量、创新、贡献等为导向的科研评价体系。坚持以激励机制和政策引导为牵引，加强培育与孵化高水平的科研成果，推进重大成果的联合申报，切实提高科技成果质量和竞争力，争取2014年在国家重大科技成果上取得突破。进一步研究并完善学院科技论文支持政策与奖励措施，修订论文奖励规定，有效提升SCI论文质量，在产出高质量论文方面取得新的进展。努力探索一条与社会专业转化服务团队合作的新途径，争取获得一批SFDA项目许可证，且2～3项成果能够与企业签约立项。

（六）更加重视国际合作与交流，切实提高教育国际化水平

2014年，医学院要继续稳妥推进教育国际合作，进一步完善与国际一流院校、机构多边和双边医学教育交流机制，拓展国际合作的辐射面。努力建设集聚区域优势、学科优势、发展优势的高水平国际教育服务特区。稳步推进与渥太华大学等院校的合作办学项目。

夯实“上海市外国留学生实践基地”建设。实施综合性的重点突出的教育交流和科研合作的深度改革。持续提升在读学生海外游学比例的同时，注重游学质量评估。

2014年是中法建交50周年，我院应进一步弘扬在中法医学教育中的优良传统与品牌特色，进一步扩大并深化合作项目。做好与巴黎第五大共建“中法合作生命科学研究生中心”和赴法住院医师培训等中法联合项目。

（七）更加重视医疗区域合作，不断增强医学教育社会服务功能

2014年要认真总结在临床医学硕士专业学位教育与住院医师规范化培训结合改革试验项目中取得的引领作用与良好经验，在完善“5＋3”临床医学人才培养模式的基础上，继续深入探索“5＋3＋X”的临床医学教育体系建设，出台配套管理办法，科学实践“临床医学博士专业学位教育与专科医师规范化培训结合改革试验项目”。成立交大医学院毕业后医学教育专家委员会和各专科专家组。完善“学院——医院”两级专科医师培训管理体系和管理制度。

进一步夯实专病诊治中心建设，加强在重大疾病、常见疾病防治方面的建设力度，以转化医学为导向，探索多学科紧密合作机制，强化临床病例样本库和数据库的建设和运行，加大以人才、技术和重点专科为核心的能力建设，提升社会声誉度与服务效能。建设并完善附属医院及教学医院医疗服务信息平台。大力建设母体医院带动郊区医院的梯度支持体系。

进一步明确在上海国际医疗中心进一步发展中的建设地位，实质推进虹桥国际医学研究院、虹桥国际医学教育学院的筹建，逐步完善区域性医教研联合体体系的架构。

进一步强化中国医院发展研究院的空间和内涵建设，完成国家卫计委等委托系列课题的研究工作。做好公共管理（MPA）专业硕士学位研究生招收与培养工作。努力打造一支研究医疗管理制度的高水平专业人才智囊队伍，为国家与地方医药卫生改革管理人才储备与培养搭建平台。

（八）更加重视管理效能提升，合力营造良好的办学环境

科学谋划校园基础设施建设，建立开放式大型仪器设备测试中心，建立能耗监测管理分析机制。实现电子移动校园。优化数字档案功能建设，增强院史馆的文化传承能力。进一步增强对投资管理公司下属企业的管理、协调和服务，促进国有资产保值增值。继续稳步推进分中心体制机制改革。着力改善校园民生和工作环境，完成体育馆、东8舍大修工程及免疫所装修工程等，完成新一轮校园监控系统的改造建设，营造平安祥和的校园环境。合理利用各方有效资源，着力提升学院辐射作用。

（九）更加重视校园文化建设，积极推动党建工作深入开展

2014年，全体医学院人要认真学习贯彻习近平总书记系列讲话精神。加强领导班子和干部队伍建设，进一步推进实施《关于加强和改进附属医院领导班子建设的若干意见》，增强附属医院领导班子的发展合力。改进干部选拔任用和考核评价工作。推进重点岗位干部轮岗交流，加大干部交流和交叉任职。

深入贯彻中央八项规定和《党政机关厉行节约反对浪费条例》。深化“制度＋科技＋文化”廉政、廉洁风险预警防控机制建设。做好医药购销领域商业贿赂等专项治理。巩固群众路线教育实践活动成果，认真组织开展“回头看”，促进作风建设和联系服务群众长效化、常态化。

在新成立的学生工作指导委员组织构架中，积极推动社会主义核心价值体系融入教育教学全过程，着力培养医学生崇高的职业精神。加强医学心理学、医学伦理学等人文课程与师资队伍建设，完成编撰《思想政治

教育优秀工作案例》。持续加强和完善辅导员队伍建设,深入推进“班导师”工作机制,营造全员育人氛围。

打造院内媒体群联动的宣传格局,大力宣传医学院内涵建设和发展成果。力争在新一轮市文明单位评建中取得好成绩。开展“师德师风建设优秀项目”评选,以良好的行业职业精神引领医学院文化建设。

同志们、朋友们,百舸争流、奋楫者先,时代的宏篇璀璨而壮阔,此刻,即将奏响有力而华彩的新乐章,让我们更加坚定信念,放飞理想,用不懈的努力和不变的追求,努力建设具有思想引领、文化涵养、情感浸润、服务保障、制度激励的美丽校园,实现我们建设世界一流医学院的美好梦想。

(2014 年 3 月 18 日)

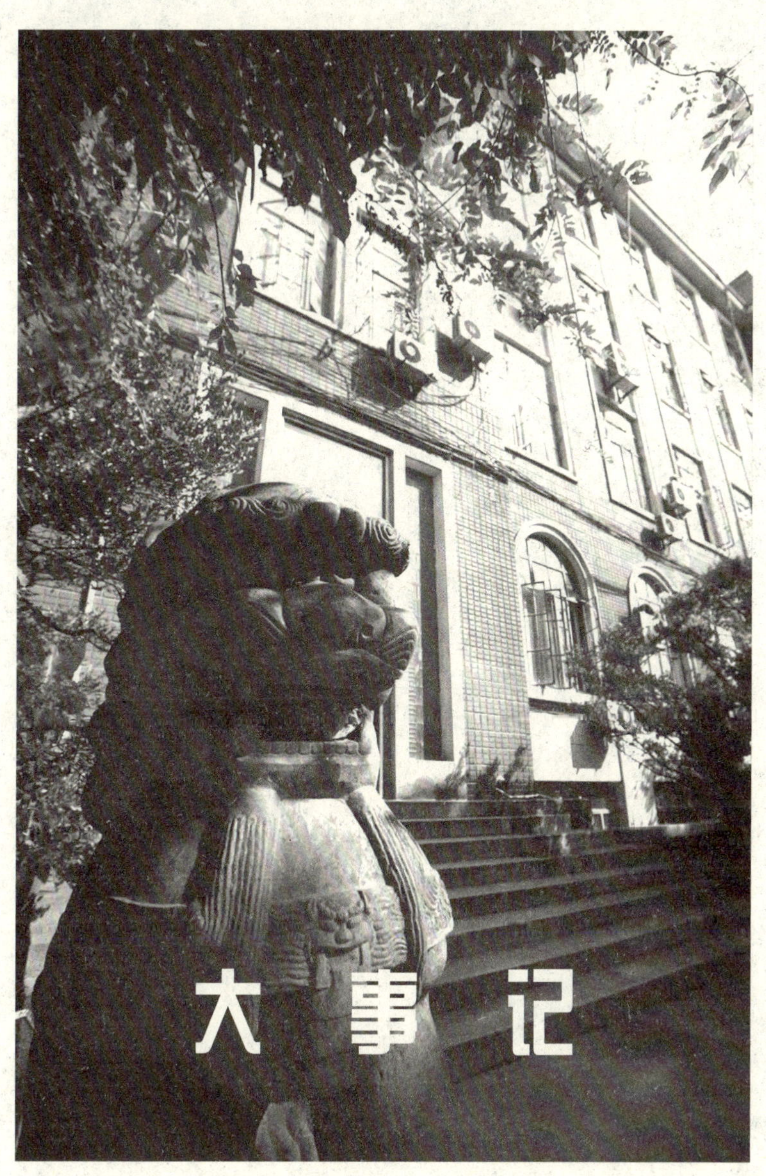
大 事 记

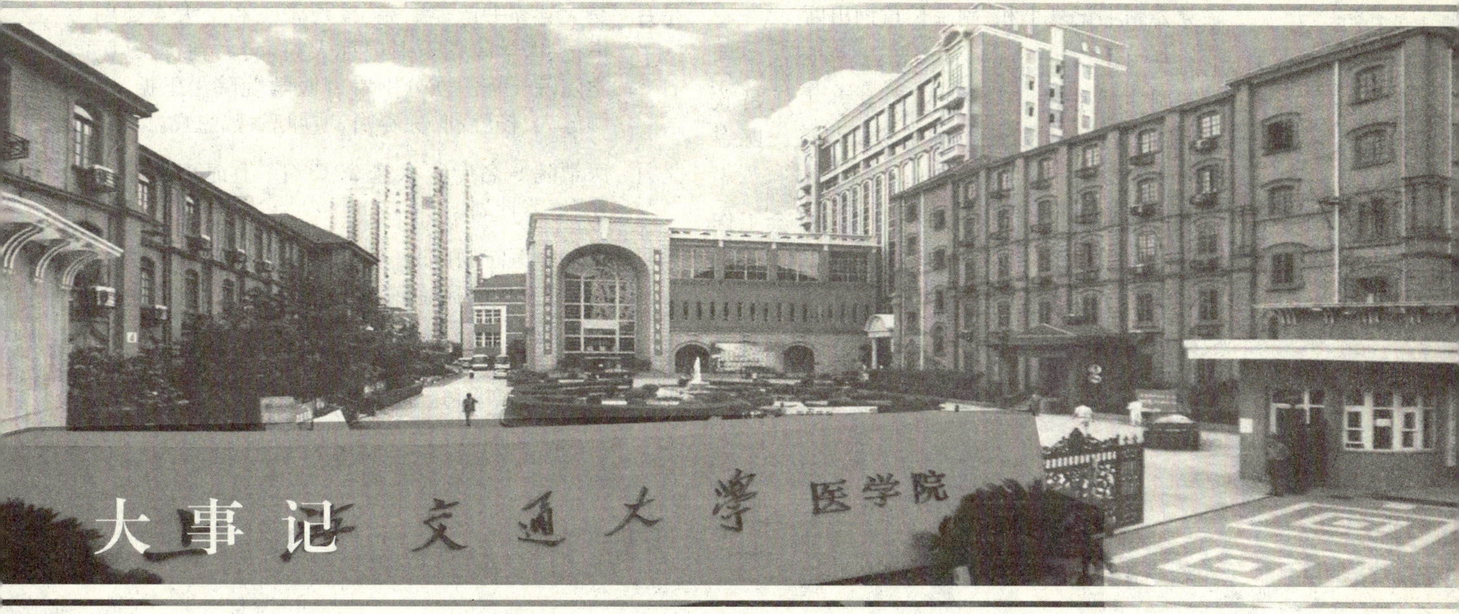

一 月

4日 医学院与苏州工业园区举行“上海交通大学医学院与苏州工业园区战略合作协议”签约仪式。医学院院长陈国强代表学院与苏州工业园区管委会主任杨知评签署合作协议。

5日 医学院第十六次校(院)长、书记联席会议召开。医学院党政领导及15家附属单位院长、书记出席。

6日 医学院2013—2014学年第一学期本科教学督导总结会议召开。医学院副院长黄钢,相关学院教学工作负责人出席。

8日 附属上海儿童医学中心通过“国际联合评审委员会”复评审,成为国内首个通过该评审的儿童专科医院。

13日 共青团上海交通大学医学院第二十一届第二次全体委员(扩大)会议暨2013年度团工作总结会召开。医学院党委副书记夏小和、二十一届委员会全体委员、老团干代表及各基层团干部代表出席。

14日 医学院与市疾控中心合作共建联席会议第二次全体会议召开。医学院副院长黄钢,市疾控中心主任吴凡、副主任卢伟,公共卫生学院院长郑志杰、院党总支书记秦美娇等全体联席会议成员出席。

17日 医学院举行2013年党校工作会议暨党建研究总结交流会。医学院党委副书记、纪委书记唐国瑶,院党委副书记夏小和,各附属单位党委书记、党办主任,医学院党建研究会部分理事以及院本部相关部处负责人出席。

同日 医学院专病诊治中心建设工作会议召开。

21日 医学院中心管委会召开2013年度各中心负责人工作述职会。院本部各中心主任、中心管理委员会成员、中心挂靠职能处室负责人及各中心职工代表参加会议。

22日 医学院2013年度学生工作总结会召开。院党委副书记夏小和、副院长黄钢及相关行政职能部处负责人出席。

25日 交大党委书记姜斯宪、校长张杰来医学院调研。

29日 医学院2014年留校学生迎春晚宴举行。医学院党委副书记夏小和、副院长黄钢出席。

30日 上海市卫生计生委党委书记黄红，市医务工会常务副主席张浩、卫生计生委党办主任吕欣欣、新闻宣传处处长王彤等到附属仁济医院慰问医务人员。

是月 上海市精神卫生中心获评“全国首批社会工作服务示范单位”。

是月 附属第六人民医院一项有关三聚氰胺的研究成果被《科学》杂志评为“2013年世界十大科技突破”之一。

是月 交大党委书记姜斯宪、校长张杰和交大党委副书记、医学院党委书记孙大麟，交大副校长、医学院院长陈国强分别看望医学院院士王振义、顾健人、杨胜利、陈赛娟、项坤三、戴尅戎。

是月 医学院9名专家入选2013年“上海市领军人才”培养计划。

是月 由瑞金医院副院长、检验系主任医师胡翊群领衔主讲的《临床血液学检验》课程入选教育部高等教育司第四批国家级网络教育精品资源共享课立项项目。

二 月

17日 医学院院长陈国强、副院长黄钢接待来访的澳大利亚悉尼大学医学院院长 Bruce Robinson 一行。双方就博士生联合培养、公共卫生及护理专业暑期学校、第七届中澳论坛及 MD＋PhD 联合培养等内容进行交流。

18日 附属仁济医院肝脏外科儿童病区开张。该病区是国内唯一的儿童肝脏移植病区。

21日 加拿大英属哥伦比亚大学医学院院长 Gavin Stuart 一行来访。

26日 医学院院长陈国强，副院长黄钢、章雄等一行到公共卫生学院调研。

27日 医学院党的群众路线教育实践活动总结大会举行。

同日 医学院督导组召开党的群众路线教育实践活动督导工作总结会。

是月 附属瑞金医院魏氏伤科“基于多媒体技术的魏氏伤科传统治伤手法及导引研究”项目获上海市第四届中医药科技进步奖。

是月 附属上海儿童医学中心首次将体外膜肺氧合技术运用于儿童暴发性心肌炎治疗并获成功。

三 月

4日 医学院学生工作指导委员会成立大会召开。医学院党委书记孙大麟，党委副书记夏小和，各附属医院分管学生工作的副书记、副院长，医学院院本部相关职能部门负责人及各临床医学院、培养单位学生工作负责人出席。

同日 新学期首次院长办公（扩大）会议召开。医学院全体党政领导、院本部各院系、部处（中心）负责人出席。

5日 附属上海市儿童医院新院投入试运营。

同日 医学院院长陈国强，副院长黄钢、陈红专、章雄、郭莲等一行到基础医学院调研，并与教职员工座谈。医学院顾问王一飞、汤雪明出席座谈会。

7日 医学院处级干部学习贯彻习近平总书记系列重要讲话精神研讨班开班。院党委书记孙大麟作动员报告。

同日 医学院纪念“三八”国际劳动妇女节104周年先进表彰会召开。

12日 英国爱丁堡皇家外科学院全球首家头颈与颌面肿瘤培训中心揭牌仪式在附属第九人民医院举行。

同日 医学院院长陈国强、副院长陈红专等一行到附属国际和平妇幼保健院调研。

13 日　上海交通大学公共卫生学院与崇明县卫计委签约仪式在新华医院崇明分院举行。上海交通大学医学院副院长、上海交通大学中国医院发展研究院执行院长黄钢出席。

同日　医学院举办第四届大学生临床技能大赛。

17 日　医学院第十届委员会第五次全体(扩大)会议召开。十届党委委员、纪委委员出席，院本部部处中心负责人列席会议。

18 日　医学院第八届教职工代表大会暨第十三届工会会员代表大会第三次会议开幕。

同日　医学院 2013 年度总结大会举行。医学院院长陈国强作工作总结报告，并对医学院 2014 年工作作部署。

19 日　医学院院长陈国强，副书记夏小和，副院长黄钢、陈红专到院学生工作指导委员会调研。

20 日　上海市教委副主任袁雯等一行到上海市免疫学研究所调研。

同日　医学院外事工作会议召开。

24 日　医学院召开院本部信息工作会议。医学院党委副书记夏小和、副院长郭莲及各部处(中心)、二级学院负责人出席。

25 日　医学院第八届教职工代表大会暨第十三届工会会员代表大会第三次会议闭幕会举行。会议由院党委副书记、工会主席夏小和主持。

28 日　医学院“午间座谈会”举行。本次座谈会主题为“科研评价体系大家谈”。医学院副院长陈红专、学院系统相关科研人员出席。

是月　附属第九人民医院成功开展首例 3D 腹腔镜下前列腺癌根治术。

是月　附属上海儿童医学中心入选首批全国社会工作服务标准化建设示范单位。

四　月

1 日　2013 年度上海市科学技术奖励大会举行。医学院共 10 项成果获奖，其中科技进步一等奖 6 项，科技进步二等奖 2 项，自然科学三等奖和技术发明奖各 1 项。

2～5 日　医学院副院长黄钢率团访问法国巴黎卫生局、鲁昂大学医学院以及里尔第二大学医学院，与法国合作方相关负责人就进一步巩固和发展双边关系进行磋商。

4 日　医学院党委中心组(扩大)学习暨传达全国“两会”精神报告会举行。全国政协委员、中国工程院院士、附属瑞金医院血液研究所执行所长陈赛娟，全国人大代表、附属第六人民医院院长贾伟平在会上作报告。

同日　医学院 2014 年干部大会召开。医学院党委书记孙大麟作题为《真抓实干，攻坚克难，蹄疾步稳推动医学院内涵式发展》的党建工作报告，院党委副书记、纪委书记唐国瑶作题为《强化责任落实，创新路径机制，深入开展医学院党风廉政建设和反腐败各项工作》党风廉政建设工作报告，院党委副书记夏小和作题为《博极医学梦，精勤育人路，开创精神文明建设新局面》精神文明建设工作报告。

7～8 日　医学院院长陈国强等应邀参加美国医学联盟举行的第七届国际论坛。陈国强在会上作《医学教育国际化的过去、现在和未来》的专题报告。

10～11 日　医学院院长陈国强率团访问加拿大渥太华大学医学院。

12 日　由上海交通大学中国医院发展研究院、上海申康医院发展中心、上海医学创新发展基金会联合主办的“2014 年医院发展国际论坛”召开。全国人大副委员长陈竺、辽宁省政协副主席滕卫平，各级卫生行政主管部门、高等院校、医疗机构等单位的专家、学者、管理者与会，共同探讨医药卫生体制改革背景下的医院改革与发展之路。

同日　附属第九人民医院医生林晓曦、山山圆梦义工社和附属上海儿童医学中心血液肿瘤科获上海交通大学校长奖。

18 日　医学院 2009 级口腔医学专业七年制学生缪喆在上海市第一人民医院完成造血干细胞采集，成为医学院系统第 6 例，上海市第 300 例造血干细胞捐献者。

同日　韩国国立首尔大学医学院副院长 Han-Suk Kim 率团访问医学院。

19 日　《医学遗传学》(第 3 版)编委会会议在医学院召

开。全国人大副委员长、《医学遗传学》主编陈竺，编委会成员出席，医学院副院长黄钢与会并致词。

22日 医学院与美国世界健康基金会合作签约仪式举行。

同日 医学院开2014年教学委员会会议。医学院院长、教育委员会主任委员陈国强，院党委书记、教育委员会副主任委员孙大麟，副院长、教育委员会副主任委员黄钢，中国工程院院士、医学院教育委员会委员邱蔚六、陈赛娟，医学院顾问、教育委员会委员王一飞、汤雪明等与会。

23日 医学院"展卷闻书香，铺墨识医路"第十九届世界读书日主题活动举行。院党委书记孙大麟为"图书漂流"启动仪式揭幕。

24日 医学院召开2014年第一季度信访工作例会。医学院副院长郭莲出席会议并讲话。

25日 医学院附属第九人民医院召开干部大会。市教卫工作党委书记陈克宏、市教卫工作党委副书记虞丽娟、医学院党委书记孙大麟等出席。

同日 医学院"985工程"三期——转化医学研究院建设通过验收。

26日 由上海交通大学作为依托单位、教授徐天乐担任首席科学家的国家重大科学研究计划项目——"重要新型膜离子通道门控和调节机制的结构基础"启动会召开。

29日 医学院314名本科生参加春季无偿献血活动。

30日 医学院党委中心组（扩大）举行大学治理专题学习。上海交通大校长、中国科学院院士张杰作题为《大学治理：以人为本的制度激励》的报告。

同日 医学院"午间座谈会"举行。会议主题为"加强校园管理"。医学院副院长郭莲，院教代会代表、学生代表等出席。

同日 附属第一人民医院领衔编写的《胰腺癌综合诊治中国专家共识（2014）》发布。

是月 上海市耳鼻咽喉科临床质量控制中心在附属新华医院成立。

是月 医学院党委副书记夏小和等一行对附属医院、培养单位进行学生工作调研。

是月 医学院20篇学位论文获2013年上海市研究生优秀成果。

是月 17～19日，医学院辅导员徐晓滢获2014年全国高校辅导员职业能力大赛（华东赛区）二等奖。

五　月

3日 附属上海儿童医学中心江帆获第十八届"中国青年五四奖章"。

同日 医学院2014年度五四表彰大会暨大学生暑期社会实践启动仪式举行。

8日 医学院党委2014年第二次党外人士季度座谈会举行。医学院党委书记孙大麟出席。

12日 附属仁济医院孟晓红、附属第九人民医院梁燕仪获"左英护理奖"。

15日 医学院国际交流处处长张勇被授予"法国国家功绩军官勋章"。

17～18日 由中国工程院医药卫生学部、上海交通大学医学院附属第九人民医院、上海市中国工程院院士咨询与学术活动中心共同主办的"第八届上海国际骨科前沿技术与临床转化学术会议"召开。

22日 中共中央政治局委员、上海市委书记韩正致信附属儿童医院勉励医务人员。

29日 医学院"午间座谈会"举行。会议主题为"加强校园管理：公共资源的有效利用和管理"。医学院副院长章雄、院资产和后勤工作人员、师生代表等出席。

同日 医学院党委中心组（扩大）学习举行。上海市委组织部综合干部处副处长孙宇作关于学习贯彻《党政领导干部选拔任用工作条例》与加强选人用人监督专题报告。

是月 教育部《工作简报》第18期刊发医学院"加强医学生思想政治教育，'双师联动'坚定医学生职业理想"。

是月 附属国际和平妇幼保健院获"全国五一劳动奖状"，附属新华医院副院长、普外科主任刘颖斌获"全国五一劳动奖章"。

是月 第五届新华外科论坛举行。中国科学院院士、中华医学会外科分会主委、协和医院院长赵玉沛，医学院党委书记孙大麟致辞。

是月　附属瑞金医院教授宁光获美国内分泌医师协会国际内分泌学奖。

六月

11日　以“走进档案，走近医学大师”为主题的余濆教授实物档案展举行。

12日　台湾高雄医学大学校长刘景宽等一行访问医学院。双方共同签署学术交流合作协议书。

13日　广西医科大学校长赵劲民等一行来访。

同日　医学院领导为交大第十一期中青班上党课。

同日　医学院附属卫生学校护理专业学生程妍、施睿获全国职业院校技能大赛中分获一等奖和三等奖，指导教师周丽君第三次蝉联优秀指导老师奖。

16～18日　医学院院长陈国强率队访问德国乌尔姆大学。

19日　附属儿童医院-嘉定区卫生计生委合作协议书签约仪式举行。

同日　医学院“上海高校知识服务平台-转化医学协同创新中心”接受上海市教委组织中期检查。

22日　医学院毕业后医学教育工作会议召开。医学院副院长章雄、各附属医院毕业后医学教育管理部门负责人以及医学院毕业后医学教育专家委员会成员出席。

24日　医学院2014届医学生毕业典礼暨学位授予仪式举行。

25日　附属胸科医院多学科联合完成“一站式”大血管病变杂交手术。

26日　附属瑞金医院宁光、附属仁济医院夏强获“中国医师奖”。

同日　医学院党委中心组（扩大）学习举行。上海市党建创新研究基地主任首席专家、市委党校党史党建部教授刘红凛应邀作“秉公用权，自觉加强党风廉政建设”专题报告。

27日　医学院“午间座谈会”举行。会议主题为“毕业季畅谈”。医学院副院长黄钢、院2014届毕业生代表等出席。

28日　医学院开展党员专家迎“七一”崇明义诊慰问活动。

是月　医学院获“上海市平安示范单位和上海市安全文明校园”称号。

七月

1日　医学院院长陈国强出席“中俄医科大学联盟”成立大会。

同日　医学院授予哈尔滨医科大学终身教授张亭栋医学院“名誉教授”称号。

3日　医学院第十七次校（院）长、书记联席会议召开。

3～6日　2014年度国家医师资格实践技能考试在医学院举行。

7日　医学院知联会与上海航天技术研究院举行结对共建签约仪式。

15日　上海交通大学中国医院发展研究院卫生技术评估研究所揭牌暨课题开题会议召开。上海市卫生计生委党委书记黄红，上海交通大学医学院副院长、上海交通大学中国医院发展研究院执行院长黄钢为研究所揭牌。

16日　附属上海儿童医学中心成功实施胸腹连体女婴分离手术。

21日　上海血液学研究所名誉所长陈竺接受伦敦帝国理工学院“名誉博士”称号，成为首名获此殊荣的中国科学家。

22日　医学院开展博士团三下乡社会实践活动。

24日　上海交通大学党委书记姜斯宪，党委副书记、医学院党委书记孙大麟，医学院副院长陈红专等一行到附属上海儿童医学中心进行调研。

是月 第二届中法血液高峰论坛在附属瑞金医院举行。全国人大常委会副委员长、上海血液学研究所名誉所长陈竺出席，并作专题报告。上海血液学研究所所长、中国实验血液学分会主任委员陈赛娟、法国巴黎圣安东尼医院教授Norbert-Claude GORIN、中国医师协会血液学分会会长刘开彦、瑞金医院院长朱正纲等出席。

八月

6日 医学院骨干教师教学激励计划工作推进会召开。医学院副院长黄钢主持会议并讲话。

同日 医学院副院长章雄代表学院党政领导班子前往无锡市第三人民医院，看望救治昆山爆炸事故伤员的附属瑞金医院医疗队。

7日 医学院附属瑞金医院、上海市高血压研究所所长王继光、附属瑞金医院心内科副主任吴立群、附属瑞金医院心内科沈卫峰和附属上海儿童医学中心心内科主任李奋应聘为首届国家心血管病专家委员会委员。

17日 健康科学研究所汤燕、郑妍俊获国际心脏研究会(中国分会)青年优秀论文二等奖。

20日 附属新华医院召开干部大会。市教卫工作党委书记陈克宏、医学院党委书记孙大麟等出席。

22日 附属瑞金医院召开干部大会。市教卫工作党委书记陈克宏、医学院党委书记孙大麟等出席。

23日 附属第九人民医院与内蒙古赤峰市林西县人民政府合作开展的“三年合作扶持计划”启动。

28日 上海交通大学2013级军训动员大会举行。

是月 附属仁济医院教授房静远领衔的研究团队获国家自然科学基金“创新研究群体”项目。

九月

3日 护理学院举办的医学院教师发展项目《临床护理教师教学核心能力提升培训班》暨国家级继续医学教育项目《护理课题申报与实施》学习班开班。

6日 医学院党委副书记夏小和一行慰问学院2013级承训教官及参训师生。

9日 王振义院士出席上海教师节座谈会并作《大学的目标是培养德才兼备的人才》的主题发言。

10日 附属第六人民医院—匹兹堡大学医学院第四届学术研讨会举行。研讨会以“修复重建与再生”为主题。

同日 庆祝第30届教师节座谈会暨九龙医学优秀青年人才奖颁奖仪式举行。

15日 医学院2014级本科及长学制新生入学仪式举行。医学院院长陈国强作《常怀敬畏之心，成就医学之梦》的报告。

16日 医学院附属瑞金医院骨科教授梁裕应用Google眼镜完成颈椎前路手术的术中摄录和转播。这是Google眼镜这一穿戴式数码装置在国内首次应用于脊柱外科手术。

24日 医学院党委书记孙大麟做客医学院闵行校区《大医时间》，作题为《医学是科学的，也是人文的》的报告。

25日 医学院举办庆祝第二个老年节大会暨离退休职工庆祝国庆65周年文艺汇演。

30日 中共上海交通大学医学院第十届委员会第六次全体(扩大)会议召开。

同日 医学院学生赴龙华烈士陵园参加公祭活动。

是月 附属胸科医院运用低剂量螺旋CT方法，率先在国内开展“社区肺癌早期筛查”。

是月 医学院附属医院参与全国大型义诊周活动。

十　月

5日　由附属上海儿童医学中心卫生部儿童血液肿瘤重点实验室与中国抗癌协会儿童白血病专业委员会联合发起和组织的中国儿童肿瘤(白血病)临床多中心研究协作组成立。

9日　美国新任驻华大使马克斯·鲍卡斯一行访问附属上海儿童医学中心。

15日　医学院党委书记孙大麟,院长陈国强,院党委副书记夏小和,副院长陈红专、章雄、郭莲等一行赴附属瑞金医院就学科建设、人才培养等工作进行调研。

17日　由医学院和加拿大渥太华大学医学院联合成立的"上海-渥太华联合医学院"成立。

同日　附属仁济医院建院170周年暨仁济慈善基金成立大会在上海音乐厅举行。

21日　医学院医学科研伦理委员会成立。

25日　原全国人大常委会副委员长、中国关心下一代工作委员会主任顾秀莲到医学院调研。

28日　医学院"午间座谈会"举行。会议主题为"机关青年论发展"。院党委副书记唐国瑶、院机关青年等出席。

29日　附属第九人民医院张志愿获"2014年度何梁何利科技奖"。

同日　医学院党委2014年第三次党外人士季度座谈会举行。

是月　全国首台EOS三维立体全身骨骼X线成像系统落户附属瑞金医院。

是月　医学院统战部举行纪念人民政协成立65周年报告会。

十一月

4日　医学院机关党委召开党员大会,进行换届改选。院机关党委党员及退休老同志代表等参加会议。

5日　医学院党委书记孙大麟,院长陈国强,副院长陈红专、郭莲等一行赴附属新华医院就学科建设、人才培养等工作进行调研。

7日　上海市侨联副主席杜宇平、文化交流部长王启明等来院调研侨联工作。

同日　项坤三院士获中华医学会糖尿病学分会科学贡献奖。

12日　医学院党委书记孙大麟,院长陈国强,院党委副书记唐国瑶、夏小和,副院长黄钢、郭莲等赴附属第九人民医院调研。

13日　上海交通大学教育发展基金会医学分会成立大会在医学院召开。

14日　医学院举办领导干部经济责任审计专题培训班。

18日　由市教卫工作党委、市教委制作的上海首场校园原创"大师剧"《清贫的牡丹》在交大菁菁堂演出。上海市副市长翁铁慧、市政府副秘书长宗明、市教卫工作党委书记陈克宏、市教委副主任王平,交大校长张杰、医学院党委副书记夏小和、附属瑞金医院院长瞿介明、瑞金医院党委书记杨伟国到场观摩演出。

同日　医学院史赛克外科医学基金成立仪式举行。

20日　医学院2015届毕业生就业供需见面会举行。

21日　医学院获校运会学生组团体总分第一名。

24日　医学院开展"走进人大"活动。

26日　附属精神卫生中心与中科院神经科学研究所签订全面战略合作协议。

同日　医学院党委中心组(扩大)学习举行。华东师范大学法律系主任王景斌作题为《全面推进依法治国若干重大问题解读——十八届四中全会公报学习体会》的报告。

同日　医学院虹桥国际医学研究院挂牌暨第一次学术报告会在附属同仁医院举行。

十二月

2日 医学院召开2014年年鉴工作会议。医学院党委副书记、医学院年鉴主编唐国瑶到会并讲话。

6日 附属九院整复外科举办“张涤生院士从医执教70周年”暨“张涤生整形外科发展基金会”成立仪式。

9日 上海市卫生和计划生育委员会副主任肖泽萍一行来院就“十三五”规划及上海建设亚洲医学中心城市相关问题进行调研。

9～10日 上海市免疫学研究所/希伯莱大学哈德萨医学院首届双边学术研讨会举行。

10日 “医路·拼搏”医学院研究生科技文化节暨学术诚信教育活动开幕式在附属仁济医院举行。

13日 附属瑞金医院方琼获第十七届“上海十大杰出青年”称号。

16日 医学院开展党的十八届四中全会精神专题学习，上海交通大学凯原法学院讲席教授郑成良作题为《法治国家建设的新起点》的报告。

17日 医学院召开部处长工作会议，总结2014年度工作并研议2015年工作计划。

20日 附属仁济医院何奔获“2014中国医学论坛报十大口碑医生”。

25日 医学院“午间座谈会”举行。会议主题为“新任处级干部工作交流”。院党委书记孙大麟、年内新任处级干部等出席。

26日 医学院2014年度领导班子、领导干部述职暨满意度测评会举行。市教育工会基层工作部部长张芳，基层工作部干部吴波，附属单位领导班子成员、干部代表、医学院本部中层以上干部、支部书记代表、老领导、老同志代表、民主党派代表以及教代会代表等出席。

30日 医学院党校党办主任、组织员培训班开班。医学院党委副书记、纪委书记唐国瑶出席并作开班动员。

31日 医学院2014年度临床医学专业系部工作总结交流会暨眼科及视觉科学系成立大会在附属第一人民医院召开。医学院副院长黄钢出席。

是月 医学院33个教学团队首席教师参加骨干教师教学激励计划答辩。

是月 医学院附属仁济医院肝脏外科科主任夏强领衔课题《儿童肝移植关键技术的建立及其临床推广应用》获“2014年高等学校科学研究优秀成果奖科学技术进步奖一等奖”。

是月 戴尅戎院士当选法国国家医学科学院外籍通信院士。

博極醫源

精勤不倦

学院综述

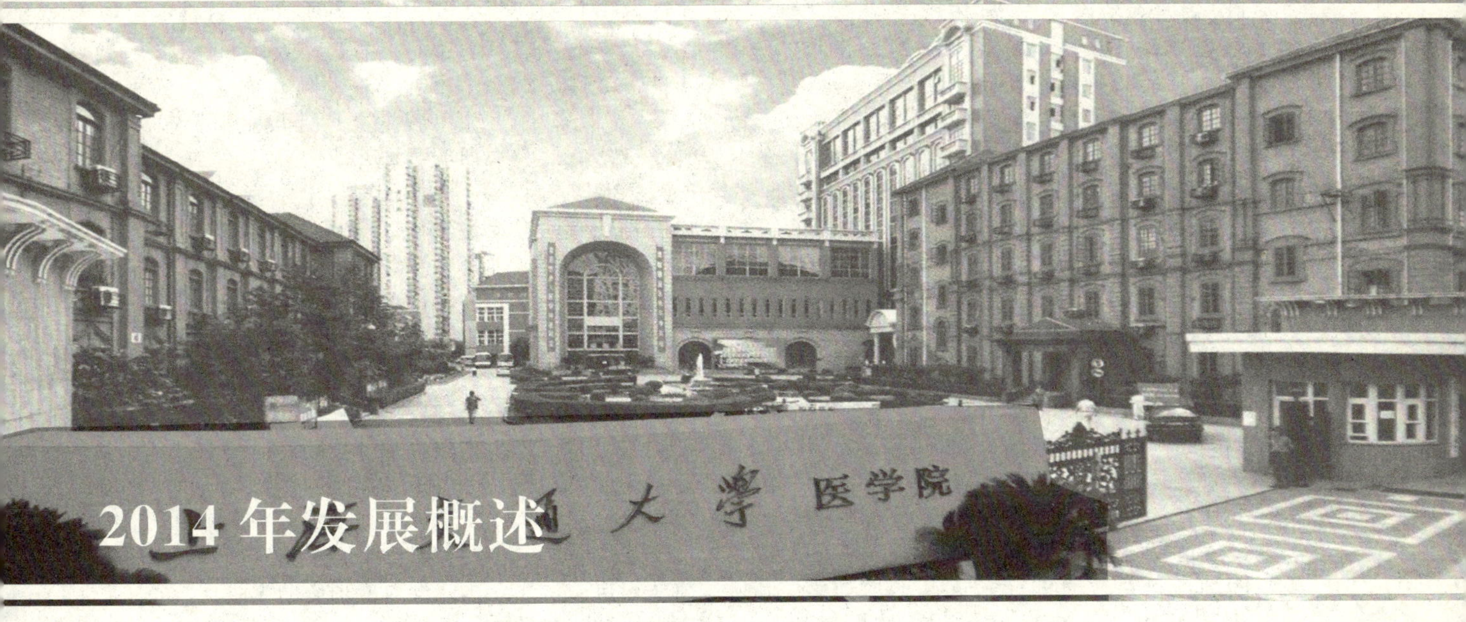

2014 年发展概述

上海交通大学医学院（简称“交大医学院”或“医学院”）现有教职医护员工 24 692 人，具有高级职称在职人员 2 739 人。其中中国科学院院士 1 人，中国工程院院士 9 人，中组部“千人计划”9 人，中组部“青年千人计划”10 人，上海市“千人计划”22 人，“长江学者”特聘教授 16 人，“长江学者”讲座教授 8 人，国家“973”项目首席科学家 15 人次，国家杰出青年基金获得者 27 人，人社部百千万人才工程国家级人选 26 人，卫生部有突出贡献中青年专家 13 人，上海市领军人才 60 人，上海市“东方学者”特聘教授 37 人、讲座教授 10 人、团队 1 个。医学院专任教师 640 人，专任教师中具有高级职称的 277 人，具有博士学位的 400 人。3 人入选中组部“青年千人计划”；6 人入选上海市“千人计划”；4 人入选“长江学者”；3 人入选“百千万人才工程国家级人选”；3 人享受“国务院政府特殊津贴”；14 人入选“东方学者”。1 人获“上海市教书育人楷模”称号；9 人入选上海市领军人才；6 人获上海市育才奖；1 人获上海市人才发展基金资助；21 人入选上海市卫计委“上海青年医师培养资助计划”；12 人入选上海市教委“青年东方学者”；8 人入选“上海高校青年教师培养资助计划”；104 人入选上海市教委“国外访学进修计划”；24 人入选市教委“产学研践习计划”。全年共招收博士后 64 人，出站 36 人。

医学院录取本科生 606 名（含港澳台学生 24 人）。录取研究生 1 391 名。其中博士生 440 人（含港澳台学生 2 人），硕士生 951 人（含港澳台学生 15 人，留学生 8 人，住院医师专业学位硕士 212 人）。继续教育学院招生 1 759 名，其中五年制本科 296 名，三年制专升本 1 463 名。网络教育学院录取新生 3 141 名。全年获国家级公开视频课程 1 项，上海市精品课程 3 门，上海市全英语建设项目 3 项，通过验收 2 门，获上海市教委重点教学改革项目 2 项，《常见慢性病的健康管理》获国内护理慕课 1 项。新增“十二五”普通高等教育本科国家级规划教材 9 本。获国家级教学成果二等奖 1 项，6 人获“上海市育才奖”。

2014 年，医学院共有毕业生 1 671 人，其中本科及长学制毕业生 603 人，研究生 1 068 人，总体就业率为 96.8%。授予博士学位 340 人、硕士学位 731 人。继续教育 2014 年共有本科、专升本和专科 3 个层次及临床医学、口腔、检验和护理等 9 个专业毕业生 1 422 名，其中有 85 名学生获学士学位。网络教育学院毕业学生 3 104 名，其中本科生 1 472 名，专科生 1 632 名，获学士学位 16 人。

医学院推行学生工作体制改革，成立学生工作指导委员会，贯通本科生、八年制学生、研究生工作体系。创新“班导师”工作机制，在教育部加强和改进大学生思想政治教育《工作简报》刊发、推广了医学院关于“加强医学生思想政治教育，‘双师联动’坚定医学生职业理想”的工作经验。开展诚信教育、仪式教育，加强医学生理想信念、思想道德和心理健康教育。发挥易班、微信等新媒体优势，拓展学生思想教育阵地。开展学生社会实践和青年志愿者服务。2014年，附属上海儿童医学中心江帆获“中国五四青年奖章”，附属瑞金医院方琼当选“上海十大杰出青年”，3人获“上海市青年五四奖章”，4个集体当选“上海市青年五四奖章集体”。

2014年，医学院系统各附属医院全年完成门急诊3 088.58万人次，出院病人78.98万人次，住院手术52.16万人次，同比增长9.5%、12.4%和14.6%。2014年，医学院系统共有74个国家重点临床专科建设项目(不含中医)，数量占上海市同类项目总数的54%。专病诊治中心共建立专病数据库55个，专病临床样本库54个。医学院初步建成医疗服务信息查询平台，成立上海医疗质量研究中心。参与上海国际医学中心建设；组织赴摩洛哥援助医疗队，落实援建新疆喀什地区第二人民医院、云南地(州、市)医院以及亚信峰会医疗保障等任务。年内，附属瑞金医院宁光和仁济医院夏强获第九届“中国医师奖”。

强化住院医师规范化培训。2014年，医学院各附属医院共招录住院医师846名。10家附属医院获准成为国家第一批住院医师规范化培训基地，5家附属医院成为国家级全科医师临床培养基地建设项目单位。加强专科医师培训，调整成立医学院毕业后医学教育专家委员会。新增106个专科医师规范化培训基地，总数共计191个。各培训基地共招录专科医师573名。

医学院共获各级各类科研项目(课题)1 650项，总经费5.7亿元。其中立项纵向课题1 410项，经费5.25亿元。在纵向课题中，国家级课题484项，经费3.53亿元；获科技部“973”、“863”项目6项、国际科技合作专项1项。获国家自然科学基金项目数476项，经费总额2.83亿元，继续名列全国医学院校第一。获各级科技成果奖74项，其中国家科技进步二等奖2项；高等学校科学研究优秀成果奖8项；中华医学科技奖10项；上海市科学技术奖14项；华夏医学科技奖13项；上海医学科技奖20项。附属第九人民医院张志愿获“何梁何利科学与技术进步奖”；附属第九人民医院戴尅戎获“吴阶平医学奖”；附属瑞金医院宁光获“吴阶平医药创新奖”；附属瑞金医院赵维莅、谢静远获第七届“上海市青年科技英才”称号。2014年，医学院在SCIE被收录的论文共2 410篇。申请专利146项，其中中国发明专利105项，PCT(Patent Cooperation Treaty，专利合作条约)发明专利3项，中国实用新型专利38项。授权专利133项，其中中国发明专利60项，美国发明专利4项，中国实用新型专利69项。

2014年，医学院推进转化医学国家重大科技基础设施建设项目，推进国家儿童医学中心以及上海市高峰高原学科申报工作。完成“985工程”三期科技创新平台——转化医学研究院建设，并通过验收。推进“系统生物医学协同创新中心”建设。“教育部环境与儿童健康重点实验室”、“上海市辅助生殖与优生重点实验室”分别通过教育部和上海市科委验收。新建“上海市耳鼻疾病转化医学重点实验室”，获批立项建设上海高校各类研究基地6个。

扩大国际化办学。成立“上海-渥太华联合医学院”，成为国内医学教育领域第一所获得教育部正式批准的中外合作医学院。与14家海外医学院校或机构签署合作协议。接待海外高层次专家、学者、官员来访55批次312人次。申报教育部“海外名师”项目1项；获上海市“海外名师”项目2项，上海交通大学“学术大师”项目1项、“引智计划”项目8项、“985”三期国际会议专项资助6项。

根据上海市教育综合改革和建设亚洲医学中心城市的战略部署，启动“上海交通大学(医学院)浦东校区”筹建申报工作。强化区域性医疗、教学与科研合作。成立上海交通大学医学院虹桥国际医学研究院。完成公共卫生学院长宁实验中心建设。推进与上海市疾控中心在教学、科研方面的合作。

医学院基层党组织有党委11个，总支30个，支部313个。至年底，共有中共党员9 151人。2014年，医学院深入贯彻落实党的十八大、十八届三中、四中全会精神，学习习近平总书记系列重要讲话精神，巩固与拓展党的群众路线教育实践活动成果，深化学院文化内涵和精神文明建设。年内获“上海市平安示范单位”和“上海市安全文明校园”称号。

(葛鹏程)

医学院党、政领导及管理机构干部名单

(截止日期：2014年12月31日)

中共上海交通大学医学院第十届委员会

书　　记　孙大麟

副书记　唐国瑶　夏小和(10月免)

常　　委　　孙大麟　陈国强　唐国瑶　夏小和(12月免)　黄　钢　章　雄(10月免)
　　　　　　郭　莲　范先群　蔡秉良

委　　员(按姓氏笔画为序)
　　　　　　朱正纲(至9月)　江忠仪　孙大麟　孙　锟　杨伟国　李卫平　吴　皓(9月起)
　　　　　　邱力萍　沈国芳(9月起)　张志愿(至9月)　陆　阳　陈国强　范先群
　　　　　　罗　蒙　夏小和(12月免)　徐卫国(至9月)　郭　莲　唐国瑶　黄　钢
　　　　　　崔　勇　章　雄(10月免)　蔡秉良　瞿介明(9月起)

上海交通大学医学院

院　　长　　陈国强

副 院 长　　黄　钢　陈红专　章　雄(9月免)　郭　莲

中共上海交通大学医学院纪律检查委员会

书　　记　　唐国瑶(兼)

专职副书记　章　新(3月任)

委　　员(按姓氏笔画为序)
　　　　　　马延斌　王玉明　江　帆　沈国芳(至9月)　陈生弟(至3月)　郑忆文
　　　　　　俞立巍　顾琦静　唐国瑶　章　新　蒋　益

党委办公室

主　　任　　邱力萍

副 主 任　　徐汝明(兼,3月免)

党委统战部(合署)

部　　长　　徐汝明(3月免)　李　丽(3月任)

纪委办公室

副处级纪检员　　徐爱华

监察室(合署)

主　　任　　章　新(兼,3月任)

副 主 任　　徐爱华(兼)

党委组织部

部　　长　　崔　勇(5月免)　孟　煜(6月任)

副 部 长　　孟　煜(至6月)　朱孟琴(7月任)

党委宣传部

部　　长　　闵建颖

副 部 长　　张晓晶

学生工作部(1月撤销)

部　　长　　唐　华(1月免)

副 部 长　　朱建征(兼,1月免)

学生工作指导委员会(1月成立)

秘 书 长　　唐　华(1月任)

副秘书长　　周　栋(1月任)　刘天法(1月任)　汤　丽(1月任)　朱建征(兼,1月任)

学生工作处

处　　长　　唐　华(兼)

副 处 长　　周　栋(兼,1月任)　刘天法(兼,1月任)　汤　丽(兼,1月任)

学生工作党委(1月成立)

书　　记　　唐　华(兼,1月任)

本科生工作党总支书记　　周　栋(兼,1月任)

研究生工作党总支书记　汤　丽(兼,1月任)

武装保卫部(处)

部　　长　张利公
副 部 长　王　波

机关党委

书　　记　崔　勇(兼,5月免)　孟　煜(兼,6月任)
专职副书记　李　丽(5月免)　马进军(5月任)

党校

校　　长　孙大麟(兼)
副 校 长　孟　煜(兼,9月免)　叶福林(9月任)

老干部办公室

主　　任　陈　铿
副 主 任　刘琳钰

退休党总支

书　　记　陈　铿(兼)
副 书 记　刘琳钰(兼)

团委

书　　记　朱建征
副 书 记　张　眉(5月免)　芦　昊(7月任)

工会

工会主席　夏小和(兼)
常务副主席　陈　洪(2月免)　徐汝明(2月任)
兼职副主席　顾鸣敏

妇委会

主　　任　夏小和(兼)
常务副主任　陈　洪(2月免)　徐汝明(2月任)

综合事务党总支

书　　记　陈晓明

院长办公室

主　　任　胡伟国
副 主 任　陈立今　郝永强(挂职锻炼两年,3月免)　康　力(3月任)

浦东基地项目(筹备)工作领导小组办公室(9月成立)

主　　任　陈　亮(兼,9月任)
副 主 任　康　力(兼,9月任)　郝永强(兼,9月任)　姚晓东(11月任)

闵行综合办

主　　任　刘天法(兼,1月任)

人事处

处　　长　陆　阳
副 处 长　诸海英　王宏林(5月任)

学科规划处

副 处 长　郝永强(挂职锻炼两年,主持工作)　李冬凉(3月任)

科技发展处

处　　长　王　艳

副 处 长　顾奋勇　席晓莺(9月免)　蒋兆彦(12月任)

教务处

处　长　富冀枫

副 处 长　梅文瀚　陆斌杰

研究生院医学院分院

院　长　陈红专(兼)

常务副院长　董　艳

副 院 长　王　颖　顾　硕

国际交流处

处　长　张　勇

副 处 长　陈桂林(9月免)　高　红

港澳台办公室

主　任　高　红(兼)

医院管理处

处　长　倪卫杰

副 处 长　张斌渊(2月任)

财务处

处　长　王锦和(10月免)　戴晓虹(11月任)

副 处 长　戴晓虹(至11月)　龚玉芳(5月任)

审计处

处　长　章　新(5月免)　顾明珺(5月任)

资产管理处

处　长　陈　亮

副 处 长　朱林权　钱明理(挂职锻炼两年)

信息资源中心(2月撤销)

主　任　王　成(5月免)

副 主 任　常　潘(6月免)　仇晓春(5月免)

网络信息中心(2月成立)

主　任　常　潘(6月任,至7月)

副 主 任　陆　勤(11月任)

图书馆

馆　长　王　成

副 馆 长　仇晓春

学报编辑部主任

主　任　徐　敏

实验动物科学部

主　任　陈学进

档案馆

馆　长　刘　军

院办产业管理中心

主　任　陈中翔

副 主 任　马　亮

后勤实业发展中心

总 经 理　陈中翔(兼)

副总经理　马　亮(兼)　汪巽章(至1月)

基础医学院

院　　长　徐天乐

党委书记　陈　洪

副 院 长　蒋　益(1月任)　郭晓奎　刘俊岭

副 书 记　蒋　益(1月免)　郁　松(4月任)

学生党总支书记　周　栋(1月免)

公共卫生管理学院

院　　长　郑志杰

党总支书记　秦美娇

副 院 长　鲁　威　张智若　钱碧云(4月任)

护理学院

执行院长　章雅青

党总支书记　黄　荣

副 院 长　黄　荣(兼)

继续教育学院

院　　长　王雄国

副 院 长　浦川海(3月任)

网络教育学院医学院分院

院　　长　黄　钢(兼)

常务副院长　陈晓明(兼)

副 院 长　沈　伟

学位评定委员会

主　　席　陈国强

副 主 席　陈赛娟　陈红专

委　　员(按姓氏笔画为序)

王兴鹏　孔祥银　宁　光　朱正纲　江基尧　孙大麟　孙　锟　李卫平

吴晔明　吴　皓　沈国芳　沈柏用　张志愿　陆　阳　范先群　郑志杰

房静远　贾伟平　徐天乐　殷善开　黄　钢　黄荷凤　彭志海　瞿介明

秘　　书　董　艳

教学委员会

主任委员　陈国强

常务副主任委员　黄　钢

副主任委员　孙大麟　陈红专

委　　员(按姓氏笔画为序)

于广军　王一飞　王兴鹏　王雄国　江忠仪　汤雪明　孙　锟　李卫平

邱蔚六　邹　扬　陈晓明　陈海泉　陈赛娟　邵　洁　邵　莉　范先群

郑志杰　贾伟平　徐一峰　徐天乐　郭晓奎　黄荷凤　章雅青　董　艳

童建华　富冀枫　戴尅戎　瞿介明

本科生代表1名　研究生代表1名

秘　　书　董　艳　富冀枫

(孟　煜)

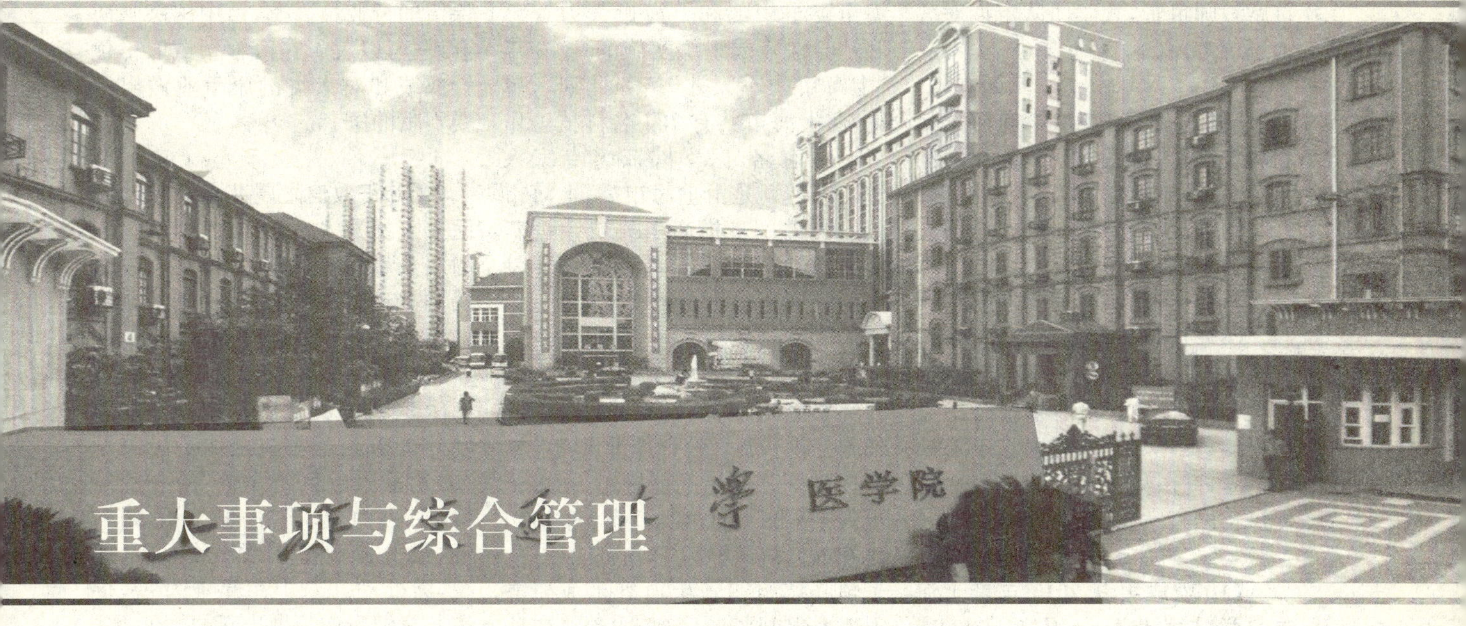

重大事项与综合管理

【陈竺获卡罗林斯卡医学院"荣誉博士"称号】 3月26日，上海交通大学医学院校友、中国科学院院士、附属瑞金医院上海血液学研究所名誉所长陈竺获瑞典卡罗林斯卡医学院"荣誉博士"称号，成为华人学者中获得该荣誉的第一人。卡罗林斯卡医学院成立于1810年，是欧洲最大的医科院校之一。

（高　红）

【戴尅戎当选法国国家医学科学院外籍通信院士】 2014年，中国工程院院士、上海交通大学医学院骨关节研究所主任、上海市关节外科临床医学中心主任戴尅戎当选为法国国家医学科学院外籍通信院士。法国国家医学科学院成立于1820年，是法国医学政策研究和医学知识普及的权威机构。

（徐　英）

【上海-渥太华联合医学院揭牌】 10月17日，由上海交通大学医学院和加拿大渥太华大学医学院联合成立的"上海-渥太华联合医学院"揭牌，并落户附属仁济医院。该项目是我国临床医学教育领域唯一一项获教育部批准的与北美高水平合作的办学项目，也是上海唯一一家获教育部批准的临床医学本科专业（英语）中外合作办学项目。

（袁蕙芸　杨　静）

【实施骨干教师教学激励计划】 2014年，上海交通大学医学院作为上海市教委"骨干教师教学激励计划"首批4所试点高校之一，制定并落实《骨干教师教学激励计划实施方案》。学院面向全院教师进行"双向竞聘"，应聘教师组建成立34个教学团队，以"器官系统为主线，淡化学科，融形态与功能、基础与临床、医学与人文为一体"的新课程体系开展教学。每个团队由1名

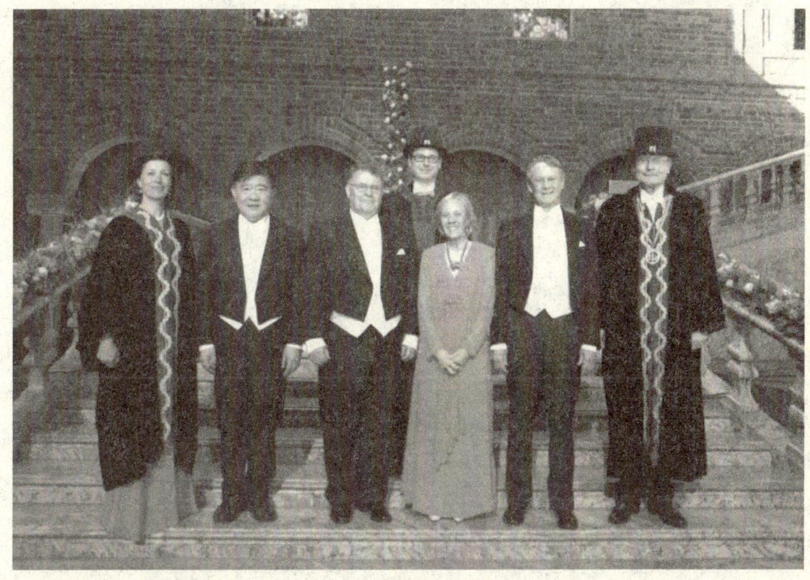
陈竺（左二）获卡罗林斯卡医学院"荣誉博士"称号

首席教师负责，教学团队定期对教师进行考评。

（葛鹏程）

【张志愿获 2014 年度何梁何利科技奖】 10 月 29 日，何梁何利基金 2014 年度颁奖大会在北京举行。国务院副总理刘延东、全国人大常委会副委员长陈竺、科技部部长万钢等出席大会，并为获奖人颁奖。医学院附属第九人民医院教授张志愿获科学与技术进步奖。何梁何利基金由香港爱国金融家何善衡、梁琚、何添、利国伟于 1994 年创立，旨在奖励中国杰出科学家，促进祖国科学技术进步与创新。

（徐　英）

【10 项成果获 2013 年度上海市科学技术奖】 4 月 1 日，2013 年度上海市科学技术奖励大会举行。大会共授奖 298 项，医学院有 10 项成果获奖，其中科技进步一等奖 6 项，科技进步二等奖 2 项，自然科学三等奖和技术发明奖各 1 项。中共中央政治局委员、上海市委书记韩正，市委副书记、市长杨雄，市人大主任殷一璀、市政协主席吴志明等向获奖代表颁奖。

（张旦昕）

【9 名专家入选“上海市领军人才”培养计划】 2014 年，由中共上海市委组织部和上海市人力资源和社会保障局组织实施的 2013 年“上海市领军人才”培养计划名单揭晓，上海市共有 124 名科技工作者榜上有名，医学院 9 名专家入选。该计划是由上海市委、上海市政府为进一步提高上海自主创新能力，推进本市战略性新兴产业发展的一项高层次人才培养计划。

（张旦昕）

【干预肝癌组织新生血管生成研究获新进展】 2014 年，医学院细胞分化和凋亡教育部重点实验室教授陈国强领衔的课题组，在多梳蛋白 4（Cbx4）通过类泛素（SUMO）化修饰低氧诱导因子 1α（HIF-1α），干预肝癌组织新生血管生成研究方面取得创新性发现，或为肝癌的治疗提供新策略。国际学术期刊《癌细胞》（Cancer Cell）发表该项研究成果。该项工作得到国家自然科学基金重点项目和国家科技部重大科学计划的支持。

（杨　静）

【医学院系统 2 名医生获“中国医师奖”】 6 月 26 日，第九届中国医师奖颁奖大会在北京人民大会堂召开。会上，医学院附属瑞金医院宁光、附属仁济医院夏强获“中国医师奖”。该奖是国务院审核保留的行业最高奖，由中国医师协会设立，以表彰在医学领域取得优异成绩和对人类健康事业做出重要贡献的医者。

（杨　静）

【韩正致信附属儿童医院勉励医务人员】 “六一”儿童节前夕，附属儿童医院收到中共中央政治局委员、上海市委书记韩正的亲笔信。韩正在信中向儿童医院新院建成并即将全面试运行表示祝贺，向医院全体员工表示慰问。他勉励并寄望儿童医院全体员工秉承“为儿童服务就是幸福”的办院宗旨，乘势而上、开拓进取、争创一流，努力建设全国领先的儿童医院，为推动儿童卫生事业发展，促进儿童健康成长做出新的贡献。

（晏雪鸣）

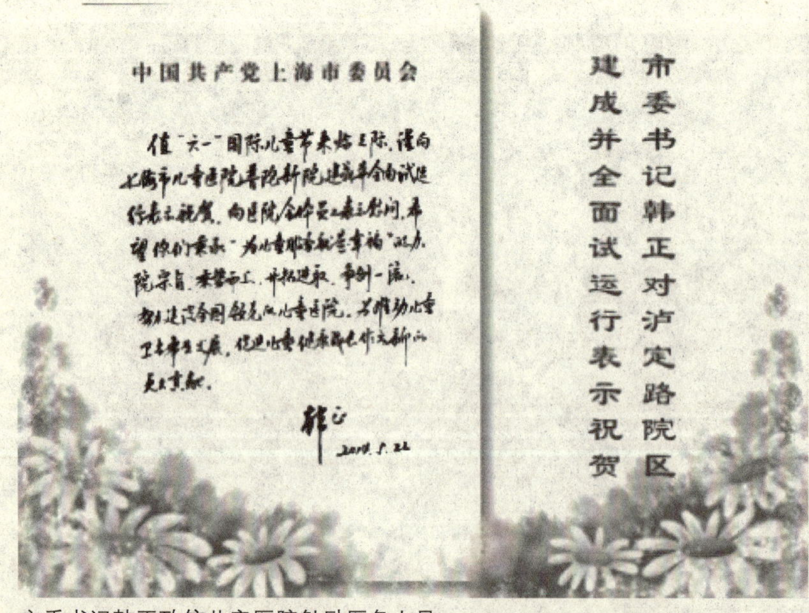

中国共产党上海市委员会

值“六一”国际儿童节来临之际，谨向上海市儿童医院普陀新院建成并全面试运行表示祝贺，向医院全体员工表示慰问。希望你们秉承“为儿童服务就是幸福”的办院宗旨，乘势而上、开拓进取、争创一流，努力建设全国领先的儿童医院，为推动儿童卫生事业发展，促进儿童健康成长作出新的更大贡献。

韩正

2014.5.22

市委书记韩正致信儿童医院勉励医务人员

【中关工委主任顾秀莲来院调研】 10 月 25 日，原全国人大常委会副委员长、中国关心下一代工作委员会主任顾秀莲来院调研上海市教育系统关工委工作和上海交通大学医学院关工委工作。顾秀莲参观了市教育系统关工委和医学院关工委的工作成果展示，对医学院关工委工作取得的成绩给予肯定。

（陈　铿）

【虹桥国际医学研究院挂牌】 11 月 26 日，上海交通大学医学院虹桥国际医学研究院挂牌暨第一次学术报告会在上海交通大学医学院附属同仁医院举行。上海交通大学副校长、医学院院长陈国强和上海市长宁区区长谢峰共同为研究院挂牌。陈国强表示交大医学院继续从提供优质资源、建立优势学科、提高公共卫生服务能力等方面支持研究院的发展。

（长宁区卫生和计划生育委员会）

【附属仁济医院举办建院 170 周年暨仁济慈善基金成立大会】 10 月 17 日，“仁济医院建院 170 周年暨仁济慈善基金成立大会”在上海音乐厅举行。中央政治局委员、上海市委书记韩正，全国人大常委会副委员长陈竺、严隽琪，上海市委副书记、上海市市长杨雄，上海市人大常委会主任殷一璀，上海市政协主席吴志明，上海市委常委、浦东新区区委书记沈晓明，上海市第十三届人大常委会副主任胡炜，全国政协教科文卫体委员会副主任、原上海交通大学党委书记马德秀等来信来电表示祝贺。会上，举行“上海-渥太华联合医学院”揭牌仪式、“仁济慈善基金”成立仪式、《仁济人名录》首发式暨“院树院花”评选揭晓以及2013—2014年度“优秀仁济人”颁奖盛典。

（袁蕙芸）

【成立学生工作指导委员会】 3月4日，医学院学生工作指导委员会成立大会召开。医学院党委书记孙大麟，院党委副书记夏小和，附属医院分管学生工作的副书记、副院长，医学院学生工作指导委员会委员单位负责人以及各临床医学院、培养单位学生工作负责人出席。作为学生工作体制的重大改革与顶层设计，新成立的“学指委”坚持“立德树人，德育为先，学生为本”，围绕学生成长成才全面发展，整体规划和部署医学院学生工作等。

（游佳琳）

【教育部《工作简报》刊发医学院“双师联动”工作】 2014年，教育部加强和改进大学生思想政治教育《工作简报》2014年第18期（总第1147期）刊发医学院关于“加强医学生思想政治教育，‘双师联动’坚定医学生职业理想”的工作举措。“双师联动”，即通过班导师、辅导员两支队伍各司其职，各有侧重，同时相辅相成，形成合力，为医学生的成长成才保驾护航。

（游佳琳）

【医学院召开党的群众路线教育实践活动总结大会】 2月27日，医学院党的群众路线教育实践活动总结大会举行。医学院党委书记孙大麟代表党委作总结报告，上海市教卫工作党委第一督导组组长董金平就督导工作突出具体指导意见。会议还就医学院领导班子和领导干部进行民主测评。

（杨　静）

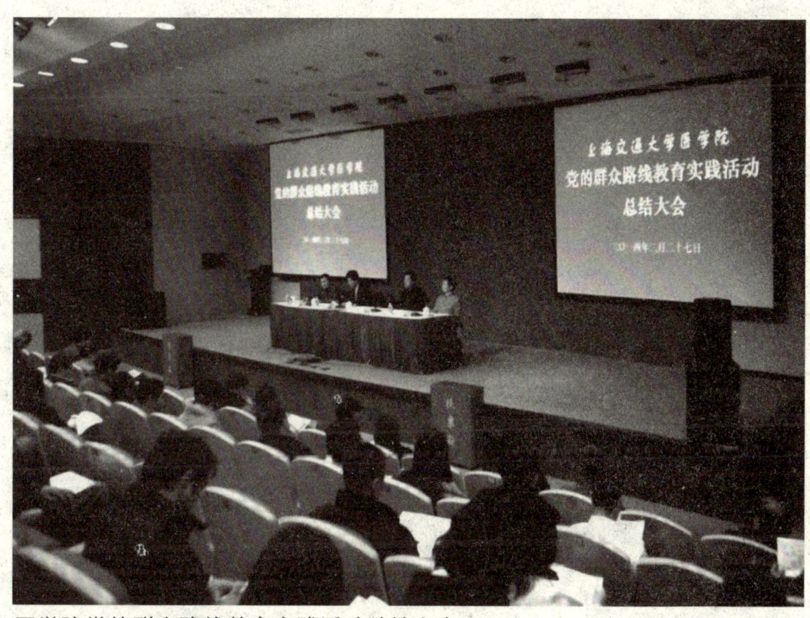

医学院党的群众路线教育实践活动总结大会

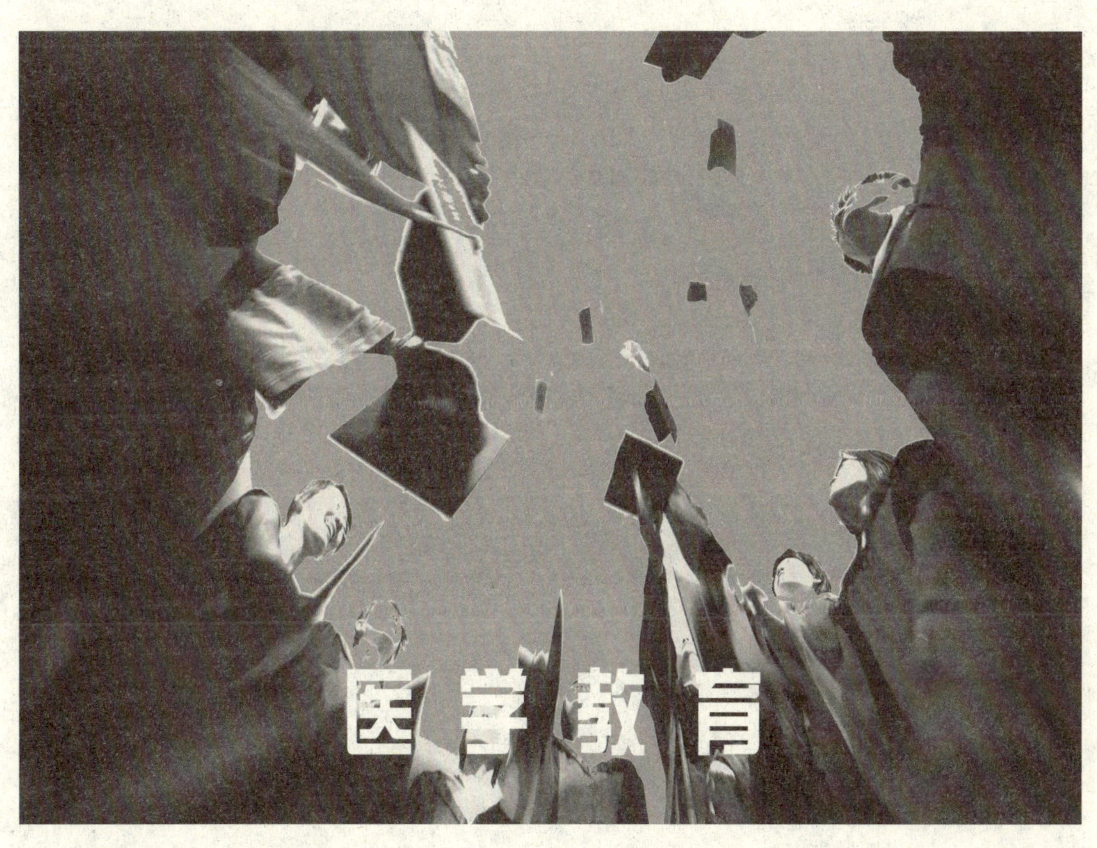
医学教育

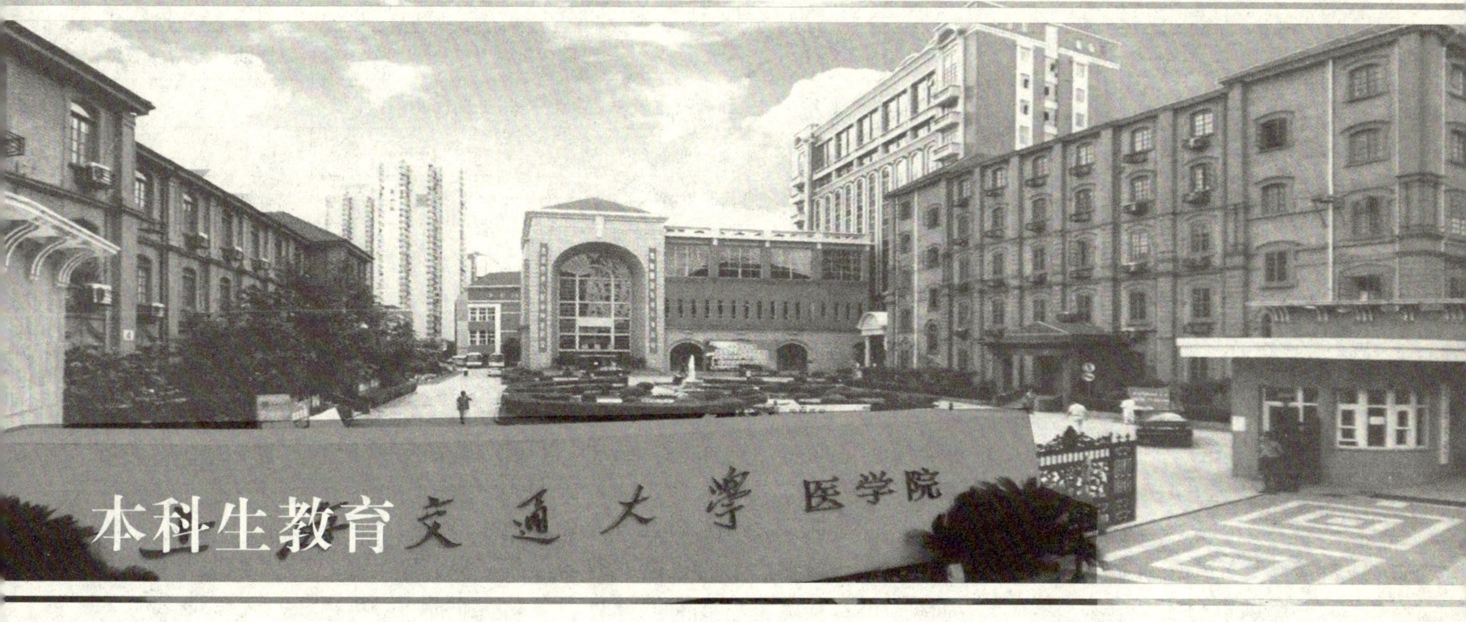

本科生教育

【概况】 2014年，医学院本科教学工作继续以教学质量与改革工程为抓手，以各类专项建设申报项目为主线，以日常教学管理、正常教学秩序为基础，推进各项教学工作的开展。以“量”为核，保障医学教学质量；以“质”为芯，推进医学教学质量；以“改”促建，提升医学教学质量。涉及内容包括常规的教学计划的运行、八年制科研训练课程改革、课程整合、PBL教学和PBL教师培训、各学院优质教学资源整合及标准化病人(Standardized Patient，SP)培训和管理。进一步深化教学改革，举办“医学院青年教师基本功大赛”等一系列活动、探索M. D. ＋Ph. D. 双学位研究生培养新模式、推进具备国际视野的高层次医学人才培养、打造上海高校课程中心“共享课程”。

完善临床医学五年制(英语班)培养方案和专业教学计划，落实临床阶段教学方案，尤其在实施“器官系统整合式课程”的教学。2015级临床医学五年制(英语班)将实施“渥太华联合学院”的教学方案。自2012级起临床医学五年制(含英语班和儿科医学)在12家附属医院开展早期接触临床的教学。教务处与图书馆合作进行英语原版教材库建设，分两批购买24种原版教材，每种教材均为40本，已全面覆盖前二年半课程。开展“生命医学”试点班调研工作，并经专家论证以及医学院教学委员会一致通过，启动“生命医学”新专业申报工作。副院长黄钢带队赴交大致远学院、四川大学华西医学院等进行调研。教务处调研浙大医学院“生命科学”和上海科技大学“生物科学”培养方案，联合基础医学院起草新专业申报书，最终多方协商，以分子医学专业申报。

为落实八年制学生科研能力培养，提高学生科研素质与创新能力，切实保障八年制高等医学教育质量，教务处加强八年制科研训练课程改革与调研督导工作。完成2010级临床医学八年制科研训练课程任务，119名学生分成29组，分别进入基础医学院和各医院的实验室，进行为期四周的科研训练，最后确定10个实验组为医学院“科研训练优秀实验组”(见下表)。

2014年上海交通大学医学院科研训练优秀实验组一览表

单　　位	指导教师	研究组/实验室	资助经费(万元)
仁济医院	邹寒冰	中心实验室	1
瑞金医院	王也飞	临床血液学教研室	1
上海第九人民医院	秦安	上海市骨科内植物重点实验室	1

（续表）

单　　位	指导教师	研究组/实验室	资助经费(万元)
基础医学院	邓　炯	肺癌发生发展之机理以及早期探测与防治	1
瑞金医院	赵维莅	上海血研所	1
新华医院	徐　让	科研中心	1
仁济医院	马　雄	消化研究所	1
上海市第六人民医院	刘丽梅	内分泌代谢	1
上海市第六人民医院	王　琛	内分泌代谢	1
基础医学院	糜　军	肿瘤发病机理及早期诊断实验室	1

PBL 教学和培训。2014 年度临床医学八年制参与 PBL 基础教师 112 人次，临床教师 232 人次。参与 PBL 八年制学生 223 人，使用案例 28 个（10 级法文班 8 个、10 级英文班 17 个、11 级英文班 3 个）。共计 1 392 学时。2014 年度临床医学五年制参与 PBL 临床教师 116 人次。参与 PBL 级五年制学生 248 人，使用案例 9 个，共计学时 1 044 学时。举办国家级继续医学教育项目-“基于器官系统整合课程的 PBL 教师培训班”。举行 PBL 优秀教师、优秀案例评选，共收到中英文案例 174 个，其中中文案例 129 个，英文案例 45 个，经过初评，共有 10 份中文份案例进入终评。新华临床医学院何斌、毛燕飞、及基础医学院陈红联合撰写的案例“潜伏’”获特等奖。其余 9 名教师撰写的 PBL 案例分获比赛的一、二等奖，本次比赛，共有 61 名教师获得各种奖项。

医学教育研究。完成上海市《基于路径依赖理论的上海市医学院校教师发展的开发研究》课题申报并获立项。《国内外大学教师发展的回顾与展望》被中华医学教育杂志录用。完成八年制医学教育调研工作，撰写教学论文《上海交大医学院八年制医学教育的培养与实践》。参与骨干教师教学激励计划，完成《中青年教师教学能力提升激励计划》和《上海交大医学院教学评估及质量督导团队激励计划》初稿撰写、修订及激励计划七个子项目的协调组织工作。对国内外分子医学专业课程体系进行调研，在对国内高校相关专业培养方案收集、分析，国外著名高校相关专业课程计划的翻译与分析的基础上，完成分子医学专业课程体系调研报告的撰写。完成临床教学认证工作，负责前期的专家聘请、组织安排及后期报告的总结撰写等工作。医学教育研究月刊编制工作，完成专题报道《国内外教师发展》和《医学模拟教学》及十月月刊。完成《临床医学教育》杂志创刊的前期工作，包括撰写《临床医学教育》杂志的章程及可行性报告；选定期刊出版服务商，与 MEDKNOW 建立长期合作关系；征集杂志论文 19 篇。完成 2015 年研究口绩效目标申报工作。完成三八红旗集体申报工作。完成中国高等教育学会大学素质教育研究分会单位会员入会申请工作。起草关于公布 2014 年科研训练优秀实验组的通知，负责 10 个优秀实验组的资助经费下拨。参加 2013—2014 年度第二学期教学督导工作总结会，并起草会议纪要。起草教务处关于招生改革意见稿及国家实验示范中心联席会议发言稿。对上海市医学院校 2014 年招生对策与各学制学生录取分数线进行对比研究，撰写交大医学院高考招生对策调研报告。完成医学院人才规划之本科人才培养现状、存在问题及设想调研报告。负责上海市医学教育专委会 2014 年年度工作总结报告的撰写。承担 2014 年教务处年终总结及年鉴编撰工作。

教学项目申报、建设及成果。完成国家级、上海市级教学成果奖申报工作。根据教育部公布的 2014 年国家级教学成果奖获奖项目名单，医学院由黄钢牵头申报的《模拟医学平台结合示范病区，构建全面提升学生临床能力的新教学模式》被评为国家级教学成果二等奖。黄钢牵头《基于卓越医学教育理念构建能力为本的 PRICE 综合教学改革模式》和张艳萍牵头《模拟平台结合教学病区，提高临床教学质量的探索与实践》获上海市教学成果奖一等奖，章雅青牵头《创新卓越护理本科人才培养模式的探索与实践》、孙锟牵头《高素质儿科人才培养—基于新型教学模式的儿科多元化英语教学平台构建和实践》、樊绮诗牵头《构建理学学位的医学检验专业人才培养模式》、陈芳源牵头《基于国际医学教育标准的卓越医师序贯培养的改革与实践》、丁文龙牵头《以学生创新能力培养为核心的基础医学实践教学模式的构建与应用》、陈红专牵头《住院医师规范化培训与临床医学硕士专业学位衔接的创新培养模式》等 6 项目获上海市教学成果奖二等奖。组织 2014 年上海市级精品课程、上海市级全英语建设项目、市教委重点教学改革项目申报，3 门课程《口腔组织病理学》（李江）、《小儿外科学》（吴晔明）、《内分泌代谢病学》（宁光）获市级精品课程称号；3门课程《循环系统疾病》（何奔）、《消化内科》（陆红）、《人体寄生虫学》（王兆军）获市级全英语建设项目称号；2门课程《外科学》（陶然）、《口腔黏膜病学》（蒋伟文）获市级全英语建设项目验收通过；2项目“我国北美医学培养模式的毕业生就业情况调查与教育质量优化的研究”（陆斌杰）、“基于His系统的实习医师电子病史模块的创建及实时管理”（金玮）获市教委重点教学改革项目。医学院完成院级课程建设项目、教材建设项目、示范性全外语教学课程项目、院级本科教学改革项目申报立项，并完成2012年度课程教材建设项目验收工作。新增国家级公开视频课程1项，为医学检验技术导论（樊绮诗）。黄心智获第四届医学（医药）院校青年教师教学基本功比赛三等奖。张浩获全国高等医学院教育学会2014年医学教育科学研究二等奖。胡韵《美国本科护士入职培训项目的认证标准在中国的文化调试性研究》、张浩《模拟教学对临床医学生学习效果影响的Meta分析》、夏蕙《国内外大学教师发展的回顾与展望》论文分别获全国高等医学教育学会教学管理研究会2014年优秀论文。夏蕙课题《基于路径依赖理论的上海市医学院校教师发展的开发研究》获得上海市教育科学研究项目。组织完成2012年度医学院课程、教材建设基金资助项目验收工作。第一人民医院医生张旻获中华医学会医学教育分会第四届医学（医药）院校青年教师教学基本功比赛三等奖。评选出2014年度医学院级优秀教学团队8个，2014年度医学院级优秀教师10人，此次优秀教师通过网络票选、微信点赞、现场答辩，吸引广大学生和教师关注。完成2013年度医学院级优秀教学团队中期检查。

临床教改、教学基地和教材建设。自2013年起，连续2年组织开展医学院本科重点临床教学改革项目的申报工作。各学院临床教学骨干就八年一贯制培养方案、新开设指定选修课程建设、临床整合式课程建设、临床教学规程制定、临床见习、实习教学大纲修订内容开展教学改革。2014年初教务处开展临床医学五年制专业学生郊县/基层医院实习工作，并在6月正式进入教学基地实习，每个学生郊县/基层医院的实习时间为4周。新增第二批“十二五”普通高等教育本科国家级规划教材书目（9本），分别为《医学遗传学（第2版）》陈竺，《妇产科学（第2版）》丰有吉、沈铿，《实验诊断学（第2版）》王鸿利，《精神病学（第2版）》江开达，《预防医学（第2版）》施榕，《影像核医学（第2版）》黄钢，《影像核医学习题集》陈跃、黄钢，《影像核医学典型案例精选图谱》左书耀、黄钢，《临床微生物学检验（第5版）》倪语星、尚红。

为拓宽学生知识面，培养复合型人才，增强学生对社会的适应能力，充分利用各高校优质教学资源，2014年医学院有30名在校本科生注册参加西南片高校跨校辅修专业学习。

完成常规性统考课程的考试试卷命题、考务组织、试卷阅卷及录入分析工作。完成临床医学五年制的基础综合考、临床医学八年制的基础综合考、临床综合考（临床医学专业）、实习前基本技能考、本科阶段毕业考、长学制临床能力考试、诊断学、外总外科手术学、医学影像学、毕业外语考试、法语水平考试、内科学、外科学、妇产科学、儿科学等多门课程的统考工作。为提高医学院临床技能教学水平，新增加实习中期技能考试。通过在实习中期对学生临床能力考察，进一步促进医学院学生临床思维、临床技能的学习积极性。组织专家制定考试内容、考核方式、评分标准，组织完成临床医学五年制的和临床医学八年制的考试。

为满足上半年度实习前基本技能考、本科阶段毕业考、长学制临床能力考试三阶段考试需要，分别组织25名标准化病人志愿者进行内科学、外科学、妇产科学、儿科学病例课程培训（包括病例剧本的复习、病例剧本的模拟演练等）。同时对标准化病人的评分能力进一步加强训练，通过录像反馈的形式，以及小组讨论、模拟练习等教学方法强化标准化病人对于评分表项目的理解和评分尺度的把握。

临床技能中心本年度开设临床实训课程7门，共208学时，442人次选修，有《临床基本操作技能》（一）（二）、《数字化医院》、《儿科基础与高级生命支持》、公开课程《急救和自救技能》《临床情景模拟》。完成《临床基本技能操作》54项操作视频出版工作。承担2014年国家执业医师实践操作考试513人次。承担本校本科实习前、实习中、毕业统考、长学制实习前、长学制阶段性、八年制实习前和阶段性，OSCE临床实践技能考试共8次，1 800人次。住院医师心血管急救培训41人。非医学类人员心肺复苏培训50人。承担本校各临床医学院临床技能比赛，本校12支队共计48名医学生参加。对本校学生业余时间开放，共开放32个项目，50余人参与。支持班导师活动（体验＋拍摄微电影）。

交流及中学生夏令营：承担接待国内外大学、医院等单位参观、交流约163人次，新生参观500人次。完成第四届上海市中学生夏令营，共计15所中学参与，200人参加。承担市三女中，上海中学课程12学时，共50人。医学院日带教上海示范性高中的学生及教师、家长60人中心体验。

组织上海市教育科学研究项目2014年课题申报，报送4项，教务处夏蕙立项。组织上海市高等教育学会2014年度研究项目申报，报送学会5项，全部立项。完成2013年高教协会教育研究论文结题工作，报送11篇，6篇立项，六院的汪年松和公卫的施榕分别获论文二等奖和三等奖。组织中华医学会医学教育分会2014年度优秀论文评选工作，申报20篇，递送医学会10篇，护理的章雅青、新华的薛海虹及瑞金的刘军分别获一二三等奖。组织医学院2014年度医学教育研究项目申报，收到申请书92份，其中重点项目28项，一般项目64项，最终重点项目10项，一般项目30项课题获资助。完成历年院级课题的总结及梳理工作。组织2014年中华医学会学术会议征文工作，报送3篇。组织市教委教育科学研究优秀成果奖申报，报送市教委4项。组织上海市医学会征文活动，报送十篇。马骏、胡慧明、柳红、李从红的论文获奖，并参加大会及墙报交流。获全国高等医学教育学会教学管理研究会2014年学术优秀论文三篇(护理学院：胡韵，教务处：张浩、夏蕙)。组织医学院教育科学研究优秀成果奖评选活动。

医学院教师发展中心撰写《关于成立上海交通大学医学院教师发展中心的建设方案》，并向市教委申报，章程的起草及修订，教师发展项目的组织、协调、落实、立项及中期评审工作。

继续加强中法合作项目，使法语班特色得以维持和发展。2008级临床医学法语班25名学生赴法选拔考试工作完成。做好法语班住院医生(FFI)赴法学习的选拔工作，拓展中法合作办学途径，深入开展Master2项目(Master2，简称M2，即硕士第二阶段)。2009级临床医学专业八年制法语班4名学生在完成Master1课程计划(Master1，简称M1课程，即硕士第一阶段)并通过课题答辩的基础上，分别申请法国约瑟夫·傅立叶大学(格勒诺布尔一大)、法国里尔二大、法国巴黎笛卡尔大学(巴黎五大)、法国巴黎狄德罗大学(巴黎七大)的Master2，并于2014年9月赴法国各大学进行深造学习。2名八年制(硕博班)学生去美国内布拉斯加大学医学中心攻读Ph. D.学位。

选拔2014年度医学院短期海外游学209人。暑期为主要交流期，上半年及暑期已完成交流人数80%以上，约190人，(未统计学生申请交大本部游学项目)，预计2014年度短期游学比例将达到40%。

2013级学生自主转专业情况：医学院共转出52人(临床医学八年制1人；口腔医学七年制1人；临床医学五年制儿科班4人；临床医学五年制23人；营养学3人；预防医学11人；医学检验9人)，占2013级可转专业总人数的9.65%。转入学院的情况是：电子信息与电气工程学院(19人)；机械与动力学院(9人)；船舶海洋与建筑工程学院(2人)；生物医学工程学院(2人)；环境科学与工程学院(1人)；材料科学与工程学院(4人)；法学院(2人)；联合学院(3人)；药学院(2人)以及物理学院、航空航天学院、工科实验班、国际与公共事务学院、生命科学与技术学院、媒体与设计学院、人文学院、外国语学院，共18个学院。

完成长学制学生的专业课程考试、学位论文答辩、学位申请、毕业审核等相关工作。其中2007级口腔医学七年制38人达到毕业标准，并通过学位评定委员会评审授予硕士学位；临床医学八年制134人(2006级临床医学八年制应届毕业生117人、2010级临床医学八年制(硕博班)应届毕业生17人)达到毕业标准，并通过学位评定委员会评审授予博士学位。

2014年，2014届临床医学专业本科生14篇临床综述获医学院“优秀临床综述”称号。2014届四年制医学相关专业10名学生撰写的毕业论文获“上海交通大学医学院优秀毕业论文”称号。2014届医学检验、营养学、预防医学专业分别各有一名学生及指导教师获“上海交通大学优异学士学位论文”称号。继续要求学院对应届毕业生的毕业论文和临床综述自行进行“查重”检查，确保本科生毕业论文(毕业设计)及临床医学本科生撰写临床综述工作质量。2014年度医学院共312名本科学生参加全国大学生英语竞赛，共获C类(非英语专业本科)特等奖二名(上海赛区特等奖共18名)，二等奖五名，三等奖十名，医学院及负责教师获此次竞赛“优秀组织奖”。

2014届毕业生数据。本科毕业生587人(包括：2009级八年制学生118名，117名授予本科毕业证书和学位证书，1名结业；2009级七年制学生40名，39名授予本科毕业证书和学位证书，1人结业；2009级临床五年制学生266名262人授予本科毕业证书和学位证书，4人结业；2010级非临床医学专业学生163名，158名授予本科毕业证书和学位证书，5人结业)，2010级4+4硕博连读八年制毕业生17名，17名授予博士毕业证书和学位证书；2006级临床医学八年制博士毕业生120名，117名授予博士学位证书；2007级本硕连读七年制毕业生40名，38名授予硕士学位证书。

(夏　蕙)

【开设上海高校课程中心“共享课程”】 2014年，在上海市教委牵头组织下，近30家高校共同成立上海高校课程资源共享管理委员会，推动本科通识教育课程向其他高校学生开放。由上海所有的“985”、“211”高校，以及主要市属高校、民办高校参与。共享的模式为教师所在高校负责具体的课程，各高校学生自由选修，学生所在学校认可其跨校获得的学分。教学方式为面授与视频相结合，面授注重交流讨论。2014春季学期上海高校课程中心“共享课程”共开20门课程，医学院共有220名学生分别选修其中的6门课程。2014年秋季学期共开出24门课程，有133名学生选修其中的3门课程。医学院开设的“关爱生命急救与自救技能”共有全市各高校363名学生选修。

(梅文瀚)

【举办PBL教师培训班】 7月1～5日，医学院举办国家级继续医学教育项目——“基于器官系统整合课程的PBL教师培训班”。全国各地近20家医学院及交大医学院13家附属医院的近150名医护人员参加此次学习班。培训班同时举行《基于问题的学习(PBL)导论》新书发布会。为总结和推广PBL经验,医学院副院长黄钢和来自加拿大麦克马斯特大学(McMaster University)教授关超然共同主编该书作为此次培训班的教材应用。培训内容涉及交大医学院医学教育改革、PBL理念、器官系统整合课程组织与实施、PBL在医学通识课程中的应用等相关热点问题。

(马　骏)

【实施专业导师"双向选择"方案】 2014年,2009级口腔医学专业七年制38名学生需配备专业硕士导师,临床医学专业八年制(法语班)2009级27名学生、临床医学专业八年制2009级87名学生,共114名学生需配备专业博士导师。经各附属医院动员推荐,导师自愿申报,各临床医学院教学办公室(或科教科)和教务处审核,确定口腔医学七年制专业硕士生导师推荐名单60名、临床医学专业八年制(法语班)专业博士生导师推荐名单219名、临床医学专业八年制专业博士生导师推荐名单269名、临床医学专业八年制(硕博班)专业博士生导师推荐名单244名。导师推荐名单、专业信息、研究方向等经网上公示公布给学生,然后组织三轮双向集中选择、导师学生面试等程序,最后确定导师学生关系。10月,完成2015级八年制(硕博班)学生招生选拔工作,拟录取学生18名。

(施菊花)

【推荐免试直升研究生】 2014年,医学院共有2015届本科预毕业生386名(不含长学制本科毕业生)根据学校分配的名额,获推荐免试直升资格学生共229名,包括普通推荐免试直升137名(含国防生1名,支教2名),临床医学硕士专业学位推荐免试研究生(住院医师)项目92名。最终普通推荐免试直升成功133名,其中校内推荐77名,校外推荐56名。校外推荐56名中有北大、协和23人;复旦19人;四川大学华西医学院5人;浙大医学院2人;二军大1人。临床医学硕士专业学位推荐免试研究生(住院医师)项目76名(其中医学院附属医院基地62名,复旦附属医院基地11名,同济附属医院基地3名。

(王　慧)

【创办《临床医学教育》杂志】 2014年,医学院创建《临床医学教育》杂志及编制医学教育研究月刊,完成专题报道《国内外教师发展》和《医学模拟教学》。撰写《临床医学教育》杂志的章程及可行性报告;选定期刊出版服务商,与MEDKNOW建立长期合作关系;征集杂志论文19篇。

(夏　蕙)

【开展教学质量督导与监控】 2014年,在原有本科教学督导队伍基础上,推进临床督导队伍建设,开展八年制临床督导工作和推进督导网络化建设。开展上海交通大学医学院儿科专业教学基地评估工作,整合医学院儿科教学资源,合力发展临床儿科专业。

(张　浩)

【医学教育研究项目管理】 组织上海市教育科学研究项目2014年课题申报,报送4项,教务处夏蕙立项。组织上海市高等教育学会2014年度研究项目申报,报送学会5项,全部立项。完成2013年高教协会教育研究论文结题工作,报送11篇,6篇立项,六院的汪年松和公卫的施榕分获论文二等奖和三等奖。组织中华医学会医学教育分会2014年度优秀论文评选工作,申报20篇,递送医学会10篇,护理章雅青、新华薛海虹及瑞金刘军分别获一二三等奖。组织医学院2014年度医学教育研究项目申报,收到申请书92份,其中重点项目28项,一般项目64项,最终重点项目10项,一般项目30项课题获得资助。完成历年院级课题的总结及疏理工作。组织2014年中华医学会学术会议征文工作,报送3篇。组织市教委教育科学研究优秀成果奖申报,报送市教委4项。组织上海市医学会征文活动,报送十篇。马骏、胡慧明、柳红、李从红的论文获奖,并参加大会及墙报交流。获得全国高等医学教育学会教学管理研究会2014年学术优秀论文三篇,分别为护理学院的胡韵及教务处的张浩及夏蕙。组织医学院教育科学研究优秀成果奖评选活动。

(夏　蕙)

【本科招生概况】 2014年医学院新增青海和甘肃的高考招生计划。目前学院有招生计划的省市已达30个,加之西藏和新疆的少数民族内地班和港澳台地区的联考生和保送生,医学院生源已经覆盖全国所有省市和地区。探索创新人才选拔模式,继续举办中学生夏令营、开设重点中学"医学教育创新班",组织参与交大校园开放日和赴各重点中学现场招生宣传,加强附属临床学院参与招生积极性,每个学院委派1~2名教师参与奔赴外省市招生宣传,覆盖面扩大至15个省市,吸引优秀生源。重视并扩大招生宣传力度,突出宣传重点,着力将学院打造成国内"卓越医师"培养摇篮。与团委合作开展"医学助跑"活动,成立了招生咨询、微信平台、视频及平面设计、实践宣讲等拓展招生宣传渠道。医学院微信平台于6月正式启用。根据2014年院务会讨论精神,2014年医学院普通高考本科招生计划为600名,最终实际录取606名(含港澳台学生24人),占整个上海交大招生总人数的16%左右。录取新生男女构成为:男生257人,占42.4%;女生349人,占57.5%,男女生比约为2∶3。共录取少数民族学生55人,分别来自20个少数民族(台湾学生除外)。争取优质生源,继续参加上海交大自主招生"七校联考",进一步增加自主招生比例。在笔试成绩、面试标准和录取程序等要求完全与交大本部一致的前提下,医学院2014年预录取生源达到109人，较2013年增长27%(2013年86人)。响应教育部组织实施面向贫困地区定向招生专项计划要求，医学院拿出51个贫困专项计划在云南、广西等18个省市进行定向招生。该类学生录取分数不低于招生学校所在批次录取控制分数线，并要在所在中学和县(市)招生办公室进行公示。继续推动国际化办学，方便港澳台高中毕业生来大陆接受高等教育，2014年共录取港澳台联考生和保送生24名，较2013年增长20%(2013年20人)。

(杨　云)

上海交通大学医学院2014年本科生录取情况

省市自治区	重点一本线	医学院录取线	高于重点线	计划人数	录取人数
北京	543	650	107	12	13
天津	516	653	137	8	8
河北	573	681	108	9	14
山西	534	643	109	8	9
辽宁	526	661	135	10	12
吉林	555	680	125	9	10
黑龙江	529	667	138	10	11
上海(提前批文)	444	455	11	6	6
上海(提前批理)	423	439	16	10	10
上海(满分600)	423	472	49	110	195
江苏(满分480)	345	394	49	18	32
浙江(满分810)	597	706	109	17	34
安徽(提前批护理)	489	538	49	5	8
安徽	489	610	121	13	17
福建	506	648	142	9	10
江西	526	647	121	9	13
山东	572	685	113	10	11
河南	547	667	120	10	15
湖北	533	654	121	9	11
湖南	522	658	136	10	13
广西	520	657	137	7	9
重庆	514	646	132	9	12
四川(提前批护理)	540	584	44	5	6
四川	540	645	105	11	16
贵州	484	652	168	6	12
云南(满分772)	525	679	154	6	12
内蒙古	501	650	149	4	7
海南(满分900)	606	811	205	3	5
广东	560	630	70	7	7
陕西	503	679	176	5	9

（续表）

省市自治区	重点一本线	医学院录取线	高于重点线	计划人数	录取人数
宁夏	473	640	167	3	3
甘肃	516	640	124	2	9
青海	406	643	237	3	2
新疆	475	649	174	2	14
西藏					7
港澳台					24

（教务处）

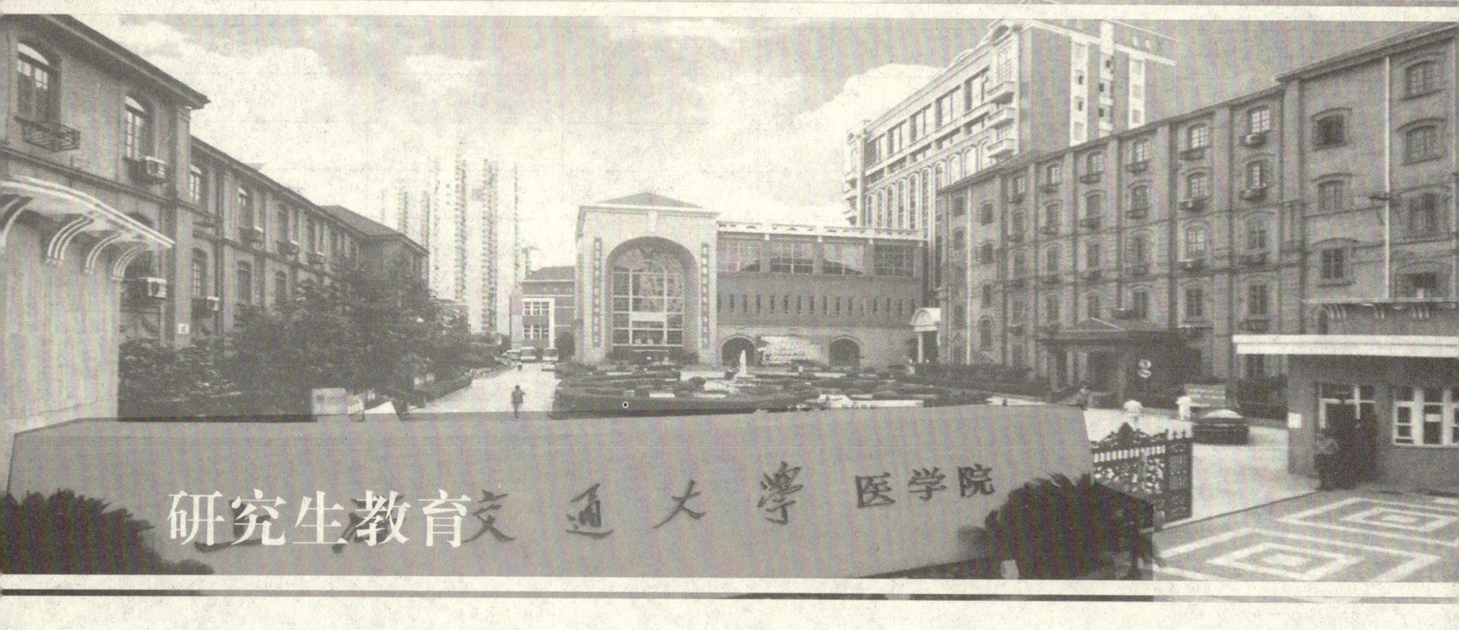

研究生教育

【概况】 2014年医学院研究生教育着重推进招生制度改革，提高生源质量，创新研究生教育机制与培养模式，提升研究生培养质量，加强学位授予点建设、强化学位质量管理。

推进招生制度改革，提高生源质量。2014年医学院研究生招生规模1391名，硕士研究生招录951名，含“临-住”项目研究生212名，留学生8名，港澳台生15名；博士研究生招录440名，包括港澳台生2名。在教育部推荐免试政策改革的形势下，完成2015年推荐免试研究生招录工作，共招录直博研究生9名，硕士研究生244名，含“4+4”项目研究生18名，“临-住”项目研究生65名。完成2015年博士研究生公考招生申请入学工作，共接收60人申请，最终录取20名。硕士研究生复试过程中采用统一调剂平台二次调剂各培养单位间生源，使优质生源比例由37%上升至40%。

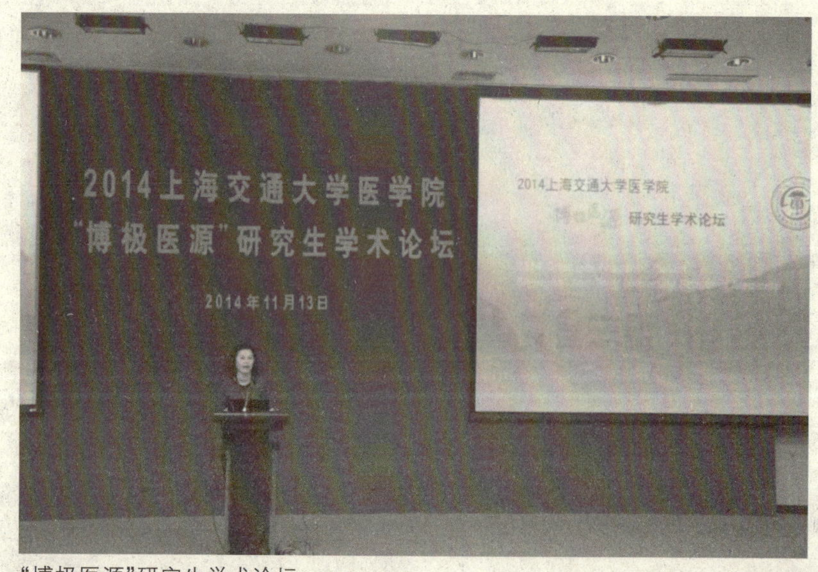

“博极医源”研究生学术论坛

开展招生宣传和专业特色夏令营。先后组织9名导师、16名在校研究生及培养单位研究生工作管理者奔赴国内15所排名靠前的医学院校开展招生宣传，吸引约3000名医学生参加。开展特色学科夏令营，包括基础医学、儿科专业、精神病与精神卫生专业，共吸引72名学生参加，最终以推荐免试方式录取硕士研究生23人。

以“085工程”、创新计划、课程建设为抓手，切实推进研究生教育改革与培养创新，继续推动专业学位研究生临床实践基地建设，加强研究生临床技能能力培养，年内新增上海市研究生专业学位综合改革项目2项，“临床医学(外科)专业学位研究生实践基地”和“精神病与精神卫生学专业学位研究生实践基地”，分别依托瑞金医院和上海市精神卫生中心。依托“085工程”立项建设“眼科研究生科研轮训项目”和“儿科研究生轮训教学工作室建设项目”，旨在建立临床实训研究生使用的理论课程、教材及临床病例课件，并进一步改善临床实训教学设备。

搭建以研究生为主体的学术交流平台，营造创新学术氛围。举办2014年上海市研究生教育创新项目-上海市“围产期胎儿先心病的诊断与治疗”研究生暑期学校和上海交通大学医学院“博极医源”研究生学术论坛。

继续推动课程建设，加强课程建设的科学立项和过程管理。根据2014年度课程建设规划，经组织专家评审，拟续建/新建研究生课程建设12项，着重加强了进展类和前沿技术类课程建设。包括《妇产科学进展》《分子内分泌学基础与临床》《儿科转化医学研究方法及进展》《免疫学理论与技术进展》等课程。继续做好“科学家讲科研”、“生命科学前沿”和“文献导读”三门讲座课程。年内共邀请国内外一流专家学者28人次担纲讲课，继续做好“科学家讲科研”、“生命科学前沿”和“文献导读”三门讲座课程。结合前沿科学发展，重点讲述科研思维、学术诚信以及生命科学领域的进展，拓宽研究生的科研思路。

启动医学院网络课程体系建设，实现线上和课堂教学内容的互为补充。研究生院联合实验动物中心和基础医学院实验教学中心完成实验动物中心和关键实验技术课程相关网络课程的录制。技术课程内容包括“实验小鼠基本实验操作”、“实验大鼠基本实验操作”、“实验兔子基本实验操作”、“实验中心屏障操作流程”，以及各类技术类课程，包括“分子生物学技术”、“蛋白质分析技术”、“细胞学技术”和“组织化学技术”等课程。

逐步完善临床医学专业学位与住院医师规培结合项目建设。加强“临-住项目”研究生中期考核制度，第五学期将临床轮转考核质量监控与“临-住项目”研究生中期考核紧密相连，对11家培训医院，197名“临-住项目”研究生进行《科研记录薄》《培养手册》《住院医师规范化培训登记手册》以及病史书写、开题情况等全方位的检查和质量督导，试行中期淘汰制，以全面提高医学院“临-住项目”研究生的综合素质和专业水平。

完善研究生国际访学制度，提升研究生国际化视野和协同创新能力，努力提升国际化教育水平。2014年医学院9名学生获国家公派攻读博士学位资助，14名学生获国家公派博士生联合培养资助。继续实施资助优秀博(硕)士生海外名校访学和优导提升项目，遴选16名博士、2名硕士研究生和3名优秀青年导师获海外访学计划。2014年度医学院共有17名研究生获选海外游学项目资格，分别被派往美国、荷兰、澳大利亚等国和台湾地区。展开澳大利亚的实验室实习和社区医疗见习，以及台湾慈济大学临床见习和模拟手术课程等相关学习。

2014年完成2013—2014学年第二学期、2014—2015学年第一学期研究生(全日制研究生和研究生课程进修班)教学计划的制定工作并修订《研究生培养手册》。完成2014级1373名全日制研究生(其中博士生423名、学术型硕士生540名、专业型硕士生198名、专业性住院医师研究生212名)的培养计划审核和教学计划安排。完成研究生科研记录薄抽查工作，抽查131名，其中优秀者15名，优秀率11.4%，需要整改者21名，占16%。完成2012级硕博士连读生的资格认定考核工作。完成研究生毕业答辩(硕士626名、博士340名)，毕业研究生学历信息上报及毕业证书的制作与发放工作。

2014年医学院340名博士学位申请人(含同等学力14人)被授予博士学位，其中科学学位339人，专业学位1人；有731名硕士学位申请人(含同等学力124人)被授予硕士学位，其中科学学位585人，专业学位146人。有237名博士研究生仍在延期或毕业未申请学位状态。申请学位人员发表(含录用)SCI论文共735篇，其中博士551篇，博士人均1.62篇。在IF≥5的高影响因子学术期刊论文78篇(硕士11篇)，包括 *Lancet Oncol* (IF＝25.117)，*Cancer Cell* (IF＝23.893)，*Mol Cell* (IF＝14.464)，*Autophagy*(IF＝11.423)，*J Hepatol* (IF＝10.401)，*PNAS*(IF＝9.809)，*Blood*(IF＝9.775)，*Cancer Res* (IF＝9.284)等高水平论著。另有17名

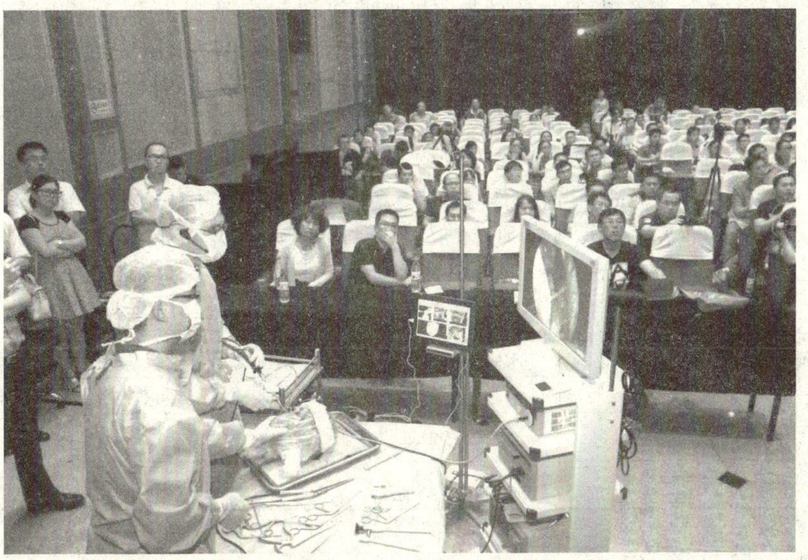

上海市“听觉医学研究的现状与未来”研究生学术论坛实验技术展示

"4＋4"八年制专业学位博士、117名八年一贯制专业学位博士、38名七年制专业学位硕士、137名"临-住项目"申请人分别被授予博、硕士专业学位。

公布2013年评选出的100篇全国优秀博士学位论文和273篇全国优秀博士学位论文提名论文(《教育部国务院学位委员会关于批准2013年全国优秀博士学位论文的决定》(教研〔2014〕1号)),上海交通大学医学院附属瑞金医院外科学博士魏敏(导师顾琴龙)的博士学位论文《PHF10在胃癌中的生物学功能及分子机制的研究》和附属第六人民医院内科学博士李华婷(导师贾伟平)的博士学位论文《成纤维细胞生长因子21与非酒精性脂肪肝的关联及其分子调控机制研究》获全国优秀博士学位论文提名论文。上海市教育委员会、上海市学位委员会公布"2013年上海市研究生优秀成果(学位论文)"名单,医学院14篇博士学位论文和6篇硕士学位论文入选。上海市学位办启动2014年研究生优秀成果(学位论文)的评选工作,通过选拔和推荐,医学院24篇博士学位论文和14篇硕士学位论文参选。

2014年通过51名博导、139名硕导(含32名专业学位硕导)的选聘申请,批准获医学院导师岗位任职资格。继续对中西医结合临床及公共卫生与预防医学学科实行第二专业导师制度,对中西医结合临床、公共卫生与预防医学、护理学、儿科学等学科在导师选聘及招生政策上继续予以倾斜。

建立研究生学位论文答辩巡查制度。组织开展研究生学位论文答辩飞行检查,以不打招呼暗访答辩现场的方式走访了几十场学位论文答辩,涵盖全部培养单位。

(汪　健)

【探索提高优质生源录取比例新思路】 硕士研究生复试过程中采用统一调剂平台调剂培养单位间生源,使调剂生中优质生源比例上升10%,总体优质生源比例由37%上升至40%。优化招收硕博连读生方案,适当增加导师自主权,并与统考生统一复试,进一步保证入学博士生的质量。改革博士研究生入学考试科目设置,统一专业基础课,降低同专业内不同专业基础课难易程度不同而出现的差异。

(张　杰)

【加强研究生-PI研究组轮训教学室建设】 2014年继续支持基础医学院PI研究组轮训教学室建设,希望经过2～3轮的资助,将基础医学院的项目建设成果进行总结;2014年新立项建设"眼科研究生科研轮训项目"和"儿科研究生轮训教学工作室建设项目",资助经费50万元。轮训教学室负责指导研究生完成2～3轮的科研轮训,并在双向选择基础上选定导师;指导二年级以上研究生的开题报告、博士资格考、中期考核、论文评审、答辩等培养环节;通过加强与国际一流大学医学院交流和基础与临床的联系,提高研究生的综合科研素质和培养转化医学研究能力。目前已经有80多名研究生正在轮训。

(郅　瑶)

【试行临床医学博士专业学位"5＋3＋X"的培养模式改革】 交大医学院响应上海市教委和上海市卫计委的号召,主动探索临床医学博士专业学位研究生教育与专科医师规范化培训有机衔接办法,在11家专科培训医院组织开展临床医学人才培养模式改革试点。经各培训医院推荐选拔,共有3名专科培训医师获同等学力申请专业学位博士研究生资格。

(方　燕)

【规范学位评定委员会制度】 11月医学院决定成立专科医院学位评定分委会(《上海交通大学医学院关于成立专科医院学位评定分委会的通知》(沪交医研〔2014〕12号)),由5家附属专科医院(儿童医学中心、儿童医院、国际和平妇幼保健院、胸科医院、精神卫生中心)组成,并根据《上海交通大学学位评定委员会章程》相关规定组织成立专科医院学位评定分委会。

(吴冬华)

【举办市"围产期胎儿先心病的诊断与治疗"研究生暑期学校】 本次暑期学校任课教师均为国内小儿心血管内外科、儿科、新生儿科、产科、超声科、遗传病学科等领域著名的专家、学者,其中还有"千人计划"学者、上海市领军人才等顶级专家。暑期学校聚焦围产期先心病的诊断与治疗,除了20余场高水平的学术讲座,还安排了"医学人生"座谈、"论文分享和专家点评"等内容。

(雷　钧)

2014年研究生招生录取情况

招收层次	招生计划与录取总数			重点大学生源比例
	规模人数	录取入学人数	住院医师专业学位数	
博士生	380	441	/	82.9%
硕士生	650	739	212	40.2%

医学院近三年博士研究生按期毕业率及按期申请学位率统计

	总人数	按期毕业人数	按期毕业率	按期申请学位人数	按期申请学位率
09级	340	274	80.59%	183	53.82%
10级	339	270	79.65%	163	48.08%
11级	363	278	76.58%	167	46.00%

医学院近三年硕士研究生按期毕业率及按期申请学位率统计

	总人数	按期毕业人数	按期毕业率	按期申请学位人数	按期申请学位率
09级	573	562	98.08%	521	90.92%
10级	602	586	97.34%	556	92.36%
11级	622	599	96.30%	541	86.98%

医学院近三年授予学位人员发表(含录用)SCI论文统计

年　度	博士 SCI篇数	硕士 SCI篇数	总篇数	博士学位 授予人数	硕士学位 授予人数	博士人均 SCI篇数	IF:3.0~ 5.0篇数	IF≥5.0篇数
2012	417	85	502	300	648	1.39	113	35
2013	477	120	597	327	718	1.46	154	51
2014	551	184	735	340	731	1.62	197	78

注:高IF不含共同作者,其他不存在重复统计,以上统计均包括硕士发表(含录用)。

医学院2014年授予博士学位人员发表(含录用)SCI论文统计

	基　院	瑞　金	仁　济	新　华	九　院	一　院	六　院	其　他	医学院
SCI篇数	31	127	79	63	71	43	108	29	551
人数	30	87	44	41	42	31	41	24	340
人均	1.03	1.46	1.80	1.54	1.69	1.39	2.63	1.21	1.62
IF:3.0~5.0	8	42	23	14	21	12	23	6	149
IF≥5.0	11	23	11	2	9	2	5	4	67
IF≥3.0人均	0.63	0.75	0.77	0.39	0.71	0.45	0.68	0.42	0.64

(研究生院)

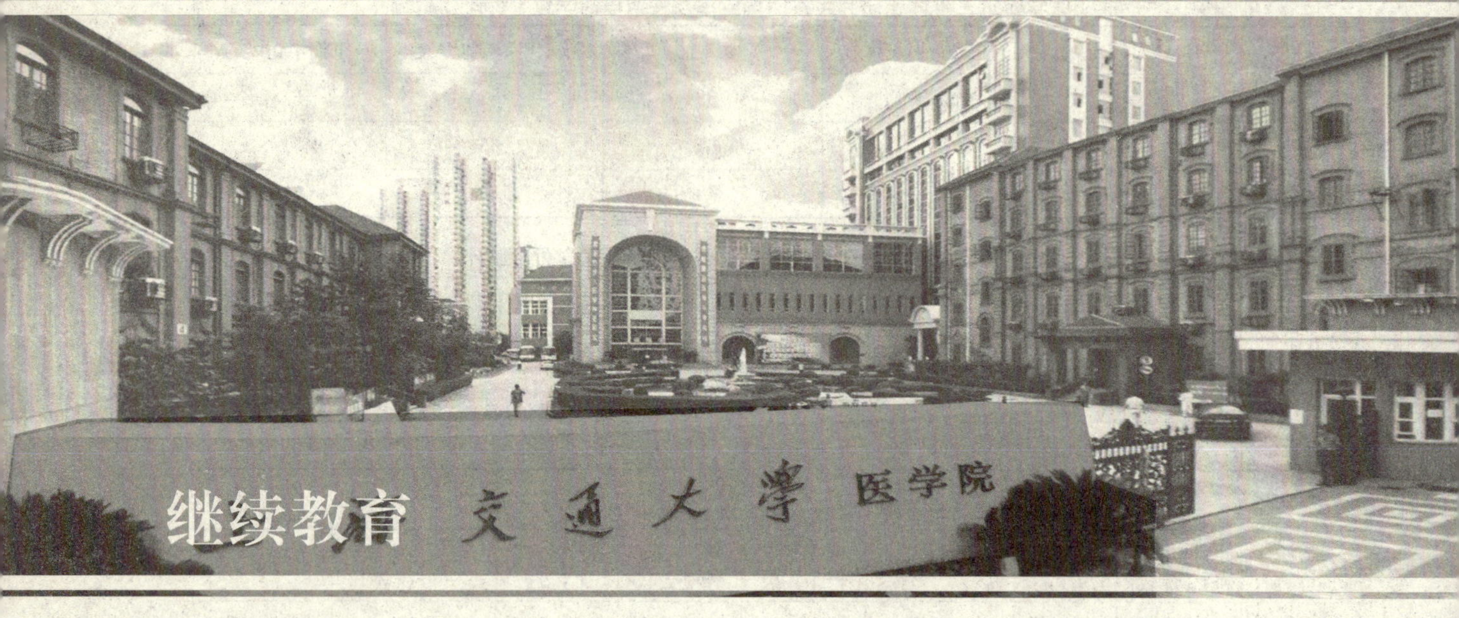

继续教育

【概况】 根据医学院 2014 年工作要点，医学院继续稳步发展职后学历教育和继续医学教育。以“优质服务、严格管理”为重点，完善管理体制，不断提高工作质量。

成人学历教育。按照教育部对“985”、“211”部属重点大学成人学历教育招生要求和二个不准规定(不准招生脱产班和举办自学考试脱产班)，2014 年(春季)医学院招收本科和专升本两个层次(2013 级)，专科层次继续停止招生。医学院按照上海交通大学招生计划要求减少招生，完成招生 1 759 名，比 2013 年减少 13.2%。其中五年制本科 296 名，三年制专升本 1 463 名。2014 年(春季)共有本科、专升本和专科三个层次(2008 级本科、2010 级专升本和 2010 级专科)及临床医学、口腔、检验和护理等九个专业毕业生 1 422 名，其中有 85 名学生获得学士学位。

协助各学院、系部加强对任课教师的质量评价，提高课堂教学质量。对 2014 年(春季)各专业、各层次毕业生进行毕业后跟踪调查，作为夜大学培养计划和大纲修订的参考依据。开展评选夜大学优秀教师和优秀学员工作，共评选 2013 年度优秀教师 39 名，优秀学员 507 名和优秀学生干部 73 名。加强成人学历教育管理，学院根据成人学历教育的特点，重新修订“学生手册”，完成夜大学公共基础课程大纲修订。为加强教学条件基本建设，2014 年为各学院提供经费 22 万多元，添置复印机、实物投影仪、计算机等一般教学设备，推进医学成人教学方法、内容和手段改革。

继续医学教育。2014 年，获批继续医学教育项目 451 项(国家级 436 项，上海市级 15 项)，比 2013 年增加 51 项。举办 420 个项目学习班，学员达 41 255 人。申报 2015 年继续医学教育国家级和上海市级项目 291 项(未含备案项目和基地项目)，比 2013 年减少 49 项。

2005 年，在医学院研究生分院的支持下，专门拨出名额，招收经过医学院研究生课程进修班统一入学考试的二级医院骨干医师。2013 年招收的 135 名学员已进入第二年学习。自 2005 年以来，已有 517 名研究生课程进修班学员结业。

短期培训。2013 年 9 月，继续教育学院和财务处共同制定、并由医学院下发了《上海交通大学医学院短期培训办班管理办法》，继续教育学院组织编制了短训班申报、公布和执行流程，并在网上公布。2014 年医学院本部共有 15 个短训班(项目)经审核、公布和实施。

(王雄国)

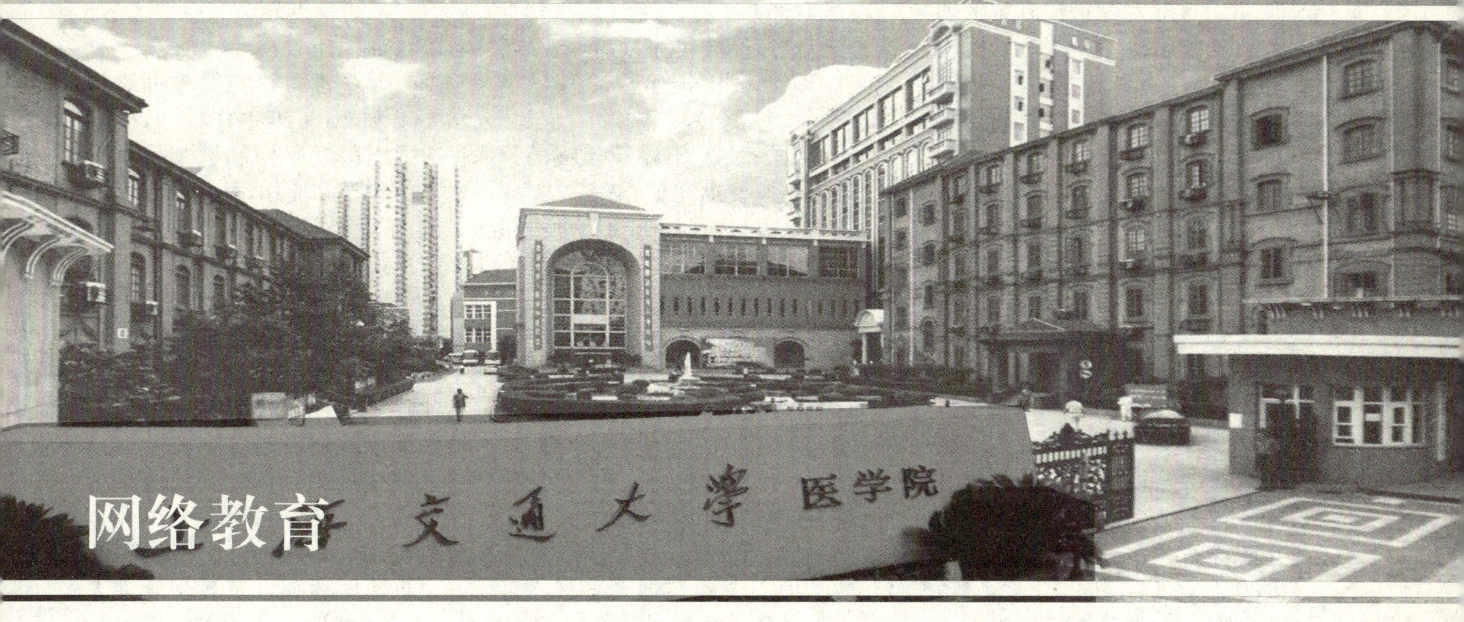

【概况】 2014年，医学院网络教育学院围绕教育教学改革和人才培养目标，转变教育思想、更新教育理念，创新工作思路。以目标为导向、问题为导向、需求为导向、改革为导向，深入开展网络教学改革及教育环境综合治理工作，着力于教育计划、课程设计和教学方法研究，抓好网络学习平台建设提高技术支持能力，加大教育资源建设和各项成果的后续跟踪与转化，努力推升网络教育培养质量，提高学院的整体办学水平。

按计划完成2014年网络教育招生任务。2014年共录取网络学员3141名（上海与外省市49:51），实际注册2954名，注册率为94.05%（较2013年上升1.72%）。其中专科生1479名，占50.1%；本科生1475名，占49.9%。录取专业分布：护理学85.5%，药学8.2%，检验6%，卫生事业管理2.6%。

2014年毕业总人数3104名，其中本科生1472名，占47.4%；专科生1632名，占52.6%；获学位16人。应届生一次毕业率达到79.7%（较2013年上升0.9%）。

进一步巩固校企联合培养模式。坚持教育服务面向边远地区，结合行业需求开展学历教育。与国药股份公司达成进行药学专业学历教育合作的意向，完成国药公司新疆、北京、深圳、上海四地分公司职工的网上报名、后期验证、入学考试和学费收缴等工作，共招收学员78人。

稳步拓展非学历教育项目规模。依托自身优质的网络课程资源和特色培训平台，结合临床医学教学和专业优势，开展包括网络课程进修、住院医师规范化培训、专业技术课程/操作培训等多形式的教育培训。继续为卫生系统在职人员开设网络医学课程选修。2014年招收非学历学生323人，分布在检验、护理和药学3个专业中。

规划教育资源，推进教学改革。整合教学计划，统一学分要求。为优化教学结构，适应教育发展需求，2014年大规模调整学历教育的教学计划，新教学计划涵盖4个专业、8个层次，将专科和专升本作为连贯的专业体系，减少重复、陈旧的课程，增加符合继续教育学生实际需求的课程。精简后的教学模块统一调整为90总学分，为下一步推进学分制教育奠定基础。契合专业建设，加快资源更新。2014年超额完成预定的15门课程，共计800学时的课程更新计划课件，年更新率达到总课时19%。网络教育的题库建设也取得重要进展，完成全部课程的题库建设，入库131门课程，共22694道题目总量，并在建设和使用过程中完成同步纠错，提高题库准确率。被教育部立项的精品资源共享课程（网络教育课程）《临床血液学检验》进入二期建设，并按计划启动《医学遗传学》、《医学免疫学》两门课程的精品课程的申报建设工作，已完成课件前期拍摄以及教学资料收集任务。

强化助学措施，开展统考辅导。为建立有效的统考辅导机制，加强教学督导力度，提高学生的统考通过率，自2013年下半年起，分阶段开展辅导教师和教管干部培训，并分区域对学员铺开统考辅导培训。上海地区以集中面授辅导为主，共有106名学生参加辅导课。外地学习中心如通州、西安、红河等开展短期集中授课，昆明以答疑、上机方式为主。

推进新教学平台建设。2014年工作重点放在新教学平台的运行维护上，主要涉及学习平台、招生系统/在线报名、学习中心管理系统、学院后台管理系统、统一认证系统、综合教务系统、学籍系统等八大系统。致力于拓展任意选修课形式下的非学历教育学习平台及综合教务系统的设计与开发，共举行技术例会10次。完成招生、学生网上学习、学习中心管理、学院教务管理、学院后台管理五大部分的相关功能开发，开放招生平台。重点建设"新生指南"专栏，从教学管理制度、学习方法及网上学习方法三个层面统一规划新生开学教育。

依托学院网络教育技术优势，为教学、科研和临床一线提供高质量技术服务。2014年，与瑞金医院检验系联合建设网络精品资源共享课《临床血液学检验》。接受医学院科研处、教务处等部门委托，完成一批医学科研、教学成果汇报片和宣传片等项目的拍摄及后期制作任务。

完成主管部门年报年检工作。根据教育部职成厅函〔2013〕10号文《教育部办公厅关于开展现代远程教育试点高校网络教育2012年度、2013年度年报年检工作的通知》精神，按照各项年检年报工作流程，完成2013年年检年报的网上申报。按要求完成学院2013年教学质量报告，通过上海市教委组织专家对院属13所校外学习中心办学状况检查评估。

坚持依法治学，提高管理工作实效。为规范校外学习中心的管理，推进教学质量，不断完善《上海交通大学医学院远程教育学院校外学习中心评估标准》。保持对校外学习中心的管理控制力度，通过对学习中心管理人员集中培训、走访教学中心专题培训和各教学环节教学质量飞行检查等方式，增强学习中心教学计划的执行力，提升管理能力。年内共组织召开全国校外学习中心主任会议1次，全国校外学习中心教学主管及骨干师资培训1次，外省市校外学习中心专项工作会议4次，走访校外学习中心20余次。

（张湘燕）

【召开全国网络教育工作会议】 5月19～20日，上海交通大学医学院网络教育全国学习中心工作会议在重庆市举行。会议以"坚持实践育人，强化服务宗旨，以质量为核心，推进培养模式改革和创新"为主题。向与会代表通报2013年交通大学医学院开展网络教育改革的重点环节和主要内容。学院各部门主要负责人在会上分别结合教育部对试点高校办学评估要求和2014年工作计划，围绕推进远程教学平台和数字化学习资源的建设和应用，从招生、教学、考试、毕业、网络技术、服务支持等不同视角作专题分析报告

（张湘燕）

【举办公共基础课统考辅导骨干教师专题培训】 8月27～29日，网络教育公共基础课全国统考辅导骨干教师专题培训在上海举行。来自陕西、山西、新疆、河北、江苏、江西、浙江、四川、云南和上海的21个学习中心的计算机、英语专职辅导教师以及教学管理人员50余名参加培训会议。会议从加强统考督导的重要性、辅导教师职责、专业技术知识、培训后期学习中心独立培训的开展、建立统考辅导考核机制等方面做了培训。

（张湘燕）

【3所学习中心获"全国优秀校外学习中心"称号】 继医学院所属瑞金医院校外学习中心、仁济医院校外学习中心分别被教育部评为"2012—2013年度中国远程教育全国优秀校外学习中心"称号后，仁济医院、黄浦卫校和江苏健康职业学院等3所学习中心获《中国远程教育杂志社》主办的2014年度优秀校外学习中心称号。

（张湘燕）

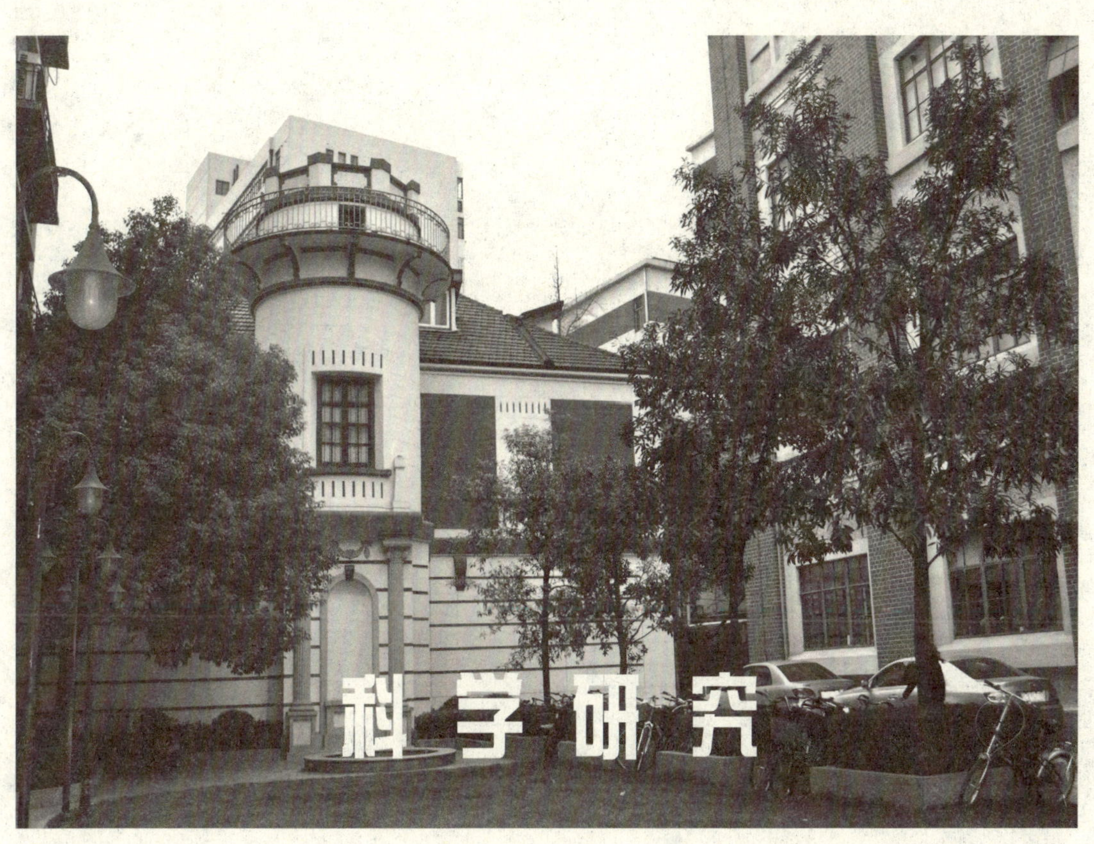

科学研究

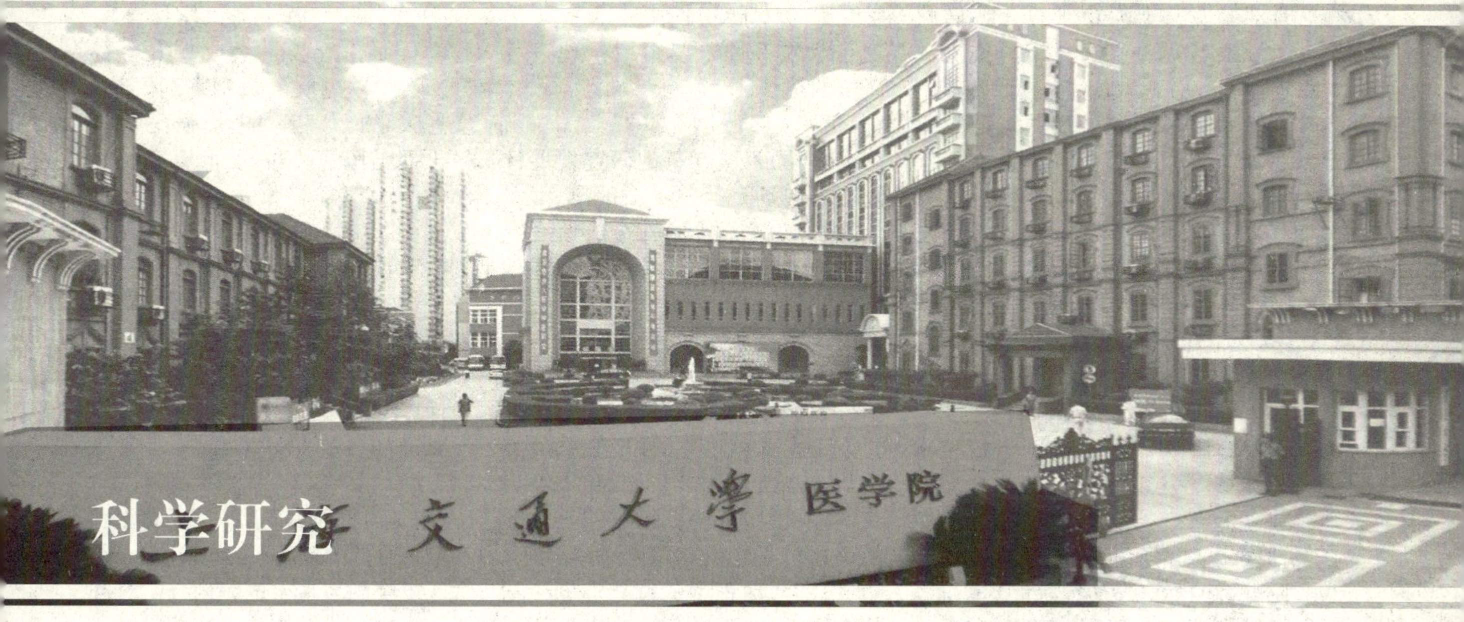

【概况】 2014年，医学院获各级各类科研项目(课题)1650项，合同总经费达57 029万元。其中立项纵向课题1410项，经费52494.6万元；附属单位院所基金、其他纵向合作课题、国际合作课题和其他横向课题240项，经费4 534.4万元。在纵向课题中，国家级课题484项，经费35 255万元，占纵向经费67.16%。附属瑞金医院宁光教授获973项目资助，成为医学院第13名973/重大研究计划首席科学家，自2008年起连续7年申报973/重大研究计划项目获得成功。年内，国家自然基金项目维持稳定，资助项目数476项，总体资助率26.3%，经费数28 296万元较上年增加1 673万元，项目数和经费数继续居全国医科院校第一。

2014年获各级科技成果奖74项(第一单位63项)，其中国家级奖2项(第一单位1项，为第六人民医院)；中华医学科技奖10项(第一单位7项)，高等学校科学研究优秀成果奖8项(第一单位5项)，上海市科学技术奖14项(第一单位12项)，其中特等奖1项(瑞金医院)，一等奖5项(瑞金医院1项；仁济医院1项；第九人民医院1项；新华医院1项；第六人民医院1项)；华夏医学科技奖13项(第一单位11项)，其中一等奖1项(仁济医院)，中华中医药科学技术奖2项(均为第一单位)，中华口腔医学科技奖2项(均为第一单位)；上海医学科技奖20项(均为第一单位)，其中一等奖3项(瑞金医院1项；仁济医院1项；第九人民医院1项)。中国营养学科学技术奖1项(第一单位)，中国抗癌协会科技奖1项(第一单位)，上海妇女儿童发展研究成果奖1项(第一单位)。

据中国科技信息研究中心2014年对2013年〈SCIE〉科学引文索引(扩大版)，〈EI〉工程索引，〈CPCI-S〉(原称ISTP)科学会议录引文索引，及我国科技统计源期刊统计(数据由交大提供，医学院整理)，医学院在〈SCIE〉被收录的论文2 410篇，其中Article、Review、Letter、Editorial的文章2 227篇，论文数比2013年度有较大幅度的增长。SCI收录中国医学领域科技论文数量机构排名，上海交通大学获第1名(以法人单位统计)，继续保持全国高校领先地位。在继续保持上升趋势下，论文质量得到进一步提升，“表现不俗”的论文较多的医疗机构前30名中，附属瑞金医院187篇，排名第4；第六人民医院158篇，排名第9；仁济医院121篇，排名第15；第九人民医院111篇，排名第19；新华医院105篇，排名第22。〈EI〉95篇，〈CPCI-S〉87篇，中文核心期刊发表论文4 572篇。

2014年，共申请专利146项。中国发明专利105项，PCT发明专利3项，中国实用新型专利38项。同期，授权专利133项，中国发明专利60项，美国发明专利4项，中国实用新型专利69项。获计算机软件著作权登记证书10项。

基地平台的建设取得进展。医学基因组学国家重点实验室获年度专项经费1 310万元；癌基因及相关基因国家重点实验室获年度专项经费944万元。教育部环境与儿童健康重点实验室通过教育部验收。上海市耳鼻疾病转化医学重点实验室通过市科委立项建设,上海市辅助生殖与优生重点实验室通过市科委验收。截至年底,已拥有 20 个上海市重点实验室(含在建)。获批立项建设上海高校各类研究基地:上海高校免疫调控和疾病重点实验室、上海高校冠心病基础与临床研究重点实验室、上海市高校系统药理学重点实验室、上海高校口腔先进技术与材料工程研究中心、上海高校小儿先天性心脏病诊断及微创治疗技术与器械开发工程研究中心。新建成立上海交通大学医学院胚胎源性疾病研究所、上海交通大学医学院虹桥国际医学研究院。

推进"985 工程"三期转化医学平台,在完成建设成果验收、经费使用验收、仪器设备验收、审计验收的基础上,接受专家组会议评审验收。上海高校知识服务平台-转化医学协同创新中心接受并通过教委中期检查,提交新一轮建设任务规划,获教委三年持续资助建设经费 1 000 万元/年。

系统生物医学协同创新中心的筹建是学校为响应国家"高等学校创新能力提升计划"(即"2011 计划")的举措。自 2013 年 9 月签约成立以来,始终以促进前沿技术和基础医学研究成果向临床应用转化为宗旨,不断推进中心建设。系统生物医学协同创新中心以上海交通大学为牵头单位,联合复旦大学、中科院上海生命科学研究院/健康所、国家人类基因组南方研究中心、中科院药物研究所、北京生命科学研究所,依托国家大科学设施基地上海转化医学中心已初步建设成为以一流人才为主导、杰出拔尖中青年创新人才为主体、融合多学科为一体的新型协同创新机构。2014 年,中心筹建牵头主办管理、学术系列建设推进会议共 6 次。

成立上海交通大学医学院医学科研伦理委员会。主要针对医学院重大科研伦理问题进行研究讨论,提出政策咨询意见,负责医学院科技发展工作中重大科研伦理问题的审查以及组织伦理审查队伍的培训。

(丁　蕾)

【一国家重点基础研究发展计划项目启动】 5 月 24 日,交大医学院附属仁济医院风湿病学研究所所长沈南领衔的国家重点基础研究发展计划(973 计划)"系统性红斑狼疮的发病机理解析和诊治新策略研究"项目启动。项目拟以狼疮发病过程核心环节为重点,探讨系统性红斑狼疮(SLE)发病的遗传与表观遗传调节机制、免疫及炎症调控机制,阐明其中细胞及分子机理;尤其是拟建立疾病分子分型、疾病活动程度的特异性的生物标志物系统和在疾病造成不可逆的组织损伤前的预警指标,建立特异性的药物疗效评价系统;建立特异性针对重要脏器受累的新的有效治疗方案;明确狼疮疾病重要脏器受累的分子机制,筛选新的药物靶点,为 SLE 早期诊断、免疫干预特异性靶点和个性化诊疗奠定基础。

(丁　蕾)

【一国家重大科学研究计划项目结题验收会召开】 9 月 29 日,国家重大科学研究计划"基于诱导多能干细胞技术的若干重大疾病模型与机理研究"结题验收会议举行。该项目以上海交通大学为第一承担单位,首席科学家为金颖。验收专家组由来自中国医学科学院血液学研究所、中国科学院广州生物医药与健康研究院、中国科学院动物研究所、中国科学院生物物理研究所、同济大学和中国科学院上海生命科学研究院(神经所\药物所\生化细胞所)的专家组成。四个课题组分别就优化和完善建立人 iPS 细胞的技术体系、若干重大疾病特异的 iPS 细胞研究、利用病人特异的 iPS 细胞系研究若干重大疾病的发生机制、建立基于疾病细胞模型的药物评价和筛选体系等进行工作总结汇报。

(丁　蕾)

【成立医学科研伦理委员会】 10 月 21 日,上海交通大学医学院医学科研伦理委员会成立大会召开。医学院副院长黄钢宣读《上海交通大学医学院关于加强医学科研伦理工作的通知》及上海交通大学医学院医学科研伦理委员会组成人员名单。医学院医学科研伦理委员会主任委员孙大麟分别为伦理委员会委员和顾问胡庆澧颁发聘书,副主任委员王艳从成立背景、组织框架、审查程序三个方面对医学科研伦理委员会的基本情况做介绍。

(丁　蕾)

【瑞金医院科研团队揭示肾上腺库欣综合症的致病基因和机制】 交大医学院附属瑞金医院内分泌科和上海市内分泌肿瘤重点实验室科研团队,通过对 49 例肾上腺库欣综合症(adrenal Cushing's syndrome)患者的肾上腺皮质肿瘤样本进行全外显子和转录组测序,发现 PRKACA 基因上 L205R 热点突变与肾上腺皮质腺瘤发生密切相关,并且发现 DOT1L,CLASP2 等基因突变与其他亚型的关联,为肾上腺皮质肿瘤及库欣综合征的诊断、治疗提供新思路。最新研究成果于 4 月 3 日在《科学》(*Science*)杂志上在线发表。瑞金医院教授宁光、王卫庆及华大基因研究院博士王俊是这篇论文的共同通讯作者。

(丁　蕾)

【仁济医院何奔团队发表最新研究成果】 氧化应激生物医学领域最权威杂志 *Antioxidants & Redox Signaling* (IF 7.7)在线发表仁济医院心内科教授何奔领衔团队的最新研究成果。该研究首次发现在急性心肌梗死再灌注时,增加维生素 D 受体的活性能够通过抗氧化应激而发挥心肌保护作用。维生素 D 及其受体活性增加可以抑制心肌细胞线粒体氧化应激,从而减轻心肌缺血再灌注损伤,缩小心肌梗死面积并改善心脏功能。

(丁　蕾)

【刘颖斌课题组原发性胆囊癌基础研究取得突破】 7 月 6 日,国际顶级学术期刊《自然-遗传学》(*Nature Genetics* IF 35.209)在线发表刘颖斌与复旦大学生物医学研究院刘赟、中科院上海生科院营养所王慧协作完成的最新研究成果全基因组外显子和靶向测序揭示胆囊癌ErbB信号通路高频突变。这是目前全世界首个胆囊癌体细胞突变图谱、胆囊癌驱动基因和关键信号通路筛查研究,该项研究加深了对胆囊癌发生发展机制的了解,为胆囊癌病人临床早诊断、早治疗、早预测以及个体化医疗提供新靶点和新方案。

(丁　蕾)

【医学干细胞课题组发现白血病干细胞逃避化疗新机制】 国际一流学术期刊 *Cancer Cell*(《癌细胞》,2012年IF约25)以"Leukemia Propagating Cells Rebuild an Evolving Niche in Response to Therapy"为题发表了交大医学院细胞分化和凋亡教育部重点实验室医学干细胞课题组在急性淋巴细胞白血病干细胞通过建造新的骨髓微环境(niche)逃避化疗的研究方面取得的研究成果。

(丁　蕾)

【狄文课题组纳米靶向治疗卵巢癌取得新进展】 国际权威期刊 *Biomaterials* 在线发表交大医学院附属仁济医院妇产科纳米靶向治疗卵巢癌的研究成果。课题组利用天然多糖海藻酸钠与顺铂的配位偶联形成一种交联物,然后应用薄膜分散超声法和化学修饰偶联,构建了一种新型的靶向顺铂纳米海藻酸钠脂质体递送系统,有效解决了顺铂溶解性低、不易装载等问题,从而实现对顺铂的高效包裹和对卵巢癌组织的特异性靶向。

(丁　蕾)

【高小玲课题组在阿尔兹海默病治疗干预取得新进展】 3月25日,国际著名学术期刊 *ACS Nano* (IF 12.06)刊登医学院药理学和化学生物学系高小玲课题组最新研究成果。该研究设计并率先构建了仿生脂蛋白纳米药物,可用于降低脑内β淀粉样蛋白沉积、延缓阿尔茨海默病的疾病进程。该杂志同时刊登国际知名纳米医学专家、以色列特拉维夫大学Dan Peer教授专门为此撰写的述评文章,指出这种精妙设计的结构有望为阿尔兹海默病的治疗干预提供一种全新的纳米药物。

(丁　蕾)

【时玉舫研究团队提出干细胞"免疫调节可塑性"新理念】 10月21日,*Nature Immunology*(《自然免疫学杂志》)在线发表健康科学研究所时玉舫研究团队题为"间充质干细胞免疫调节作用可塑性的病理和治疗意义"的综述,阐释了间充质干细胞免疫调节的规律和临床应用价值。以免疫状态的动态调控为视角,时玉舫领导的团队多年来通过一系列原创性研究发现炎症状态(炎症因子水平、类别及免疫抑制剂)对间充质干细胞的免疫调节作用的可塑性调控。同时,结合最新的研究进展,总结干细胞与免疫交互调控的规律,提出间充质干细胞介导免疫紊乱性疾病治疗时的科学学说,即炎症状态决定间充质干细胞的免疫调节作用。

(丁　蕾)

【*Molecular Cell* 在线发表诸江课题组最新成果】 交大医学院附属瑞金医院血液学研究所暨医学基因组学国家重点实验室诸江课题组RIG-I调控白血病诱导分化机制方面取得新发现。国际知名杂志 *Molecular Cell*(2012年IF 15.28)以"RIG-I Modulates Src-Mediated AKT Activation to Restrain Leukemic Stemness"为题,在线发表该项研究成果。课题组发现RIG-I通过和Src竞争抑制作用,在体内外实验模型中发挥重要的抗白血病效应,而在外源性RNA存在的情况下,RIG-I与Src的相互作用被抑制,提示RIG-I在先天性免疫和细胞增殖分化两个基本细胞生物学过程中都起到重要作用。

(丁　蕾)

【《自然-通讯》在线发表于烨课题组P2X受体研究成果】 6月19日,《自然-通讯》(*Nature Communications*)在线发表于烨与兰州大学王锐领导的科研团队在离子通道研究领域的新成果。该项研究综合运用分子生物学、膜生物物理学、计算生物学等方法,发现ATP结合导致相邻亚基之间的疏水相互作用发生变化,引起了胞外LF和DF区域的相对运动,进而引起通道开放。

(丁　蕾)

【获美国细胞出版社2014中国年度机构奖】 2014年度医学院在《细胞》子刊上发表研究论文5篇,包括 *Cancer Cell* 和 *Molecular Cell* 上各2篇,*Cell Report* 上1篇,获"2014中国年度机构奖"第四名。"美国细胞出版社2014中国年度论文/机构奖"是由中国科学报社作为第三方评审,特邀美国细胞出版社部分审稿专家及国内外知名生命科学专家,参考文献计量数据,从入选"中国科学家与Cell Press 2014特刊"《科学新闻》的论文中,综合各研究机构在细胞出版社发表论文的数量以及相应期刊的国际影响力,按照论文第一完成单位,遴选出"细胞出版社2014中国年度机构"。

(丁　蕾)

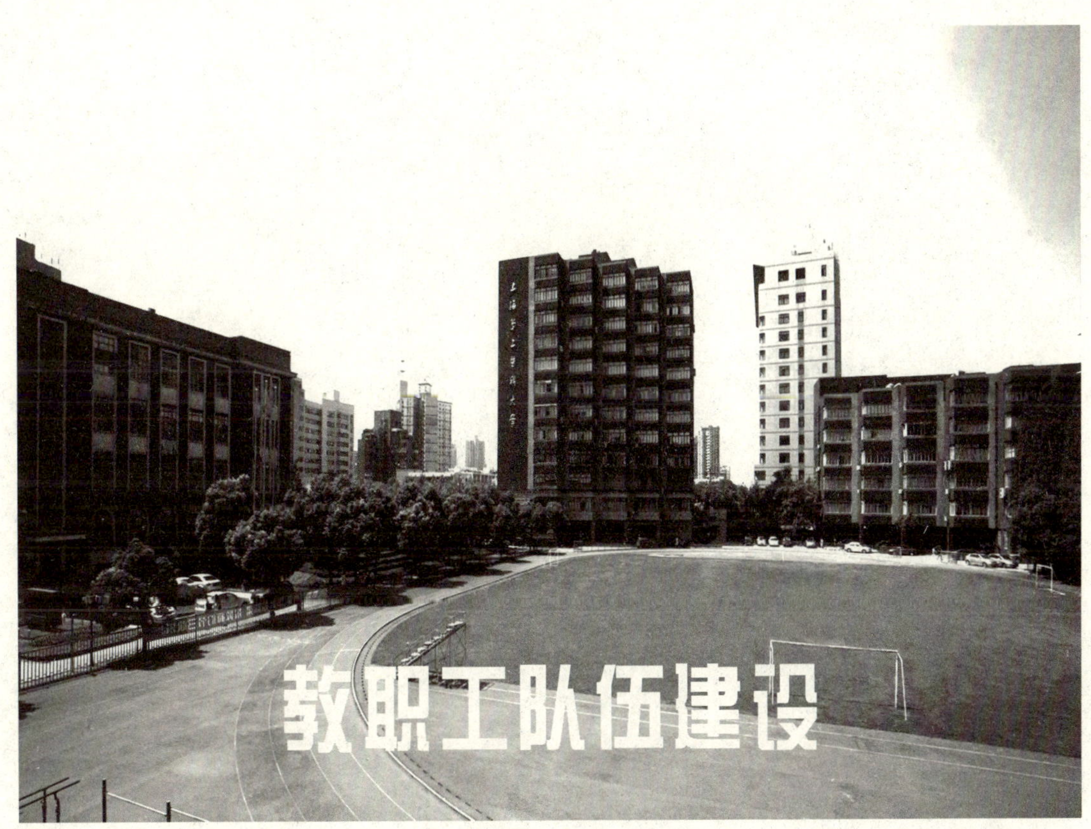

教职工队伍建设

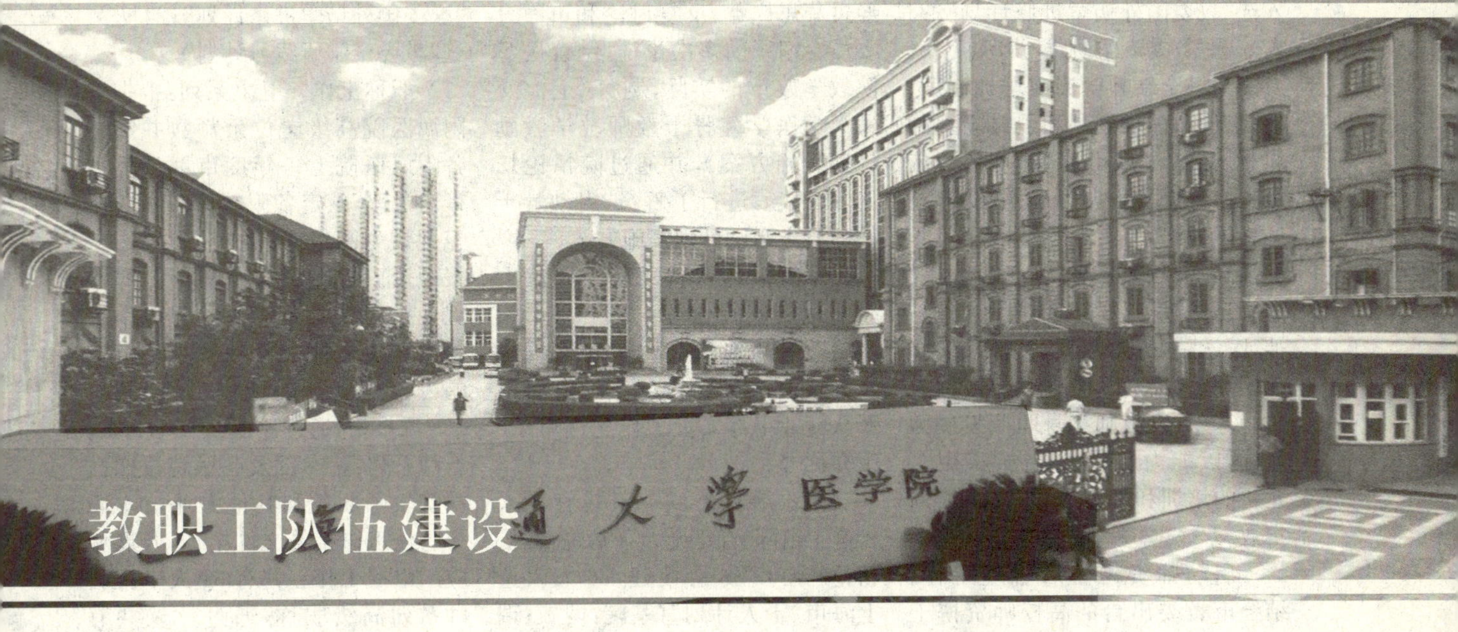

教职工队伍建设

【概况】 医学院现有教职医护员工 24 692 人，高级职称 2 739 人。中国科学院院士 1 人、中国工程院院士 9 人，中组部千人计划 9 人，中组部青年千人计划 10 人，上海千人计划 22 人，"长江学者"特聘教授 16 人，"长江学者"讲座教授 8 人，国家"973"项目首席科学家 11 人次，国家杰出青年基金获得者 23 人，人社部新世纪百千万人才工程国家级人选 26 人，卫生部有突出贡献中青年专家 13 人，上海市领军人才 60 人，上海市东方学者特聘教授 37 人、讲座教授 10 人、团队 1 个。

医学院专任教师共有 640 人，其中 34 岁以下教师有 117 人，占专任教师总数的 18%，35～44 岁教师有 320 人，占专任教师总数的 50%，45 岁以上教师有 203 人，占专任教师总数的 32%。专任教师中具有高级职称的有 277 人，占专任教师总数的 43%。专任教师中具有博士学位的有 400 人，占专任教师总数的 63%。

聚焦学科发展方向，推进优秀人才计划。切实以高层次人才队伍建设为战略抓手，以提高学术水平、创新能力和国际竞争力为导向，以重点学科和重点科研基地为依托，以学科带头人为核心，围绕重点方向和重大项目建设学术队伍。加强实施不同层次优秀人才引进计划。以"千人计划"、"特支计划"和"东方学者"申报为契机，采取措施加大各类不同层次人才的引进力度，把重点放在引进海外高层次人才，使医学院高层次人才引进形成规模效应，推动"海外高层次创新创业基地"建设，以全面提高师资队伍素质。海外不同层次的学者已成为医学院教师、研究人员队伍的重要来源，提高医学院师资队伍素质。2014 年院本部共从海外引进 9 人。组织申报各类高层次人才计划工作，包括"千人计划"、"特支计划"、"东方学者"等申报工作，进一步提升医学院的整体水平和综合实力。

完善各类高层次人才的聘期考核制度和退出机制。为进一步完善人才引进机制，规范人才引进工作，加强引进人才的后续管理，医学院建立并不断完善对海外引进人才的聘期考核制度。邀请资深专家对 2 名海外引进的"中央千人"聘期内的业绩作中期综合考评（包括教学、科研、学科建设、人才队伍建设等方面），评价其目前的工作状态和发展趋势，并对其接下来的工作提出建议。对海外引进的 PI、东方学者、学科带头人也将进行聘期考核，逐步完善各类高层次人才的聘期考核制度。针对由于种种原因聘期发展不理想的人员，建立合理的退出机制。

实施分层次的人才培养计划。围绕转化医学的发展需求，培养一批兼有临床和科研能力的卓越医学人才队伍，提升教师学术、技术和实践能力，开展实施海外名校访学研修计划、中青年医师临床研究能力培养计划和产学研践习计划等。2014 年共有 8 人入选"上海高校青年教师培养资助计划"；104 人入选“教委国外访学进修计划”；24人入选“教委产学研践习计划”。

为健全新教师岗前培训制度，高起点、高标准规划和引导新教师职业发展，根据市教委的要求，依照《关于加强教师队伍建设的意见》（国发〔2012〕41号）以及《关于加强高等学校青年教师队伍建设的意见》（教师〔2012〕10号）文件精神，医学院安排8名新教师参加岗前培训，以提高新教师思想政治素质为基础，以教师终身职业发展为目标，以能力培养为导向，采用多元化的培训和学习方式，注重培训实效。

启动师资博士后管理工作。结合市教委出台的高校师资博士后制度，组织启动实施师资博士后管理工作，加大青年教师队伍建设的力度，调整和优化师资队伍结构，拓宽博士后培养渠道，充分利用博士后制度平台为医学院教学科研和人才队伍发展提供人力资源储备和前期职业能力考察。2014年医学院共9名博士后入选市教委2014年度高校师资博士后资助人员名单，各学院已和师资博士后签订《上海交通大学医学院师资博士后工作协议书》。

实施绩效工资。与财务处紧密合作，根据市教委实施绩效工资的指导意见，在对各类津补贴细化统计的基础上，结合医学院实际情况，按照“先入轨，后完善”的精神，制定医学院绩效工资的实施方案，通过院情论坛向职工代表进行了解释，实施绩效工资，实现工资体系的平稳过渡。

开展骨干教师教学激励计划试点工作。以加强教师教学绩效考核和规范教师行为为重点，进一步激发教师教书育人的动力和能力，形成有利于教师队伍可持续发展的制度环境和教书育人的文化氛围，使教师的工作条件得到改善，实现教师队伍结构优化、整体素质提高、教学质量提升的目标，经过集思广益、反复讨论和市教育委员会组织的多次论证，结合医学院教学改革的实际，制订《上海交通大学医学院骨干教师教学激励计划实施方案》，并通过院情论坛向职工代表进行了解释，启动骨干教师教学激励计划实施方案。

军转干部安置工作。完成上级下达的安置任务。在上海市第六届军转表彰大会暨军转安置工作会议上，医学院被授予“上海市军队转业干部安置工作先进单位”荣誉称号。

人才项目。2014年共有3人入选中组部“青年千人”（基院：黄传新；瑞金：卢敏、孙晓建）；6人入选上海市“千人计划”（基院：闫威；瑞金：李敏、蔡怀彬、祁禄；九院：毛剑；儿中心：白雪峰）；4人入选“长江学者”（基院：李晓霞；仁济：林厚文、于君；一院：孙晓东）；3人入选“百千万人才工程”（瑞金：赵维莅；新华：刘颖斌；九院：范先群）；3人享受“国务院政府特殊津贴”（基院：曾凡一；瑞金：王卫庆；新华：吴皓）；9人入选“东方学者”特聘教授（基院：肖泽宇、康自珍、Man Mohan，瑞金：王兴龙、卢敏，仁济：冯海忠、赵小平，九院：张赫，一院：龚自华）；2人入选“东方学者”讲座教授（基院：陈东宝；瑞金：祁禄）；3人入选“东方学者”跟踪计划（基院：张健、姚玉峰；瑞金：蒙国宇）。仁济房静远获“上海市教书育人楷模”称号；9人入选“上海市领军人才”（瑞金：陆树良、王侃侃；仁济：马雄；新华：程明；九院：蒋欣泉；六院：范存义；一院：孙晓东、蔡郑东；国妇婴：黄荷凤）；6人获“上海市育才奖”（基院：陈广洁；学指委：周栋；瑞金：陈生弟；仁济：黄翼然；新华：李燕；九院：沈刚）；基院高小玲获上海市人才发展基金资助；21人入选上海市卫计委“上海青年医师培养资助计划”；12人入选上海市教委“青年东方学者”；8人入选“上海高校青年教师培养资助计划”；104人入选“教委国外访学进修计划”；24人入选“教委产学研践习计划”。

职称工作。卫生系列：根据各附属医院高级岗位余额数并结合各附属医院上一年度市卫计委评审通过率，核定各附属医院本年度卫生系列高级专业技术职务的申报额度。各附属医院根据上海市卫生系列高级专业技术职务申报工作有关文件精神和医学院核定的申报额度开展评议工作，共有189人申报，通过评议共有172人。教师系列：院本部及各医院按照医学院教师职务和其他专业技术职务聘任工作相关文件精神，开展相应的申报工作。共有61人申报教师系列高级职称，通过评议共有55人。

出国项目。3人获国家留学基金委全额资助（基院于烨、仁济：何以丰、皮庆猛）。

岗位设置。根据市人社局关于专业技术二级岗位申报工作要求，医学院开展评议工作，医学院本部及附属医院共25人申报，经专家评议，最终9人通过评议，分别报市卫计委和市教委审核通过。

公开招聘工作。按照上海市事业单位公开招聘有关规定，医学院对新进专业技术人员、管理人员继续实行社会公开招聘。医学院因教学、科研、管理工作需要，申请公开招聘工作人员116人，市人社局核准了医学院2014年公开招聘计划。2014年医学院通过在21世纪人才网和校园网发布公开招聘工作人员公告，共收到800多份应聘求职简历，经过公开招聘有关程序，到目前实际录用各类人员共66人，其中专业技术人员58人（人才引进11人；博士后出站12人；应届毕业生12人；军转安置1人；社会招工15人；从附属医院补充专任教师7人）、管理人员8人（应届毕业生2人；社会招工6人）。

引进人才聘用工作。2014年医学院共引进人才11名，为留学回国人员9人(基院肖泽宇、童小萍、张良、马晓杰、刘明刚;免疫所黄传新、杨晓东、张慧慧;专职科研队伍李栋)和国内人才引进2人(基院沈征武、公卫学院钱碧云)办理落户等相关聘用手续;还为外籍专家庄寒异续办了居住证B证。

聘用合同续签工作:按照《上海市事业单位聘用合同办法》的文件精神,加强医学院聘用合同续聘管理,对短期合同到期的89名教职工进行聘期考核。各用人部门结合职工个人现聘期内年度考核结果、聘用合同岗位职责完成实际情况等,对每位职工进行综合考核(考核等级为合格、不合格),将考核结果作为是否续聘的主要依据,以确认是否予以续聘。89人中继续签订短期合同的有87人,合同终止有2人(王建华、李锋)。2014年共辞职23人。

非在编人员管理工作。根据《劳动合同法》的相关规定,加强医学院本部的非在编人员使用管理。对医学院范围内使用从事各种劳务工作的非在编人员的管理工作如下规定:使用的非在编人员一般情况下男性年龄不得超过65周岁,女性年龄不得超过60周岁。用人部门必须与非在编人员签订《工作协议书》,明确工作时间、工作内容、工作要求及报酬。医学院后勤实业发展中心、校产管理中心所属企业聘用非在编人员由用人部门自行管理。2014年登记在册的非在编人员共121人,其中劳务派遣工33人,全日制退休回聘39人,非全日制用工49人。

人才交流中心人员管理工作:负责人才交流中心20人日常管理工作,做好每年一度的职工体检通知、节日送温暖和慰问工作。

工勤技能岗位聘任工作。为进一步加强工勤技能人员的队伍建设,全面提高工勤技能人员的素质,优化人力资源配置,每年举行一次工勤技能岗位聘任工作。2014年有11人申报相应高一级工勤技能岗位,经聘任会投票共有9人通过。

高级专家延聘工作。2014年有98名高级专家申请2015年度延长退休,经院长办公会讨论,共94人通过审核(其中院本部5人,瑞金25人,瑞北12人,仁济9人,新华15人,九院19人,三院1人,儿中心8人)。

(程莎妮)

【博士后管理】 2014年博士后流动站共进站64人(统招统分博士40人;留学回国博士4人;辞职、在职博士19人;外籍1人);出站36人;退站10人。组织申报了第55批中国博士后基金,申报33人,获得资助11人,其中一等资助2人,二等资助9人;第7批特别资助申报4人,获资助1人;第56批中国博士后基金申报31人,获资助17人,其中一等资助9人,二等资助8人;2014年度博士后国际交流计划学术交流项目获选1人。同时,完成2014年博士后中期考核44人,44人考核全部通过;37名博士后参加出站考核,其中15人优秀,3人良好,12人合格。

(程莎妮)

【工资福利核算】 根据国家工资政策,对2013年度职工考核合格及其以上的人员完成“正常晋升薪级”的工作,涉及人数1 353人,每月人均增资28元;对符合工龄条件的221名职工调整了上海地方职务津贴;对专业技术岗位分级的人员兑现工资,共计67人,每月人均增67元;对职务(岗位)变动人员206人调整工资,每月人均增207元;对新进人员确定工资;审批办理退休人数45人;发放抚恤费17人。为广大教职工包括引进人才提供服务,保障每月工资、房贴等福利待遇及时正确无误地发放到位。根据《关于规范本市事业单位退休人员补贴的试行意见》(沪人社资发〔2014〕461号)规定,经市政府同意,从2014年1月1日起调整本市事业单位退休人员补贴标准。于2014年7月25日补发发至退休人员银行卡上。医学院退休人数1 100人,人均月增390元。同时,调整离休人员津补贴,从2012年起补发,涉及42人,每月人均增1 100元。完成市教委人事处布置的“事业单位社保缴费专项”自查摸底工作,并将附属11个单位的情况汇总上报。为免疫所申办了法人一证通——社保模块,使其今后可以网上办理社保事务。配合免疫新任管理班子开展工作,在政策层面和操作上提供大量咨询服务。陆续向区人保局申报工伤事故2起,先后办理工伤认定,工伤鉴定及申领工伤保险待遇。

(程莎妮)

【援外医疗队工作】 2014年,医学院援助摩洛哥医疗队员共有6人。为做好医学院援外医疗队员慰问工作,6月中旬由医学院副院长章雄带队一行6人赴摩洛哥驻梅克内斯医疗点进行慰问,参观每位队员的房间并询问了解日常生活细节。

(程莎妮)

【教师资格认定】 2014年上海交通大学医学院教师资格认定工作继续开展,涉及院本部和十二家附属医院,经相关政治审查、体检、笔试、试讲、专家评审等环节,最终获准上报为453人。

(程莎妮)

【人事干部档案审核】 2014年度新接收档案85份,其中新职工48份,博士后29份,医院正处级干部8份,完成48份新进职工和8份医院正处级干部档案的分类、整理以及目录输入工作。接收归档材料3 366份,其中包括全院职工的年度考核表和正常晋升薪级工资表,并全部整理入册。转递干部人事档案59份。接待档案查阅38人次。完成公证材料13份。

(程莎妮)

医学院2014年新晋升高级职称人员名单

单 位	姓 名	性 别	现从事专业	聘任专技职务
基础医学院	丁之德	男	人体解剖余组织胚胎学	教授
基础医学院	黄 建	男	生物化学与分子生物学	教授
基础医学院	王兆军	女	病原生物学	教授
瑞金医院	时国朝	男	呼吸内科学	教授
仁济医院	曹 晖	男	普通外科学	教授
新华医院	齐 隽	男	泌尿外科学	教授
新华医院	赵培泉	男	眼科学	教授
第九人民医院	房 兵	女	口腔颌面外科	教授
第九人民医院	姜 虹	女	麻醉学	教授
第九人民医院	刘建仁	男	神经病学	教授
第九人民医院	章一新	男	整复外科学	教授
第六人民医院	李 晓	女	血液内科学	教授
第六人民医院	章振林	男	内分泌与代谢病学	教授
基础医学院	高小玲	女	药剂学、药理学	研究员
基础医学院	洪登礼	男	医学干细胞	研究员
基础医学院	黄 莺	女	病理生理学	研究员
基础医学院	路丽明	女	免疫学	研究员
基础医学院	童小萍	女	神经生物学	研究员
基础医学院	肖泽宇	女	纳米医学与生物工程	研究员
基础医学院	张 良	男	药理学	研究员
公共卫生学院	钱碧云	女	流行病与生物统计学	研究员
仁济医院	涂水平	男	肿瘤内科学	研究员
仁济医院	庄光磊	男	肿瘤病因学	研究员
新华医院	陈 丹	女	遗传流行病学	研究员
第九人民医院	张 赫	男	生物化学与分子生物学	研究员
上海儿童医学中心	白雪峰	男	免疫学	研究员
基础医学院	钮晓音	女	医学免疫学	副教授
基础医学院	沃 雁	女	解剖学	副教授
基础医学院	伍静文	女	组织胚胎学、生殖生物学	副教授
基础医学院	夏 立	男	病理生理学	副教授
基础医学院	张文慧	女	生理学	副教授
瑞金医院	陆洁莉	女	内分泌代谢病学	副教授
仁济医院	何征宇	男	重症医学	副教授
仁济医院	姜 萌	女	心内科	副教授

（续表）

单　　位	姓　名	性　别	现从事专业	聘任专技职务
仁济医院	王　婷	女	血液病学	副教授
第九人民医院	张善勇	男	口腔颌面外科学	副教授
第九人民医院	郑凌艳	女	口腔颌面外科学	副教授
第六人民医院	周　健	男	内分泌与代谢病学	副教授
胸科医院	李志刚	男	胸心外科学	副教授
基础医学院	曹秀梅	女	免疫学	副研究员
基础医学院	季　哲	男	免疫学	副研究员
基础医学院	刘明刚	男	神经生物学	副研究员
基础医学院	杨晓东	男	免疫信号转导	副研究员
基础医学院	虞志华	女	药理学	副研究员
基础医学院	张慧慧	女	分子免疫所	副研究员
瑞金医院	程　林	男	生物化学	副研究员
瑞金医院	韩卫青	男	心血管病学	副研究员
瑞金医院	黄金艳	男	生物化学	副研究员
瑞金医院	孙苏亚	女	药物分析学	副研究员
仁济医院	唐茹琦	女	消化病学分子遗传学	副研究员
仁济医院	朱　鹤	女	肿瘤学	副研究员
新华医院	孙　昱	女	医学遗传学	副研究员
新华医院	周　坚	男	医学遗传学	副研究员
基础医学院	颜召文	女	病理学	高级实验师
图书馆	邓珮雯	女	图书情报	副研究馆员

医学院2014年专任教师结构分析

年龄结构（岁）	职称结构						合计	学历结构					
	正　高		副　高		中级及以下			博　士		硕　士		本科及以下	
	人数	比例（%）	人数	比例（%）	人数	比例（%）		人数	比例（%）	人数	比例（%）	人数	比例（%）
≤34	0	—	8	7	109	93	117	93	79	20	17	4	4
35～39	8	4	32	17	144	79	184	114	62	55	30	15	8
40～44	18	13	51	38	67	49	136	101	74	25	18	10	8
45～49	27	34	30	38	22	28	79	40	51	12	15	27	34
50～54	43	46	35	37	16	17	94	37	39	30	32	27	29
55～59	11	52	5	24	5	24	21	10	48	3	14	8	38
≥60	9	100	0	—	0	—	9	5	56	0	—	4	44
合计	116	18	161	25	363	57	640	400	62	145	23	95	15

医学院第二届教授委员会成员名单

主任委员	朱正纲
副主任委员	张志愿　房静远　徐天乐
成　员	
基　院(9)	王铸钢　陈国强　陈红专　陆　阳　徐天乐　苏　冰　金　颖　郭晓奎　程金科
公卫学院(1)	郑志杰
瑞金医院(7)	宁　光　朱正纲　陈赛娟　陈生弟　沈卫峰　赵　强　谢　青
仁济医院(4)	江基尧　狄　文　房静远　黄　钢
新华医院(2)	孙　锟　李毅刚
九　院(4)	邱蔚六　张志愿　戴尅戎　曹谊林
儿童医院(1)	曾溢滔
六　院(2)	项坤三　贾伟平
一　院(1)	彭志海

医学院2014年退休教职工名单

部　门	姓　名	性别	办理退休年月	部　门	姓　名	性别	办理退休年月
人才待退	陈亚荪	男	2014-01	校产中心	龚宪亮	男	2014-10
解剖	郑奋祥	男	2014-01	人才待退	吴锦銮	男	2014-10
校产中心	林克明	男	2014-01	外事办	陈桂林	男	2014-10
后勤(4)	陆　新	女	2014-01	后勤(1)	吕荣金	男	2014-10
后勤(1)	汪巽章	男	2014-02	后勤(4)	朱　强	男	2014-10
后勤(1)	沈金龙	男	2014-02	财务处	王锦和	男	2014-11
人才待退	朱正伟	男	2014-03	人才中心	孟垂祥	男	2014-11
信息资源	周　漪	女	2014-04	校产中心	张勇福	男	2014-11
后勤(1)	秦立庚	男	2014-05	人才待退	江殿坤	男	2014-11
人文卫管	丁　红	女	2014-05	留办	杨广汉	男	2014-12
基院	张健A	女	2014-06	人才待退	林金华	男	2014-12
校产中心	王孋萍	女	2014-07	后勤(1)	徐为民	男	2014-12
科技处	张廷翔	男	2014-08	后勤(1)	吴　慰	男	2014-12
瑞金检验	曹　晔	男	2014-09	基院	黄群武	女	2014-12
物资中心	马新生	男	2014-09	机关	李剑鸣	女	2014-12
后勤(3)	黄凤兰	女	2014-09	基院	邓克敏	女	2014-12
人才待退	吴　萍	女	2014-09	人文卫管	程　琦	女	2014-12
后勤(1)	张　慧	女	2014-09				

（人事处）

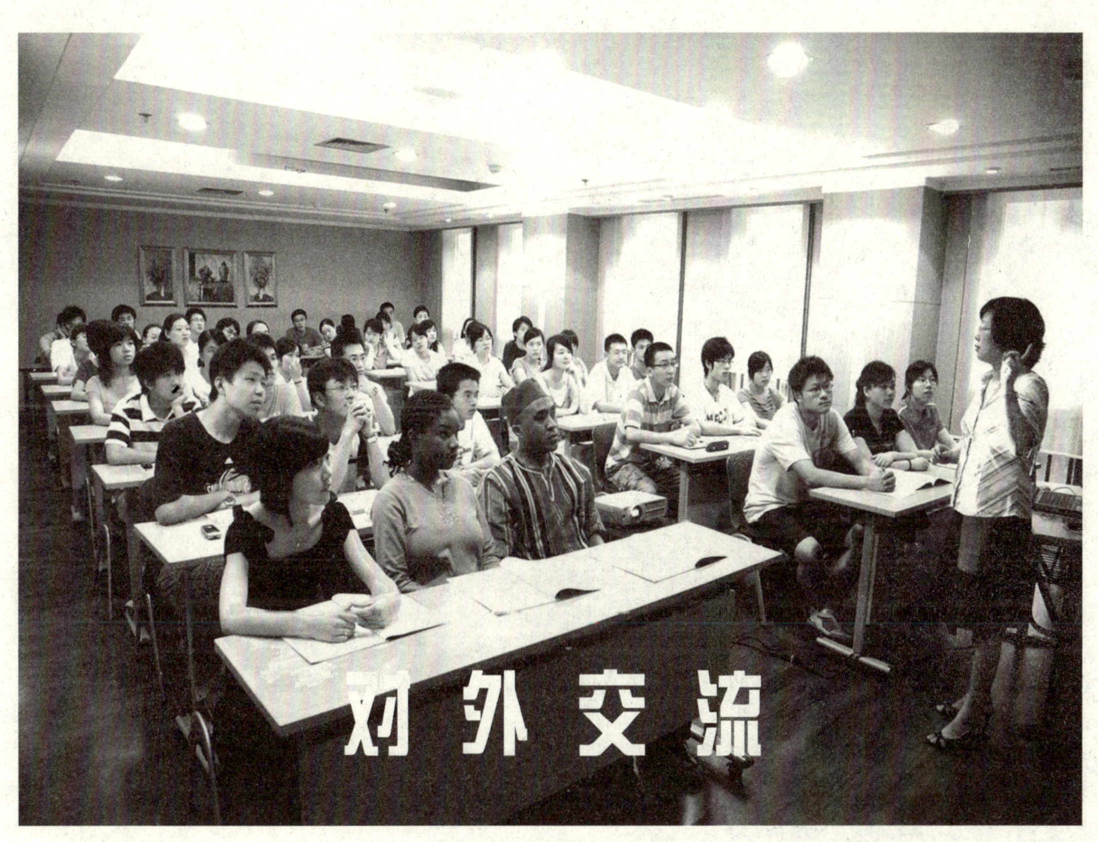
对外交流

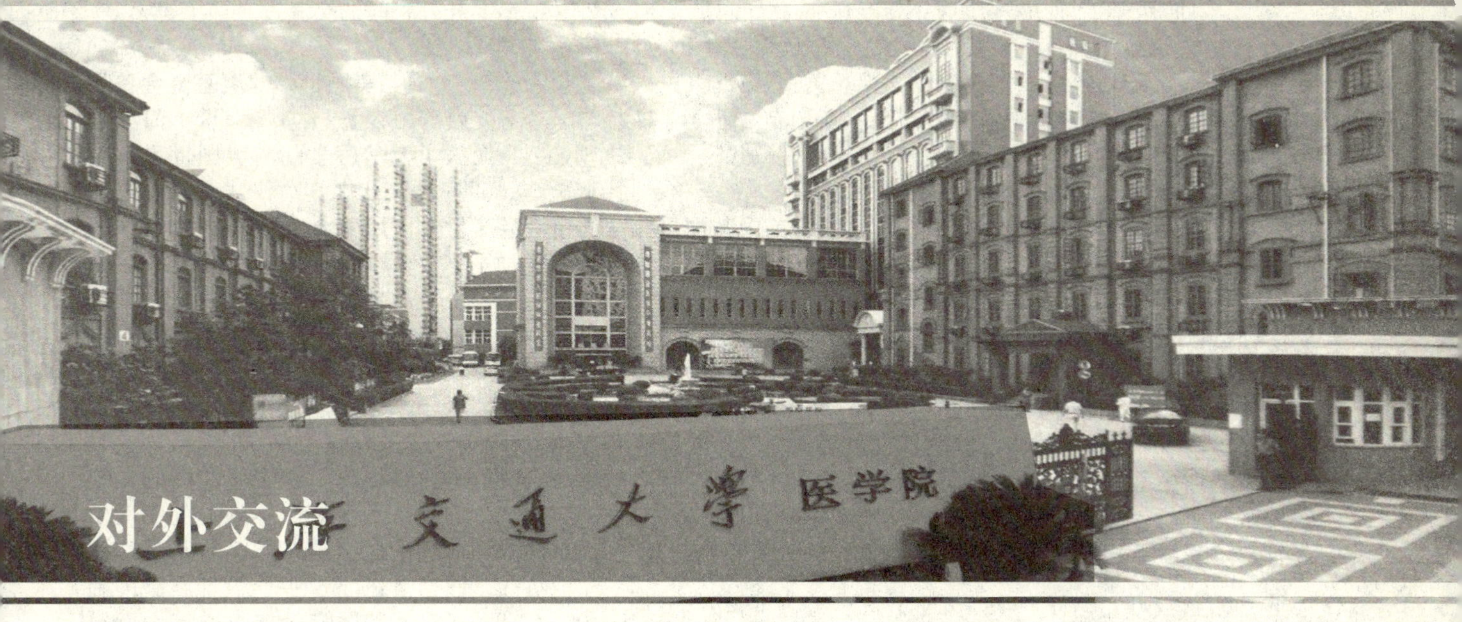

【概况】 2014年,医学院进一步深化对外交流合作。医学院及附属单位接待来自全球35个国家和地区的代表团,来访总批次为498批次,总人次达到1 803人次,比2013年增长14.4%。新签和续签协议与备忘录33项;接受海外捐赠仪器设备5台,金正均基金5万元。主办或承办国际会议25场(外宾人数10人以上),参会外宾人数约700人。因公短期出访1 608人次,较2013年减少17.16%。出访目的地涉及全球49个国家和地区。访问人次最多的前5个国家和地区依次为美国、韩国、德国、加拿大和日本。赴海外进修或培训共计522人次,其中3个月或以上的长期进修数量为288人次,占培训总数的55.17%。授予48名海外人士学术荣誉称号,其中10名为顾问教授、32名为客座教授、6名为客座副教授。接收208名国际及港澳台地区交流学生。选派292名学生前往各合作院校进行交流学习。

以国际合作良性态势为依托,推进与国际一流院校的交流与合作,促进人才培养国际化。2014年医学院共有46个海外游学(短期)项目,参与学生292名,赴14个国家和地区的33所合作院校进行海外游学,学生人数与2013年基本持平;同时,接收12个国家的21所合作院校交流生85名。

与世界健康基金会签署合作协议书,同意在共同开发和实施培训和交流项目,以推进上海交通大学医学院和包括上海儿童医学中心在内的其他医学院附属机构的健康医学科学的发展。与美国天普大学双方就开展研究生交流达成共识并签署学生交流协议书,即今后将把学生短期实验室轮转作为独立的先行项目,并在此基础上开展MD/PhD联合培养。与渥太华大学在合作框架协议的基础上签订"交通大学与渥太华大学合作举办医学本科英文班协议"并将此项目报批教育部中外合作办学项目。医学院和加拿大渥太华大学医学院联合成立"上海-渥太华联合医学院",并落户于附属仁济医院。该项目是国内临床医学教育领域唯一一项获教育部批准的与北美高水平合作的办学项目,也是上海唯一一家获教育部批准的临床医学本科专业(英语)中外合作办学项目。与台湾高雄大学签订合作协议,双方在师资培训、学生短期交流方面达成共识,并签署合作协议。科学家互访交流选定共同感兴趣的主题、方向举办专业研讨会。双方提供资金支持。

召开第七届中澳论坛。论坛主题为"全球与地区合作——慢性疾病的预防与管理的重要性"。论坛分为五个议题,分别为"慢性疾病、基础护理与跨学科研究"、"卫生政策与技术的融合"、"生物医学信息学与转化医学"、"骨骼、关节与老龄化"、"未来展望与合作"。来自悉尼大学医学院、悉尼大学护理学院、悉尼大学工程与信息技术学院、上海交通大学以及附属医院共计22位科研人员参加论坛,并作科研报告。论坛吸引众多青年教师与研究生们参与。

开展留学生教育工作。本科生共招收46人,其中临床医学专业

33人，口腔医学专业13人。新招硕士生8人，汉语补习生6人(4人为公费本科奖学金生，1人为自费本科生，1人为公费进修生)。2014年，毕业留学生有46名，其中本科生38名，硕士生8名。目前在校的留学生为252人，来自50个国家和地区。

(许淑嬿)

【英国爱丁堡皇家外科学院全球首家头颈与颌面肿瘤培训中心揭牌】 3月12日，英国爱丁堡皇家外科学院全球首家头颈与颌面肿瘤培训中心揭牌仪式在第九人民医院举行。英国爱丁堡皇家外科学院院长Ian K. Ritchie、香港正畸医师Peter Chee Keung Chung，中国工程院院士邱蔚六，医学院副院长黄钢，第九人民医院院长张志愿、书记范先群、副书记沈国芳等出席揭牌仪式。

(许淑嬿)

【与美国芝加哥大学儿童医院签署合作协议】 4月2～4日，芝加哥大学Comer儿童医院院长David Gozal访问儿童医学中心，双方签署新一轮的合作协议。内容包括：利用宏基因组学平台进行呼吸睡眠、肝内外胆汁淤积的肠道菌群研究；共同开展疑难病罕见病门诊收集和病例研究；定期召开呼吸、睡眠及肿瘤远程医疗会议；深化两院儿外科间的交流。

(许淑嬿)

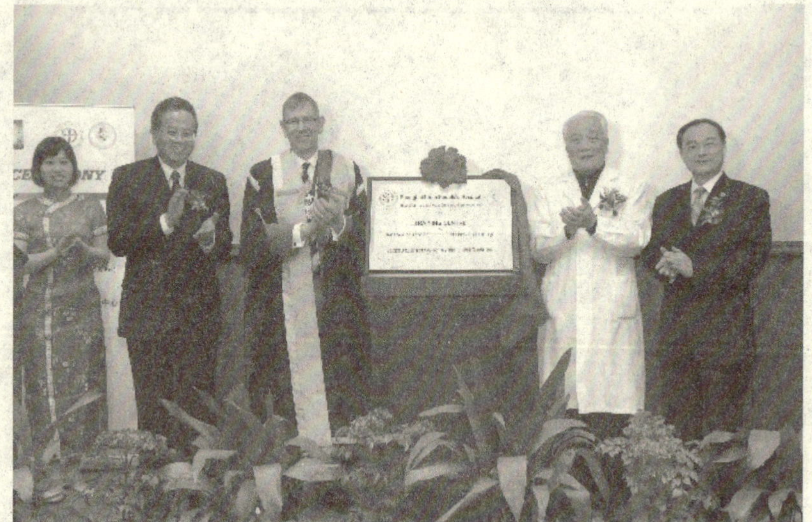

英国爱丁堡皇家外科学院全球首家头颈与颌面肿瘤培训中心揭牌仪式

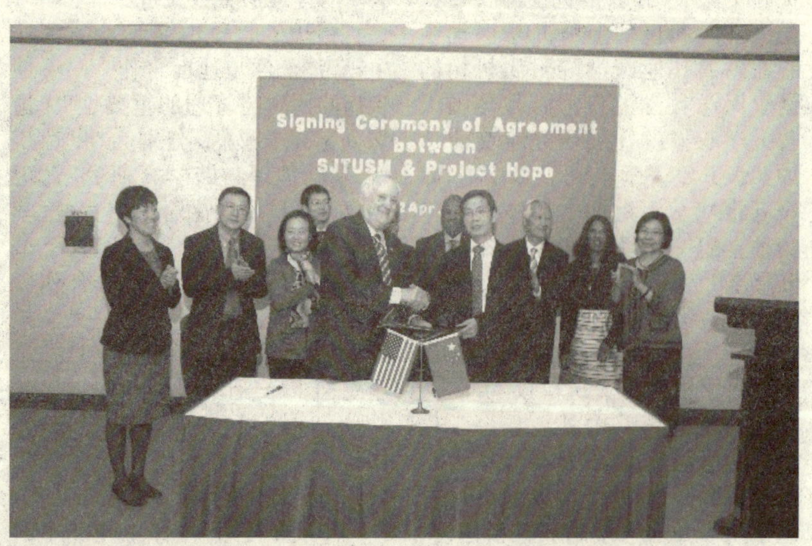

与美国世界健康基金会签署合作协议

【与美国世界健康基金会签署合作协议】 4月22日，上海交通大学大学医学院与美国世界健康基金会合作签约仪式举行。美国世界健康基金会主席兼首席执行官John Howe率领代表团一行12人出席签约仪式。医学院院长陈国强和John Howe分别作为双方代表签署协议并致辞。陈国强表示，上海儿童医学中心过去的发展离不开基金会的一贯支持，而它未来的建设规划和宏伟蓝图的实现仍然需要基金会的帮助，儿童医学中心正在打造高层次的儿童心脏诊疗中心，希望基金会能在新的临床技术和医疗设施引进等方面继续提供帮助。John Howe也表示交大医学院一直是基金会的重要合作伙伴。

(许淑嬿)

【与加拿大不列颠哥伦比亚大学医学院签署合作谅解备忘录】 6月19日，国际和平妇幼保健院与加拿大不列颠哥伦比亚大学(UBC)医学院签署合作谅解备忘录。合作内容包括：建立妇产科学合作研究中心；双方进行学生、医护人员及博士后的交换；联合举办学术会议或互邀对方专家参加学术会议；在研究论文、学位论文索引以及书刊方面开展学术信息交流等。UBC医学院妇产科主任Geoffrey W. Cundiff与保健院院长黄荷凤代表双方在备忘录上签字。

(许淑嬿)

【签署《英语与公共卫生课程海外游学项目》合作协议】 10月23日，悉尼大学医学院院长Bruce Robinson、公共卫生学院院长Glenn Salkeld与上海交通大学医学院副院长陈红专、公共卫生学院院长郑志杰共同签署了《英语与公共卫生课程海外游学项目》的协议书。根据协议书内容，自2015年暑期开始，交大公共卫生学院将选拔20位学生赴悉尼大学公共卫生学院参加为期8周的英语与专业课程培训。这项全新的合作项目进一步推进了双方大学的合作领域，也为医学院公共卫生专业的学生提供了出国学习的良好机会。

（许淑嫌）

【访问日本国家儿童健康与发展中心】 2月17日，上海儿童医学中心院长江忠仪、副院长王伟等一行应邀访问日本国家儿童健康与发展中心，并与之签署了全面合作备忘录。在未来首轮合作期的三年时间内，双方将指派项目协调员、成立由双方专家组成的管理委员会，在临床、科研、管理等各个领域内开展多个合作项目。

（许淑嫌）

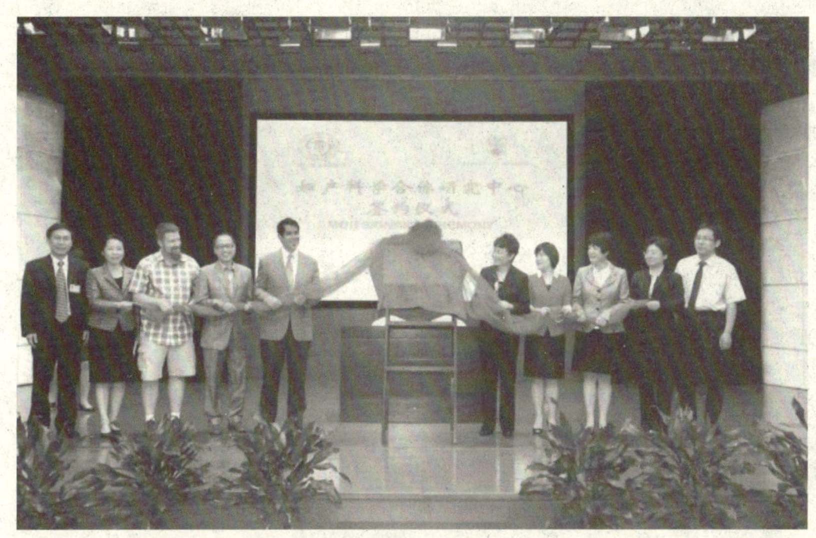

与加拿大不列颠哥伦比亚大学医学院签署合作谅解备忘录

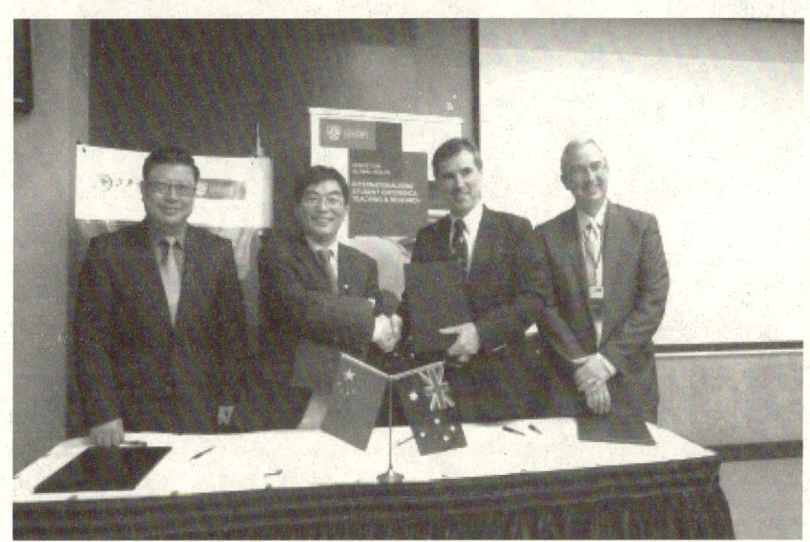

与悉尼大学医学院签署合作协议

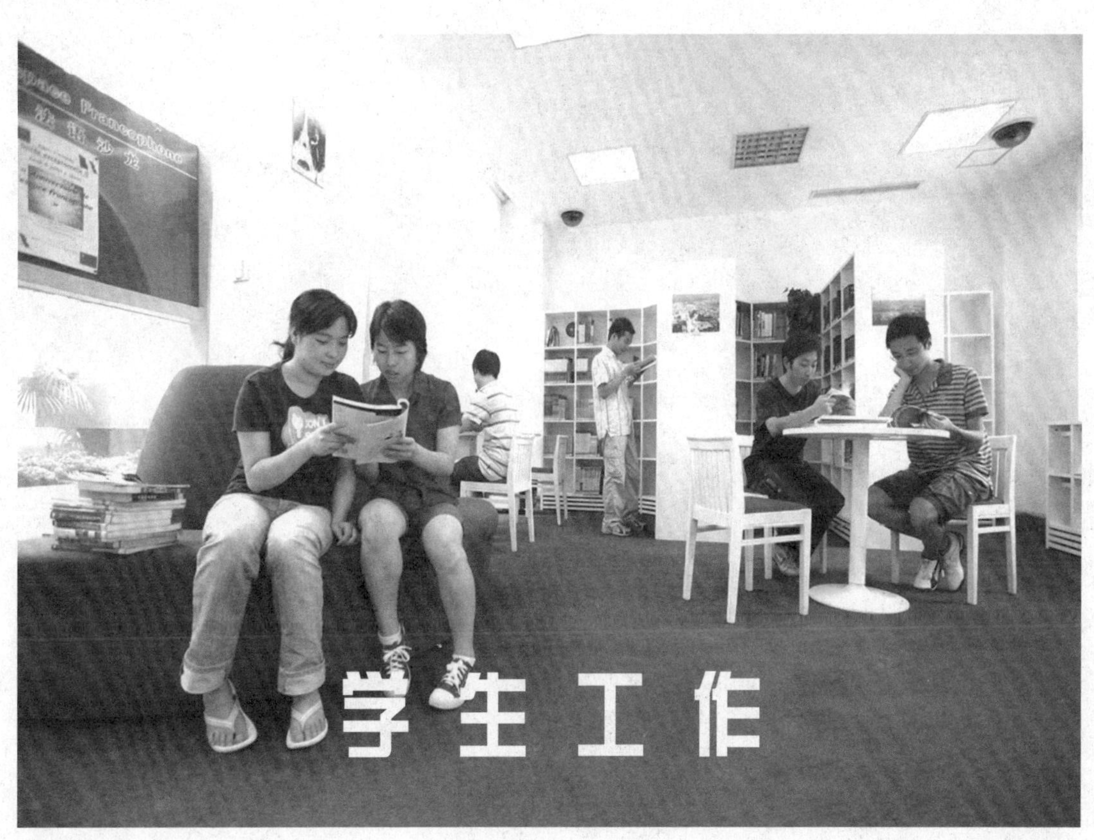

学生工作

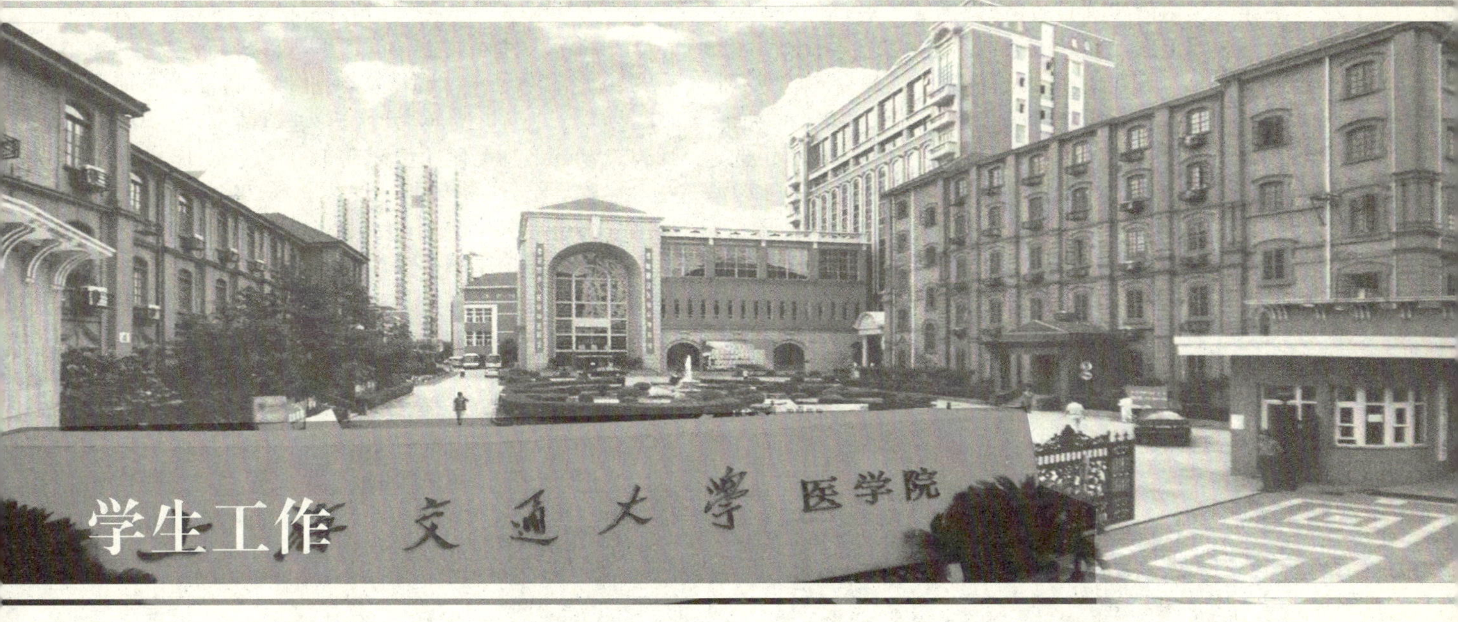

【概况】 2014年，在十八大、十八届三中全会和四中全会精神的指引下，医学院学生工作指导委员会紧紧围绕医学院中心工作，围绕医学院卓越医学人才培养目标，不断深化学生工作内涵建设，开展大学生思想政治工作。

开展中国特色社会主义宣传教育，构建本科生与研究生思想政治教育联动机制。89名本科生及研究生前往上海市人大常委会开展“走进人大”主题活动，就《关于加强本市医疗机构安全防范管理的议案》开展市人大常委会模拟会议。围绕“诚信”主题，开展“诚以修身，信以致远”诚信季活动。通过5项医学仪式——授袍仪式、授帽仪式、宣誓仪式、缅怀仪式、感恩仪式，提升医学生人文素养，树立正确的人生观和职业价值观，培养社会责任感和时代使命感。

按照上海市教育委员会德育处关于开展《全国大学生思想政治教育工作测评体系（试行）》贯彻执行情况自测自评工作的通知，对医学院近年开展的大学生思想政治教育工作进行全面深入的自测自评，形成《上海交通大学医学院大学生思想政治教育工作测评自评报告》，切实提高大学生思想政治教育工作规范化，提升大学生思想政治教育质量。

依托易班、微信平台等新兴媒体，推动社会主义核心价值观网络化传播。利用“易班”网络平台开展“最初的模样”、“军训风采”、“校园好声音”、“仰望红旗、重温誓言”、“白袍故事特别篇”、“杏林易家交流会”、“易生益事”微公益大赛、“医家之言”演讲比赛、“纪念中国首个烈士纪念日系列活动”、“缅怀实验动物”、“纪念大体老师”等活动。推出以学生工作为主的微信平台——“交医学工”、以医学生活为主的微信平台——“易爱医”，营造浓厚校园文化宣传氛围和文明健康、积极向上网络育人环境。

以入学、毕业为关键，抓住重要时间节点。入学教育涵盖入学仪式、家校互动、原创话剧观摩、专业导航先行、院史院情解读等环节，毕业教育以“杏林溢彩，季忆情缘”为主题开展“研途记忆”毕业生“我们师徒最有范儿”合影征集、“医路远航”之“再出发”2014届毕业生晚会、“情系杏林”毕业生爱心捐赠活动、“铭眷初心”2014届毕业生“写给学弟学妹的信”等一系列毕业季活动。

加强和改进医学院学生思想政治教育工作，适应当前学生工作面临的新形势和新情况，全面实行医学院学生工作体制改革。成立医学院学指委，打通全院本科生、长学制学生、硕博研究生学生工作，承担全院学生思想政治教育与品格培养、学生管理与服务、学生素质拓展与能力发展等工作职能。在对后期附属医院、培养单位进行充分调研后，起草《上海交通大学医学院关于进一步加强附属医院学生教育教学管理工作的实施意见》，就教育归口、人员配备、职能定位、党团建设、组织架构、保障机制等若干方面提出明确要求，切实推进医学院人才培养体制机制改革和教育教学管理模式创新。

深化“班导师”制度。为提升

班导师文化创建项目质量，总结凝练班导师工作经验和成果，促进班导师、辅导员双师联动，合力育人，开展班导师文化创建“精品项目”评选工作，评选出十大“精品项目”进行表彰。继《师道》之后编写出版班导师“师者”系列第二部《师承》，展示班导师工作的阶段性成果。班导师工作体系通过交大“985工程”三期项目验收。

辅导员队伍建设。遵循“科学化管理、专业化培养、多样化发展”的建设思路，推动队伍持续、健康发展，全面提升队伍的素质和能力，辅导员作为思政育人队伍纳入医学院教学激励计划。根据市教委所拟定的2014年辅导员培训计划，2014年选送21名辅导员参加专题培训13项；选送2名辅导员参加新任辅导员岗前培训；选送1名辅导员参加教育部高校辅导员培训和研修基地（复旦大学）2014年骨干辅导员高级研修班。推荐2名辅导员参加第三届上海高校辅导员职业技能大赛；选派15名辅导员参加第三届上海高校辅导员团队拓展活动，报送第十一届上海高校辅导员论坛7篇研究论文；选送20篇博文参加上海高校优秀辅导员博客（微博）评选活动；组织医学院学生思想政治教育工作研究课题的申报，共立项29个思政研究课题；上报2014年上海市德育实践研究课题6项，2项获立项；组织辅导员申报“阳光计划”、“晨星计划”等项目。辅导员梁钦获第六届全国高校辅导员年度人物提名奖、2014上海高校辅导员年度人物，徐晓滢获2014年度华东片区辅导员职业技能大赛二等奖，顾佳静获2014年中国卫生思想政治工作促进会医学教育分会“优秀辅导员”称号，周栋、李燕获2014年上海市育才奖，王甦平获2014年医学院“上药杏林育才奖”。

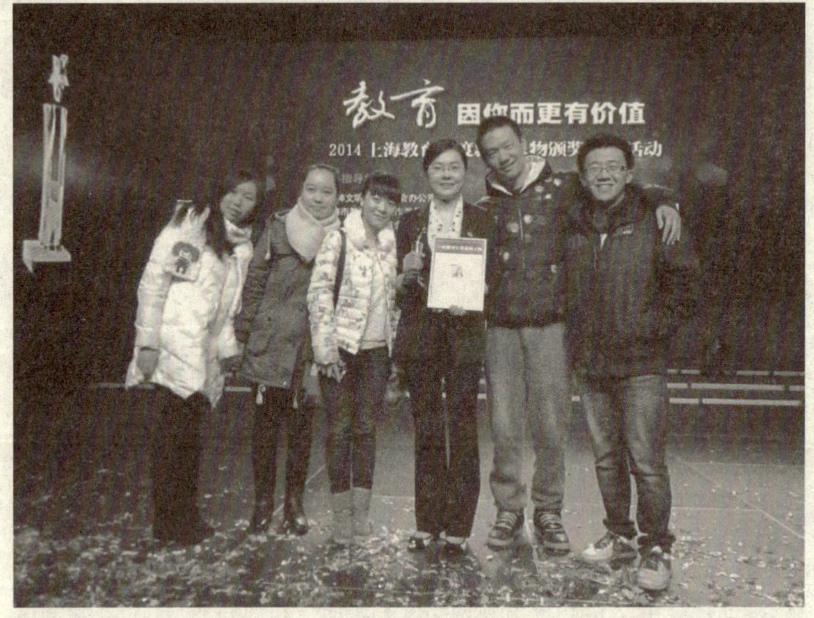

医学院辅导员梁钦（左四）获“2014上海教育年度新闻人物”

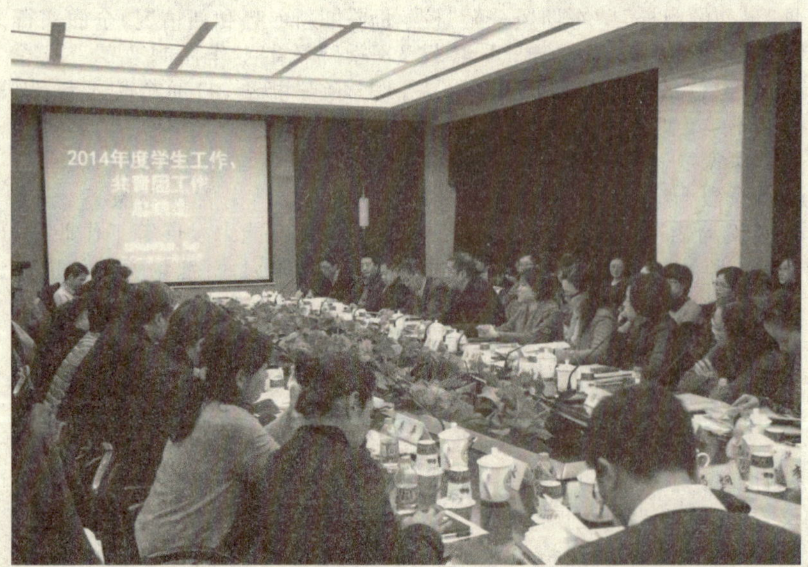

2014年度学生工作、共青团工作总结会

学生管理及服务。完成790名学生的困难认定工作，其中本科及长学制学生580人，研究生210人，新生478人。在各类奖助学金评审中，始终坚持“严标准、高透明”，1325名本科生获校内奖学金83.49万元，1052名本科及长学制学生获国家、上海市、社会、学校各类助学金430.42万元；2014级研究生新生全面参评研究生学业奖学金，共计716.2万元；652人获研究生优秀奖学金177.5万元，132人（含长学制）获研究生国家奖学金325万元；发放在校研究生一次性奖学金1345.92万元，其中长学制学生131.52万元；给予29名同学应急临时帮困；对39名困难学生进行学费减免21.94万元；共有11名困难学生获“远修无忧”计划资助，赴美国、德国、澳大利亚、瑞典、匈牙利、日本等国家和地区完成海外游学和深造。

做好国家助学贷款的申请和服务工作，160名学生申请国家助学贷款，其中本科生37人，研究生123人，申请贷款金额396.8万元；累计2498名学生参加校内外勤工助学岗，发放勤工助学补贴73.68万元；396人次参加以家教为主的校外勤工助学项目，收入约25万元；为让家庭经济困难学生温暖过冬，进行冬令送温暖活动。发放各类困难补助和节日加餐券，为节庆期间外地留校学生加餐、发送慰问品等，对患病入院学生、家庭有突发特殊困难、遭受自然灾害的学生，给予应急经济补助，返乡路费补贴，空调费补贴等。

创建“朋辈教育”活动特色，编辑“爱信致远——应届毕业生写给学弟学妹的书信”第三辑《精勤如斯》、大学生创新训练项目学生感言《科创心曲》、“叙事医学”课程访谈汇编《医境聆听》等朋辈读本，依托“天使在行动项目组”，开展“医帮医”朋辈学业支持项目。举办《大医时间》系列讲座6讲，包括：“如何成为一名卓越医师”（医学院副院长黄钢）；“医学是科学的，也是人文的”（医学院党委书记孙大麟）；“大学生活，心理成长的重要驿站”（上海市精神卫生中心张海音）；“从公共卫生发展谈作为一名公卫人的价值”（公共卫生学院施榕）；“医学检验人才培养与发展”（瑞金医院樊绮诗）。

毕业就业工作。2014年，共有毕业生1 671人，其中本科及长学制毕业生603人，研究生1 068人。本科生就业率为98.19%，长学制毕业生就业率为100%，研究生就业率为95.17%，总体就业率达96.55%。举办“2015届毕业生就业供需见面会”，吸引182家用人单位参加，提供招聘岗位近1 000个，1 600名医学院学生和300余名外校学生参加。加强与12家附属医院人事处联系，举办2014年附属医院毕业生就业工作会议。加强高层次医疗卫生人才的供需对接。举办“上海市住院医师规范化培训政策解读”、“毕业生求职礼仪讲座”等活动，帮助毕业生了解就业形势，在择业过程中把握机会、把握自己。

心理咨询与辅导工作。2014年心理咨询中心共接待学生202人次，个别咨询146人次（本科与长学制学生100人次、硕博研究生46人次）；新生心理普测后约谈56人（本科与长学制学生19人、硕博研究生37人）。与上海市精神卫生中心签署“大学生心理健康绿色通道”工作备忘录。承办上海高校心理咨询协会“上海高校专职心理咨询师职业定位与专业化道路探讨”沙龙活动；增聘市一医院医学心理科主任程文红为心理健康教育专家组成员。集合优秀资源，参与核心课程《积极心理学》、《性与健康》、医学院必修课《医学心理学》授课，并继续开设《生命关怀》、《叙事医学》等选修课，将心理学教学融入医学生职业精神与人文素养的培养中。参与交大“上海高校学生心理健康教育与咨询中心达标建设”评审。

学生寝室园区工作。成立第十届“学生楼层管理委员会”，继续推动学生的“自我教育、自我管理、自我服务”管理模式。修订《交大医学院园区管理细则》，完善《学生生活指南》、《大学生安全常识读本》等。先后举办厨艺大赛、第四届“寝室文化节”、节电比赛等，创建和谐快乐的校园生活。

（游佳琳）

【开展附属医院、培养单位学生工作调研】 2014年4月，医学院党委副书记夏小和率党办、学指委、教务处、医管处、研究生院等相关职能部门对医学院所有附属医院、培养单位开展全面的学生工作调研。调研围绕卓越医学人才培养的核心目标，进一步推进医学院学生工作体制改革，加快新成立的医学院学生工作指导委员会与附属医院、培养单位的学生工作对接，加强医学院辅导员队伍建设。2014年8月，医学院出台《上海交通大学医学院关于进一步加强附属医院学生教育教学管理工作的实施意见》（沪交医学〔2014〕3号）。

（游佳琳）

【设立“求索”奖学金】 5月8日，上海交通大学医学院“求索”奖学金签约仪式举行。该奖学金由索灵诊断医疗设备（上海）有限公司设立，用以鼓励医学院品学兼优的医学检验专业全日制本科生，支持医学院医学检验专业学生的培养，推动检验医学事业领域的医学发展。

（刘　超）

【举行新生导师聘任仪式】 10月29日，医学院2014级新生导师聘任仪式在闵行校区召开。刘天法总结了2013级新生导师工作，对2014级“新生导师”活动提出3点设想：即互动内容模块化、活动形式多样化、体现专业差异化。学生工作指导委员会秘书长唐华宣读新聘任的2014级新生导师名单，医学院党委副书记夏小和

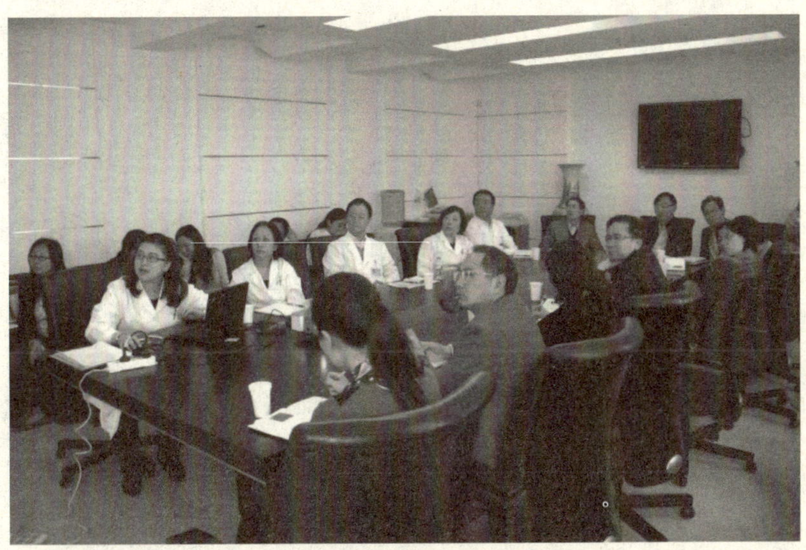

医学院领导率队赴附属医院、培养单位开展学生工作调研

为新生导师颁发聘任证书。

（闵　凤）

【建立大学生心理健康绿色通道】 6月30日，医学院学生工作指导委员会与上海市精神卫生中心“学生心理健康绿色通道工作会议”在精神卫生中心召开。医学院党委副书记夏小和、学生工作指导委员会秘书长唐华、副秘书长汤丽，附属上海市精神卫生中心院长徐一峰、副院长宋立升及医务部、门诊部、心理咨询部多名负责人出席会议。唐华与宋立升共同签署建立大学生心理健康绿色通道的《工作备忘录》。

（王　芳）

【徐晓滢获全国高校辅导员职业能力大赛（华东赛区）二等奖】 4月17～19日，辅导员徐晓滢在上海大学举行的2014年第三届全国高校辅导员职业能力大赛（华东赛区）中获二等奖，展示出交大医学院辅导员队伍的形象素质与精神风貌。

（游佳琳）

【承办首届唯爱·唯德上海医学类高校“优秀资助育人工作者”评选活动】 由上海市学生资助管理中心、上海市慈善基金会唯爱天使基金主办，上海交通大学医学院承办的第一届唯爱·唯德上海医学类高校“优秀资助育人工作者”评选活动于9月启动。来自复旦大学上海医学院、上海交通大学医学院、同济大学医学院、上海中医药大学四所医学高校的20名候选人入围。最终评选出第一届唯爱·唯德上海医学类高校“优秀资助育人工作者”10名，提名奖10名。医学院辅导员孙月霞、柳红获评“优秀资助育人工作者”，顾锋、周栩获提名奖。

（游佳琳）

【承办“上海高校心理咨询师工作沙龙”】 4月29日，上海高校心理咨询师工作沙龙在医学院召开。此次活动由上海高校心理咨询协会主办，上海交通大学医学院学生工作指导委员会、心理咨询中心承办，主题为“上海高校专职心理咨询师职业定位与专业化道路探讨”。协会常务副理事长、同济大学教授陈增堂，副理事长、上海第二工业大学教授许燕平和来自上海11所高校的共12名专职心理咨询师参加本次沙龙；学生工作指导委员会副秘书长、研究生党总支书记汤丽发表致辞。活动期间，各位咨询师就专职心理咨询师的工作职责、工作保障、支持环境，专业心理咨询师的定位、发展专业化道路的可能性等问题进行探讨。

（王　芳）

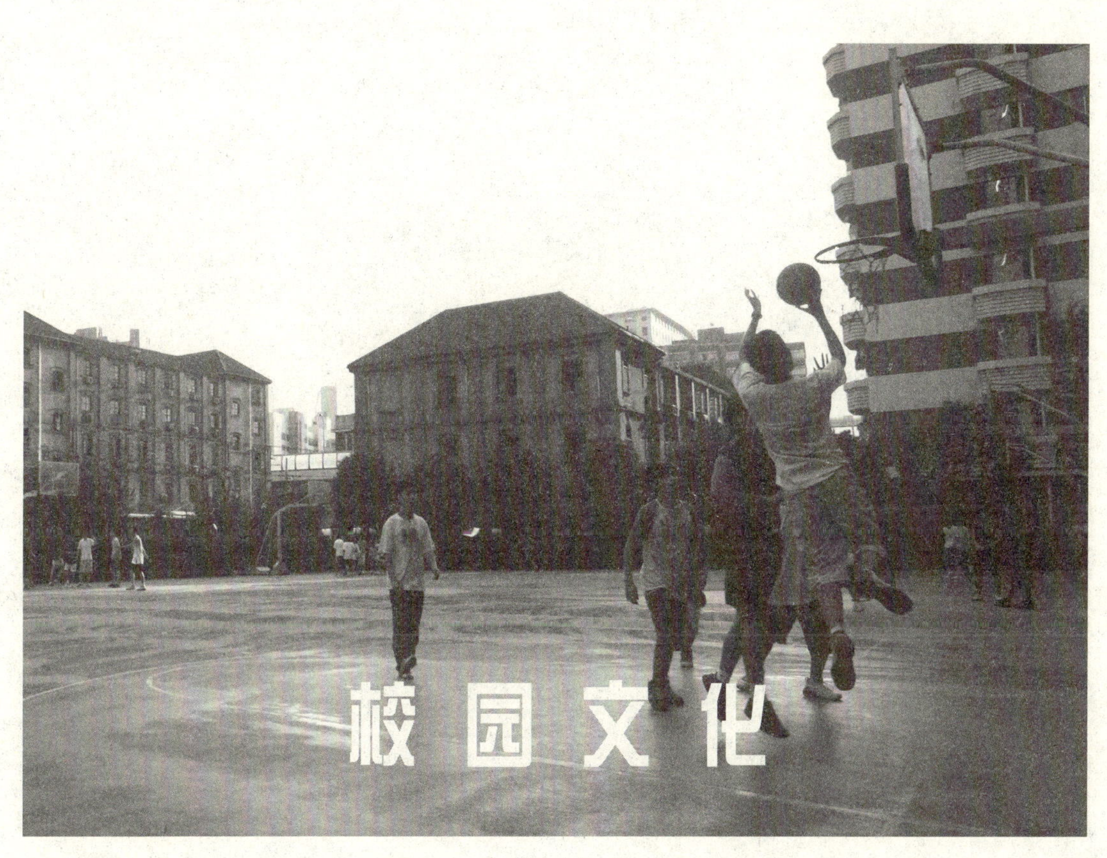

校园文化

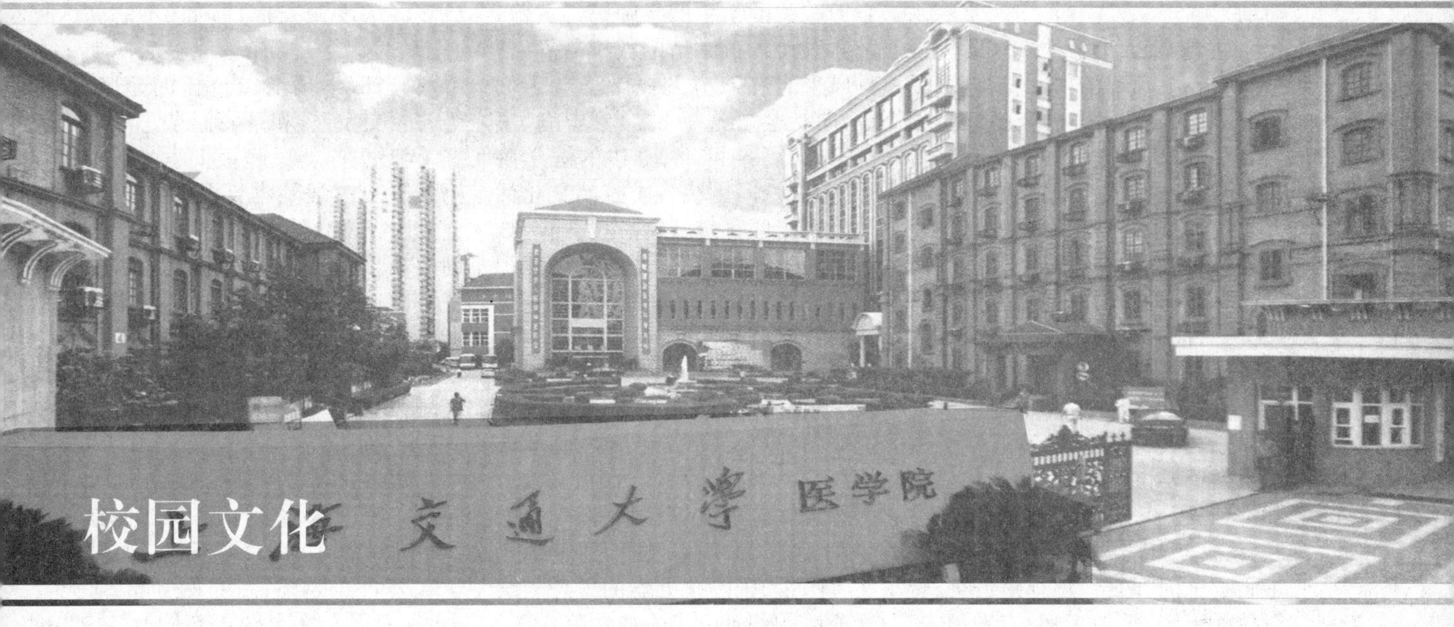

校园文化

【概况】 2014年,医学院坚持以社会主义核心价值体系为引领,围绕"扩大学院知名度,提升学院美誉度"这一主旨,抓好传统媒体与新媒体两大阵地,通过系列文化活动,传承"博极医源,精勤不倦"的学院精神、弘扬师德师风正能量,弘扬大学精神,进一步提升学院文化软实力、提高广大师生员工的文明素养,不断开创学院精神文明建设新局面。

注重文明创建的现实性、针对性和有效性。做好精神文明督导工作。2014年,来自教学、管理、医院3个组的20余名督导员,参与督导检查人数达220人次。管理督导组结合季节变化和学院工作安排,对学生宿舍用电安全、消防安全、卫生环境、食堂管理、文明班组创建等情况,开展一系列深入检查和调研,并提出建议。动态建设精神文明专网。截止到2014年11月底,在"文明在线网"上传新闻650条,使学院文明创建的特色活动及时得到展示。开展2013—2014"文明班组"、"文明岗"、"文明创建特色项目"申报评选和2014年"精神文明十佳好人好事"评选活动。

加强师德师风建设,以教风促学风。结合教卫有关活动,弘扬师德风范,推荐出易静、崔永耀、王颖、黄雷、连锋、郑民华等一批"温暖人生的好老师"。以评促建,在挖掘师德先进个人的同时发现优秀建设项目,2014年遴选出10个医学院师德师风建设优秀项目,使一批形成经验、有特色的师德师风建设做法在全院推广。

挖掘深厚的人文底蕴、传承优秀文化。以老校长王振义为原型创作的话剧《清贫的牡丹》通过上海市教卫党委大师剧的申请,经过改编重新排演,于11月18日王老90华诞前夕在全市公演,王振义看重事业、看淡名利的"牡丹精神"在社会上引起强烈反响。继续做好兰陵剧社排演《清贫的牡丹》话剧工作,通过新演员遴选和新一轮排演,保证生动的入学教育形式得以延续。以弘扬"为人、为师、为学"的高尚品德,践行"爱国、敬业、诚信、友善"的公民道德建设为主题,开展2014年上海交通大学医学院校园文化建设优秀项目评选。

开展高雅艺术进校园活动。2014年,组织师生走出学校,到艺术剧院观摩高雅艺术活动1 500余人次,为师生送去交响乐、话剧、夏季城市音乐节、哑剧等精神文化大餐。此外,把百老汇幽默浪漫爱情中文版音乐剧——《I LOVE YOU》和音乐剧《莎翁的情书》请进校园。

推动网络文化建设。组织策划网络文化及宣传活动,2014年开展"杏林镜像"图片征集活动,征集到的图片在学院主页、官方微信平台、《医源》杂志进行署名展示,共收到投稿作品160幅。策划中国首个烈士纪念日系列活动,以网络在线的形式对烈士进行鞠躬、献花等;结合微信平台,开展上海夏季音乐节、经典话剧《威尼斯商人》等赠票活动;开展上海交通大学学报(医学版)入围中国最美期刊评选投票、2014优秀教师网络评选、杏林育才网络评选、杏林镜像摄影作品网络评选、青年教师基本功大赛最佳人气网络投票等各类互动活动。

党委中心组学习。协助党办做好中心组学习的内容安排、会场布置等工作，如：邀请全国政协委员陈赛娟，全国人大代表贾伟平传达全国“两会”精神；邀请华东师范大学法律系主任王景斌教授作《全面推进依法治国若干重大问题解读——十八届四中全会公报学习体会》的报告等。

教职工理论学习。通过报告会、研讨等方式，在教职工中开展集体学习。先后围绕习近平总书记系列重要讲话精神、社会主义核心价值观、十八届四中全会等主题，认真组织学习讨论；组织教职工聆听全国“两会”精神报告会、特级教师于漪《学做人师》专题报告、郑成良教授十八届四中全会精神解析；组织参观上海档案馆举办的“红星照耀中国——外国记者眼中的中国共产党人档案展”和“海上家风”上海好家训好家风好家庭风貌展。

班组长理论学习。加强对班组学习大小组长队伍建设，开展形式丰富的培训活动，如组织参观考察上海国际医学中心；赴安徽泾县云岭新四军军部纪念馆和新四军史料陈列馆参观学习；参与交大党支部理论学习试点工作，申报医管处和病生教研室两个学习班组进行试点，激励班组学习创先争优的实效性和长效性。

考评激励制度初探。2014年，在加强班组学习考核方法上进行初步探索，在综合全年各学习班组的理论学习、活动安排和日常考勤等情况的基础上，选出5个优秀班组和5位优秀班组长进行年终奖评和交流。

新闻宣传求深入。讲好医学院的故事。2014年，对外宣传主要围绕平凡人物的感人故事展开，包括通过网络日记导航医学生成长成材的辅导员梁钦，热心公益八年如一日的医学博士生、文字分享实习生活感动点滴的学生孙清磊，义无反顾捐献骨髓的学生缪哲，用心护航关爱学生的导师妈妈黄蕾，坚守讲台永葆激情的教授易静，各具风采志在八方的医学毕业生们等，向社会推送一批形象丰满、事迹感人、可亲可敬、身边的医学院师生。此外，围绕各类校园文化活动策划新闻宣传开展思想教育，如新生入学，培育医学生的责任意识与奉献精神的宣传；以大师剧《清贫的牡丹》再度演出为契机，宣传医者大师的仁爱之心与创新担当；教学激励计划推进，挖掘教学改革工作中的亮点等。传播好医学院的声音。围绕专病诊治中心建设、感恩大体老师实验动物、医学生转专业、医学梦想助跑团、到美国当实习医生、国际化办学的思考与尝试等话题组织采访，对学院在医、教、研等方面取得的新成果和新进展及时向社会进行展示。2014年在社会媒体上刊登新闻近50篇(次)。利用好院内媒体。利用《交大报(医学版)》、《医源》杂志及电子版、院内电子屏、宣传栏等多种平台开展思想教育，实现院内媒体群联动的宣传格局。《交大报(医学版)》出版31期，刊发医学院消息及通讯320篇共计28万余字，刊登照片92张；全年出版《医源》杂志6期，其中为仁济医院170周年院庆和第六人民医院110周年院庆各出专刊一期；学院内橱窗栏以志愿者精神、十佳班导师风采、毕业季、暑期社会实践、青年教师基本功大赛等为主题，2014年共展示6期。利用东、西两院的电子屏宣传学院办学理念、办学思想、弘扬大学精神，定期发布重要、大型的活动讲座通知。多种方式手段和平台，共同营建校园内的宣传文化氛围。建设好宣传文化队伍。抓好学生记者团的培训和建设，组织各项培训和实践工作，协助基础医学院通讯员及研究生院学生记者培训工作。学生记者团继续做好仰望星空、医苑含英、杏林早春等栏目的采写工作，完成张志愿、徐天乐、刘颖斌、夏强、林晓曦及多名银蛇奖获得者的采访写稿任务；完成多篇深度调查稿件，如《不忘初心 方得始终》、《有一种生活叫实习》、《当医学插上“自由”的翅膀》等，在《交大报》和《医源》杂志上刊登，同时也向新民晚报大学生版投稿。提升医学院本部及附属单位宣传思想文化队伍的能力与水平，创设“同道有约”，在医学院系统从事宣传思想文化工作的同道中营造取长补短、共同发展与繁荣的氛围，围绕“网络舆情监测与研判”、“经典文化案例分享”的主题，开展两次活动。

网络宣传抓引导。抓好新闻网。在医学院主页上发布新闻稿件1718篇，其中讲座论坛93条、学院公告198条；发布图片2500余张，主页轮换大图更新图片145张。学院新闻网反映教学、科研、医疗服务、学生工作、党务工作、精神文明、文化建设等工作，并及时转载新闻媒体报道学院的新闻。注重舆情研判。开展全方位网络舆情监控、收集、研判工作，对于负面信息进行及时收集整理并形成《上海交通大学医学院网络舆情信息半周报》。年内共出刊半周报95期，舆情专报3期，2014年新增的手机随时报9期，上报舆情800条。同时，定期对相关舆情管理干部和舆情通讯员开展网络舆情监测和危机应对的专业培训，利用新创设的“同道有约”交流平台，组织医学院本部和附属单位的宣传干部进行深度交流，开展网络方面的思想教育工作。整合新媒体。利用各种新媒体，开展思想教育，宣传学院医、教、研、管等工作。申请开设微信公众平台，每日定时向师生推送发布相关重要信息。通过微信平台向社会和师生医护员工推送图文信息201条，微信关注网友达7350人，主要有“我们师徒最有范”、“小编推荐”、“仰望星空”、“仁济故事”、“医源珍忆”、“研途记忆”等特色栏目；同时，对微信平台菜单进行开发，设置了微官网、教务信息、OA系统、一卡通查询、杏林镜像、医源杂志等10余个菜单，菜单于12月5日推出上线。通过微博向“上海发布”、“上海教育”投递和转发消息近300余条。制作专题网站。以各类专题页面为基础，重点开展人文素养等方面的思想教育工作。2014年，先后设计制作杏林镜像、2014年毕业生专题网站。专网设置毕业照、纪念册等栏目，发布图片300余张。更新维护《医源》杂志网络版，2014年共发布电子杂志5期。更新维护仰望星空专题网，发布文章10篇。策划学风建设专题网站，拟在近期上线。配合网络投票活动，策划制作2014优秀教师网络评选、杏林育才网络评选、青年教师基本功大赛等各类专题网4个。

（雷　禹）

【举办传达“两会”精神报告会】 4月4日，上海交通大学医学院党委中心组（扩大）学习暨传达全国“两会”精神报告会举行。全国政协委员、中国工程院院士、附属瑞金医院血液研究所执行所长陈赛娟，全国人大代表、附属第六人民医院院长贾伟平在会上做报告。上海交大党委副书记、医学院党委书记孙大麟主持报告会。医学院党政领导、中心组成员、机关部处负责人和师生代表等出席报告会。

（邱坚中）

【开展党的十八届四中全会精神专题学习】 12月16日，医学院教职工开展党的十八届四中全会精神专题学习，上海交通大学凯原法学院讲席教授郑成良应邀作题为《法治国家建设的新起点》报告。会议由医学院党委书记孙大麟主持。在报告中，郑成良对十八届四中全会《决定》概要作简单介绍，并对《决定》是依法治国方略的升级版和国家治理现代化对法治国家建设的新要求两方面展开阐述。郑成良表示，要培养法治思维，明确法律定位，以法治引领社会发展，用法治思维化解矛盾。

（童　宽）

【召开2014年年鉴工作会议】 12月2日，医学院召开2014年年鉴工作会议。上海交通大学医学院党委副书记、纪委书记、上海交通大学年鉴主编兼医学院年鉴主编唐国瑶，上海交通大学党史校史研究室原主任陈泓，上海交通大学出版社副总编辑华春荣和医学院各附属单位、院本部机关各相关部处、学院及中心的撰稿人共50余人出席会议。会议由医学院党校副校长、医学院年鉴编辑部主任叶福林主持。唐国瑶对新一年编鉴工作提出四点要求：第一，学习领会国务院总理李克强在第五次全国地方志工作会议对地方志工作的重要批示精神，以高度历史责任感和使命感，做好年鉴编纂工作；第二，全面、细致反映学院各项工作，突出年度工作特点，提高年鉴编纂质量；第三，加强年鉴编纂队伍建设，强化对年鉴撰稿人的业务培训，提升综合素质与业务能力；第四，严格按照规定时间节点，有序推进年鉴编纂工作，确保年鉴按时保质出版。

（葛鹏程）

【上海首场校园原创“大师剧”《清贫的牡丹》上演】 11月18日，由市教卫工作党委、市教委制作的上海首场校园原创“大师剧”《清贫的牡丹》在交大菁菁堂演出。上海

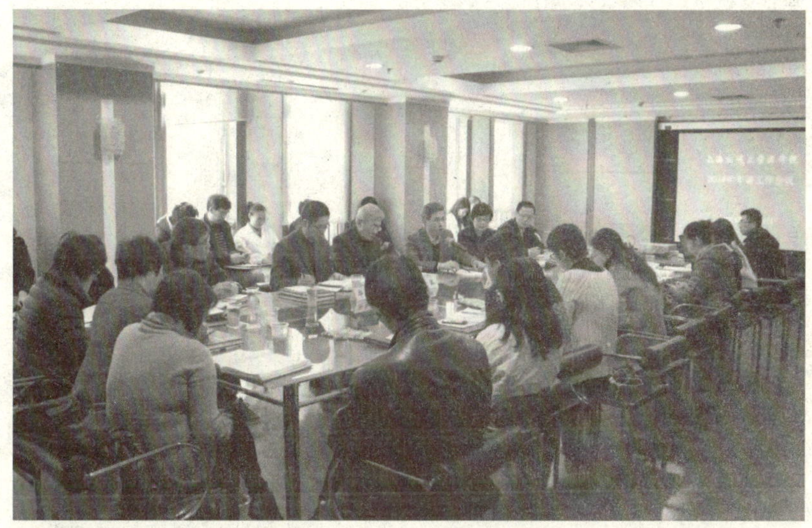

医学院2014年年鉴工作会议

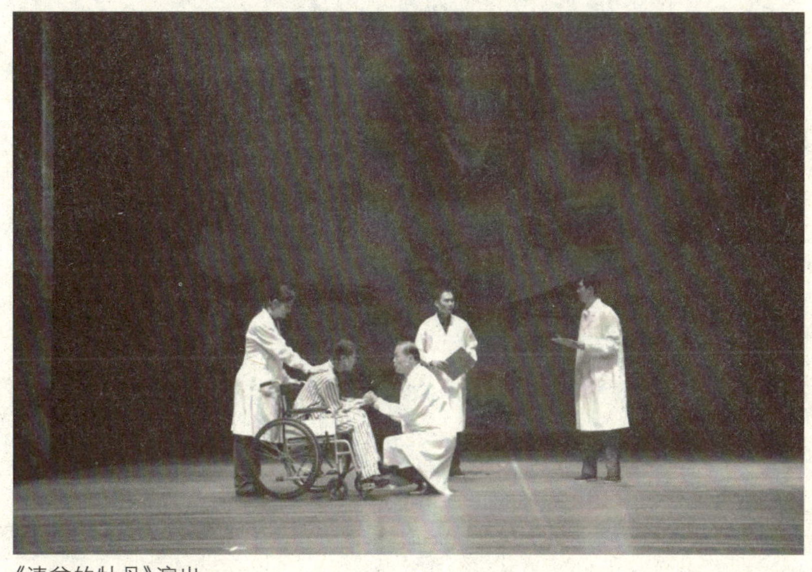

《清贫的牡丹》演出

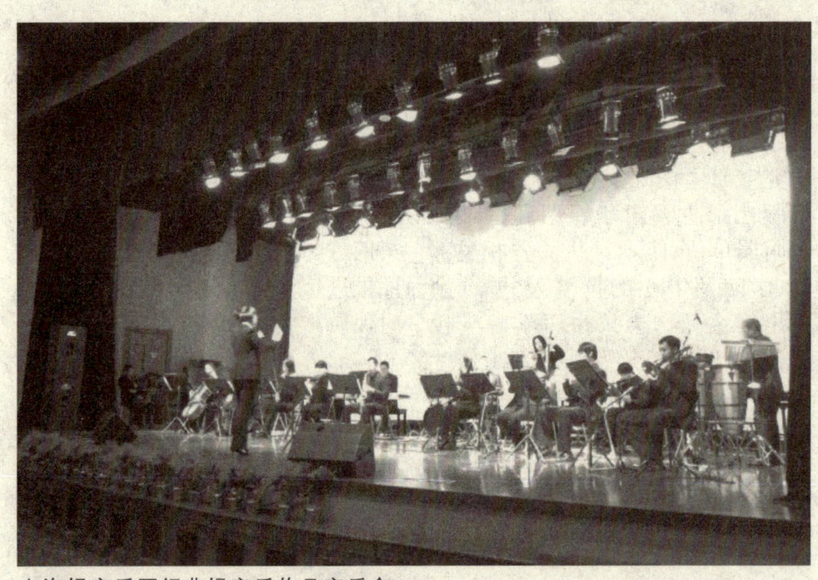

上海轻音乐团经典轻音乐作品音乐会

市副市长翁铁慧、市府副秘书长宗明、市教卫工作党委书记陈克宏、市教委副主任王平等在交大校长张杰、医学院党委副书记夏小和、瑞金医院院长瞿介明、瑞金医院党委书记杨伟国等的陪同下观摩演出。

（杨　静）

【举行高雅艺术世界经典轻音乐作品音乐会】 12月22日，高雅艺术进校园——上海轻音乐团经典轻音乐迎新盛演活动在医学院举行。演奏曲目有：器乐合奏《被遗忘的时光》、萨克斯与乐队《月亮河》、男女声独唱《我的太阳》、《玫瑰人生》等。

（章维敏）

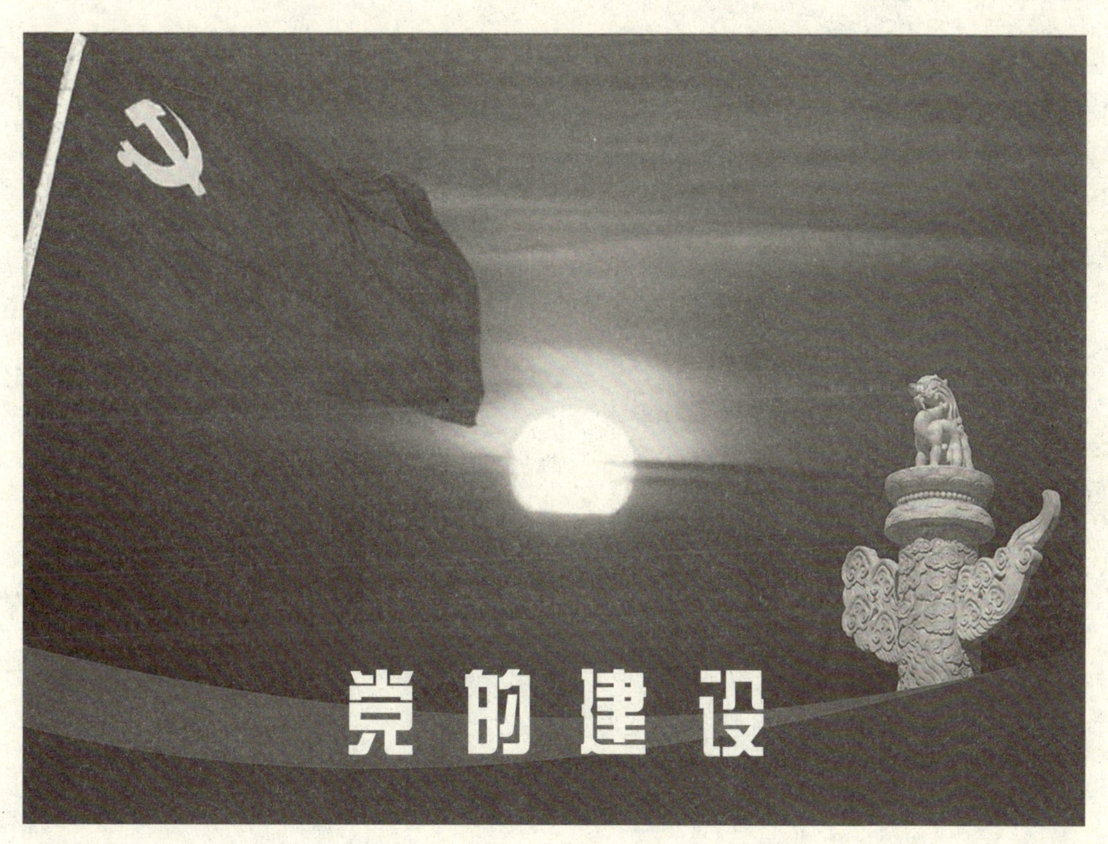
党的建设

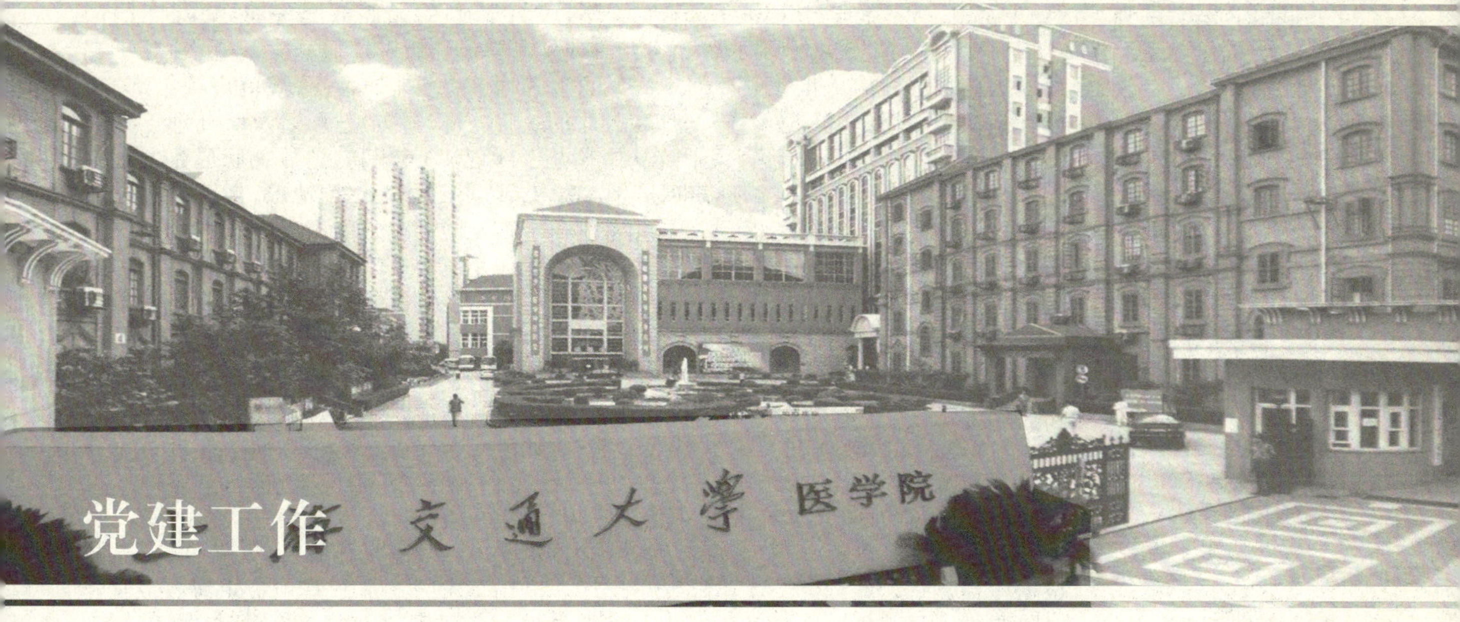

【概况】 2014年医学院党委组织部深入学习贯彻党的十八大、十八届三中、四中全会和习近平总书记系列重要讲话精神，学习贯彻全国、全市组织工作会议精神，坚持围绕中心、服务大局、狠抓落实，切实加强和改进领导班子和干部队伍建设，扎实开展基层党建工作，进一步提高组织工作科学化水平。

加强党的思想政治建设，学习贯彻习近平总书记系列重要讲话精神。选送院级领导及相关部门负责人赴市委党校参加相应的培训班，联合党校举办2期"学习贯彻习近平总书记系列讲话精神研讨班"，医学院系统处级干部共计177人受训。培训班围绕习近平总书记关于坚持和发展中国特色社会主义、实现中华民族伟大复兴中国梦、深入贯彻落实科学发展观、全面深化改革开放、加强宣传思想工作、国际关系和外交战略、全面加强党的建设、马克思主义世界观、方法论等七个方面的重要论述进行了专题学习和研讨。

贯彻落实2014年中共中央新颁布实施的《党政领导干部选拔任用工作条例》(以下简称《条例》)，并把《条例》的学习纳入党委中心组学习内容，邀请专家作专题辅导报告。通过发放学习资料、召开培训工作会、专题走访调研等形式，学习宣传新条例，监督检查贯彻落实情况，使领导干部带头遵守、组织人事干部精通、广大干部群众了解《条例》内容。

巩固群众路线教育实践活动成果。按照市委"立足问题导向从严回头看、立足专项整治从严抓整改、立足建章立制从严立规矩"的要求，以"创建基层服务型党组织"为抓手，巩固党的群众路线教育实践活动成果，抓好整改措施和制度计划落实，努力推进促进作风建设和联系服务群众长效化、常态化。继续强化联系服务群众机制，落实党员干部直接联系群众制度，坚持和完善领导干部基层联系点制度。共制定整改落实措施57项，目前已落实整改措施46项，已废止1项，其余10项尚在完善进行中。对照中央关于开展"四风"突出问题专项整治工作的要求，形成医学院专项整治工作方案，每一项整治任务都有明确的牵头院领导和落实部门，有明确的时间节点要求、具体实施计划和目标要求。医学院党委形成有关教育实践活动建章立制方面的整改条目共208项，其中涉及"立"方面129项；涉及"改"方面63项；涉及"废"方面16项。建立健全反对"四风"问题的相关制度共48项，已完成31项。

加强领导班子民主集中制建设，推动完善党委总揽全局、协调各方的工作机制。配合市委组织部完成附属瑞金、新华、九院等医院领导班子调整工作。根据《关于第九人民医院与第三人民医院资源整合工作》(市政府专题会议纪要2014-53)的精神，及时调整、配齐配强九院、三院领导班子。

改进和规范干部选拔任用工作。根据《党政领导干部选拔任用工作条例》要求，坚决贯彻落实，同时进一步改进民主推荐、民主测评办法，完善竞争性选拔干部方式。

年内，医学院党委任免干部93人次，提任处级干部19人，其中竞争性选拔任用处级干部9人。加强干部任期考核，试岗期满通过考核任职的处级干部共26位。年初完成医学院、各附属单位领导班子以及院本部处级干部2013年度述职、述廉、述学和群众的民主测评工作。

抓好年轻干部、后备干部工作。配合市委专项干部调研，开展市管后备干部集中补充调整工作。医学院系统内干部挂职5人次，选派优秀中青年干部赴长三角高校挂职1人次，接收市卫计委、云南等干部挂职6人次。做好援疆、援黔干部选派工作。根据中央新疆工作座谈会和全国对口支援新疆工作会议精神及上海市委关于做好新一轮援疆干部人才选派工作的通知，医学院系统已选派6名医务工作者于2013年底进疆开展援建工作；根据教育部和交通大学的任务布置，今年下半年又选派了1名干部作为交大副校级干部派往新疆医科大学开展为期三年的援疆工作，任新疆医科大学副校长；根据市委组织部的任务布置，选派1名干部至贵州省遵义市第一人民医院开展为期一年的援黔工作，任遵义市第一人民医院副院长。

推进新一轮干部培训工作。2014年，医学院贯彻落实中共中央办公厅印发的《2010—2020年干部教育培训改革纲要》，加强干部教育培训的统筹性、针对性、实效性。重点抓好市管干部和处级干部学习贯彻习近平总书记系列讲话精神集中轮训工作，全体17名局级领导干部和5名党务干部参加市委党校的学习。医学院党委组织部会同党校举办专题研讨班，院本部和附属单位177位处级干部参加了学习，参训率达94.4%。有针对性地选派支部书记、领导干部、专家学者等参加市委党校及四分校举办的新上岗支部书记培训班、处级干部培训班、高级专家研修班等24个班次共计61人。组织干部在线学习，推进干部自主选学，192位干部报名参加2014年度在线学习。

继续发挥党校教育的主阵地作用，抓好各类干部和人才的教育培训。年内，医学院党校举办干部教育培训7期，培训448人次，共计244课时。其中处级干部学习贯彻习近平总书记系列讲话精神研讨班2期，与交大合作举办中青年干部培训班1期，临床科研骨干培训班1期，领导干部经济责任审计培训班1期，在职教职工党支部书记、支部委员培训班1期，离休干部读书班1期。

完善党员干部定期学习、民主生活会、党员目标管理、党员承诺践诺等制度。做好在校优秀大学生选拔培养和毕业学生党员教育管理工作。举办“选苗育苗工程”培训班1期，40人参加，共计40课时；毕业生党员培训班1期，350人参加，共计12课时。规范党员组织关系管理程序。调整入党积极分子教育培训大纲和计划，完善培训内容和方式，认真做好入党积极分子的教育管理工作。2014年，开设入党积极分子班2期(教工1期，学生1期)，191人参加，共计104课时。

从严监督管理干部。落实“四项监督制度”，严格执行领导干部有关事项报告制度，申报率100%，开展个人有关事项报告汇总综合和抽查核实工作，共随机抽查系统内10位处级干部的有关事项报告，总体抽查情况良好，基本能按照要求如实申报。严格特定身份人员出入境证照管理。继续推行领导干部经济责任审计、党建责任制检查等制度。全年已完成离任干部经济责任审计7人。指导各单位做好干部选拔任用“一报告两评议”工作，完成系统各单位党委2013年度所有干部选拔任用工作情况报告，并对年度医学院及各附属单位提拔的干部和医学院系统干部选拔任用工作进行测评。

严格按照市委组织部、市教卫工作党委的有关要求，对系统各单位的超职数配备问题、吃空饷问题、假履历假档案问题、领导干部企业兼职情况、规范市管干部“交流(提拔)任职后及时办理工资关系转移”和“到龄免职退休办理社保退休手续”情况、规范配偶移居国(境)外的国家工作人员任职岗位管理情况、领导干部个人有关事项报告抽查核实情况、规范退(离)休领导干部在社会团体兼职情况、严格规范领导干部参加社会化培训情况以及公务用车的规范清理情况等“十个”方面工作进行专项整治，对系统内情况进行排摸，并进一步严格规范。

深入开展“人人做公益”党员志愿服务活动，响应上海教卫党建网“服务日志连连看”专题活动，系统内共征集反映基层党组织和党员服务发展、服务群众、服务党员的专题日志37篇。结合系统工作岗位与党员队伍特点，开展服务型党组织建设特色品牌项目创建活动。附属瑞金医院通过结对共建、组建南丁格尔志愿者服务队、支部结对等形式，组织医院党员开展现场讲座、义诊咨询、科普知识宣讲公益活动。9月，该院在全市的“人人做公益”党员志愿服务推进大会上作书面经验交流。附属仁济医院与浦江镇党委、塘桥街道结成精神文明共建单位，分别举办“仁济关爱日”、“仁济塘桥健康讲坛”活动。附属新华医院与陈家镇社区卫生服务中心结对，带领医务人员深入基层、服务社区。附属九院组织医学专家与企业劳模结对，为劳模提供医疗保健咨询服务。附属三院与上海消防总队宝山支队、宝钢八村结对，为部队、社区提供优质的医疗服务，并且成立了“健康讲师团”走进社区与周边公司。附属上海儿童医学中心党委与地铁第四运营有限公司、塘桥街道东方居委结对，为群众开展健康宣教活动。上海医药高等专科学校与航头镇沉香村签订帮扶协议，为村民进行医疗体检、健康咨询、帮学助学、党建联建、文化建设等活动。

落实基层党建工作责任制。根据新修订的《关于落实基层党建工作责任制的实施意见》，以高校基层组织工作条例有关内容落实情况为重点，细化考核评估办法，开展年度落实基层党建工作责任制专项检查，加强对基层单位干部任用、监督管理、党员发展管理、党费收支管理等工作的指导与调研。就近两年落实基层党建工作责任制情况进行自检自查，并形成《上海交通大学医学院关于落实基层党建工作责任制的报告》。

继续加强基层服务型党组织建设。结合党的群众路线教育实践活动，医学院党委创立"午间座谈会"制度，定期举办关注党组织建设、校园管理、毕业生就业、服务退休教职工、机关青年发展等话题的座谈，年内共举办10期，搭建了学院党委领导与一线教职员工的交流平台，形成了定期解决教职工难题的良好服务机制。

加强基层党支部书记的能力建设，形成系统化培训模式。选派支部书记参加市委党校四分校高校新上岗教工支部书记培训班、高校学生支部书记培训示范班、医疗卫生单位新上岗党支部书记培训班等各类班次共计29人。医学院党校举办在职教职工党支部书记、支部委员培训班1期，共有120人参加，计36学时。按照全市统一部署，借助医学专业优势，推进城乡党组织"结对帮扶"工作，医学院继续做好与崇明县港西镇排衙村、庙镇通济村结对帮扶工作，签订了新一轮为期五年的结对帮扶协议，并于今年"七一"前夕，组织附属医院党员专家赴崇明进行"迎七一、送健康、惠民生"党员志愿者义诊。建立健全党内激励、关怀、帮扶机制，年内共走访慰问老党员、老干部、老劳模432人次，发放困难党员慰问金共计24.8万元。

关注党员队伍建设。根据新修订的《中国共产党发展党员工作细则》，按照"控制总量、优化结构、提高质量、发挥作用"的总要求，严格制定党员发展计划，确保发展规模适度可控。加强党员发展答辩制、票决制、公示制等制度建设，把好发展党员的质量关。年内，医学院共发展新党员161名，其中在职党员106名，学生党员55名。继续推行"把骨干发展成党员，把党员培养成骨干"的"双培养"模式，做好医教研业务骨干入党工作。发展附属仁济医院妇产科专家林其德，附属上海儿童医学中心发育行为儿科专家金星明、小儿先心病专家张海波等入党，起到了较好的引领、示范作为。

发挥党建研究会"思想库"作用。2014年，医学院共有33项课题立项，包括重点资助13项，自筹20项。申报市教卫工作党委党建研究会重点课题2项，立项课题9项。参与由唐国瑶领衔的《完善上海高校退休干部党支部组织生活制度的研究》重点课题研究，配合做好相关调研、访谈工作。党建课题获市教卫工作党委系统党建研究会课题成果二等奖1项，三等奖3项；获黄浦区党建研究会课题成果二等奖2项，三等奖6项。孙大麟的《医学院校加强服务型党组织建设的探索与思考》获市教卫工作党委系统党建研究会组织的"密切联系群众，加强基层服务型党组织建设"征文活动优秀奖。由医学院党委组织部门同志承担的2012年度上海市"阳光计划"项目《严把发展党员入口关，保持党的队伍纯洁性——以上海高校发展大学生党员为视角》于年内结题。

提升党建信息化工作水平。继续推进医学院系统各单位的"上海市党员党组织管理信息系统"党建信息维护工作，指导和督促各基层党组织信息员，扎实做好党组织管理、党员管理、申请人管理、党务管理等党内信息数据的更新维护以及半年报、年报等各类统计，并于年底开展党建信息工作评优奖励活动。按照市委组织部相关要求，指导基层党组织做好本市范围内党员组织关系无纸化实时转接工作。继续做好"党旗飘飘"党建网站建设，推进网站改版工作，发挥网络和信息平台在服务和指导基层党建工作中的作用。截止目前，医学院系统共有党员9044名。其中，医学院本部党员1718名，附属单位党员7326名。申请入党3318人，入党积极分子1161人。

扎实推进特邀党建组织员队伍建设，充分发挥离退休老同志在大学生党建中的作用，协助作好学生党员教育管理、学生支部发展建设等工作。2014年，医学院特邀党建组织员团队获"上海市离退休干部先进集体"称号。10月，原全国人大副委员长、中关工委主任顾秀莲来院调研，充分肯定医学院近年来特邀党建组织员工作取得的成绩。

加强民主集中制建设，进一步健全和完善党内监督制度，坚持"三重一大"事项集体决策制度。推进党务公开，规范党务公开的内容、程序和方式，扩大党员知情权等民主权利。严格执行党费收缴管理使用制度，加强监督检查，要求各基层党组织及时总结报告本年度党费收支使用情况，并于次年初在一定范围内及时通报年度党费收缴管理和使用情况。

认真做好各类党内选举工作。根据交大党委分配的代表名额和有关要求，组织所辖各选举单位采取自下而上，自上而下，上下结合，充分酝酿协商的办法，选举产生医学院系统出席交大第十次党代会正式代表36名，按要求推选党委委员、纪委委员候选人。医学院系统现有党委11个，党总支30个，支部314个。年内，共有1个党委、3个总支、63个支部顺利完成换届改选。在各类选举过程中，各支部充分发扬党内民主，使广大党员积极参与其中，进一步增强了党组织的凝聚力和战斗力。认真做好年度党内民主评议工作，医学院系统完成党内民主评议的支部数有312个，达99%；党员数有8700余名，达97%。

进一步加强组织部门自身建设，把提高组工干部政治思想素质和业务水平作为部门自身建设的重要内容。年内组织部会同党校举办医学院系统党办主任与组织员轮训班1期，以进一步提高基层党务组织工作干部的业务能力水平。

（孟　煜）

【召开2014年干部大会】 4月18日，医学院召开2014年干部大会。医学院副院长黄钢、陈红专、章雄，各部处负责人，各附属单位及各学院党政班子成员和相关部门负责人，医学院第十次党代会代表，医学院各民主党派代表，以及离退休老干部、老同志代表，支部书记和学生党员代表等近400人参会。大会由副院长郭莲主持。本次会议贯彻中央和上海市委关于“精简会议，改进会风”的精神要求，将党建、党风廉政建设和精神文明建设三项内容合并在一次会议中。孙大麟作题为《深入贯彻落实党的十八大精神，加快推动医学院内涵式发展》的党建工作报告，肯定过去一年所取得的成绩，指出工作中的不足，强调下阶段党委主要工作思路。唐国瑶作题为《加强作风建设，落实责任制要求，全面推进医学院党风廉政建设工作》的党风廉政建设工作报告，强调9项重点工作。夏小和作题为《加强内涵建设，注重文化引领，开创一流医学院精神文明建设新局面》的精神文明建设工作报告，总结2013年医学院系统的精神文明创建工作成果，指出新挑战下的工作重点。

（杨　静）

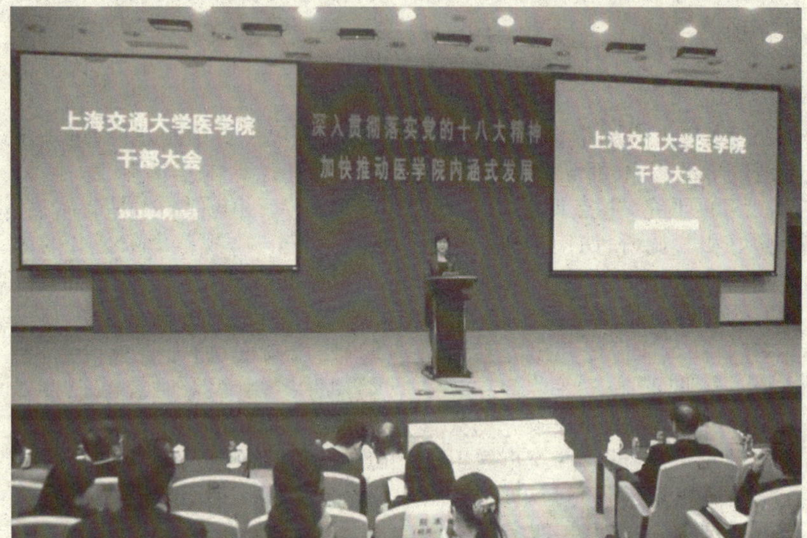

2014年医学院干部大会

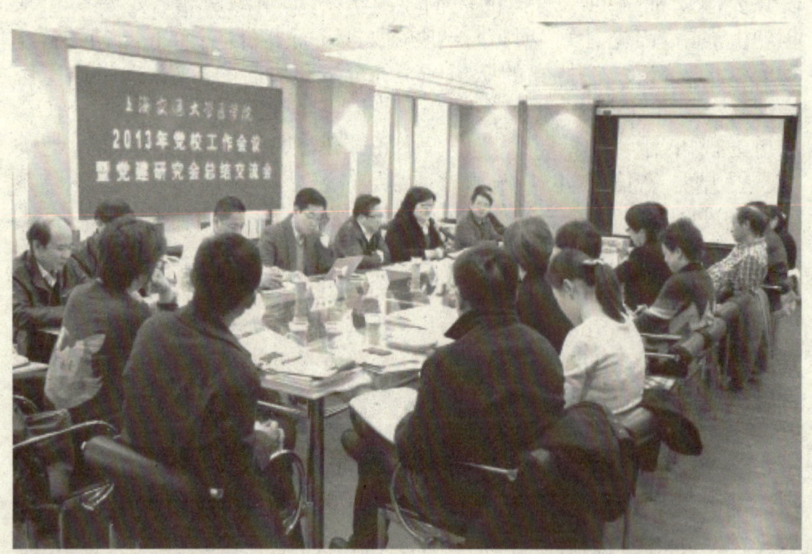

党校工作会议暨党建研究会总结交流会

【举行党校工作会议暨党建研究会总结交流会】 1月17日下午，医学院举行2013年党校工作会议暨党建研究会总结交流会。医学院党委副书记、纪委书记唐国瑶，医学院党委副书记夏小和，各附属单位党委书记、党办主任，医学院党建研究会部分理事以及院本部相关部处负责人出席会议。上海市委党校第四分校校长王群，上海市委党史研究室报刊处处长袁志平，上海市教卫党委系统党建研究会秘书长顾继虎应邀与会。会议由医学院党委组织部部长崔勇主持。医学院党校副校长孟煜作2013年度医学院党校工作总结和2014年工作计划。附属瑞金医院党委书记杨伟国、附属第九人民医院党委书记范先群汇报各自单位在党建研究工作中的做法和经验。王群对医学院党校如何更好地开展工作进行具体的指导。顾继虎对医学院2013年度党建课题研究情况进行总评，并对新一年党建研究工作提出指导性意见。夏小和在讲话中强调，党校要加强理论学习，发挥理论武装主阵地作用；增强党性锻炼，彰显党校教育大熔炉特色；优化资源配置，注重干部培训的实际效果；完备教育体系，把好发展前的教育培训关，确保党校各项教育培训工作取得实效。唐国瑶在讲话中对2014年党建研究工作提出四点要求：积极贯彻党的十八届三中全会精神，深入开展理论研究；建立健全党的群众路线教育实践活动长效机制，提高做好新形势下群众工作的能力；围绕基层服务型党组织建设，研究服务群众的新途径新方法；加快推动课题研究成果转化为制度和措施，为医学院建设和发展服务。会上，对2013年度党建研究课题进行了表彰。

（葛鹏程）

【机关党委召开换届改选大会】 11月4日，医学院机关党委召开党员大会进行换届改选。医学院机关党委党员及退休老同志代表等209人参加会议，会议由机关党委专职副书记马进军主持。会议采取无记名投票形式和差额选举方式，选举产生马进军、邱力萍、陆阳、陈铿、孟煜、胡伟国、章新7名同志为新一届机关党委委员。在随后召开的新一届机关党委第一次全体会议上，孟煜同志当选为机关党委书记（兼），马进军同志当选为机关党委专职副书记。大会同时还选举产生了机关党委出席上海交通大学第十次党代会代表人选。

（蔡颖萍）

【开展党员专家迎"七一"崇明义诊慰问活动】 6月28日，由上海交通大学医学院党委副书记、纪委书记唐国瑶带队，医学院各附属医院的党员专家等一行近30人来到崇明县庙镇通济村，开展"迎七一送健康惠民生"党员专家志愿者义诊活动，并走访慰问港西镇排衙村的老党员和生活困难党员，以服务村民健康的形式庆祝党的生日。此次，医学院派出了附属瑞金、仁济、新华、九院、三院、儿中心等各家医院的内分泌科、心血管科、消化科、神经内科、老年科等10个科室的16名党员医生组成医疗队。共有百余人就诊，发放健康宣教和疾病预防手册约一千余册。义诊期间，唐国瑶副书记一行跟随村干部走进村民家中，看望慰问排衙村的5户老党员和生活困难党员家庭。

（蔡颖萍）

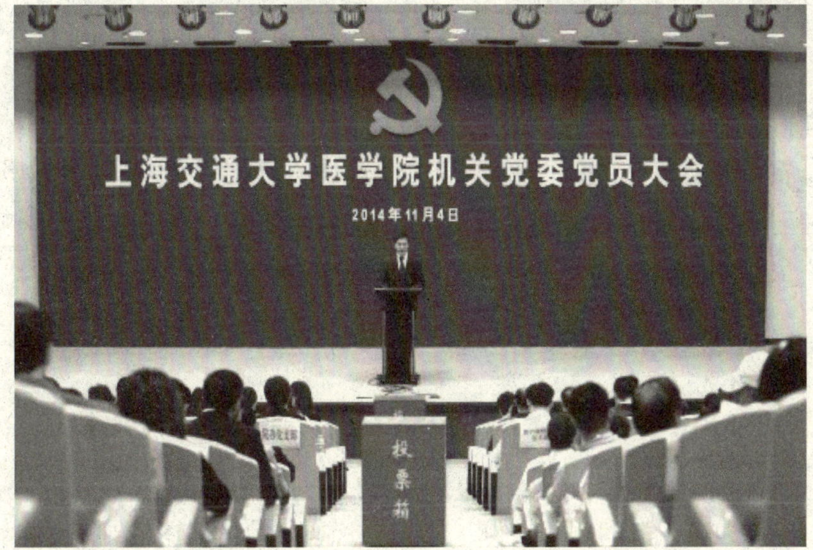

机关党委换届改选大会

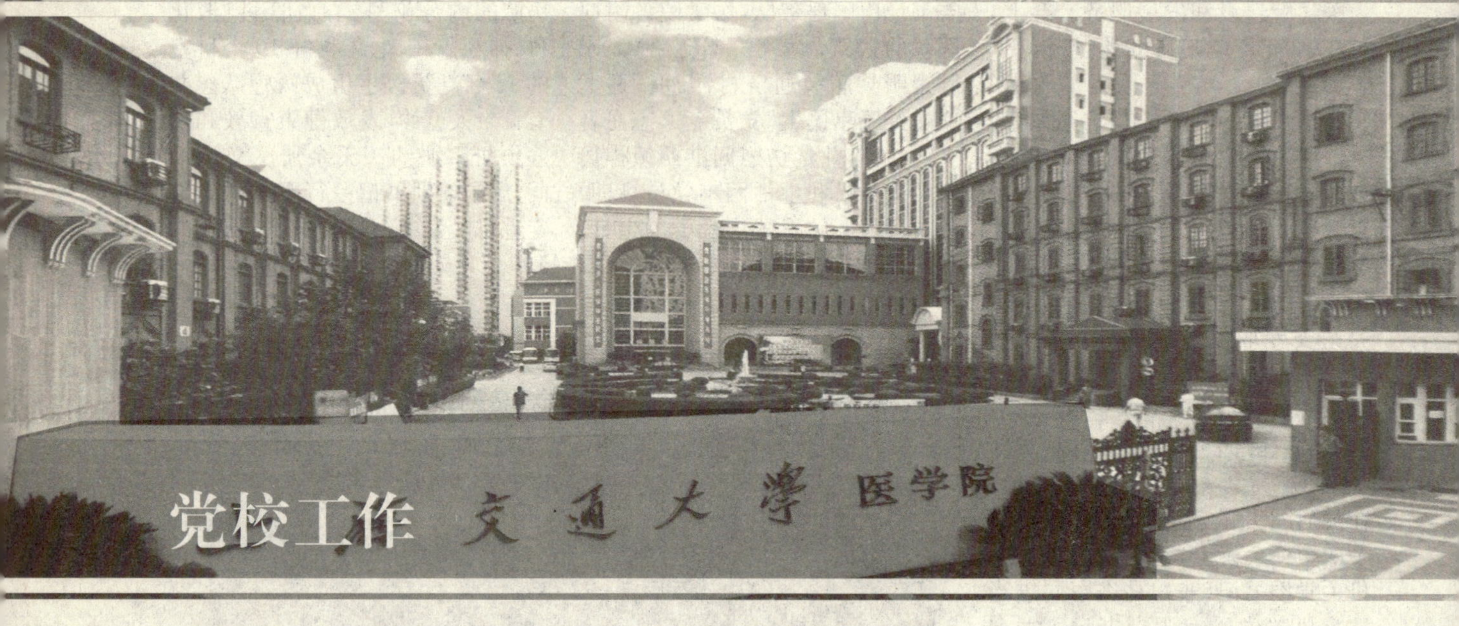

【概况】 2014 年，为深入贯彻落实党的十八大和十八届三中、四中全会精神，深入学习领会习近平总书记系列重要讲话精神，以改革创新的精神做好党的建设工作，医学院党校积极组织相关学习，继续加强党员干部教育培训的力度，共举办各类培训班 12 期，培训 1 069 人次，共计 420 学时。其中 2 期（教工 1 期，学生 1 期），培训 191 人，共 104 学时；举办干部教育培训班 8 期 488 人次，共 264 学时。学生党员与优秀大学生培训 2 期，培训 390 人，共计 52 课时（毕业生党员培训班 1 期 350 人，12 学时；选苗育苗工程培训班 1 期 40 人，40 学时）。

加强理论研究与宣传，做好重大课题的调研工作。与市委党校第四分校（原市科教党校）合作举办"时政、科学、人文"系列讲座（每月 1 期）。党校校长孙大麟撰写的《医学院校加强服务型党组织建设的探索与思考》获市教卫党委系统党建研究会组织的"密切联系群众，加强基层服务型党组织建设"征文活动优秀奖。医学院党校主持的党建课题《高校党校加强领导干部战略思维能力培训的探索与实践》同时申报市教卫党委党建研究重点课题、医学院党建课题并获准立项。叶福林主持的 2012 年度上海市"阳光计划"（党建类）项目《严把发展党员入口关，保持党的队伍纯洁性——以上海高校发展大学生党员为视角》于 2014 年顺利结题。2014 年党校相关人员发表党史党建类学术论文 6 篇。

发挥党史校史以史鉴今、资政育人的作用，完成各项编研任务。年鉴编纂方面，完成《上海交通大学医学院年鉴》（2014 版）的编纂工作。完成 2014 版《上海教育年鉴》、《2013 年度上海市教育年鉴教育人物志》；2014 版《上海黄浦年鉴》；2014 版《上海交通大学年鉴》等年鉴、方志中交大医学院部分的编纂工作。参与市年鉴学会学术征文活动，撰写题为《高校年鉴体例编排与版式设计的实践与创新——以〈上海交通大学医学院年鉴〉为例》的论文 1 篇。党史编研方面，在市教卫党委领导下，完成编纂《上海教育卫生改革发展启示录》、《上海教育卫生改革创新亲历记》共 6 篇相关专题文章。校史编写方面，完成《上海第二医科大学校史》（下卷）初稿的编写工作，并根据学校老领导和老专家的审稿意见进一步修改；上卷初稿部分也已部分完成，并在继续推进之中。校史人物系列研究方面，《王振义：学术追求与人生姿态相映生辉》一文发表于《上海交通大学学报》（医学版）2014 年第 11 期；编纂并出版《中国医学院士文库——王振义院士文集》（人民军医出版社）；继续进行《王振义传》、《国家最高科学技术奖获得者书系——〈王振义的故事〉》等书的编写和审稿校对工作。

（葛鹏程）

【举办医学院处级干部学习贯彻习近平总书记系列重要讲话精神研讨班】 3 月 7 日，医学院处级干部学习贯彻习近平总书记系列重要讲话精神研讨班开班。医学院党委书记孙大麟作动员报告，医学院党委副书记、纪委书记唐国瑶主持。孙大麟在动员报告中要求参加学习研讨的处级干部，要认真学习、深刻领会习近平总书记系列重要讲话的丰富内涵；要全面理解、系统掌握习近平总书记系列重要讲话的思想方法；要深入贯彻、抓紧落实习近平总书记系列重要讲话的工作要求。

（叶福林）

【举办临床科研骨干培训班】 5月15日，医学院党校、科技发展处联合举办"临床科研骨干培训班"。医学院副院长陈红专作开班动员并上第一次课。医学院附属医院共33名临床学科带头人参训。陈红专在题为《临床驱动型转化医学研究的路径》的报告中向学员讲述当代大学发挥的教学育人、科学研究、公共服务与文化传承创新等四项功能和作用，要求学员立足于交大医学院临床科研工作实际，继续深化转化医学理念，继续实施以临床问题为导向，开展前瞻性、原创性科学研究，加强转化医学项目、学科级平台和临床样本库建设，促进医教研各项工作协同发展。

（葛鹏程）

【院党政领导为交大中青班学员上党课】 6月13日，上海交通大学第十一期中青班学员在医学院听取医学院党政领导所作的专题报告。校党委副书记、医学院党委书记孙大麟以"一流医学院建设"为题，讲述了交大医学院创建发展的历史沿革，介绍了医学院在人才队伍、教育教学、科学研究、医疗服务、国际交流等方面所取得的成绩，面临的机遇和挑战。医学院副院长黄钢、陈红专，党委副书记夏小和等分别以"医学教育发展趋势"、"医学科研创新与转化"、"争创一流大学和一流医学院"为题给中青班学员作了专题报告。期间，中青班学员参观了医学院人体解剖学标本陈列室、生物化学与分子细胞生物学系和肿瘤微环境与炎症重点实验室。

（李冬凉）

【举办在职教职工党支部书记、支部委员培训班】 10月31日至11月7日，医学院举办在职教职工党支部书记、支部委员培训班。培训班共有医学院院本部在职教职工党支部书记、支部委员110余人参加。按照培训课程计划，学员们共进行了36学时的学习，其中进行了5个单元的课堂教学。部分学员还赴浙江嘉兴南湖革命纪念馆进行了参观学习。每名学员结合学习体会与心得，撰写了培训小结。结业典礼上，学员代表先后作了学习交流发言。医学院党委书记、党校校长孙大麟为学员颁发了结业证书并作总结讲话。孙大麟要求基层党务干部要加强学习，打牢履职尽责的知识基础；要学以致用，增强工作本领，提高解决实际问题能力；要树立宗旨意识，发挥共产党员的先锋模范作用，以实际行动为党和人民谋利益。

（葛鹏程）

【举办2014年党办主任、组织员培训班】 12月30日，医学院党校举办党办主任、组织员培训班。医学院系统党办主任、组织员共20余人参训。医学院党委副书记、纪委书记唐国瑶出席并作开班动员。上海市教卫工作党委组干处处长吴毅阐述了当前干部管理工作的新政策和新发展。上海市党员服务中心负责人杨正平解读了中央新发布的《中国共产党发展党员工作细则》。医学院党委组织部部长孟煜传达了市教卫工作党委关于干部管理工作的最新精神，并对医学院近期党建工作提出具体要求。医学院党校副校长叶福林结合基层党建创新案例，阐发了对做好基层党建工作的启示与思考。

（葛鹏程）

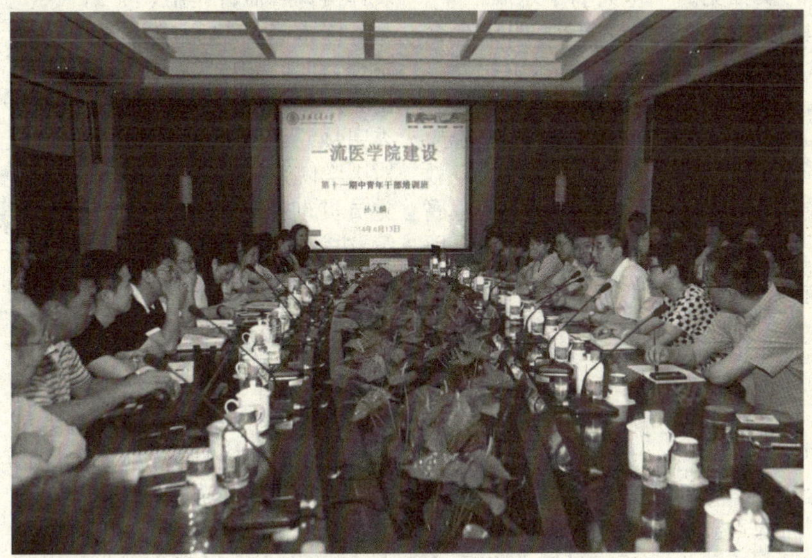

医学院党政领导为交大第十一期中青班学员上党课

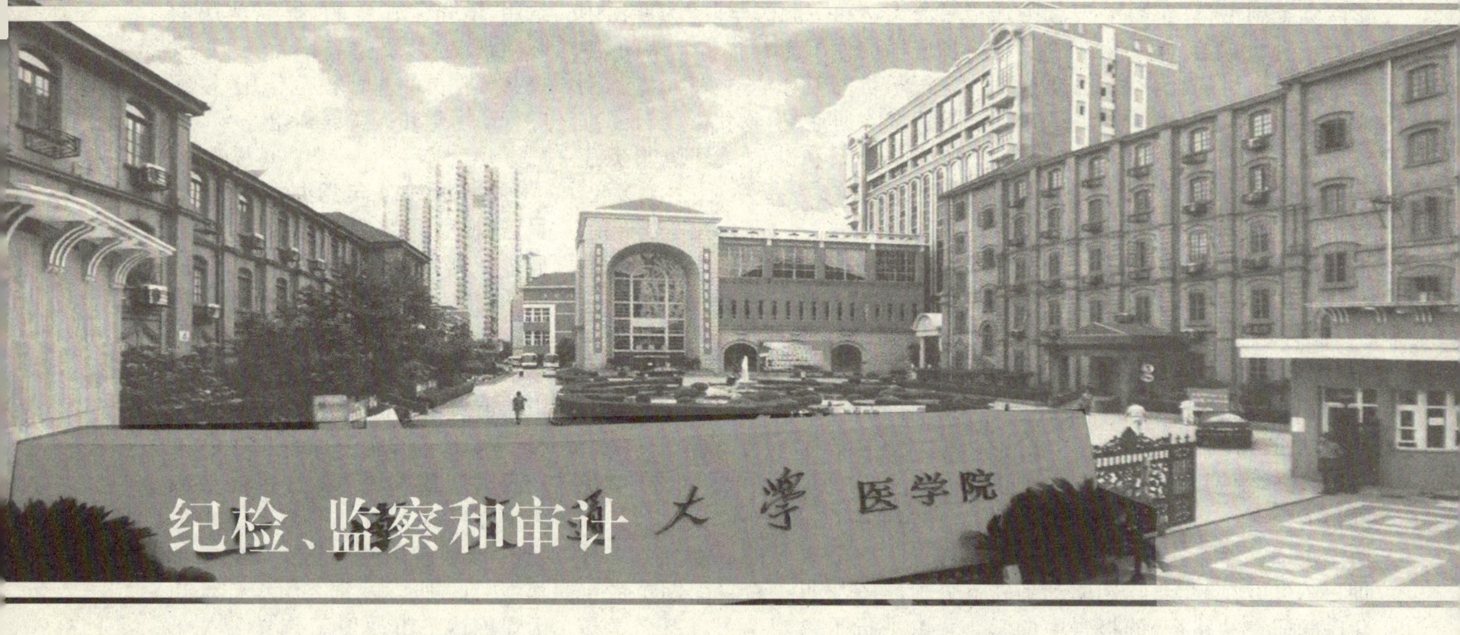

纪检、监察和审计

【概况】 2014年，医学院党风廉政建设和反腐败工作以深入学习贯彻党的十八大和十八届三中、四中全会，中纪委三次、四次全会以及十届市委五次全会、市纪委三次全会等精神为指导，坚持党要管党、从严治党，加强党委统一领导，聚焦学院中心任务，落实“严肃教育、严格管理、严守纪律、严惩腐败”十六字方针，强化干部队伍廉洁自律，坚持不懈纠正“四风”，监督制约权力运行，切实发挥源头治理作用，有效推动本系统党风廉政建设和反腐败各项工作的进展，为医学院的医、教、研发展提供有力保障。

学习贯彻中央、市委和上级部门的重要精神、工作部署，突出党风廉政建设和反腐败工作纪委主责。面对党风廉政建设和反腐败工作的新形势、新任务，医学院纪委围绕大局、立足自身工作定位，认真履行党章赋予的职责，强化转职能、转方式、转作风，建立健全“发现问题—督促检查—整改纠正—问责追究—强化管理”的工作链条，在协助党委集中精力抓好党风廉政建设和反腐败工作中充分发挥协调和监督作用。

深入贯彻执行中央八项规定精神，在实践中严明党的纪律，突出党风廉政建设和反腐败工作纪委主项。纪委协助党委始终抓好对医学院系统各级领导干部、全体党员贯彻执行党的路线、方针、政策、决议，与党中央保持高度一致；遵守党章、国家法律法规、党纪政纪及相关条规；执行党的政治纪律、组织纪律、财经纪律、工作纪律、生活纪律；遵守医学院各项规章制度、中层干部党风廉政行为规范等落实情况的监督检查。2014年，通过党政领导班子专题学习、中心组学习、部处长会、假期务虚会、主题培训、制度汇编、案例研讨、任职谈话、信访分析、廉政短信等多种形式，大力宣传和落实中央八项规定精神，不断促使各级领导干部自觉遵纪守法。完善反对“四风”的长效机制，严格执行“三公”经费、会议费差旅费使用和管理等制度，在会议活动、公务接待、公务用车、因公出国(境)等方面加强监管。落实八项规定月报制度，按时向市教卫纪工委上报检查执行情况。

完善信访工作协调机制，加大查信办案力度，突出党风廉政建设和反腐败工作纪委主业。纪委专题汇报巡视整改工作部署，并在常委会通报警示教育案例。严格落实市纪委、市教卫纪工委关于医疗服务领域的专项清退工作的有关规定和要求，在规定时间完成线索清查和物款清退工作。严格执行教卫纪工委下发的《关于报送反映问题线索处置情况的通知》，定期报送有关线索处置情况。加强对各附属单位纪检监察部门的业务指导，开展办信培训，提升信访处理能力。协助检察院开展有关案件外围调查，增强查办案件工作合力。

2014年，共受理信访57件次，其中来信56件次，电子邮件0件，来访1件。已办结57件，办结率为100%，涉及32人(处级干部9人，中共党员25人)。纪委还承办中央巡视组交办信访件共22件次，涉及12人(处级干部6人,中共党员11人)。无转立案件。纪委每半年向医学院党委常委会专题报告信访工作情况。

增强落实党风廉政建设主体责任主动意识。根据市委和市教卫工作党委的要求,医学院党委把党风廉政建设主体责任作为贯彻落实党的十八届三中、四中全会精神的首要政治责任加以落实,把党风廉政建设纳入党政领导班子和领导干部的目标管理,与医、教、研、管各项工作紧密结合,同步部署、同步落实、同步检查。党委常委会讨论年度党风廉政工作部署、落实中央八项规定、干部经济责任审计、纪检监察信访工作等内容,院长办公室研究资产处置、财务审计整改、医疗行风建设等专题。党政领导班子主要负责同志履行党风廉政建设和反腐败工作第一责任人职责,做到重要工作亲自部署、重大问题亲自过问、重点环节亲自协调、重要案件亲自督办。党政领导班子其他成员坚持"一岗双责",根据分工抓好职责范围内的党风廉政建设和反腐败工作。党政领导班子各负其责、齐抓共管、形成合力,构建权责明晰、分级负责、层层落实的反腐倡廉责任体系。

加强党委主体责任落实工作制度和机制建设。根据市委《关于落实党委主体责任,进一步做实党风廉政建设责任制的意见》(沪委办发〔2014〕20号)和《市教卫工作党委关于落实党风廉政建设主体责任的实施意见》(沪教卫党〔2014〕290号)文件精神及工作部署,纪委协助党委制定了《中共上海交通大学医学院委员会关于落实党风廉政建设主体责任的实施办法》,明确提出要以项目化、程序化和制度化等方式推进责任体系建设。党委带头发挥责任主体作用,2014年年初及时修订《2014年医学院党政班子成员党风廉政建设和反腐败工作责任分工》,下半年对《附属医院党风廉政建设责任制检查三级指标体系》相关内容和对照检查标准进行细化调整。

强化领导干部廉洁自律,促进干部履职清正、高效勤政。严格执行《中国共产党党员领导干部廉洁从政若干准则》,联合组织部门对领导干部兼职取酬、报告个人有关事项、述责述廉等情况开展监督检查。2014年共对21名新提任处级干部开展岗前廉政谈话,试运行任前廉政测试工作,并对新提任干部提出清正履职、遵守中央八项规定、保持优良作风等要求。下发《上海交通大学医学院党风廉政制度和行为规范干部必读》,加快建设干部廉政档案数据库,不断强化各级领导干部的廉洁从政行为。

以公开透明、规范运行为前提,努力铲除滋生腐败的土壤、消除权力寻租的空间。强化落实"三重一大"事项决策程序、集体领导和分工负责、重要情况通报和报告等制度,发挥党务公开、院务公开等监督作用,建立健全医学院惩治和预防腐败体系。认真落实组织部门提任处级干部事前征求纪委意见制度,参与干部招聘、职称评审、基金评奖等流程,试行"干部招聘面试情况表"、"干部公示情况登记表"等,在选人用人、工作评审等环节中加强监管。认真执行《领导干部经济责任审计实施细则》,协助相关部门开展对干部任中和离任审计工作,重视对审计结果的整改。指导和推进各附属单位基于OA的廉政风险防控信息系统建设,促使各单位在2013年工作基础上完善相应模块和功能,发挥实时监管作用,进一步深化"制度+科技+文化"廉政风险防控工作理念。

发挥全方位式反腐倡廉教育工作的影响力。协助党委开展党风廉政建设专题中心组学习,纪委改版更新"党风廉政建设网",增加廉政问答、问卷调查等。党政主要领导在假期务虚会上反复强调各级领导干部要认真落实党风廉政建设责任制、严格执行中央八项规定精神等要求,党政领导班子集体学习《落实党风廉政建设党委主体责任的实施办法》。联合审计处、党校举办《领导干部经济责任审计培训班》,对重点岗位领导干部加强警示教育,完善审计监督机制,实现权力监督制约。

2014年度党风廉政建设网总浏览量20余万人次,发挥网络宣传主阵地作用,继续发挥"医源清风"学生社团影响力,做实"廉洁文化进校园"。各附属单位采取架设支部廉政教育平台、联合工会开展师德师风工程、自行制作口袋书和"廉洁医院"宣传片,开展案件通报、警示教育、分党校廉政党课、新生入学诚信教育和毕业生远航廉政指导等形式,整个医学院系统廉政宣传教育参与人数22 093人次,在临床一线的教育覆盖面95%以上。

关心群众切身利益,切实改进教风学风。执行《上海市普通高校招生监察工作实施办法》和市教委规范教育收费工作要求。联合教务处招办启动"阳光招生"工作,对"招生制度"等8大类情况进行摸底;宣传招生工作纪律和检查招录现场;协助财务处开展规范教育收费和临床医学院收取代办费自查工作;联合人事处、学指委等开展学习贯彻教育部关于严禁教师违规收受学生及家长礼品礼金等"六个严禁"规定及相关自查工作。对教育政风行风测评和自查检查中发现的问题督促有关部门落实整改工作。

加强医疗行风建设,改善医疗服务质量和医德医风。配合市卫生计生委开展落实医疗行风建设"九不准""十项不得"专项督查和有关自查工作。对各附属医院开展了"九不准""十项不得"专项检查,深化"反统方",规范医疗服务外包、接受社会捐赠,坚决查处收受"红包"、收取商业贿赂等违规行为。2014年共收到上交"红包"和礼品礼金115人次,共计481 963元,退还"红包"和礼品礼金305人次，共计 1 310 900 元。根据市纪委和市教卫纪工委的统一部署，组织各附属医院纪委做好有关专项清退工作，保证清退工作各项任务最终完成，并在年底前落实整改、形成长效机制。

贯彻落实医学院干部大会精神，增强纪检监察工作实效。纪委副书记带队下基层走访，调研本系统纪检监察工作开展和队伍建设总体情况，总结了 5 方面基层党风廉政建设工作亮点，收集 6 方面 16 项纪检监察工作建议及对 6 种情况加强监管，针对调研，医学院纪委提出 8 项改进措施并已全部落实。注重对纪检监察干部队伍的思想教育、业务培训和实践锻炼，选派 10 余人次参加中纪委、市教卫纪工委、市卫计委等专题培训。利用纪检监察平台沟通信息、指导业务，提升基层纪检工作水平。严格自律，纪检监察干部带头贯彻执行中央八项规定精神。

深化“三转”，完善纪检监察工作职能。按照市教卫纪工委关于进一步落实“转职能、转方式、转作风”的要求，纪委对自身业务、工作条目、有关事项和目前情况进行梳理，保留 7 方面 41 项工作内容，拟调整 5 方面 13 项工作内容，拟移交 2 方面 8 项工作内容。建立健全纪检工作制度，起草并实施《医学院纪委任职廉政测试和岗前廉政谈话》制度。加强与北大纪检监察部门等党风廉政建设调研合作，并积极组织开展本系统工作调研。完成院领导在市教卫工作党委系统党风廉政建设干部大会上的交流发言、报送中国纪检监察学院有关文章等重要文稿。

（武剑华）

【院党委中心组（扩大）举行党风廉政建设专题学习】 6 月 26 日，医学院党委中心组（扩大）学习举行。上海市党建创新研究基地主任首席专家、市委党校党史党建部教授刘红凛应邀作“秉公用权，自觉加强党风廉政建设”专题报告。医学院党政领导、中心组成员、附属单位纪委书记、纪监审负责人、院机关部处负责人等共 70 余人参加学习。会议由医学院党委副书记、纪委书记唐国瑶主持。

（武剑华）

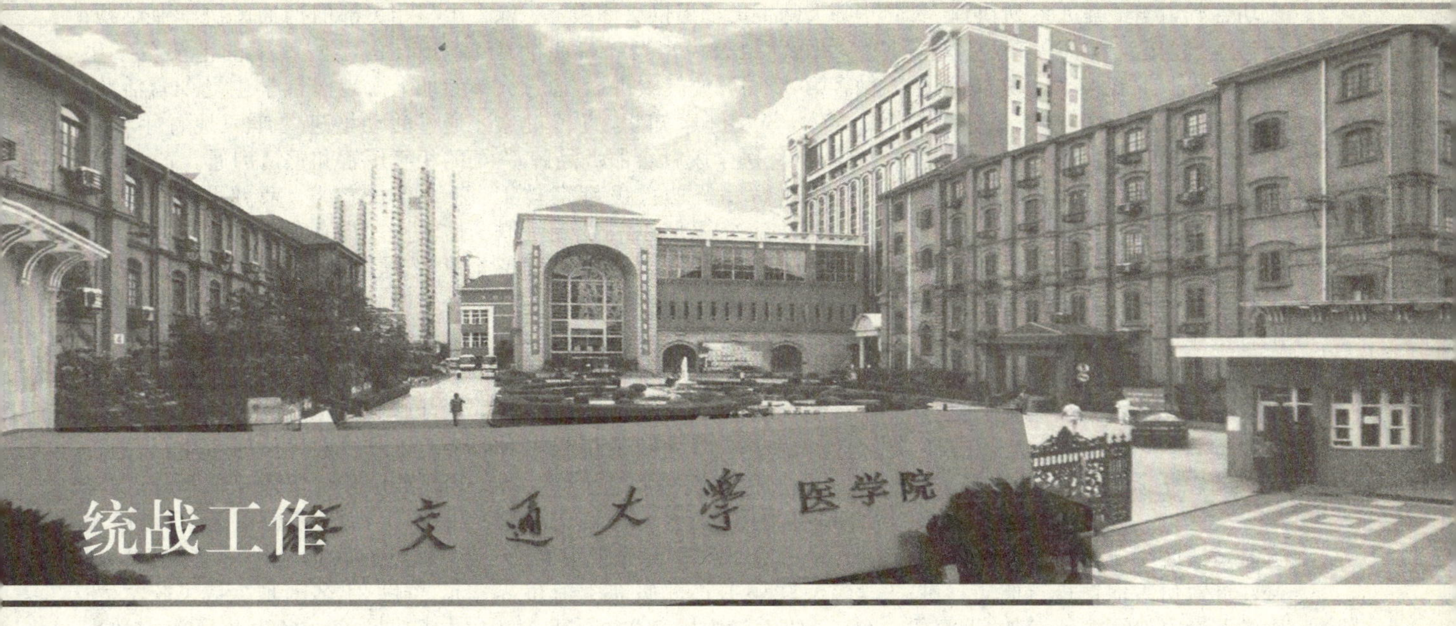

【概况】 2014年是深入学习贯彻党的十八大和十八届三中、四中全会精神的一年。统战部在医学院党委和市委统战部、教卫党委统战处的领导下，面对新形势、新情况和新任务积极作为，以全面深化改革为统领，围绕学校中心工作，强化引导，增进共识，夯实基础，凝聚人心，汇集众智，发挥优势，服务大局，为全面提升统战工作科学化水平，为构建和谐校园、推进世界一流大学建设做出积极贡献。按照年初计划和上级部署，保质保量地完成各项工作。

认真学习，提高认识，增强统战工作水平。医学院统战部围绕一系列重大战略思想加强自身学习，形成条块结合的学习格局，转变观念，适应变化，提高认识，增强政治洞察力和鉴别力，增强工作的预见性，有序开展医学院统战工作。统战部成员参加上海市委统战部、市教卫党委统战部处、市委党校、市府侨办等举办的各层次理论进修班、培训班；深入学习十八大及十八届三中、四中全会精神；学习中共中央办公厅印发的《关于加强和改进新形势下侨联工作的意见》通知；学习习近平总书记在中央民族工作会议上的重要讲话和在庆祝人民政协成立65周年大会上的重要讲话，学习中央民族工作会议精神。探索创新党外人士季度座谈会形式，通过实地考察和专家报告形式，实现“请进来”与“走出去”相结合，改变传统学习模式，通过跨学科跨专业的碰撞，拓展科研方法新视野。

以理论学习带动实践工作，树立以人为本的理念，做好团结人、引导人、培养人、举荐人的工作，提升统战工作的凝聚力、亲和力和贡献力，聚力助发展，齐心促和谐。参与校内外课题调研，探索新形势下党外知识分子工作的新思路、新载体、新机制、新举措。完成市委统战部调研课题、市教卫党委统战处调研课题、黄浦区统战理论研究课题各1项。课题《新时期民主党派思想建设问题与对策探索》获2014年华东地区高校统战工作理论研究征文一等奖、2013年度上海市统战调研优秀成果优秀奖。

协助党派开展工作，加强党外干部队伍建设。2014年共推荐选送8名党外代表人士、青年骨干分别参加中央统战部、市委统战部、教卫党委系统、市府侨办等举办的各级各类培训班、研讨班；另有陆勤等多名民主党派成员参加各民主党派培训。推荐增补李军民为民建上海市委常委。

学习《市委统战部关于开展“上海市党外代表人士和党外优秀人才专项调研”工作的通知》精神，配合市委统战部做好深入调研工作，共推荐报送大、中、小名单人选43人，完成第一批深入调研“小名单”人选14名党外人士的材料整理、报送和谈话工作，完成大、中名单人选的材料报送工作。

推进医学院各民主党派和无党派人士开展坚持和发展中国特色社会主义学习实践活动。以医学院知联会“知联医方”系列活动为依托，学习习近平总书记系列重要讲话精神，医学院统战部、医学院知联会与上海航天科技研究院成功签约共建，通过系列讲座、参观考察、健康宣讲、医疗服务等多种形式，推动“学实”活动步伐，增强民主党派和无党派知识分子的历史责任感和使命感，进一步增强对中国特色社会主义的道路自信、理论自信和制度自信。

发挥专业优势，服务民众，扩大社会影响力。医学院统战部协助各民主党派和统战团体充分发挥专业优势，立足本职，感恩社会，深入基层，多方位、多渠道、多层次地服务百姓、服务社会。2014 年，农工党医学院委员会专家赴余姚梁弄义诊；致公党医学院委员会专家赴黄浦区小桃园清真寺义诊，并赴江苏常州雪堰镇进行健康宣讲；医学院专家连续 7 年参加“上海侨界医学专家送医到社区（农村）”巡诊活动；医学院民族联在“上海市民族宗教法制集中宣传日”开展义诊服务活动；医学院侨联开展“名医进协会”、“名医进媒体”、“名医进校园”系列活动，并连续 12 年为华师大师生员工提供义诊服务。徐根兴做客“致公说事”栏目，龚艳春做客第 20 届解放健康讲坛，通过大众媒体，普及健康知识，宣传健康理念，树立医学院社会服务品牌。

继续做好侨、台、民族宗教工作。医学院统战部以医学院侨联为依托，广泛联系归侨、侨眷和留学归国人员，做到新侨老侨工作并重，为 5 名新归侨办理归侨证，在传统节假日，逐一上门走访患病、困难的老归侨、侨眷以及新归侨 10 余人。医学院广大归侨侨眷参加各项活动，医学院侨联获上海侨界“2014 年‘侨之夜’——‘侨与中国梦’”主题演讲比赛优秀组织奖，医学院侨联秘书长邱坚获上海侨界 2014 年“侨与中国梦”主题征文优胜奖；由刘伟教授领衔的“组织工程技术在组织再生中的应用”获“中国侨界（创新成果）贡献奖”。

充分发挥台联在民间对台工作中的作用，做好医学院台胞台属和港澳台学生工作。协助台湾籍学生与相关部门沟通解决学业难题；邀请在医学院就读的港澳台学生参加上海港澳台学生夏令营活动，通过活动增进两岸三地青年学生的相互了解和感情沟通。

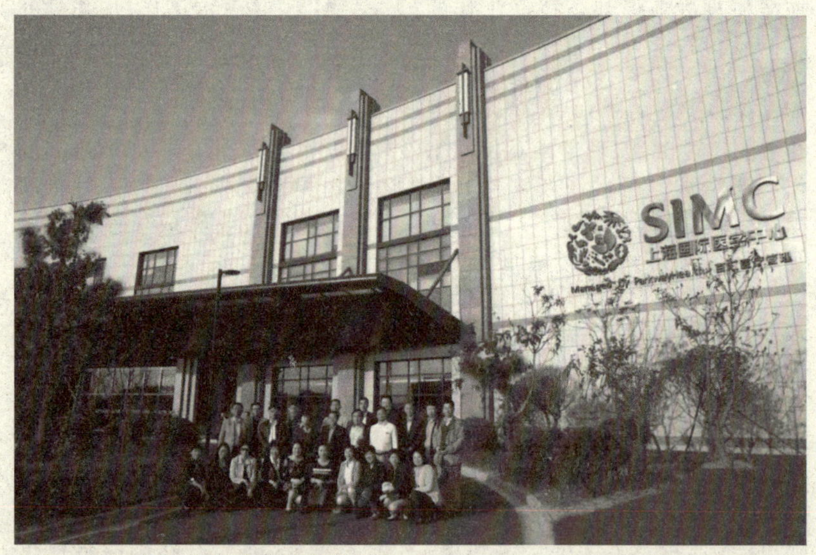

2014 年第二次党外人士季度座谈会

以民族联、宗教联为工作载体，进一步落实党的民族宗教政策，依法管理民族宗教事务，尊重少数民族的风俗习惯，为少数民族排忧解难，引导宗教联会员坚决抵制境外势力利用宗教进行渗透，维护社会的和谐、稳定。争取资源，关心困难少数民族学生生活，通过市民族联积极争取玉佛禅寺、龙华古寺、上海宋庆龄基金会、上海市少数民族联合会助学善款 52 500 元，资助 21 名困难少数民族学生；并成功推荐一名少数民族大学生入选“阳光育人”计划。

完成统战部常规工作。协助召开四次党委“党外人士季度座谈会”，听取党外人士对医学院发展的意见建议；加强统战宣传工作，编纂上海交大医学院《统战简报》，共编撰 7 期；统战部获 2011—2013 年度上海市侨务信访工作表扬单位称号；落实党外代表人士调研津贴制度；定期联系沟通党外代表人士；协助各民主党派、统战团体做好活动经费的管理、报销和部门内审计工作；统战人士信息库的动态管理和维护，上报各类数据统计和报表；撰写各类推荐材料、人物信息。

（李　丽）

【李军民增补为民建市委常委】 12 月 30 日，民建上海市委十二届四次全体会议上，民建医学院委员会主委李军民增补为民建上海市第十二届委员会常委。

（许恺恺）

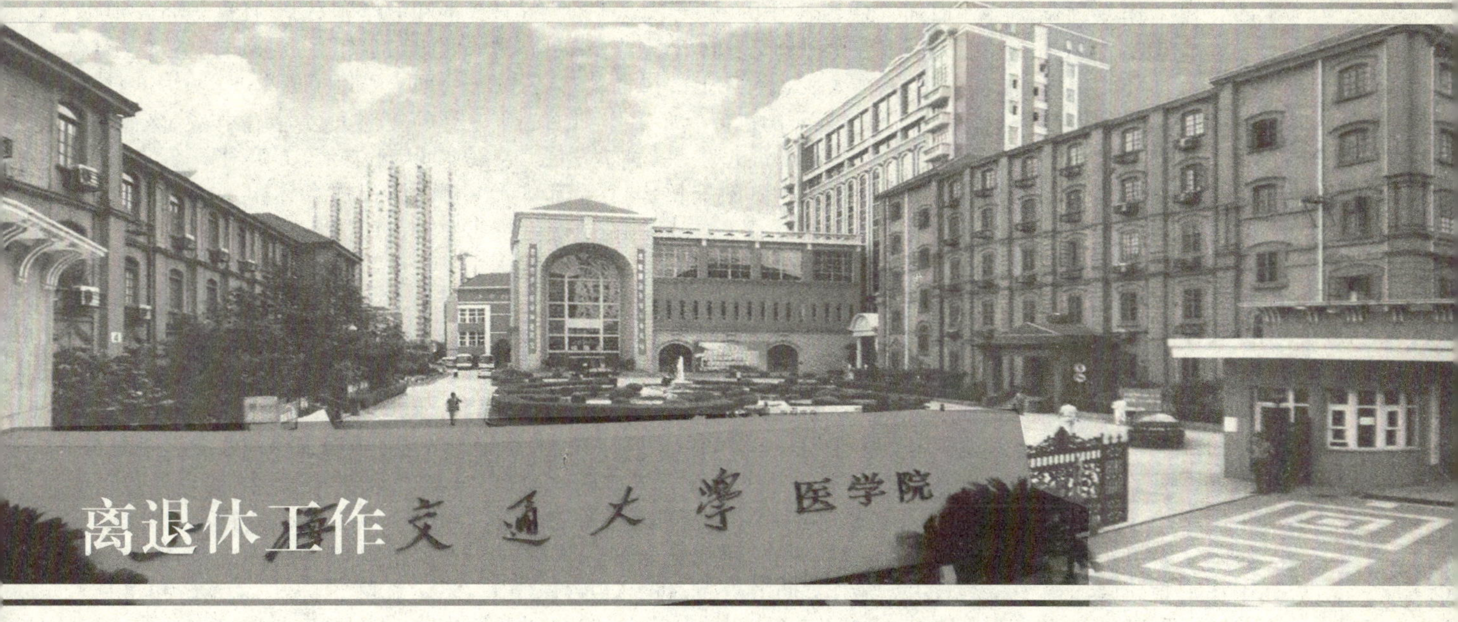

【概况】 截至2014年底，医学院系统离休干部共有92人，其中院本部40人、瑞金医院22人、新华医院11人、仁济医院7人、第九人民医院7人、第三人民医院4人、卫校1人。离休干部平均年龄85.07岁，2014年去世10人。医学院院本部退休职工共有1 094人，2014年新退休30人，去世21人。

加强离退休职工思想政治建设和党组织建设。通过举办辅导报告会、专题读书班等途径，组织离退休教职工深入学习贯彻党的十八届三中、四中全会和习近平总书记系列重要讲话精神。直属离休干部党支部、直属退休局级干部党支部和七个退休教工党支部按照组织程序按期完成换届选举，产生新一届支委班子成员，新支委班子队伍更趋年轻化。

落实好离退休职工生活待遇，关心生活困难老同志。按照有关文件和会议的要求，认真做好离休干部护理费、离退休人员补贴费的调整、发放工作。在原有"交大医学院退休职工患病住院及重病大病救助实施办法"的基础上，制定并试行"上海交通大学医学院院本部退休职工帮困扶助实施办法"。组织开展"夏送清凉、冬送温暖"走访慰问和节日慰问活动，并在国庆65周年之际，对离休干部开展了普遍走访慰问。做好离退休职工健康体检等常规工作。

推进社区老干部工作。年初制定下发《关于进一步加强上海交通大学医学院社区老干部工作的实施意见》（沪交医委老[2014]2号），在年终总结时对各单位落实文件情况进行检查。继续100%做好离休干部高龄社区养老费的缴纳工作。邀请淮海中路街道社区老干部工作者来校召开年度联席会议，研究讨论协调和配合做好对老干部的关心服务工作。

推进老年文化建设。举办"同心共筑中国梦—医学院庆祝建国65周年暨全国第二个老年节文艺汇演"和书画摄影作品展览。文艺表演从主持到演出都由老同志担纲，展现医学院退休教职工良好的精神风貌和文化修养。举办集体祝寿活动和金婚、钻石婚庆典活动。投入近15万元改造退休教职工活动室，改善老同志的活动环境和活动条件。

组织引导离退休老同志积极发挥作用。推进关心下一代工作，完成中国关心下一代委员会主任顾秀莲来医学院调研的接待任务。不断加强特邀党建组织员队伍建设，配合组织部完成了8名特邀党建组织员的选聘工作。组织老同志开展"医学科普进社区学校"、教学督导、校园文明督导等活动。

进一步整合离退休工作，加强工作部门和工作人员队伍建设。组织工作人员学习全国离退休干部工作"双先"表彰会的会议精神，进一步增强为老同志服务的意识。主动申报课题，研究新形势下如何进一步加强离退休党建工作，完成市教卫工作党委系统党建研究会重点课题"完善上海高校退休干部党支部组织生活制度的研究"。参与市教卫工作党委相关课题的研究，组织市教卫党委副书记虞丽娟带队对医学院和瑞金医院离退休干部党建工作专题调研会。加强对老龄工作的宣传，注重在校园网等载体及时宣传报道老龄工作和离退休职工活动情况。

（陈　铿）

【虞丽娟带队调研医学院离退休党建工作】 8月8日，上海市教卫工作党委副书记虞丽娟带队来到瑞金医院，调研上海交通大学医学院和瑞金医院离退休干部党建工作情况。医学院党委副书记唐国瑶、瑞金医院党委书记杨伟国先后介绍了医学院和瑞金医院的基本情况。医学院老干部工作办公室主任、退休党总支书记陈铿和瑞金医院党委组织员朱文秀的作专题工作汇报。虞丽娟主持会议并作总结讲话，对医学院离退休党建工作予以肯定。

（胡　玥）

【召开老委会、关工委工作会议】 12月24日，交大医学院老干部工作委员会、关心下一代工作委员会2014年度工作会议召开。会议的主题是认真学习贯彻习近平总书记等中央领导同志11月26日在全国离退休干部先进集体、先进个人表彰大会上的讲话精神，深入推进医学院老干部工作和关心下一代工作转型发展、科学发展。会议由医学院副院长、老委会和关工委副主任郭莲主持。医学院党委副书记、老委会和关工委主任唐国瑶，上海市教育系统关工委副主任兼秘书长陈其昌出席会议并讲话。

（胡　玥）

【退管会讨论通过“帮困扶助办法”】 4月29日，退休职工管理委员会工作会议召开。医学院副院长、退管会主任郭莲出席会议并讲话。会议研究了退管会2014年工作要点并着重讨论了《院本部退休职工帮困扶助实施办法（讨论稿）》。经过修改后，该实施办法于2014年6月1日起试行一年。

（胡　玥）

【院本部各离退休党支部完成换届】 4月至6月期间，院本部离休干部党支部、退休局级干部党支部和七个退休教工党支部分别按照组织程序完成换届选举，产生新一届支委班子成员。在6月6日召开的支部大会上，王作英、陈铿、岳永贵、郭志清、周焕礼5名同志当选为新一届离休干部党支部委员会委员，王作英当选党支部书记。在6月19日召开的支部大会上，余贤如、方友娣、钱关祥3名同志当选新一届退休局级干部党支部委员会委员，余贤如当选党支部书记。

（胡　玥）

【举办离退休职工庆祝建国65周年活动】 9月25日，举行庆祝第二个老年节大会暨离退休职工庆祝建国65周年文艺汇演。医学院院长陈国强出席活动并讲话。文艺汇演是“医学院离退休职工庆祝建国65周年作品展演活动”的一部分。作品展演活动还包括在校园宣传栏展出的摄影展、在懿德楼底楼大厅展出的书画展。共展出书画作品47幅、摄影作品56幅。

（胡　玥）

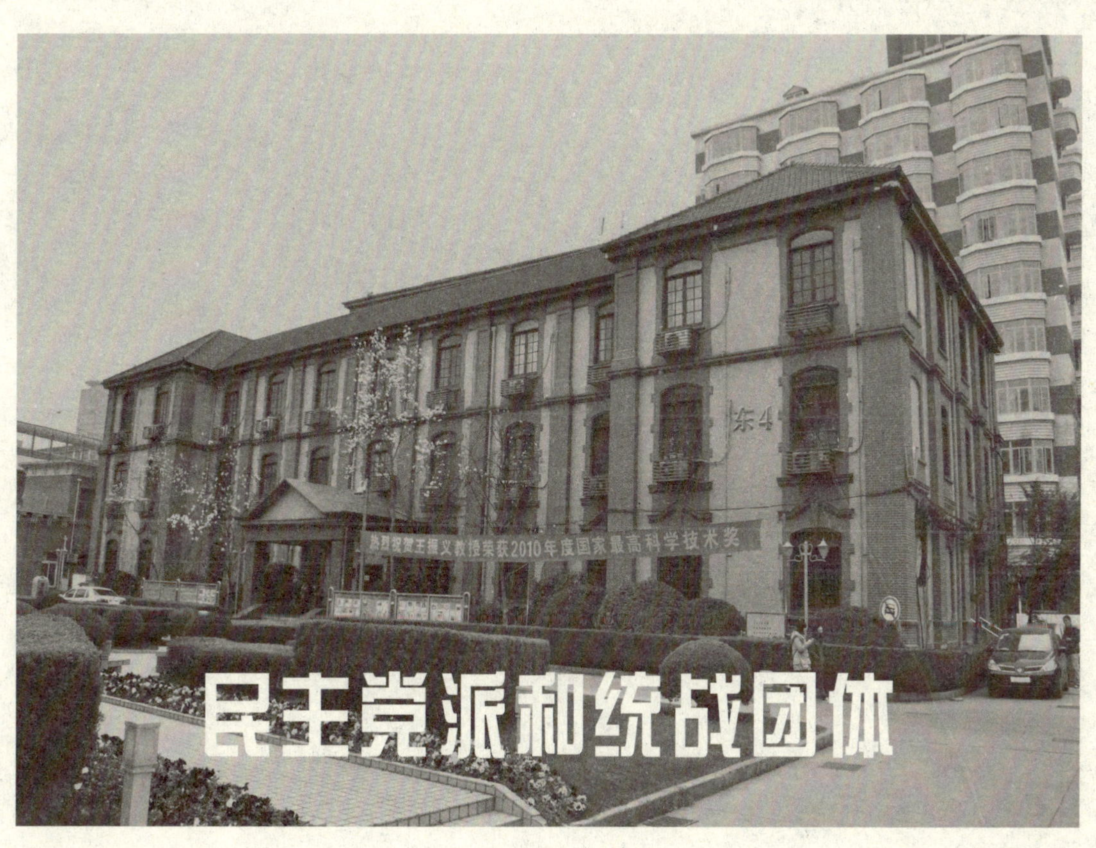

民主党派和统战团体

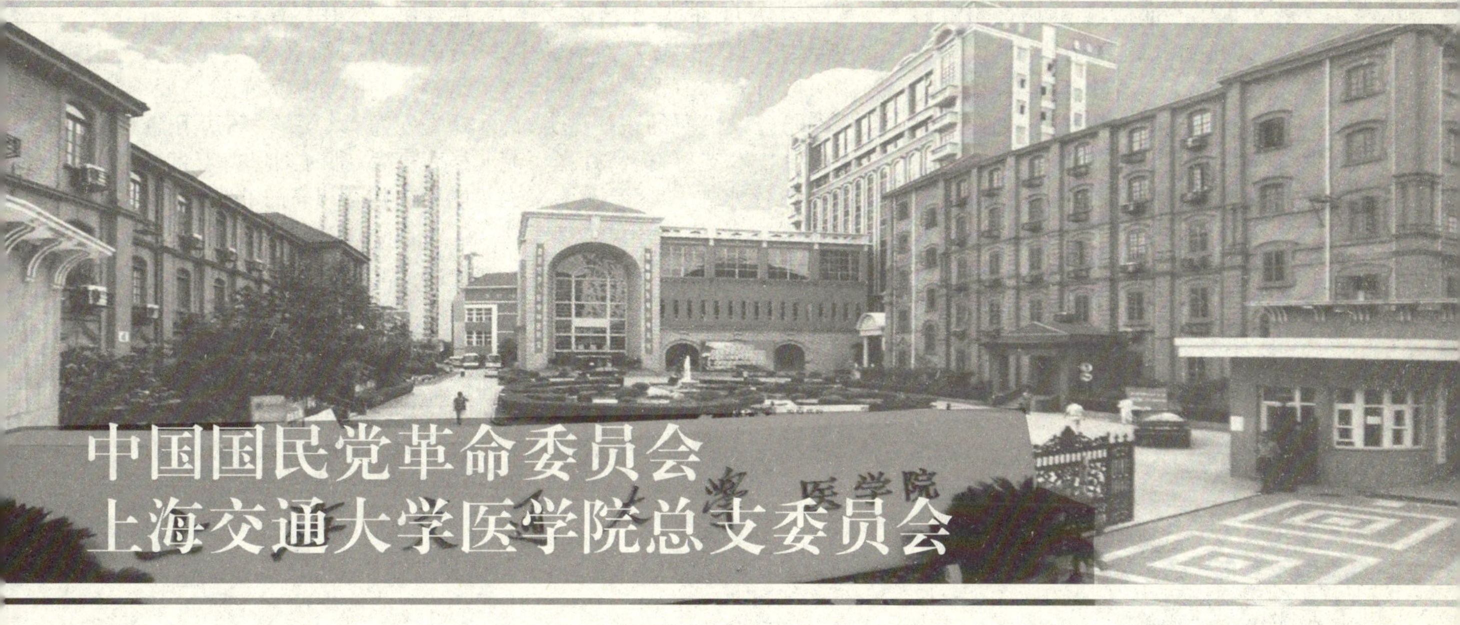

中国国民党革命委员会
上海交通大学医学院总支委员会

【概况】 2014 年，民革交大医学院总支在民革上海市委和上海交大医学院党委的领导以及各有关部门的关心帮助下，总支全体党员群策群力，在学习和继承民革优良传统、自觉接受中国共产党的政治领导、团结全体党员发扬民革同中国共产党长期风雨同舟的历史传统等方面做了一些工作，取得了一些新成绩。

继承民革光荣传统、加强自身政治学习。总支围绕医学院和各附属医院的中心工作，通过民革市委、网络平台，以多种形式深入学习贯彻中共十八大、十八届三中、四中全会报告精神，研读习近平总书记系列重要讲话精神，领会和贯彻坚持中国共产党领导的重要性。同时，总支还围绕中心工作开展各种活动，以提高全体党员的政治觉悟，使之自觉保持同中国共产党的各项方针、政策的一致性。2014 年是民革医学院组织成立 60 周年，民革医学院总支召开纪念民革上海交大医学院组织成立 60 周年座谈会，新老党员共同回顾组织的发展历史，深切怀念为民革成立和发展做出卓越贡献的老同志、老党员，深刻体会到民革组织与中国共产党是风雨同舟的命运共同体，民主党派的发展与执政党的政治生活息息相关。更让党员们清醒的认识到，只有不断加强民革组织的自身素质，不断加强组织建设，提高民革党员参与国家政治、开展民主监督的理论和水平，才能与参政党的地位相匹配，才能充分发挥参政党的协同配合作用。

加强组织建设工作。学习民革历史，不断学习理论知识，在努力维护民革形象、传播正能量等方面，总支全体党员齐心协力，为组织发展不懈努力。总支根据组织发展程序，在严格掌握标准、成熟一

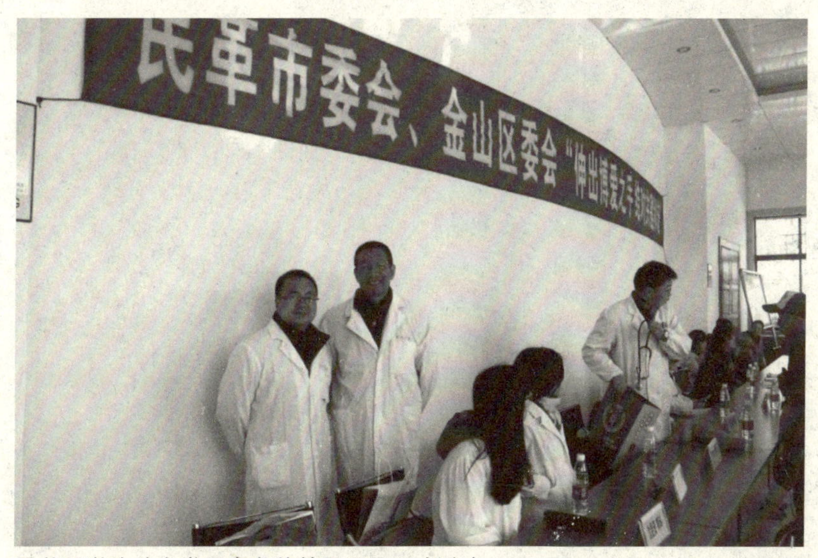

民革医学院总支党员专家赴基层开展义诊活动

个发展一个的前提下，吸收新鲜血液，发展新党员。2014 年共发展新党员 2 名，新党员具有年龄轻、政治素质好，业务能力精湛的优点，他们的加入为总支增添了活力，也为总支今后的发展打下坚实基础。

充分利用自身的业务特长，开展社会医疗服务工作，为社区提供帮扶。在民革上海市委主办、金山民革区委协办的“伸出博爱之手，共建和谐社区”医疗咨询活动中，新华医院和瑞金医院的党员同志热情参与。以优质的医疗服务，为社区提供技术支持，提高社区医院规范化诊疗水平。参与民革交大台联会组办、浦东社区民革区委协办的医疗义诊和健康宣教活动。

重视民革形象。党员们始终站在医疗工作的第一线，承担着繁重的医疗科研及教学任务。无论是每年的医院病人就诊高峰季节，还是在急诊、门诊、病房等急危重病人身旁，都时刻保持着良好饱满的精神状态和高尚的职业道德。

截至 2014 年底，新发展党员 2 名，共有党员 37 名。

（刘　鸣）

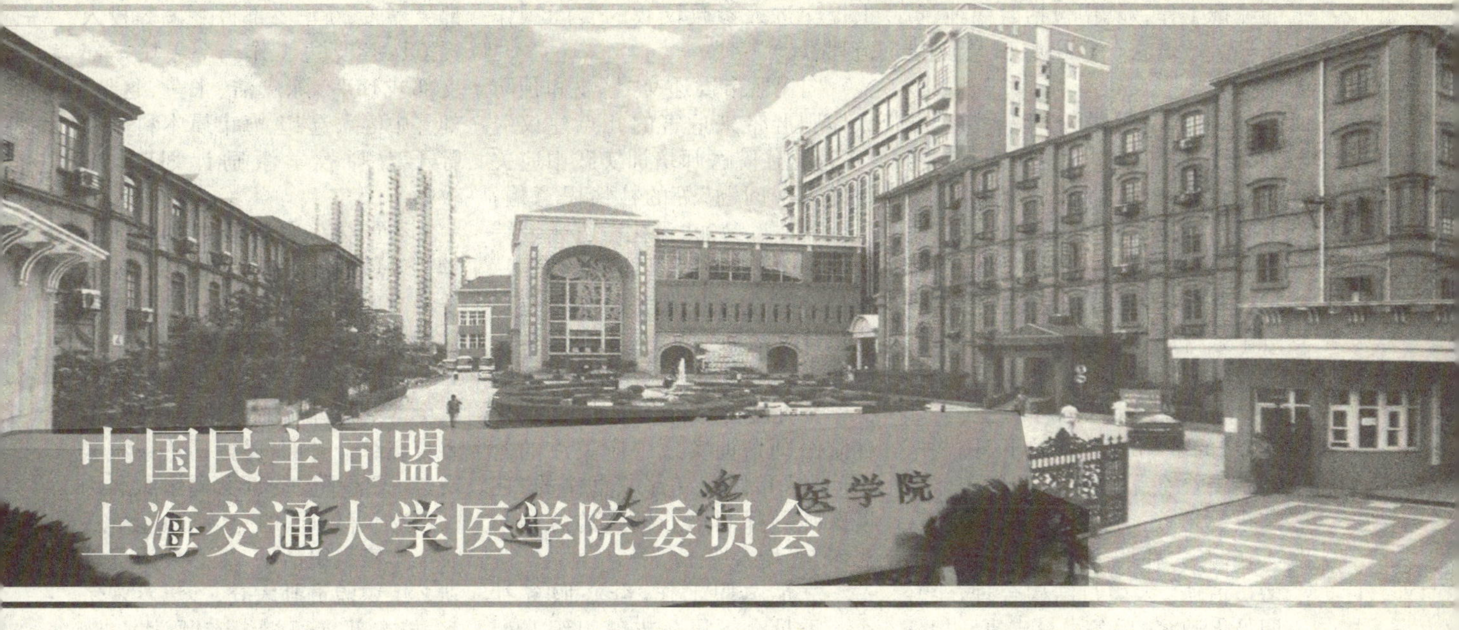

中国民主同盟
上海交通大学医学院委员会

【概况】 2014年是深入贯彻中共十八届三中、四中全会精神，全面深化改革的开局之年。在民盟上海市委和医学院党委的领导下，民盟上海交通大学医学院委员会团结带领广大盟员，以学习实践活动为抓手，进一步引导盟员增强中国特色社会主义道路自信、理论自信、制度自信，不断坚定信念，凝聚共识，投身全面深化改革的生动实践。以积极履职为宗旨，提升参政议政质量；以关注民生为支点，拓展社会服务深度；以“基层组织建设年”为契机，强化人才队伍建设，各项盟务工作取得新的进展。

加强思想建设，提高整体素质。民盟医学院委员会始终重视盟员自身建设和政治理论学习。组织盟员听取盟市委两会代表有关“两会”精神的传达和学习习近平同志系列重要讲话精神。副主委赵卫国、委员祝宇、盟员陈秋等参加民盟市委医卫专委会活动，掌握新时期党的统战知识和政策，为今后工作提供理论支持。副主委李宁丽、赵卫国、王树云等多次参加交大医学院党委党外人士季度座谈会，密切党盟关系，及时了解医学院各项政策，掌握医学院科研、医疗、教学、招生动态。各支部均参加由各单位组织的“党的群众路线教育实践活动”座谈会。

为加强民盟干部的自身建设，选派民盟员参加由盟市委等组织的各级各类学习班，如委员王立夫作为知识分子代表参加市委党校第48期高级专家研修班；委员陈福祥参加上海交大医学院党校“学科带头人科研工作”学习班。

为传承民盟前辈的优良传统，学习老一辈代表人物的高尚风范，委员会还主持完成部分“沪盟先贤”

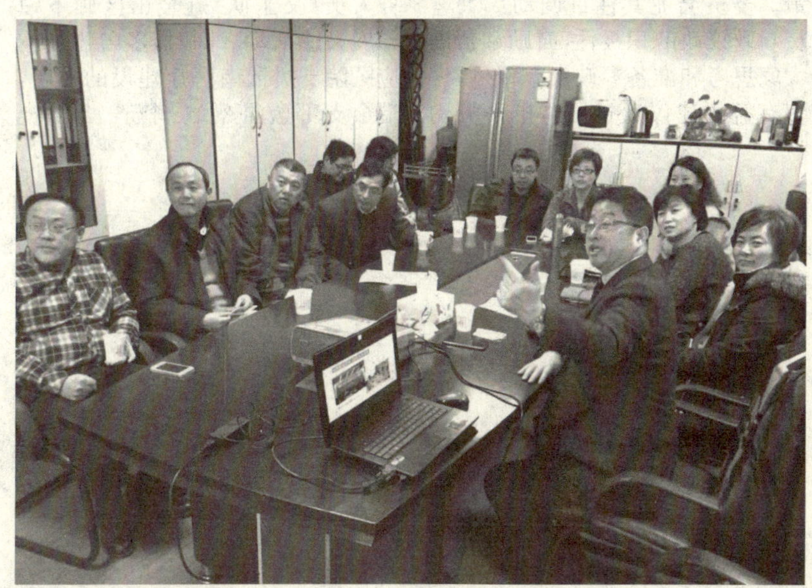

民盟医学院第六届委员会召开第六次全体会议

的编撰工作。其中包括兰锡纯、黄铭新、傅培彬、江绍基和佘亚雄教授。

2014年，民盟医学院委员会获中央授予的“中国民主同盟基层组织建设先进基层组织”称号，民盟上海市委授予的“宣传工作先进集体奖”荣誉；盟员、基础医学院教师王红获“民盟上海市委宣传工作先进个人”称号。

巩固组织队伍，做好人才储备。在民盟中央“人才兴盟、人才强盟”的战略方针指导下，民盟医学院委员会十分重视后备人才的选拔与培养。2014年，有盟员270人，60%为在职人员，45岁以下的盟员占40%，盟员结构合理，年轻盟员人数多，后备力量丰富。担任行政职务的人数约占所有盟员的30%，多人担任所在基层单位的业务负责人，多人成为上海市领军人物、上海市优秀学科带头人。在职盟员中高级职称人数达80%，其中作为硕士生导师的盟员占20%；博士生导师占15%。委员会着力加强后备力量培养，有计划地选派青年盟员参加各级各类理论学习班，如蔡蓉等盟员参加了民盟上海市委组织的第46期青年骨干盟员培训班。

履行参政职能，积极建言献策。委员会尤其注重调动广大盟员参政议政的积极性，鼓励和帮助大家思考和准备参政议政议题，许多有益的建议通过民盟市委的网上提交进入参政议政的实际操作流程。

向民盟市委递交“警惕和预防人体肥胖带来危害的几点建议”、“规范化住院医师培训实践中应关注的若干问题”等的社情民意稿，受到关注。参加“深化教育领域综合改革，推动教育事业科学发展”2014年第七届民盟上海高等教育论坛征文活动，交大校本部盟员张勇的“培养创新型医学本科人才的探索”、九院支部蒋跃庆的“规范化住院医师培训实践中应关注的若干问题”和仁济支部顾卓伟的“住院医师导师制培养模式的总结与思考”等均入选。

立足本职工作，全心服务社会。委员会下属各支部组织开展医疗义诊下乡、医疗咨询等活动。瑞金支部开展嘉定工业园区医疗咨询服务；新华医院王树云等参加交大医学院团委组织的“生命之光”乡村医生助飞项目，赴宁夏回族自治区泾源县人民医院为当地乡村医生进行医疗培训，并深入第一线，与各科医生进行交流，开展带教查房、义诊等活动；仁济支部孙亚蒙参加淮海街道义诊；仁济支部顾卓伟代表交大医学院参加“博士三下乡”活动，赴广西百色地区义诊；九院王健参加医院组织的医务人员“义工队”赴金山区廊下镇开展义诊活动。同时，多名盟员响应医院支援云南医疗建设的号召，瑞金支部盟员蔡瑜、李宁、九院支部吴嘉骏、新华支部许之民等投入援滇医疗支边工作。交大校本部支部戎伟芳、陈广洁、张莹、赵倩、刘慧中等入选“上海市属本科高校骨干教师教学激励计划”首席教师。

委员会多名教授主持参加各学科领域的国际性学术会议，如主委狄文主持2014年第三届浦江妇科肿瘤国际论坛，委员马杰主持2014年中华医学会小儿神经外科大会等。新华医院支部与民盟市委直属综合支部，民盟司法系统委员会，民盟平安支部共同组织名为“医疗损害处理”的专项研讨会。

丰富组织活动，凝心聚力促创新。组织盟员赴太仓、沙溪参观考察；校本部支部组织专题学习，清明祭扫龙华烈士陵园，参观民主人士顾炎武故居；九院支部由委员陈元美带队前往浦东新区上海电气临江重型机械装备有限公司参观学习。

通过各种形式和退休盟员保持联系，关爱老盟员。为丰富退休盟员的精神生活，提高他们的生活质量，校本部支部为退休盟员订阅《自我保健》杂志。

2014年，九院支部获民盟医学院委员会先进集体称号，蔡蓉等12名盟员获先进个人称号。

截至2014年底，新发展盟员6名，共有盟员270名。

（陈广洁）

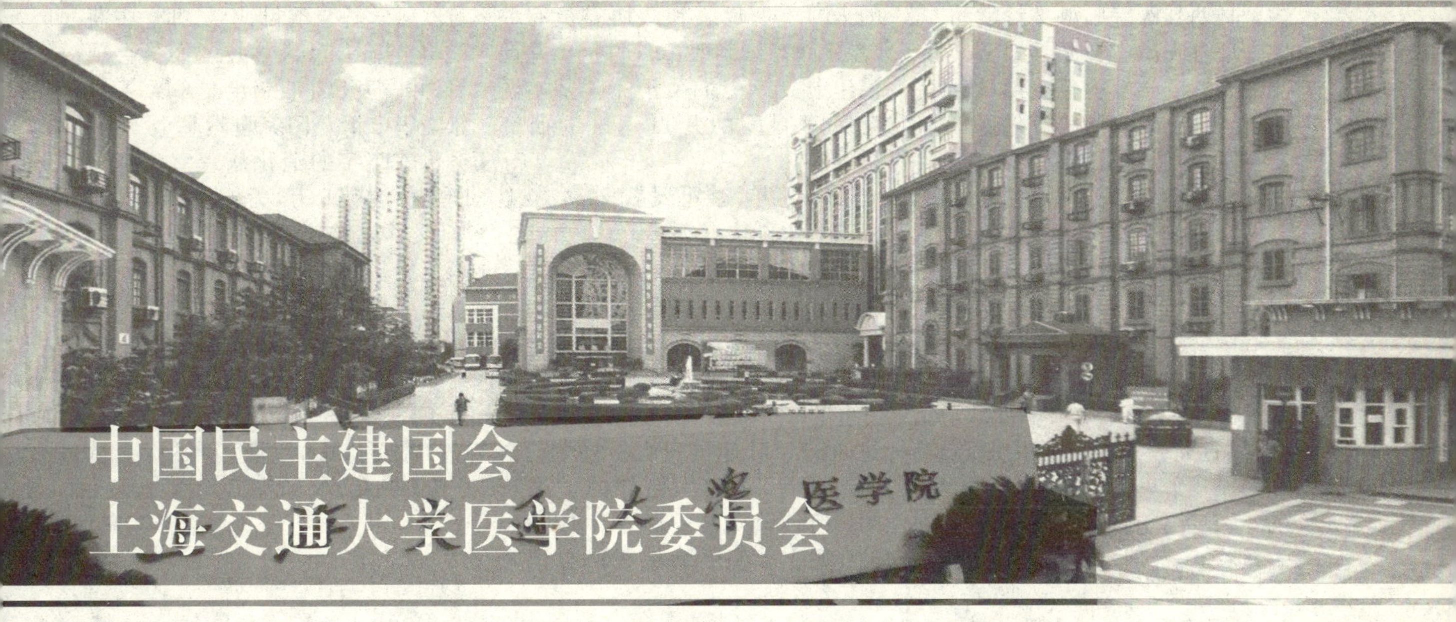

中国民主建国会 上海交通大学医学院委员会

【概况】 2014年，民建交大医学院委员会在民建上海市委和医学院党委的领导下，在医学院党委统战部的关心和支持下，认真学习中共十八大精神和政协有关新的形势下参政党的建设和工作要求，结合民建交大医学院委员会工作特点，带领全体会员认真学习，围绕中心、服务大局，在思想建设、组织建设、服务社会、岗位建功和参政议政等方面取得新成绩。

以思想建设为核心，以重大活动为契机，开展内容丰富、形式多样的学习教育活动。委员会下属各支部坚持每年开展1～2次支部学习活动，开展与民建其他支部的横向联谊和相互交流。

重视基层组织建设，特别是队伍建设工作。2014年发展吸收新会员6名，为组织增添新生力量。此外，经民建上海市委推荐，委员会主委李军民增补为民建上海市委常委。

利用医学专业特长和资源，围绕民建市委和交大医学院党委工作重点，组织开展社会服务工作。如新华与儿中心支部积极参加社会公益活动，参加团市委组织的“希望心”项目，赴贵州遵义贫困地区义诊，并将需要救助的9名患儿带回医院治疗，所有患儿的介入/手术成功。参加市卫计委组织的西藏日喀什先心救助项目，赴当地筛选后有7名患儿来上海接受了介入/手术治疗，都获得成功。委员会副主委张少明参加玉佛寺第六届党群慈善公益周义诊、2014年“服务百姓健康行动”义诊活动周、赴安徽省凤阳县大型义诊等社会活动；会员郭文毅参加第九届慈善光明行-西藏日喀则拉孜站义诊、中国眼科医师协会西藏林芝义诊活动、

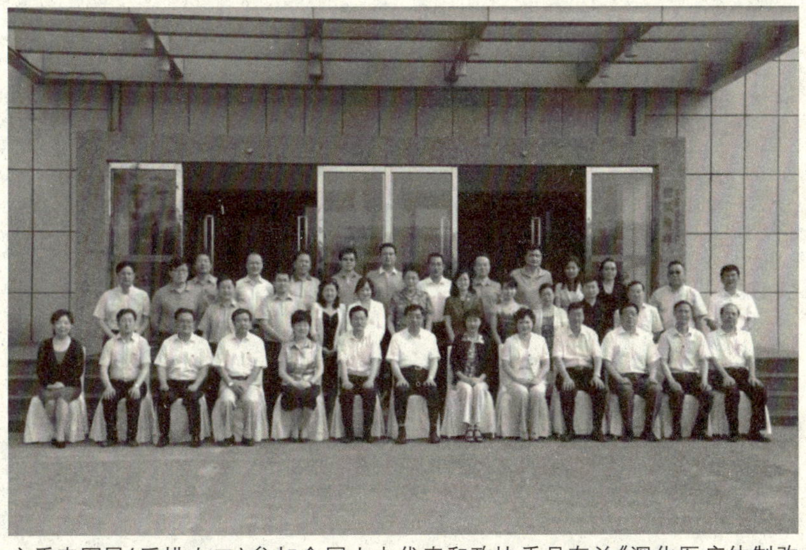

主委李军民(后排左二)参加全国人大代表和政协委员有关《深化医疗体制改革》研讨会

内蒙林西县医院眼科义诊活动、九院支部赴安徽省凤阳县大型义诊、半淞园社区学校科普宣传;瑞金支部、仁济支部和九院支部参加民建市委医卫委员会全市义诊活动。

履行参政议政职能,通过市、区两会提交议案、提案、建议,投入当前热点问题的调研。通过医学院定期召开的季度座谈会等平台关心医学院的发展,参与医学院各项工作。上海市政协委员李军民在上海市两会中提出增加政府财政补贴,完善医保补偿机制建议;作为民建中央的人口、医疗和卫生的专委会副主任,应民建中央邀请,李军民参加了国家卫计委组织的全国人大代表和政协委员有关《深化医疗体制改革》研讨会,并向民建中央提交了关于完善基本医疗保障制度的几点建议的研究报告。

2014 年,李军民获 2014 年上海市医学科技三等奖;委员会副主委李奋作为国内儿科界唯一代表入选国家卫计委国家心血管病专家委员会会员;委员会副主委董宇启获市科委资助课题 1 项,共发表 SCI 收录论著 5 篇;委员会委员童建华获 2014 年国家自然科学基金面上项目,童建华指导的学生获 2014 年上海市高校优秀毕业生;委员会原主委倪语星获 2014 年国家自然科学基金项目;会员韩立中获 2014 年上海市科学技术委员会项目,共发表 SCI 收录论文 8 篇;会员张晓华申请获国家自然基金 1 项;会员陈晓宇的消化病理室病理诊断工作突破 6 万,无差错事故。新华/儿中心支部 2014 年度共获国家自然基金面上项目 1 项,市科委重点项目 1 项,发表 SCI 收录论文 3 篇;郭文毅获上海市科委医学引导项目课题 1 项,发表 SCI 收录论著 1 篇。

截至 2014 年底,新发展会员 6 名,共有会员 61 名。

(李军民)

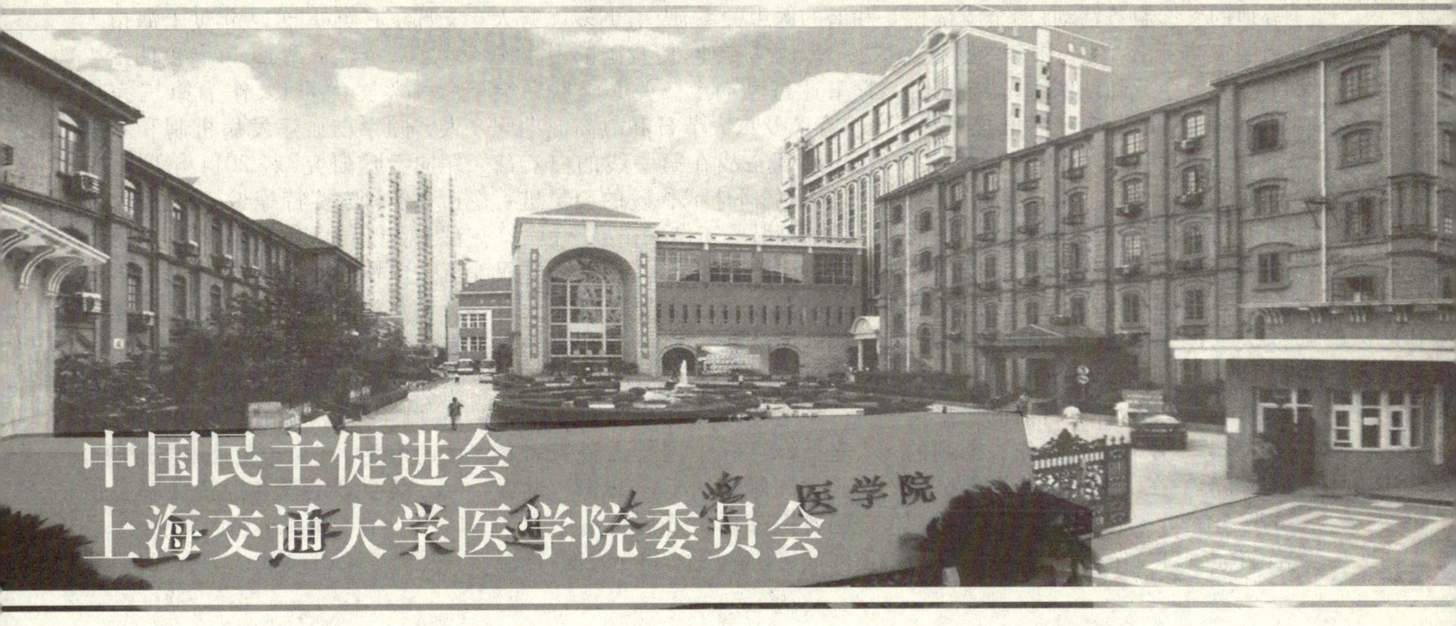

中国民主促进会
上海交通大学医学院委员会

【概况】 2014 年，民进上海交大医学院委员会在民进上海市委和交大医学院党委、统战部的领导下，以开展坚持和发展中国特色社会主义学习实践活动为主线，以认真学习贯彻中共十八大、十八届三中、四中全会精神和习近平总书记系列重要讲话精神为核心，围绕医学院的中心工作，带领全体会员加强学习、爱岗敬业，积极开展参政议政活动，在思想建设、组织建设、服务社会和岗位建功等方面取得了新成绩。

加强思想建设工作。围绕民进上海市委提出的学习任务，部署学习要求，通过集体学习、座谈讨论等形式，结合自己的岗位工作，开展坚持和发展中国特色社会主义学习实践活动。利用民进市委提供的学习平台，委派青年骨干、民进瑞金支部会员沈磊参加民进市委“坚持和发展中国特色社会主义学习实践活动”培训班暨第 32 期中青年会员学习班。

加强组织建设，促进组织发展。在经过反复酝酿、认真审查的基础上，吸收 5 名优秀新会员加入民进组织，为委员会注入新生力量。民进医学院委员会通过召开座谈会，进行调研活动，参加研讨会，议政沙龙和健康讲座等开展形式多样的组织活动。2014 年，委员会组织会员赴青浦天地健康城养老社区开展系列调研活动；参加“MOOCs（慕课）——我国教育的机遇与挑战”研讨会；与上海民进企业家联谊会联合举办议政沙龙和健康讲座活动；赴松江区上海视觉艺术学院参观考察。

参与社会服务，积极参政议政。民进医学院委员会会员发挥医疗人才优势，多次参加崇明、青浦

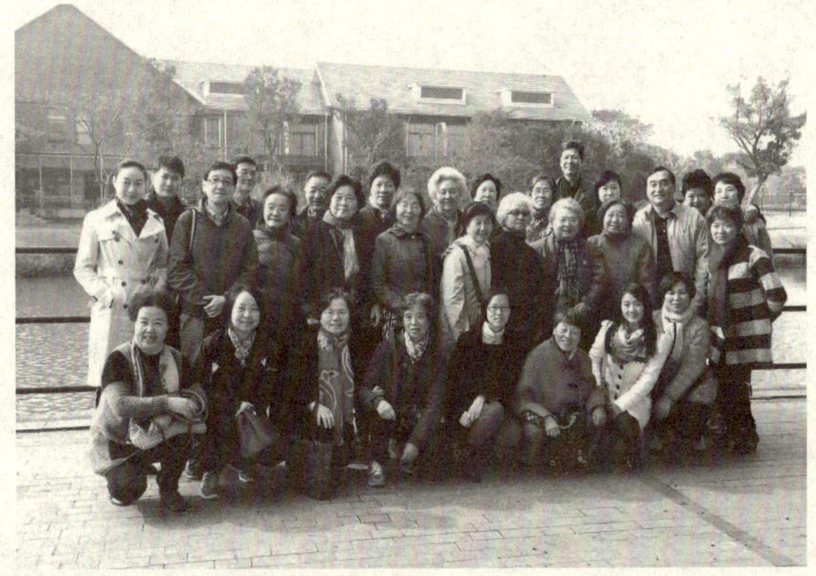
民进医学院委员会会员赴松江参观考察

等地的义诊服务活动；瑞金支部倪惠丽义务担任“爱我中华”港澳台大学生夏令营随队医生；瑞金支部施咏梅参加2014长三角营养节，下社区传播“科学营养 健康生活”健康理念。民进医学院委员会会员履行参政议政职能，通过市、区两会提交议案、提案，及时反映社情民意。瑞金医院支部于颖彦作为人大代表在两会上建言献策；会员阎骅、蔡凯愉、倪惠丽、张伟滨、结合本职岗位，针对目前的医患关系、医务工作者生活工作中遇到的实际问题，在上海市三级甲等医院的医务人员中展开问卷调查，旨在促进完善健全医疗体制，恢复良好和谐的医患关系，吸引更多优秀人才报考医学专业，使我国的卫生医疗事业蓬勃向上。关心与联系会员，春节及重大节日和战高温期间走访慰问奋战在第一线的白衣战士，对生病卧床或住院的会员进行“床边慰问”等工作。

爱岗敬业展风采。2014年，民进医学院委员会主委张伟滨及其带领的团队获2014年度瑞金医院最佳创新团队称号；民进医学院委员会副主委毛家亮作为主要撰稿人之一，参编《中国心内科患者精神心理问题诊治专家共识》，并在全国各医疗单位开展近三十次的巡回演讲，听众达5 000人次；瑞金支部王月英获2014年度上海市人才发展资金资助、2014年度明治生命科学奖优秀奖，作为第三完成人，“髓系白血病发病机制和新型靶向治疗研究”获2014年度上海市自然科学奖特等奖；瑞金医院支部主委于颖彦获2014年度上海市五一巾帼奖标兵称号、上海市五一劳动奖章、2014年度上海市医学科技奖三等奖。此外，多名会员在国家和上海市学术团体担任主任委员、副主任委员和委员，并在一些国内重要学术杂志担任编委等职。

截至2014年底，新发展会员5名，共有会员162名。

（倪惠丽）

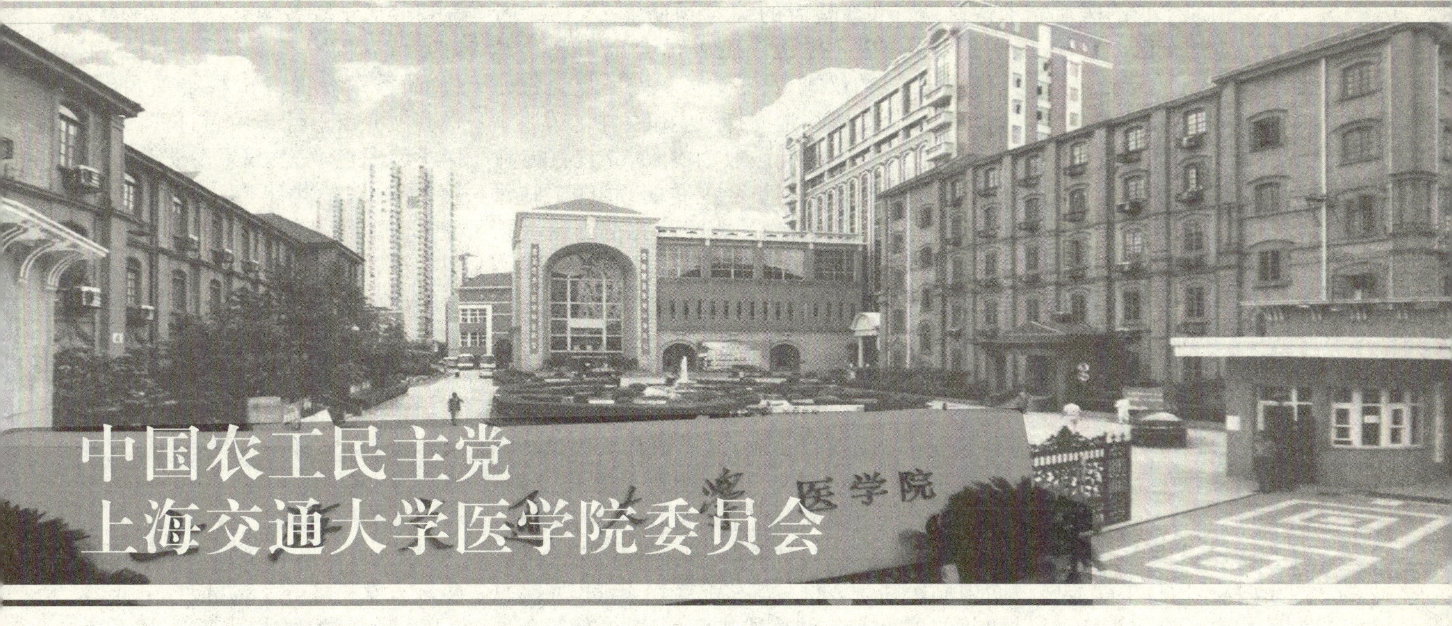

中国农工民主党上海交通大学医学院委员会

【概况】 2014年，在农工党上海市委的直接领导下、在交大医学院党委和统战部指导下，农工党交大医学院委员会以开展坚持和发展中国特色社会主义学习实践活动为工作主线，以主题教育、自身建设、爱岗敬业、参政议政及社会服务为工作重点，完成年度各项工作任务。

加强理论学习，提高整体素质。在开展以"学实"活动为主题的理论学习中，委员会全体党员以总支、支部为单位，学习农工党上海市委关于《开展坚持和发展中国特色社会主义学习实践活动》相关文件以及坚持社会主义核心价值观系列文件精神，深入学习中共十八大四中全会精神，通过文件阅读、观看影片、外出参观考察以及交流学习体会等多种形式展开"学实"活动。宣传老一辈农工党党员的坚定信念和高尚风范，引导党员深刻认识中国特色社会主义政治发展道路的历史必然性和现实优越性，增强接受中国共产党领导的自觉性和坚定性。

完善组织建设，提高参政议政能力。农工党医学院委员会各个总支和支部重视自身思想建设和组织建设。2014年，委员会共发展新党员5名，吸纳包括九院口腔修复科主任、国家杰青、教育部"长江学者"特聘教授蒋欣泉等加入组织。做好后备新人培养工作，推荐70后党员、九院外科主任医师汤睿参加农工党上海市委中青年骨干培训班；推荐仁济总支周兆熊参加教卫党委系统第六期党外中青年干部培训班。通过市、区两会、农工党市委提交提案，积极履行参政议政职能。医学院委员会副主委刘建平撰写的"如何应对浦东新区

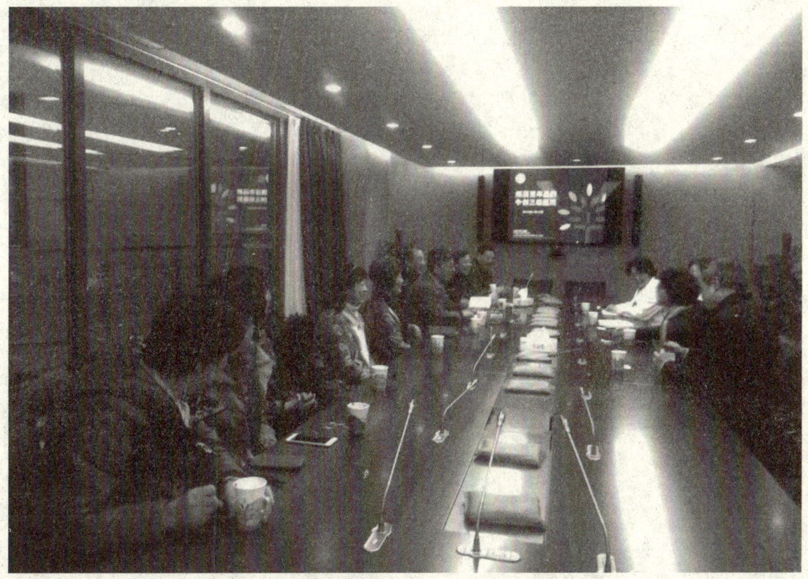
农工党医学院委员会赴同仁医院考察

人口快速增长的医疗需求探讨”获农工党浦东区委立项；医学院委员会副主委朱淳提出的“美化环境，从小事做起：建议上海出租车内增添一个小垃圾袋”受到关注；医学院本部支部谢庆文完成专题调研“上海市护理服务机构的研究”。

发挥党派力量，拓展社会服务功能。医学院委员会副主委刘建平、党员陆广华常年坚持到医学院服务基地金山工业园区卫生服务中心为当地百姓提供医疗服务；肖飞、陈斌、范竹萍、王智樱等党员参加黄浦区委组织的“送健康进楼宇”活动，并赴南京东路社区义诊，为居民提供医疗咨询。响应上海市政府号召，朱淳兼任崇明中心医院肾内科执行主任，经过两年的建设，现在崇明分院肾脏内科具备了肾脏病专业的所有诊疗技能，承担全县绝大部分肾脏病患者的诊治工作，成为崇明县医学重点学科。卫生部《中国医学论坛报》主办的医学论坛网发表九院总支冯希平的“谈龋齿的综合预防”一文。举行农工党医学院委员会金山基地续约仪式，农工党医学院委员会将一如既往地支持卫生服务中心发展。

爱岗敬业为本，树立良好专业形象。委员会主委胡翊群的“临床血液学检验”成为教育部国家级精品资源共享课程，成功立项并上传网络；院士戴尅戎获“吴阶平医学奖”并当选法国国家医学科学院外籍通信院士；委员会副主委孙皎获国家自然基金项目1项、上海市科委项目1项，以通讯作者发表SCI收录论文7篇(其中3篇IF>5)，主编的卫生部研究生规划教材《口腔生物材料学》获上海交通大学优秀教材一等奖。2014年间，九院总支在职党员共获国家自然基金项目4项，上海市科委项目1项，发表论文30余篇，其中SCI/EI收录10余篇，出版专著2部(主编1部，副主编1部)，蒋欣泉入选2014年上海领军人才，多次参加国际、国内会议，2人获出国学习资助，多人次获口腔医学院教学奖项；新华总支陈寒蓓获国家自然基金，蔡威、王俊、潘秀军获上海市科委项目，吴敏获上海市卫计委项目，陶晔璇获医学院项目，发表SCI收录论文12篇，影响因子共计32；交大校本部支部王家敏获国自然基金青年项目1项，胡翊群获上海市市长质量金奖(个人)。交大校本部支部夏蓉当选中国解剖学会科技开发和咨询委员会副主任委员；孙彦获上海市医学会视听教育技术专科分会年度作品“样本库”一等奖、“静脉点滴”三等奖。

发展后备新人，持续壮大新生力量。2014年，仁济总支发展2名年轻入党积极分子，九院总支推荐了70后党员、外科主任医师汤睿同志参加农工党上海市委中青年骨干培训班，为总支的长远发展储备干部人才。

截至2014年底，新发展党员5名，共有党员330名。

(夏　蓉)

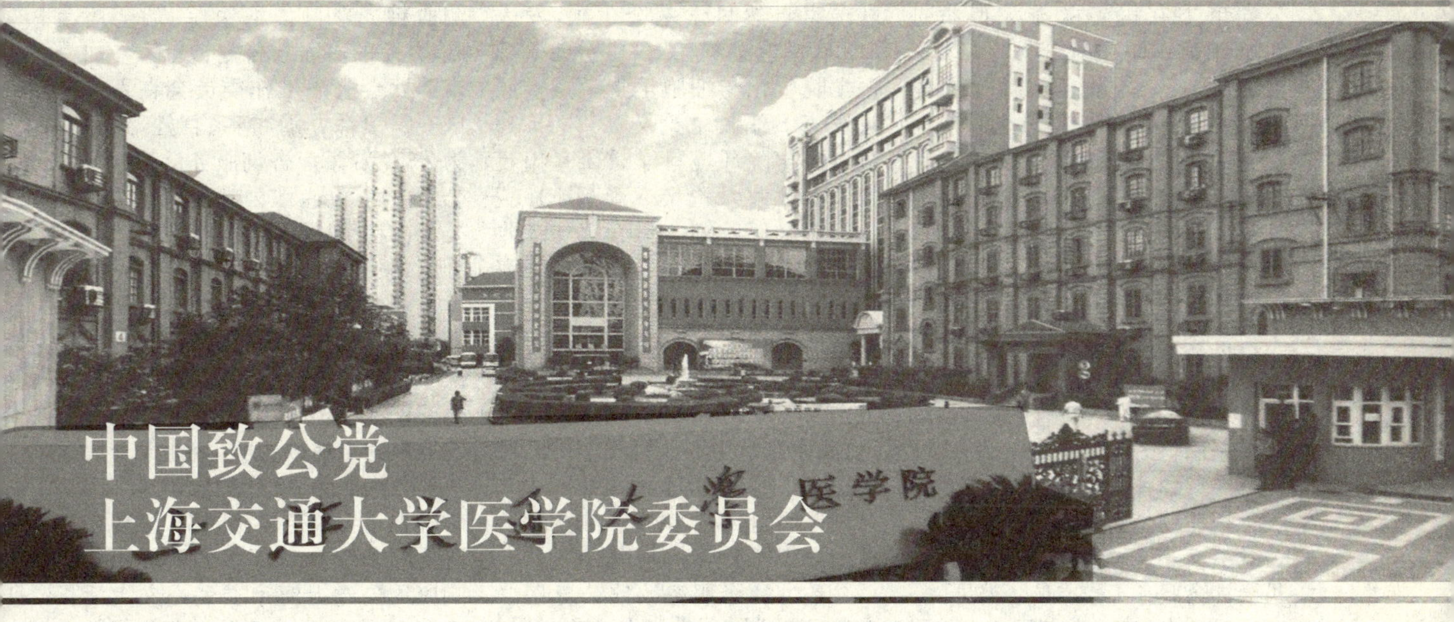

中国致公党
上海交通大学医学院委员会

【概况】 2014 年是全面深化改革的第一年，是完成“十二五”规划目标任务的关键一年。一年来，致公党上海交通大学医学院委员会在致公党上海市委和上海交通大学医学院党委的正确领导下，各支部广大党员发扬致力为公的精神，深入学习中共十八大、十八届三中、四中全会精神、习近平同志系列重要讲话精神和致公党中央十四届六次常委会会议精神，发挥自身特色和优势，切实履行参政党职能，兢兢业业从事日常临床医疗、教学和科研工作，完成各项工作任务。

加强自身建设。各支部党员深入学习贯彻中共中央重要会议精神，深入学习全国“两会”精神，以思想理论建设为引领，坚定走中国特色社会主义道路的自觉性和自信心，开展中国特色社会主义学习实践活动，投身党派发展进程，提升自身素质，提高政治把握、参政议政、组织领导和合作共事能力，提升社会服务工作能力和水平。委员会通过学习座谈等形式多样的组织生活凝聚党员力量，激发组织活力。各支部在职党员和老同志齐聚一堂、共话发展；组织党员前往东海大桥、临港新城开展社会实践活动；致公党瑞金医院支部举行学习座谈会。同时，致公党医学院委员会委员方文强获致公党中央优秀党员称号，党员刘文韬、窦红菊获致公党上海市委优秀党员称号。

做好组织发展工作。根据组织发展程序，严格掌握标准，挖掘综合素质高的优秀人才加入致公党，2014 年度共发展党员 3 名。致

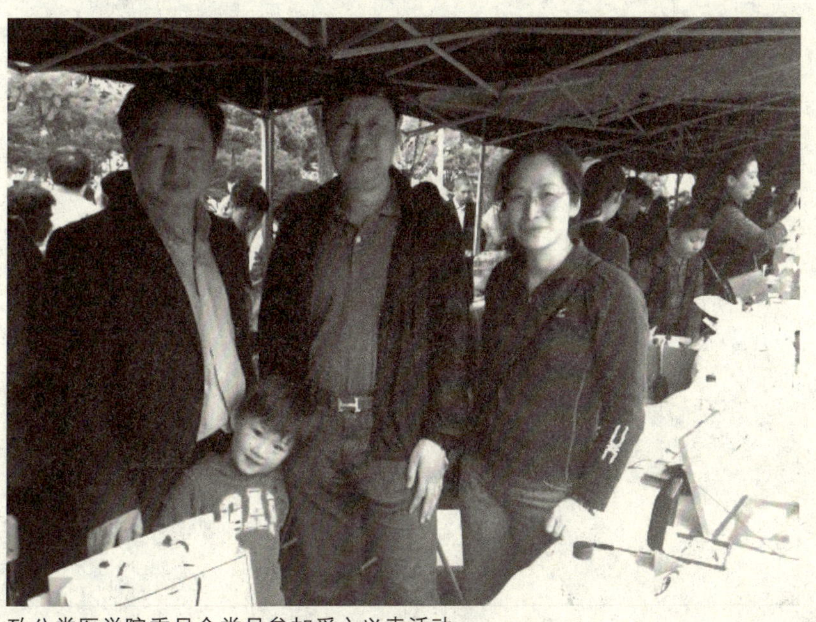
致公党医学院委员会党员参加爱心义卖活动

公党市委在民主党派大厦举办2014年第一期和第二期新党员学习班，医学院委员会新党员参加学习。致公党医学院委员会瑞金医院支部刘文韬参加致公党上海市委和上海社会主义学院联合举办的第21期中青干部培训班。

积极参政议政。致公党医学院委员会原主委马进担任上海市人大常委、致公党黄浦区委主委、致公党上海市委副主委、致公党上海市第七届委员会专门委员会副主委，分管参政议政委员会、文化体育委员会；医学院委员会主委李小英担任致公党上海市委委员、致公党上海市第七届委员会专门委员会社会服务工作委员会委员。

2014年，李小英获国家自然科学基金2项，发表SCI收录论文2篇(IF 24分)，并在2014年国际糖尿病与代谢会议、中华医学会糖尿病年会和中华医学会内分泌年会上分别作大会报告；瑞金医院叶静获国家自然科学基金1项，发表SCI收录论文4篇(IF 46分)；基础医学院生化与细胞生物学系侯照远发表SCI收录论文2篇(IF 13分)；医学院环境科学教研室田英发表SCI收录论文5篇(IF 15.7分)；瑞金医院刘文韬发表SCI收录论文2篇；九院仰礼真完成上海市浦江人才计划1项(验收)；九院郭郁郁当选上海市优秀住院医师带教老师；九院姚一芸、瑞金医院方文强各发表中文核心期刊论文1篇；儿童医学中心张臻发表SCI收录论文1篇，完成上海市浦江人才计划1项(验收)，其所带领的团队获上海交通大学十佳团队称号。

致力社会服务。致公党医学院委员会发挥专业特色，组织社区健康讲座和医疗咨询，树立品牌，服务社会。医学院委员会多名党员参与在科技京城大厦举行的黄浦区统一战线同心志愿者医疗咨询服务公益活动，并为居民免费检测血糖。来自仁济医院、瑞金医院、九院的多名致公党员专家参加市委社会服务工作委员会在嘉定区安亭镇举办的“情系百姓，致力为公”免费医疗咨询服务活动。致公党黄浦区委、致公党交大医学院委员会在小桃园清真寺举行“情系社区，服务群众”为社区少数民族群众和归侨、侨眷义诊活动，瑞金医院、九院等党员专家踊跃参与。医学院委员会组织专家赴无锡、常州开展社会实践活动，并在常州市雪堰镇为当地数10名企业家开展医疗咨询服务、并作健康讲座。医学院委员会瑞金医院支部、附属九院支部和综合支部多名党员积极响应致公党上海市委爱心义卖活动，向上海致公爱心基金募集善款2000元。

截至2014年底，新发展党员3名，现有党员69名。

(方文强)

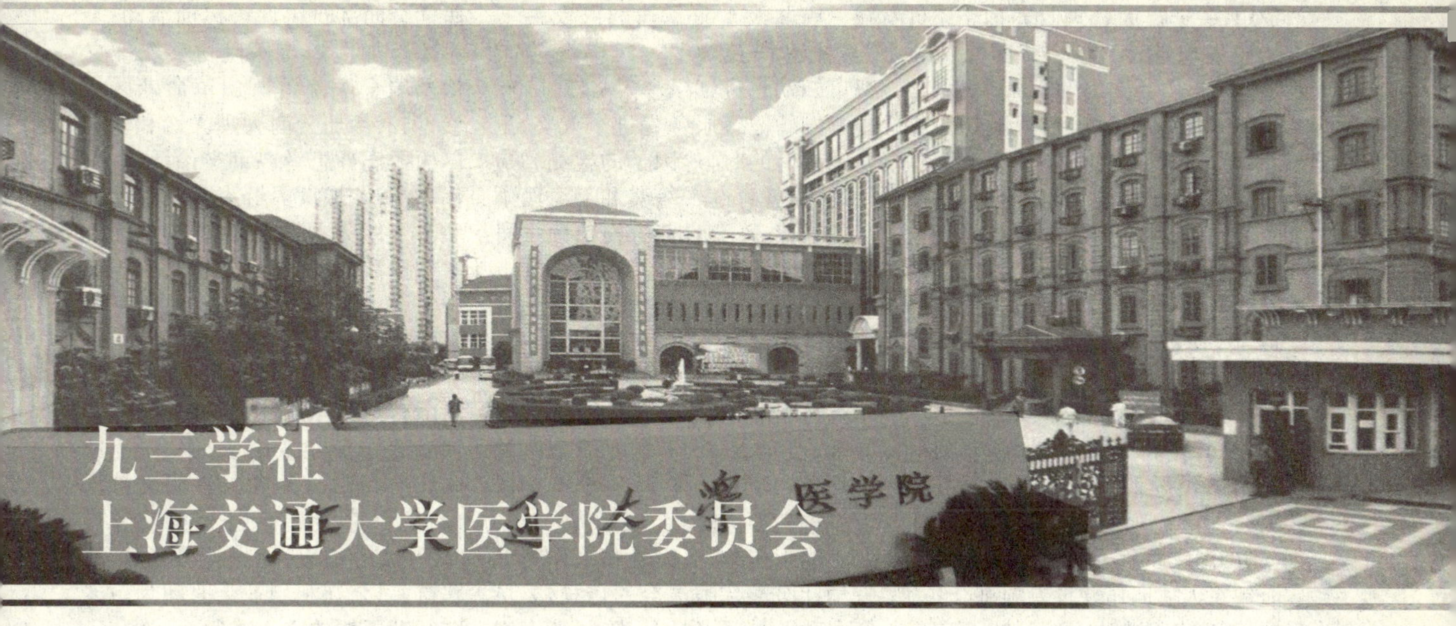

九三学社
上海交通大学医学院委员会

【概况】 2014年，九三学社上海交通大学医学院委员会在九三学社上海市委的领导下，在医学院党委、统战部的关心和支持下，抓紧理论学习、组织建设和社会服务等工作，认真履行参政党职能。

加强理论学习，重视组织建设。九三学社医学院委员会定期召开扩大会议，围绕中心、紧扣主题开展学习活动。委员会邀请九三学社上海市委参政议政部部长闫凌云作关于“做好基层委员会参政议政工作之我见”主题报告，九三学社医学院委员会主委陈绍行、副主委李青峰、林建华、陈颖伟、顾鸣敏、新华医院支社委员吴克瑾交流经验体会；以九三学社市委调研为契机，全面总结九三学社医学院委员会参政议政工作，并围绕课题申报与实施、信息工作、队伍建设及骨干社员培训工作等问题展开交流和讨论，着力提高会员参政议政能力。学习传达九三学社市委相关文件精神和十八大、十八届三中、四中全会精神。同时，在委员会的指导下，各支社根据自身特点开展形式多样的活动，如学习社中央或社市委文件、举办主题沙龙或讲座、参观科普教育基地、观看主题影片等。

参政议政，积极履行职能。由陈绍行领衔的课题“关于有效安全低价药品的市场供求调查及若干建议”获九三学社市委重点课题资助；由陈绍行、陈颖伟等领衔的“关于推进孕妇女孕前遗传病筛查、降低我国出生缺陷率的建议”和“关于上海民营医院现状、困境和发展的若干建议”分别被评选为2013年参政议政课题提案工作二等奖；九三学社医学院委员会获2013年度参政议政工作先进基层三等奖。2014年，委员会共向社市委提交以适度扶持医院制剂，有效降低医疗

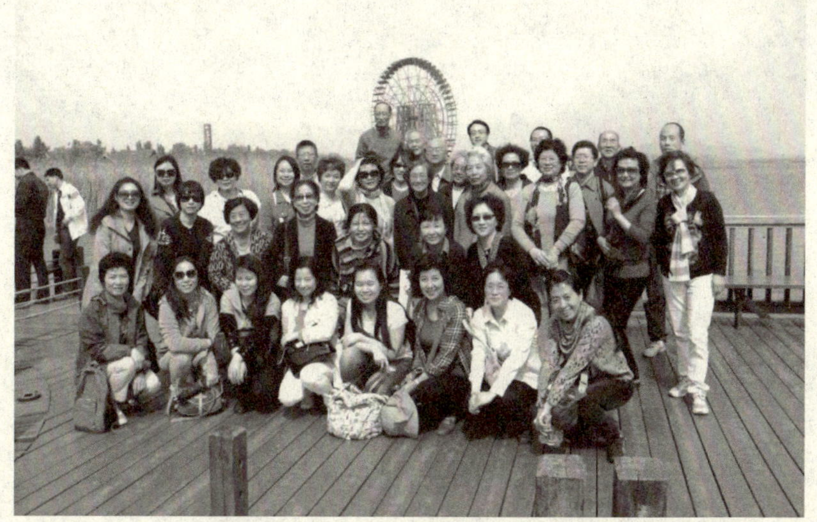
九三学社医学院委员会社员赴苏州西山林屋洞和太湖湿地公园参观考察

费用；关于扩大合理收养孩子条件的初步想法；廉价“老”药供应不足，增加卫生支出和医疗隐患；建议建立国家级肿瘤登记随访数据库；关于进一步加强上海外来居住人口孕期保健重要性的宣传；科学防治幽门螺旋杆菌；根据我国现阶段发展水平建设适合工薪阶层的养老社区等民生问题为主的信息18条，均被社市委采用，其中2条被市政协采用。

爱岗敬业，成绩卓著。2014年，多名社员担任国家或省市级学术团体领导职务。多名社员获国家或省市级项目，其中谢青获“十二五”国家重大专项(子课题)及上海领军人才队伍建设专项基金各1项；王学锋、洪洁、周建桥、蔡伟等社员分别获国家自然科学基金面上项目1项；数十名社员发表SCI收录论文，2014年总计达50篇，其中影响因子大于等于5的论文7篇，单篇最高影响因子11.9分。多名社员获省市级奖励，其中彭承宏领衔的“肝胆胰微创手术的技术创新及临床应用”和李青峰领衔的“脸面严重毁损畸形关键治疗技术的建立与应用”分别获上海市科技进步奖一等奖；谢青领衔的“肝炎病毒相关的肝病疾病进展的基础与临床”获2014年度中华医学科技三等奖及华夏医学科技奖一等奖；林建华获2012—2013年度上海市妇幼先进红枫个人奖、2014年国家妇幼健康服务先进个人奖；王学锋领衔的“血栓因子的检测和应用”获得教育部二等奖和上海医学奖二等奖；陈亚青获上海市医学科技三等奖。此外，陈书艳被评为上海市三八红旗手；汪俊获九三学社中央组织部“先进组工干部”称号；顾鸣敏、孙岳平获上海交通大学医学院首批整合课程教学团队首席教师；洪洁获2014年度瑞金医院红烛奖；周伟君获2014年瑞金医院先进教师称号。

继承传统，关爱社员。作为九三学社医学院委员会的传统，委员会主动关爱新老社员，除了新春慰问老年社员外，还主动关心患病社员，专门派人前往医院或家中探望。各支社组织丰富多彩的敬老爱老活动，与退休社员共度敬老节。组织老年社员赴太湖西山、苏州旺山、闵行召稼楼古镇等地参观考察。

发挥专长，服务社会。陈绍行代表九三学社上海市委医卫工作委员会与安徽省黄山市人民医院结对帮扶；谢青多次参加世界肝炎日义诊、上海市民健康讲堂和中华医学会西部行讲课等援助活动；奚小冰参加上海市医院协会安徽义诊及瑞金医院沂蒙山革命老区义诊；洪洁参加云南大理义诊和联合国糖尿病日患者咨询义诊活动；蔡伟、许蓓参加世界肝炎日义诊活动和与上虞人民医院的对口支援技术支持活动；倪建俐常驻崇明担任中医科主任，支援崇明医院创三甲医院建设，领衔开展医疗特色活动和科研工作；是俊凤先后3次在上海电台热线作就医指南；陈颖伟参加海湾妇女儿童论坛，作“出生缺陷防治”报告，并参与崇明义诊活动；吴克瑾为上海财大女教师做“关注女性健康、远离乳房肿瘤”科普讲座；余红利用业余时间为敬老院行动不便的老人进行医疗服务，免费为老人咨询诊疗；翟宇每天坚持为患者网络答疑半小时；汪俊、汪隼教授为年轻父母及公司白领进行爱牙科普讲座，并在9.20爱牙日参加义诊。此外，多名社员参与全国罕见病学术活动，对罕见病的医疗保障政策、罕见病患者组织的社会作用及内科有关系统的罕见病诊治进展进行探索和研讨。

截至2014年底，新发展社员8名，共有社员262名。

(顾鸣敏)

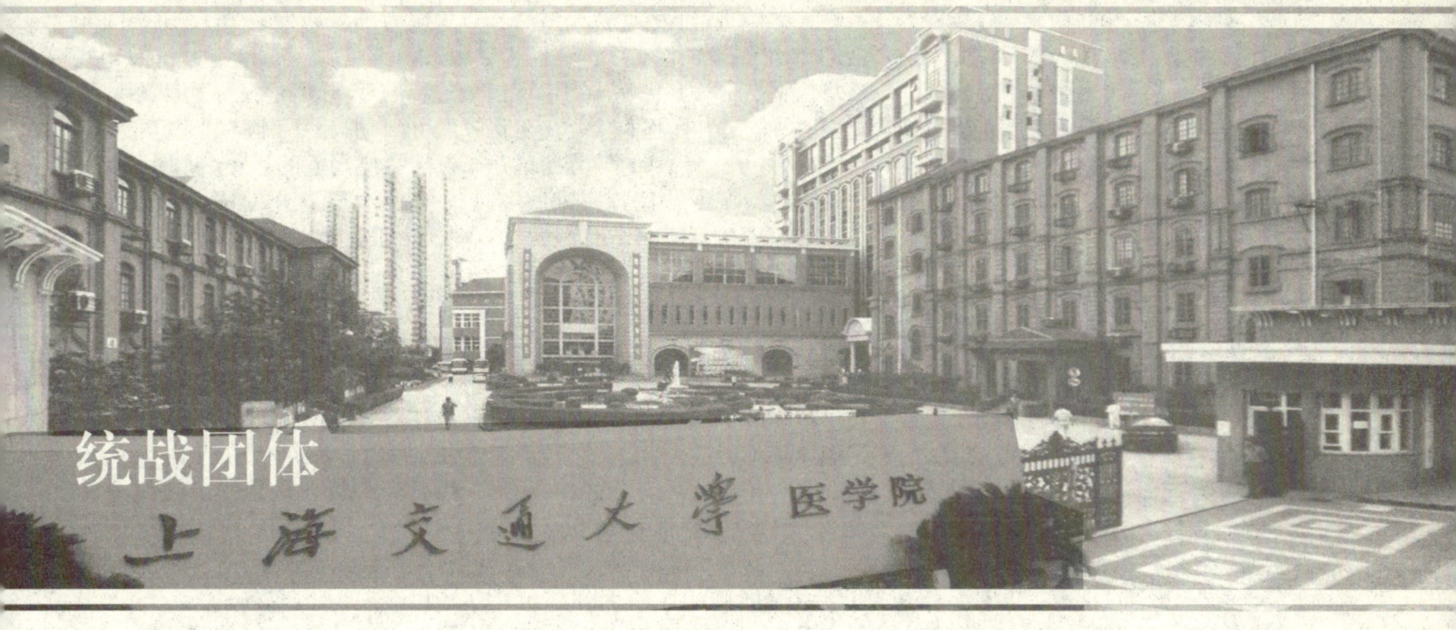

上海交通大学医学院台胞台属联谊会

【概况】 2014 年是全面深化改革的开局之年。上海交通大学医学院台胞台属联谊会(以下简称为“台联”)在医学院党委的领导下,在党委统战部的直接指导帮助下,认真贯彻落实党的对台工作方针政策,坚持以科学发展为主线,通过学习认清形势,增强对党的对台工作政策的了解,发挥台联参政议政作用,引导广大会员立足本职,爱岗敬业,充分发挥乡情、亲情的特点,增进两岸同胞的相互了解,促进海峡两岸民间交流。

加强学习,提高素养。医学院台联坚持定期召开理事会,学习传达台联相关会议精神和学习党的十八届三中、四中全会文件要求,商讨并部署联情联谊和社会服务工作。理事会成员带领广大会员围绕医学院及各附属医院的目标和任务,整合台联组织和人才资源,发挥台联在参政议政和重点领域的特色优势,加强与在台亲友的联系,增强亲情友情,拉近彼此的距离,以实际行动促进两岸交流。

附属单位广大会员参与形式多样的学习活动,包括中心组(扩大)

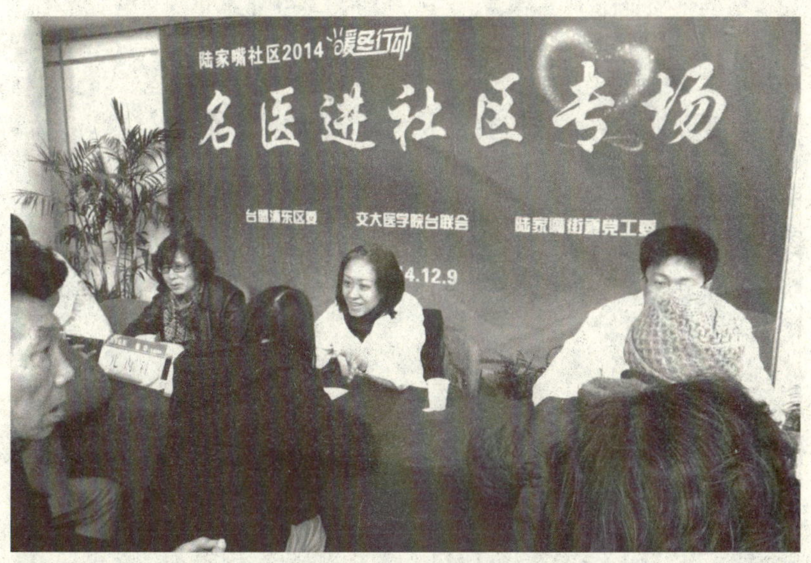

医学院台联会员参加“陆家嘴社区 2014 暖冬行动 · 名医进社区专场”大型义诊活动

学习暨传达全国“两会”精神报告会，党外人士座谈会等，认真学习十八届三中、四中全会精神，关注“加强两岸交流合作，促进和平统一，实现中华民族伟大复兴”相关精神，始终坚持从实现“两个一百年”奋斗目标和中华民族伟大复兴中国梦的战略高度来谋划各项工作。医学院台联密切关注岛内形势发展，通过认清形势，牢牢把握两岸关系和平发展的主题，宣传“和平统一”、“一国两制”方针政策，促进海峡两岸的交流交往，为振兴中华、促进中华民族大团结而贡献力量。

发挥优势，服务社区。医学院台联与台盟浦东区委、陆家嘴街道党工委在陆家嘴金融城文化中心联合举行“陆家嘴社区 2014 暖冬行动·名医进社区专场”大型义诊活动。来自瑞金医院、仁济医院、新华医院、第九人民医院、儿童医学中心、第三人民医院等 18 名医学院台联会员冒着严寒为社区居民现场进行了专业医疗咨询服务，义诊专家中包括很多主任级医生，涵盖了心内科、肾内科、外科、神经外科、口腔科、中医科、肿瘤科、急诊科、儿科等科室，并配备了血压测量仪。为了更好地为社区居民提供科学的健康知识，活动还增设了健康咨询服务。

作为拓展区校合作的新途径，自 2003 年交大医学院台联与台盟浦东区委结对共建以来，医学院台联以两岸同胞的亲情为纽带开展了一系列面向在沪台商及台胞台属的联谊活动和医疗咨询服务。这次为陆家嘴社区居民开展的专场医疗咨询服务，是三方新一轮共建签约后，开展的又一次大型咨询服务活动，也为“医”、“患”之间架起了一座沟通的桥梁，同时也搭建了台联会员充分发挥自己专业特长，回报社会，服务大众的平台。

建言献策，参政议政。2014 年，会长刘艳作为市政协常委，围绕热点、难点问题开展调研，建言献策，反映社情民意，认真履行参政议政职能。同时，刘艳获“2014 年上海市巾帼建功标兵”称号、“2015 台盟中央参政议政先进个人”称号；瑞金医院王卫庆获“上海市三八红旗手标兵”、“第八届上海市巾帼创新奖(提名)”。

（胡如新）

上海交通大学医学院归国华侨联合会

【概况】 2014 年，医学院侨联在医学院党委、统战部及各附属医院党委的领导下，认真学习中共中央办公厅下发的 20 号文件精神，围绕中心、服务大局，落实中侨联、市侨联的各项任务。解放思想、与时俱进，结合医学院侨联实际，适应侨情变化，创新侨联工作。

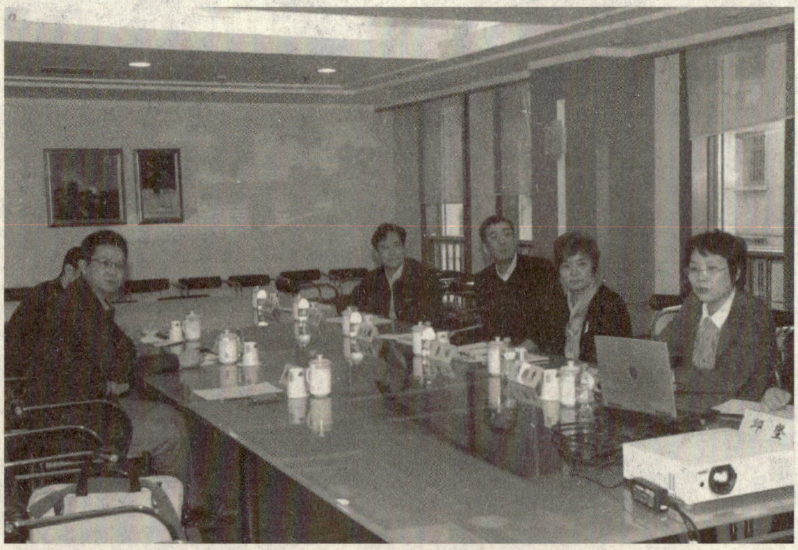

加强自身学习，提高工作能力。2014 年，医学院侨联秘书长邱坚参加市侨联 2014 年上海高校侨联工作会议；医学院侨联主席于颖彦出席上海市侨联高校侨联调研座谈会、上海市侨联特聘专家委员座谈会、市侨联高校侨联主席座谈会、市侨联系统干部培训班暨工作务虚会；医学院侨联副主席戎伟芳出席侨联系统干部培训班暨工作务虚会。医学院侨联理事刘伟参加“第三期上海侨界代表人士培训班”。以上海市侨联调研为契机，全面学习相关精神，总结医学院侨联在组织架构、思想建设、服务社会、新老归侨工作、参政议政等方面的工作。医学院侨联将搭建平台，在以新侨为重点，以新老归侨工作并重、海内与海外工作并重的指导思想下，既做参与者又做组织者。

上海市侨联副主席杜宇平(左一)一行调研医学院侨联

发挥特色，服务社会。继承服务社会优良传统，开拓创新，形成名医进协会、进媒体、进社区、进学校等系列品牌项目。医学院侨联响应“上海侨界医疗专家送医到社区(农村)”系列活动，派遣专家参与每一次的巡诊活动。2014 年，共有 9 名专家参与了巡诊活动。主席于颖彦、副主席万燕萍参加上海市妇联“2014 年度百名女医师大型义诊活动”；医学院侨联理事会与上海留学生企业家协会进行座谈，并开展医学咨询活动；医学院侨联专家为华师大广大归侨侨眷、留学归国人员及长风社区侨界人士进行义诊服务。医学院侨联理事龚艳春做客第20届解放健康讲坛，做《如何读懂医学报告——高血压患者自我管理》主题演讲。

凝聚侨心，关心会员。医学院侨联对早期归侨和重点侨界代表，坚持做到“五必访”，并将新春走访新老归侨作为常规工作之一，每年走访约十余人次。2014年，医学院侨联联合医学院统战部在中秋、春节等重大节日走访慰问老归侨、老教授李学敏、孙永礽、关文祥、朱大成、陈子安、罗月华等，还探望慰问了多名困难侨眷，为他们送上了组织的关怀和温暖。

参与组织各类活动。医学院侨联组织会员参加市、区侨联、交大、交大医学院侨联及各附属医院联络组的活动；参加“中国侨界杰出人物——葛均波先进事迹报告会”、市侨联特聘专家委员会“专家讲坛”由贺林院士主讲的“生命与生命科学”报告会以及第二届“五缘文化与中华民族复兴”学术研讨会。参与上海市侨联“侨与中国梦”主题征文演讲活动，医学院侨联选送的征文《一个老归侨的中国路桥梦》获优胜奖，医学院侨联获“侨与中国梦”主题征文（演讲）活动“优秀组织奖”。医学院侨联代表还参加了由市侨联、市政府侨办举办的“侨之春”上海市归侨迎春联欢会，参观“侨韵臻藏”汪星侣收藏精品展、“美丽中国——海派中国画家瓷艺精品展”、“美丽中国—2014海派中国画家作品展”等侨界展览活动。组织会员参观考察中国留学生博物馆和龙美术馆。

参政议政，发挥作用。于颖彦作为上海市人大代表，建言献策，履行参政议政职能。同时，医学院侨联不断开拓创新，实践“两拓展”，医学院侨联多名会员参加由上海交通大学医学院和上海市侨界知识分子联谊会联合主办的“2014上海高校国际科技论坛”。论坛为海内外学者提供了一个交流平台，促进了跨学科之间的互动与发展。

立足本职，建功立业。医学院侨联会员在各自岗位上成绩卓著，理事陈斌获上海交通大学“通识教育贡献”一等奖；理事刘伟的“组织工程技术在组织再生中的应用”获中国侨界贡献奖创新成果奖；主席于颖彦夫妇获上海市教育系统比翼双飞模范佳侣称号，其负责的“胃腺癌的重要功能基因及分子干预研究”获第十二届（2013年度）上海医学科技奖三等奖；归侨李小英研究组的研究论文“阴阳1通过抑制法尼醇X受体促进肥胖小鼠脂肪肝”在国际学术期刊*Gut*（《肠道病学》）发表。

（邱　坚）

上海交通大学医学院少数民族教职工联谊会

【概况】 2014年，医学院民族联在医学院党委、统战部的关心和指导下，继承和发扬民族联优良传统，紧紧围绕中心工作，深入贯彻党的十八大和十八届三中、四中全会精神，全面落实全国民委主任会议精神，坚持“共同团结奋斗，共同繁荣发展”的民族工作指导方针，宣传民族政策，调动各民族工作骨干的积极性，推动医学院民族联整体工作的开展。通过内外联动，密切联系少数民族教职工，关心少数民族教职工的思想、工作和生活，引导少数民族教职工坚持民族团结，贯彻执行党的民族政策，为维护民族团结、社会稳定做出贡献。

坚持理事会制度，按期召开理事会，学习贯彻党的民族政策。副会长富皓白作为医学院民族联代表参加市民族联与上海市社会主义学院联合举办的少数民族团体负责人学习班暨市民族联六届六次全会。医学院民族联召开新老理事会议，富皓白传达了上海市民族联会议精神；新老理事迎新会在张博士茗茶馆举行，新老理事欢聚一堂，畅所欲言，对2014年工作进行回顾总结和2015年工作进行部署。

参与医疗援助，投身社会服务。

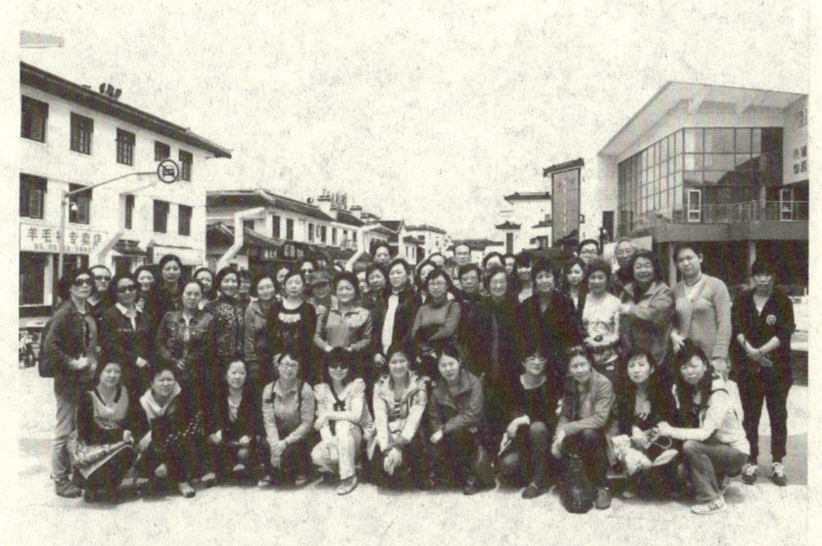

医学院民族联会员赴青浦参观考察

医学院民族联参加上海市民族宗教法治宣传学习月系列活动，作为医学院民族联的传统服务项目，医学院民族联专家在副会长富皓白的带领下，赴徐汇区湖南社区开展义务医疗咨询活动。活动现场接待医疗咨询群众达百余人次，为社区居民免费测量血压，受到社区居民的欢迎和好评。

搭建平台，凝聚人心，增进友谊。理事会成员拜望老会长朱建新；民族联理事会成员多次前往医院探望会长喇端端，并轮流对其起居生活进行照顾；组织开展青浦朱家角参观考察活动，进一步促进会员之间的沟通和团结，增强凝聚力；医学院统战部部长李丽、医学院民族联副会长富皓白等参加在徐汇区统战大楼召开的“徐汇区民族联、交大民族联、交大医学院民族联共建座谈会”，就民族联相关工作和经验进行交流介绍，并提出了相关建议和思考；副会长富皓白作为医学院民族联代表参加兄弟院校上海音乐学院少数民族联合会成立大会并致辞，同时在大会上提出和兄弟单位进行合作和交流的相关建议。

（雷　禹）

上海交通大学医学院中青年知识分子联谊会

【概况】 2014 年，医学院知联会在医学院党委、统战部的直接领导下，市区知联会的支持和全体会员的共同努力下，围绕中央统战部和上海市委统战部关于“无党派人士坚持和发展中国特色社会主义学习实践活动方案”的指导思想，开展理论学习和社会实践活动，建言献策，注重自身组织建设，促进会员交流合作，为上海的经济和社会发展、为医学院的内涵建设及和谐进步发挥积极作用。

注重理论学习，坚定理想信念。为贯彻中央统战部和上海市委统战部关于“无党派人士坚持和发展中国特色社会主义学习实践活动”（简称“无党派学实活动”）方案精神，上海交通大学医学院中青年知识分子联谊会（简称“知联会”）召开全体理事会议，讨论确定包括理论学习和“知联医方”系列社会实践活动在内的“学实活动”计划。

组织会员学习理论、关心时事政治、密切党与党外知识分子的联系、传播“正能量”。以不同形式积极学习十八届三中、四中全会文件精神、习近平总书记系列重要讲话、全国“两会精神”等理论与时政，特邀请上海市卫计委纪委副书记、监察室主任刘雄鹰、上海市社会主义学院蒋连华教授及上海市委党校老师陈彦昆，系统阐述无党派人士的历史沿革及其在民族解放、社会主义建设中的历史地位、重要作用与卓越贡献；解析无党派人士坚持和发展中国特色社会主义学习实践活动的核心内容和增强对中国特色社会主义的道路自信、理论自信和制度自信的活动目标。进行行业反腐倡廉教育。鼓励大家在实现中华民族复兴“中国梦”中不负光荣使命，担当重大责任。举行“学航天精神，迎祖国生日”报告会，特邀上海航天技术研究院党委副书记、纪委书记曲雁作《中国航天的发展与展望》主题报告，进一步激发会员们的民族自豪感和爱国情怀，提升积极建设中国特色社会主义的责任心。

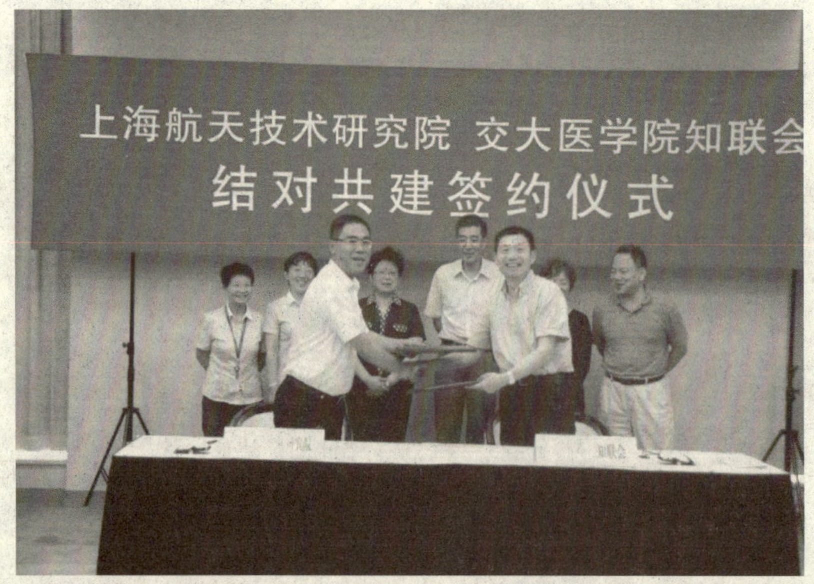

医学院知联会与上海航天技术研究院签约共建

依托专业优势，服务社会需求。引导会员发挥聪明才智，投身于中国特色社会主义伟大事业的建设，服务社会，践行社会主义核心价值观。医学院知联会与上海航天技术研究院签约共建，将上海航天技术研究院作为医学院师生的爱国主义教育基地，以航天事迹和航天精神激发爱国热情、构筑医学人才高地；也通过建立“绿色通道”、专家赴约坐诊、开展健康教育等形式，发挥优势，为上海航天提供优质、高效、务实的健康、医疗服务。共建签约后，医学院知联会根据上海航天技术研究院员工甲状腺疾病较多的特点，举办“知联医方”之“认识甲状腺，正确应对甲状腺疾病”专题讲座，特邀瑞金医院老年病科主任、内分泌代谢病专家系统讲解甲状腺的基本知识，详细阐述常见甲状腺疾病的临床表现、发病率、致病原因、对人体的危害、诊断标准及治疗方法。并从生活规律、劳逸结合、锻炼身体、饮食健康等方面，传授各种甲状腺疾病的预防措施，及患病后对含碘饮食的注意事项。医学院知联会根据航天人群的特殊性，有针对性地在上海航天技术研究院举行“知联医方”之“关爱生命 关注健康”大型义诊活动，选派主任级专家，以专业的医学知识，精湛的业务水平，耐心细致的服务态度，为广大航天人提供医疗咨询服务，并现场看诊，提出进一步治疗方案。

建言献策，助力改革发展。知联会紧密围绕党的大政方针，通过各种平台，组织会员参政议政、建言献策。知联会会员通过“党外人士季度座谈会”和“党外人士和终身教授双月座谈会”等，围绕医学院、医院发展提出许多建设性的意见和建议。7名知联会会员任市、区两级人大代表、政协委员。他们积极履职，通过议案、提案和书面意见等形式在市、区建设、教育、医疗卫生等方面提出有益于社会进步与发展的建议。在医学院知联会2014年会上，知联会组织会员针对医学院和医院改革发展中的热点问题进行讨论，集中智慧，群策群力，为医学院的发展建言献策。

立足本职岗位，取得可喜成绩。知联会的会员们工作在医、教、研、管第一线，踏实勤勉，发挥学科带头人和业务骨干的作用。2014年，共新增包括国家自然基金重点项目、面上项目在内的各级各类科研项目13项，获专利授权9项，1人获上海市自然科学特等奖；多人获各类表彰，其中副会长刘伟获中国侨界贡献奖创新成果奖；基础医学院易静、黄雷、邓炯、糜军等4名会员入选医学院“十佳班导师”。

加强组织建设，完善交流平台。知联会聚集了来自瑞金医院、仁济医院、新华医院、第九人民医院、儿童医学中心、第三人民医院、医学院健康中心以及基础医学院的优秀青年知识分子。在原有电子邮件和飞信平台的基础上，与时俱进，为会员们建立微信群，就社会热点问题、医学领域的最新技术和理论进展等，引导会员展开有益于社会和提升自身建设的讨论。医学院知联会还与闸北区知联会、黄浦区知联会联合举办读书会活动，邀请浙江大学管理学院博士生导师、EMBA教育中心主任贲圣林作《第三次工业革命与中国的战略机遇》主题演讲。

学术交流会作为医学院知联会年会传统特色项目，促进临床与基础的交叉与合作。在知联会2014年会上，会员围绕大学教师的职责，如何平衡教学工作和科研工作，中科院、生科院和医院实验室在管理上的不同及特色，青年科学家的成长经验与需求，2015年知联会活动方案等议题进行讨论。

（黄　雷）

上海交通大学医学院宗教联络组

【概况】 2014年，上海交通大学医学院宗教联络组在医学院党委、统战部的领导下，学习贯彻党的十八届三中、四中全会精神，坚持以邓小平理论、“三个代表”重要思想和科学发展观为指导，学习习近平总书记系列重要讲话精神，贯彻落实《宗教事务条例》，围绕医学院中心工作开展活动，紧紧把握好宗教工作的正确方向，当好党的宗教政策宣传员、和谐宗教关系的促进员、党委联系信教群众的联络员、宗教联会员的服务员，充分发挥党联系信教群众的桥梁和纽带作用，宣传党的宗教政策，协助政府贯彻党的宗教工作的政策和基本方针，团结教友高举爱国爱教旗帜，立足本职、服务社会，为构建和谐社会、和谐校园做出贡献。

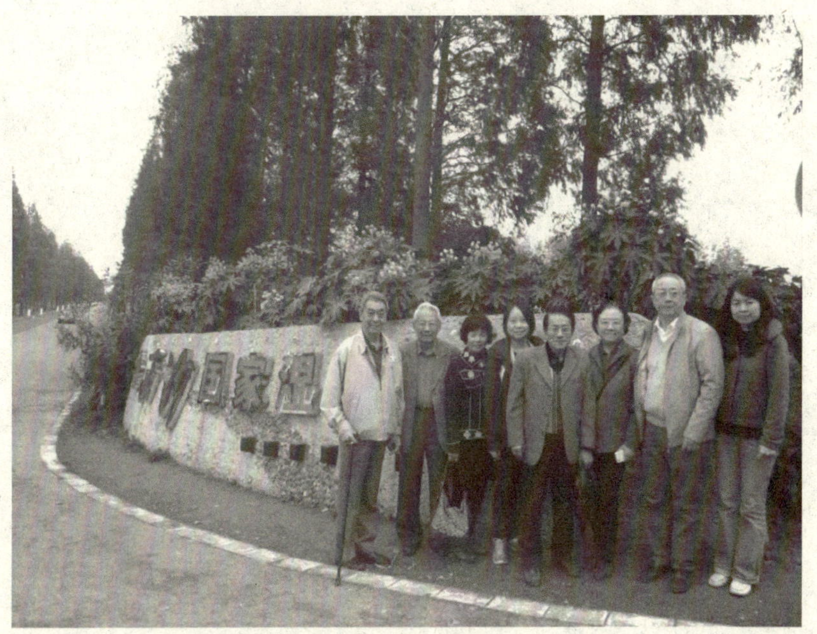
医学院宗教联会员赴崇明参观考察

医学院宗教联坚持定期开展学习活动，学习党的宗教政策和国际、国内形势，相互交流国际、国内宗教事务的相关信息，坚决抵御海外反华势力的渗透，肃清邪教势力的恶劣影响。通过形式多样的学习活动增强团结意识和稳定意识。“宗教联”组织部分会员赴崇明参观学习，增进友谊；定期召开理事会，学习中共十八届四中全会精神，并交流学习体会。医学院宗教联理事会成员在各自的教会爱国团体中发挥积极作用，会长顾龙君代表上海市天主教界参加由全国政协民族宗教委员会主任朱维群为准备2015年全国政协、全国宗教会议所作的调研会议，提出意见和建议，为维护民族宗教团结和社会稳定做出贡献。

宗教联会长顾龙君、副会长毛维翰参加医学院党委季度座谈会，代表宗教联参与医学院民主管理。理事会带领全体会员立足本职、建功立业，在医学院和各附属医院党委的领导下，在医疗、教育、科研、管理等岗位上做出贡献。由上海儿童医学中心血液/肿瘤中心和“卫生部儿童血液/肿瘤重点实验室”牵头组织的“中国儿童急性淋巴细胞白血病协作组”成立，顾龙君担任协作组顾问，多名宗教界人士在协作组中发挥重要作用。顾龙君参与我国“罕见病”的宣讲普及工作和中华慈善总会罕见病办公室的各种慈善活动；参与2014年“中国戈谢病诊治专家共识”文件的修订工作。2014年，“宗教联”2名理事学成回国，为医院和医学院作出新的贡献。

（*顾龙君*）

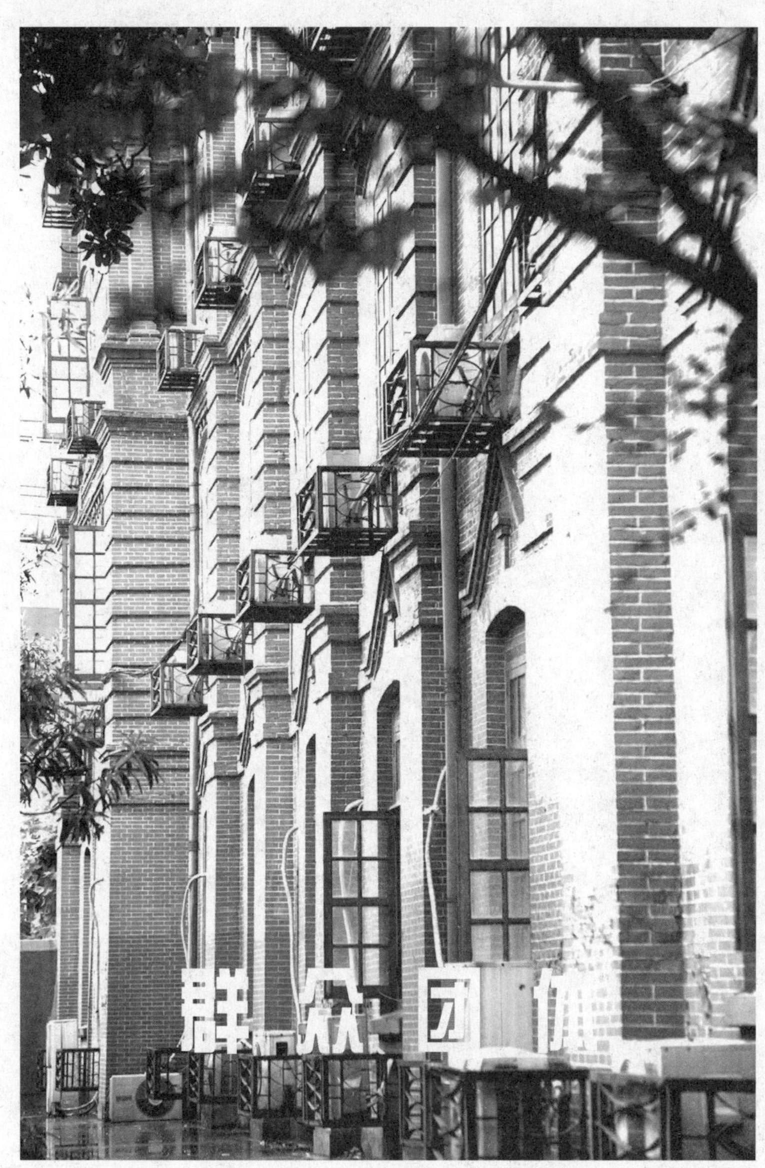
群众团体

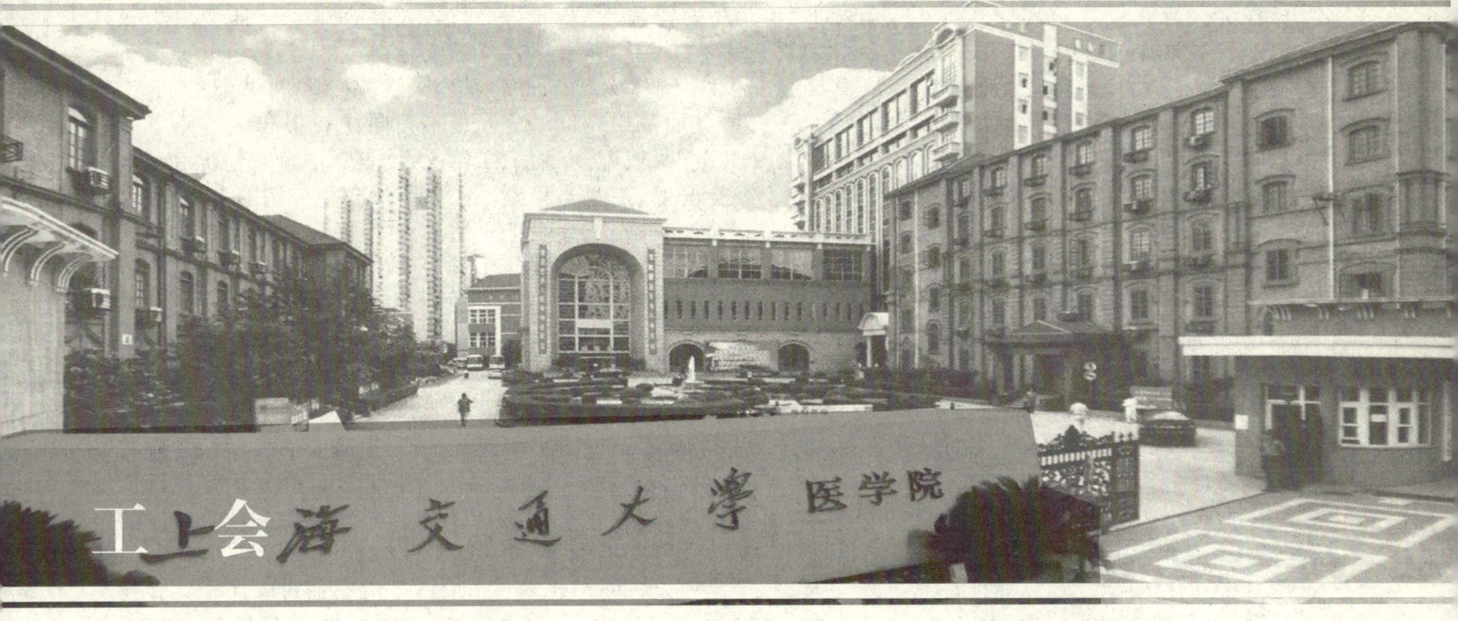

工会

【概况】 2014年，医学院工会学习习近平总书记系列重要讲话精神和中国工会十六大、市总工会十三大会议决策部署，贯彻落实市教育工会九届一次会议精神，推进工会思想政治建设，引导广大教职工围绕上海教育综合改革试点和医学院发展目标，爱岗敬业、积极奉献。在医学院党委和上级工会的领导下，着眼于新形势下基层工会面临的新任务新要求，围绕民主管理、群众活动、维权保障、自身建设等方面扎实开展各项工作。

推进民主管理，坚持和完善以教代会为基本形式的民主制度，组织召开上海交通大学医学院第八届教职工代表大会暨第十三届工会会员代表大会第三次会议。大会审议通过《上海交通大学医学院2013年工作总结和2014年工作要点》、《上海交通大学医学院关于2013年度学院财务预算执行情况和2014年学院财务预算草案的报告》、《上海交通大学医学院教代会与工会工作报告》、《上海交通大学医学院工会经费审查委员会工作报告》，并报告上届双代会提案处理落实的情况。在双代会闭会期间，工会组织召开八届三次教代会审议意见沟通会，邀请各职能部门负责人与职工代表面对面的沟通与交流，对代表在大会期间提出的审议意见和建议作沟通和答复，畅通教职工了解、参与医学院各项管理工作的渠道。另外，提案工作组对本届大会代表提案进行审议、处理，提交相关职能部门承办、落实，并给予提案人答复。本届大会共收到提案11份，立案8份，提案工作得到教代表的认可。

拓展民主管理渠道，提升教代表参与医学院民主管理的意愿和实效。继续办好《医学院工会沙龙》，第五十三期沙龙由后勤中心等职能部门与教职工就老沪闵路班车情况作双向沟通交流，充分听取职工意见，为相关政策的制定提供参考；创办《院情论坛》，第一期为《医学院绩效工资工作解读》，第二期为《骨干教师教学激励计划动员》，扩大教职工对医学院重要工作、重大事项的知晓度、认同度、参与度。此外，工会贯彻落实《上海市职工代表大会条例》和市教委《学校教职工代表大会规定》文件精神，推进校务公开工作，首次开展教代表民主评议领导工作，共有92名教代表参加评议。

推优评优，以先进榜样的引领示范作用，营造积极向上的良好氛围。基础医学院生化与分子细胞生物学系获上海市“教育先锋号”称号，陈洪获上海市教育系统优秀工会工作者，王克敏、方佳园、蒋波3名同志获上海市教育系统优秀工会积极分子，易静获上海市教育系统2012—2014年度优秀教职工代表，秦美娇撰写的《关于关心、关注教职员工心理健康的建议》获上海市教育系统2012—2014年度优秀教代会提案，富冀枫、杨洁获上海交通大学“三育人”先进，推荐申报交大“教学新秀”和“全英语教学竞赛”等奖项，树立了一批先进典型。同时，工会关心青年教师职业生涯发展，为青年教师专业成长搭建平台，推荐黄心智参加首届上海高校青年教师教学竞赛，获自然科学组三等奖。与教务处联合举办青年教师教学竞赛，通过初赛、复赛、决赛，一批优秀青年教师脱颖而出。

开展群众活动。组织医学院教职工第十七届自行车骑游活动，90余名职工参加；举办院本部教职工羽毛球比赛，7个参赛队近70名运动员参加比赛；组织教工队参加交大第45届运动会，医学院队获入场巡游特等奖、广播操一等奖、太极拳二等奖、定点投篮第一名以及教职工组团体总分第七名。通过开设羽毛球、健身、形体、苔藓微景观、多肉盆景制作等兴趣班，为基层工会小组发放小型健身器材等方式，帮助教职工在工作之余锻炼身体、愉悦身心。指导和扶持部门工会“教工小家”特色项目建设，规范和资助职工协会开展兴趣活动，丰满各具特色、因地制宜的职工活动，营造温馨活泼的校园文化。

开展各层次多类型的职工保障工作。以部门工会为单位排摸各类困难教职工，完善困难教职工档案，做到应帮尽帮无遗漏，建立困难职工帮扶的长效机制。院本部教职工解困救急互助基金年度收入134 540元，年度支出101 050元，帮助77人次。为每名教职工购买上海市职工保障互助会综合补充医疗、意外互助保障计划，投保金额为67 200元，2014年有51人次从中收益，理赔金额达到91 553.4元。做好暑期“访百家”、慰问坚守岗位一线教职工；探望慰问重病、工伤、生育的教职工；答谢当年新退休教职工；为“逢五逢十”生日职工送上祝福；定期走访慰问劳模；组织教职工休息休养活动等保障工作。

加强组织建设，及时增补调离岗位的工会干部，按《工会章程》的要求，规范选举、增补徐汝明为医学院工会委员，选举徐汝明为医学院工会常务副主席；增补二级工会委员郁松、周芸、王莉、朱宝渊、倪雪红，选举二级工会主席郁松、许文斌、杨学渊、金蕾。严格工会经费使用，按照上级工会关于工会经费收支使用和管理的要求，强化预算管理，严格规范财务制度，加大工会经费向基层工会投入，2014年以每个工会会员200元的标准下拨部门工会活动经费。密切与纪委、工会财务、工会经审委的沟通联系，在政策范围内确保职工应得的福利。

（钟　璿）

【院八届教代会暨十三届工代会第三次会议召开】 3月18～25日，上海交通大学医学院第八届教职工代表大会暨第十三届工会会员代表大会第三次会议召开。预备会上，医学院党委副书记、工会主席夏小和向代表报告大会筹备工作情况、代表资格审查情况和医学院工会委员会委员调整名单，按程序通过大会议程和大会主席团、秘书长名单，并宣布大会开幕。开幕会上，上海交通大学副校长、医学院院长陈国强作《上海交通大学医学院2013年工作总结和2014年工作要点》报告，医学院财务处处长王锦和作《上海交通大学医学院关于2013年度学院财务预算执行情况和2014年学院财务预算草案的报告》，医学院工会常务副主席徐汝明作《上海交通大学医学院教代会与工会工作报告》，医学院纪委专职副书记、监察室主任、工会经审会主任章新作《上海交通大学医学院工会经费审查委员会工作报告》。代表们在听取大会报告后，进行分组审议，并向主席团汇报审议情况。闭幕会上，医学院院办副主任、八届三次教代会秘书长陈立今报告上届大会提案处理情况，各代表组组长报告分组审议汇总情况。大会以举手表决方式审议《上海交通大学医学院2013年工作总结和2014年工作要点》，《上海交通大学医学院关于2013年度学院财务预算执行情况和2014年学院财务预算草案的报告》，《上海交通大学医学院教代会与工会工作报告》，《上海交通大学医学院工会经审委员会2013年度工作报告》，医学院工会副主席顾鸣敏宣读大会决议。

（钟　璿）

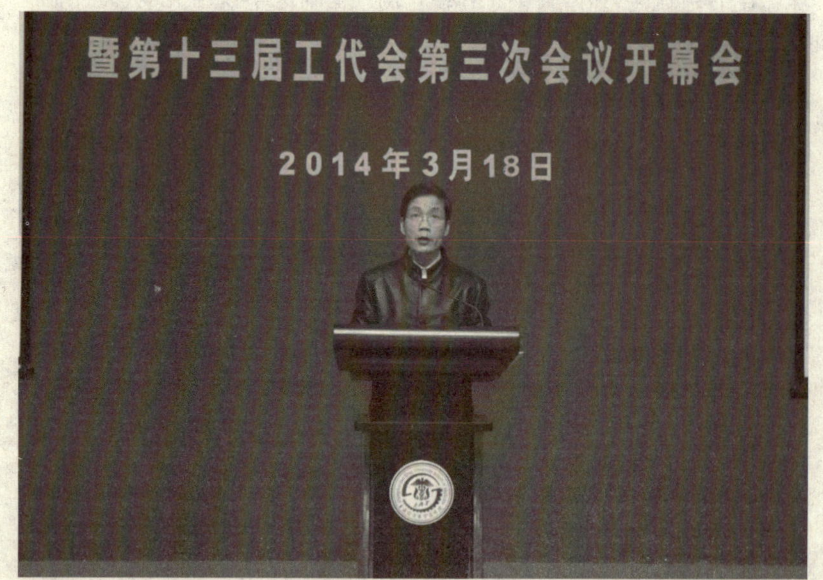

医学院院长陈国强在第十三届工会会员代表大会第三次会议上作报告

【院八届三次教代会审议意见沟通会召开】 5月5日，八届三次教代会审议意见沟通会召开，医学院党委副书记、工会主席夏小和，教代表组长，部门工会主席和各职能部门负责人近30人参加会议。八届三次教代会收到关于教学科研、人才培养、学生工作、学院管理、民生福利以及教代会各项报告文字修改等方面的审议意见共44

条，经梳理分类归并成 40 条，其中 19 条提请职能部门回复、4 条并入相关提案处理、17 条文字修改意见送交报告起草部门修改。沟通会上，人事处、研究生院、财务处、科研处、资产处、学指委、信息中心、门诊中心、后勤中心、院办和工会等 11 个职能部门负责人对需要回复的 19 条意见逐一做答。

（钟　璿）

【举行退休职工答谢会】 1 月 7 日，交大医学院 2014 年退休职工答谢会召开。医学院副院长郭莲、院工会常务副主席徐汝明、退管会常务副主任陈铿、人事处副处长诸海英出席会议，会议由徐汝明主持。诸海英介绍了 2014 年退休职工基本情况；张廷翔、陈桂林两名教师代表新退休职工发言，回顾了自己的职业生涯和工作感悟；陈铿介绍了退管会工作情况、人员组成、退休金领取方式、退休职工社团情况以及保险、体检等福利待遇；张觉先教师作为老退休职工代表讲述了退休以后如何保持健康身体和心态的经验。

（钟　璿）

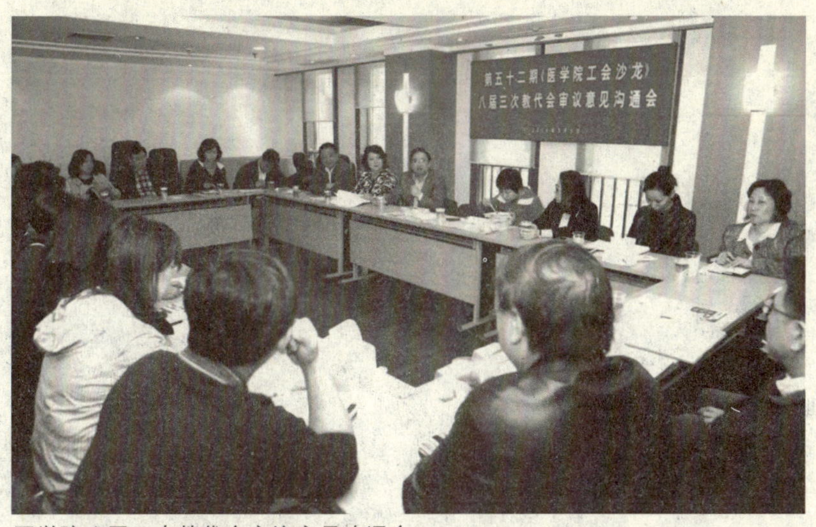

医学院八届三次教代会审议意见沟通会

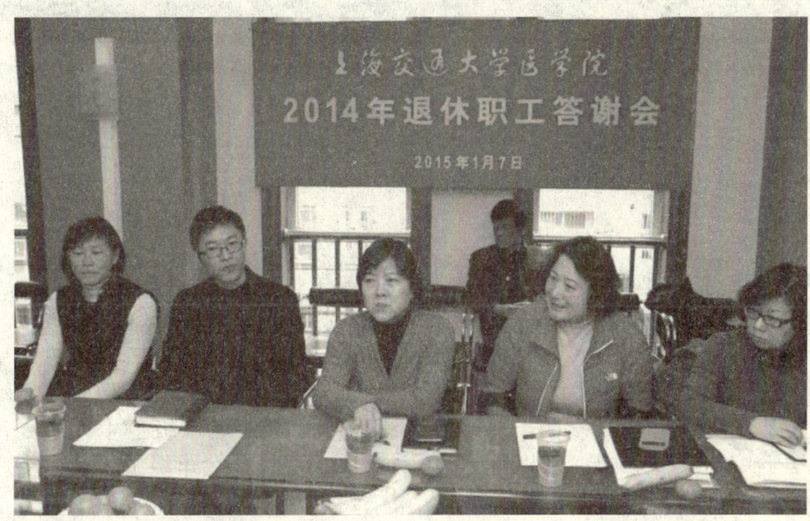

医学院 2014 年退休职工答谢会

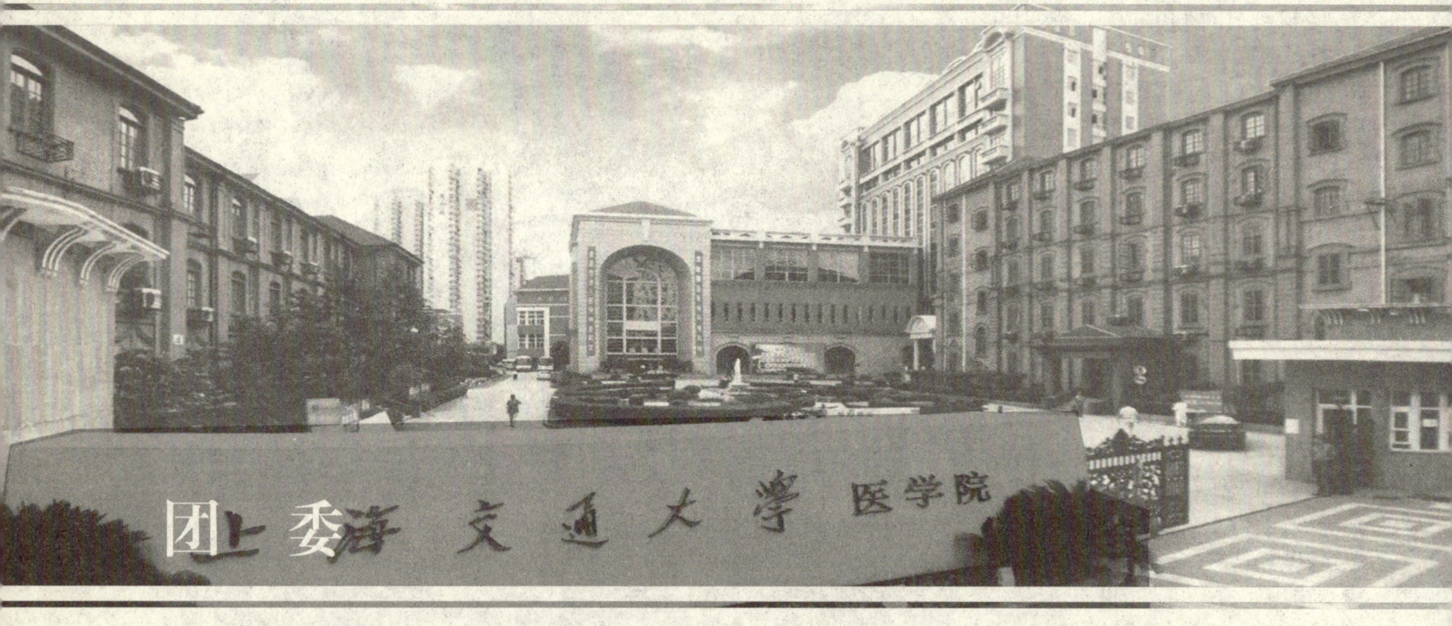

【概况】 2014年,共青团上海交通大学医学院委员会在医学院党委的领导下,深入学习贯彻落实党的十八届三中、四中全会,共青团上海交通大学医学院委员会在医学院党委的领导下,以深入学习、贯彻、落实党的十八大、团的十七大、医学院第十次党代会精神为主线,以密切团青关系为核心,开展"围绕一个主题,展现两方面的作为,把握三个重点,深化四个领域"的工作内容,以开好二十一次团代会、引领青年践行中国梦为重点,推进"区域化、品牌化、项目化"建设,基本实现"学校中心工作中有身影、已有的品牌项目有深化、团青工作中有创新、组织自身建设有跨越"的目标。

共青团上海交通大学医学院委员会现有书记1名,副书记4名(其中专职副书记1名),专职团干部2名,基层团委(总支)27个,共有团员10983名。

2013—2014年度,江帆获"中国五四青年奖章",方琼获"上海十大杰出青年",三院"癌肿健康卫士"青年工作组等4家单位获"上海市青年五四奖章集体",瑞金罗艳等3名获"上海市青年五四奖章",1名市级优秀团干部、2名市级优秀团员、4名市级卫生计生委优秀团干部、11名市级卫生计生委优秀团员,6个校级共青团号、6名校级青年岗位能手、10个校级五四红旗团支部、49名校级优秀团干部、168名校级优秀团员。附属上海市儿童医院陈津津获2014年第三届上海"科普教育创新"奖科普贡献奖三等奖(个人);瑞金赵菊萍等7人获2013—2014年度上海"优秀青年志愿者"称号;附属上海儿童医学中心获2013—2014年度上海青年志愿者工作优秀组织奖荣誉;附属第九人民医院口腔颅颌面科等23家单位获2013—2014年度上海市"青年文明号"称号;附属瑞金医院团委、新华临床医学院团总支获校级"五四红旗团委"称号,附属上海儿童医学中心团委、仁济临床医学院团总支、闵行分团委获校级"五四特色团委"称号;社会实践中,组织了184支团队,共完成实践活动、调研课题184项,共计参与学生949人,指导教师184人,走访了青海、宁夏、云南、广西、江苏、浙江在内的20多个省(市)、自治区。此外,组织派遣了24名优秀大学生深入多家附属医院跟随青联委员参与科研学习,16名医学生到卫计委在内的10家区、县党政机关,企、事业单位开展挂职锻炼,39名师生赴井冈山开展"井冈情·中国梦"社会主义核心价值观学习实践活动;2个社会实践项目获市级暑期社会实践优秀项目,2个项目获知行杯奖项,翁律侃获社会实践市级优秀指导教师,董艺蕾获市级优秀个人;2013—2014年度上海交通大学(医学院)"先进集体"、"先进个人"评选中,口腔、九院临床医学院叶周熹获三好学生标兵称号,24名优秀学生干部,236名三好学生,11个校级先进集体。

2014年,商店建设累计服务人次超过2000人,时长超过8000个小时,受益群众近2万,服务7个区县16个社区及23家学校和公益机构;通过"科学商店课题"立项13

项，形成“上海市临终关怀宣传方式、效果及改进方案调研”等多个优秀项目；通过加强“医学科普教案项目”建设，完成两期资助，形成各类教案百余个，微电影9部，科普短剧4个，电子书10余本；学生社团创立以百姓喜闻乐见的形式自编自导自演相声，为社区居民带去欢笑的同时送去健康；配合科委开展社区学校标准化师资建设，为社区学校开设4门西医科普课程，撰写6份医学科普教案；联合教务处筹划将临床技能实训中心、解剖教研室、基础医学院实验室建设成上海交通大学医学院科学商店科普教育基地等。

开展校园文化引领活动，整合资源开设“学习这条路”系列讲座，开展第一届“院院争霸”医学院运动会，“毕业生晚会”、“毕业生红毯秀”，开展“迎新晚会”、“主持人大赛”、“社团文化节”、“梦幻之夜专场”、“音乐剧专场”、“相声剧专场”，成立学生会“网络公关部”。

（芦　昊）

【院二十一届二次团委全委(扩大)会暨2013年度团工作总结会召开】 1月13日，共青团上海交通大学医学院第二十一届第二次全体委员(扩大)会议暨2013年度团工作总结会召开，医学院党委副书记夏小和、相关职能部门负责人、二十一届委员会全体委员、老团干代表及各基层团干部代表出席，会议由医学院团委副书记张眉主持。院团委书记朱建征以“逐梦青春、凝练内涵、助推发展”为主题总结了2013年的工作成果，2014年计划以理想引领医学青年用青春梦托起中国梦、以育人内涵鼓励医学青年成长成才展现新作为、以职业精神组织医学青年建功杏林共建新家园、以文化提升医学青年人文素养塑造新形象、以基层基础构建医学青年组织作风体系新格局等五方面继续加强培养医学青年，为加快建设“一流医学院”贡献青春力量。

（芦　昊）

【举行五四表彰大会】 5月4日，医学院2014年度五四表彰大会暨大学生暑期社会实践启动仪式举行，汇添富基金管理有限公司综合办公室副总监刘静及总监助理王露瞳、医学院副院长郭莲、组织部部长崔勇、教务处处长富冀枫、研究生院常务副院长董艳、院办副主任康力、宣传部副部长张晓晶、学指委副秘书长周栋、团委书记朱建征、各基层团干部、学生代表、教职医务员工代表等参加。朱建征介绍了“医行天下，筑梦中国”2014年度暑期社会实践的情况。崔勇宣读了《2013—2014年度上海交通大学医学院五四表彰名单》，青年十杰代表吴俊梅、市青年五四奖章获得者代表罗艳、市青年五四奖章集体获得者代表三院“癌肿健康卫士”、社会实践优秀团队代表“山山圆梦”分别发言。

（芦　昊）

【2014年社会实践总结会举行】 12月16日，医学院2014年社会实践总结会举行。医学院副院长黄钢、党办主任邱力萍等，以及各院系党总支书记、团委书记以及2014年参与社会实践的师生代

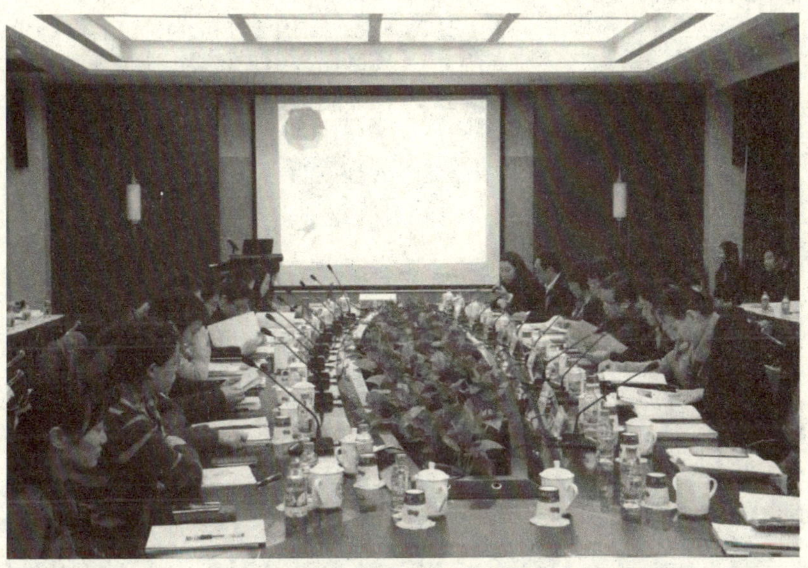
医学院二十一届二次团委全委(扩大)会暨2013年度团工作总结会

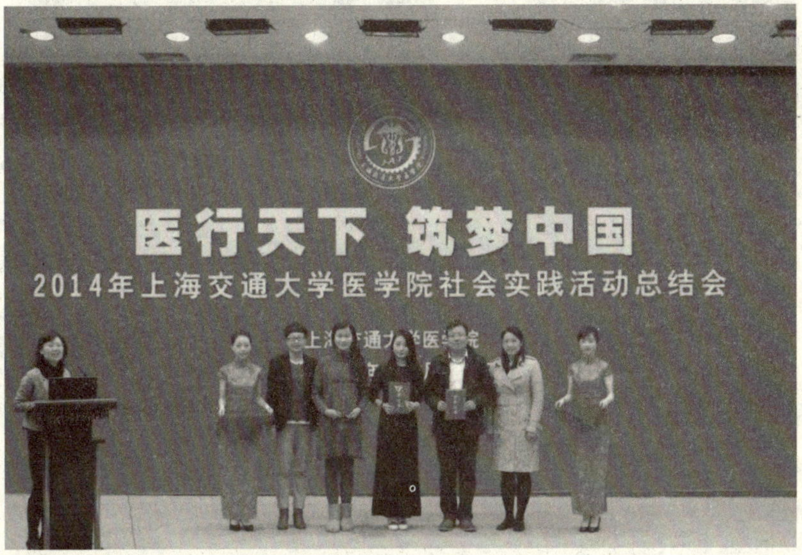

医学院2014年社会实践总结会

表一同参加总结会。社会实践以“医行天下，筑梦中国”为主题，开展了六个方向的社会实践活动，共有184支社会实践团队奔赴20多个省市开展了涉及30多个领域的考察、学习及调研活动；团委参与，组织2支“乡村医生”助飞团赴青海宁夏，2支“三下乡”博士团赴云南广西，3支“医学助跑”梦想团赴浙江上海，2支“井冈情·中国梦”师生学习实践团，5支“山山圆梦”支教团赴偏远山区。会上对今年社会实践的优秀项目、优秀个人、指导教师、优秀组织进行颁奖；7名实践师生代表及优秀项目团队代表分享经验和汇报成果。

（芦　昊）

【院学生会校友联谊会成立】 5月8日医学院杏林精英交流会之“精英再聚首”五四特别活动暨医学院学生会校友联谊会成立仪式举办。瑞金医院副院长、原上海第二医科大学学生会主席沈柏用，瑞金医院科教处副处长、原上海第二医科大学第二十一届学生会主席陈康以及医学院院办副主任康力作为嘉宾，与现任学生会干部成员直面交流。与会嘉宾为医学院学生会校友联谊会揭牌，学生会校友联谊会正式成立。

（芦　昊）

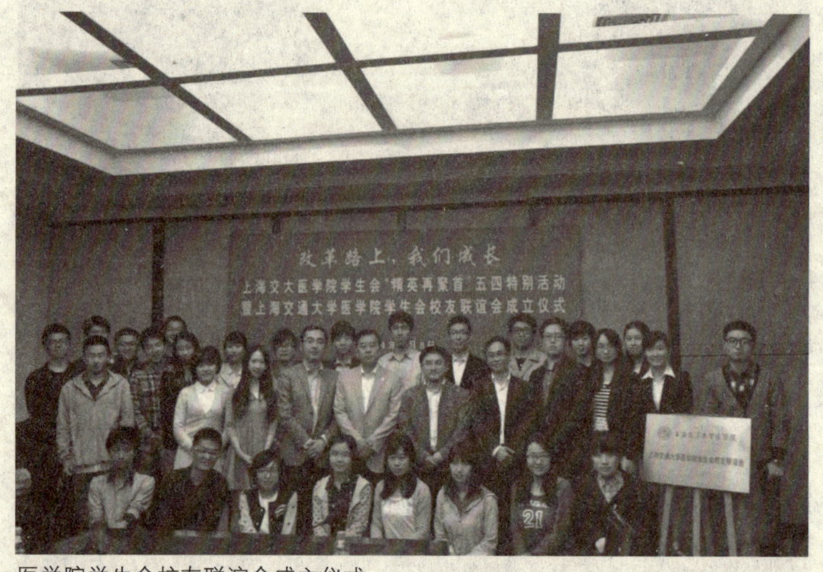

医学院学生会校友联谊会成立仪式

【举办第九期团青干部培训班】 3月14日，第九期“时代·青年·责任”专题讲座举办。应邀出席的有上海应用技术学院副校长张艳萍、团委书记韩磊，上海师范大学团委书记戴冰，华东理工大学团委副书记胡兵，及以上各院校的基层团干部。应技大以学生自主管理委员会为载体，创新了校园民主管理的新机制。华理工的微信平台建设通过“迎合、关注、引领、凝聚”四个阶段的发展，展现了新媒体手段在团工作中的创新应用。上师大围绕青年价值观的引领从理论到实践提出了见解。

（芦　昊）

【开展学雷锋“健康快车”义诊志愿系列服务】 2014年3月5日是第51个全国学雷锋日。团委组织医学院及附属医院专家主任、青年医护人员、医学生赴黄浦区、静安区、金山区开展学雷锋“健康快车”义诊志愿系列服务。由团委组织开展的“健康快车”义诊志愿系列服务自2012年“发车”以来，服务乡镇及街道遍及市内多个区域，并开赴安徽、广西、云南等贫困地区送医送药，受到各地民众好评，为构建和谐医患关系、传承雷锋志愿精神做出了贡献。

（芦　昊）

【开展造血干细胞捐献志愿行动】 12月12日，由黄浦区红十字会和共青团上海交通大学医学院委员会主办的“青春博爱，关爱生命”——青年造血干细胞捐献志愿者行动举行。此次活动面向医学院全体师生以及广大社会群众，旨在宣传造血干细胞捐献的积极意义和深远影响，向师生及社会群众征集捐献意愿并抽取6 ml的外周血以获得相应配型，并保存在中华骨髓库中。此次活动获得近200份的外周血样。

（芦　昊）

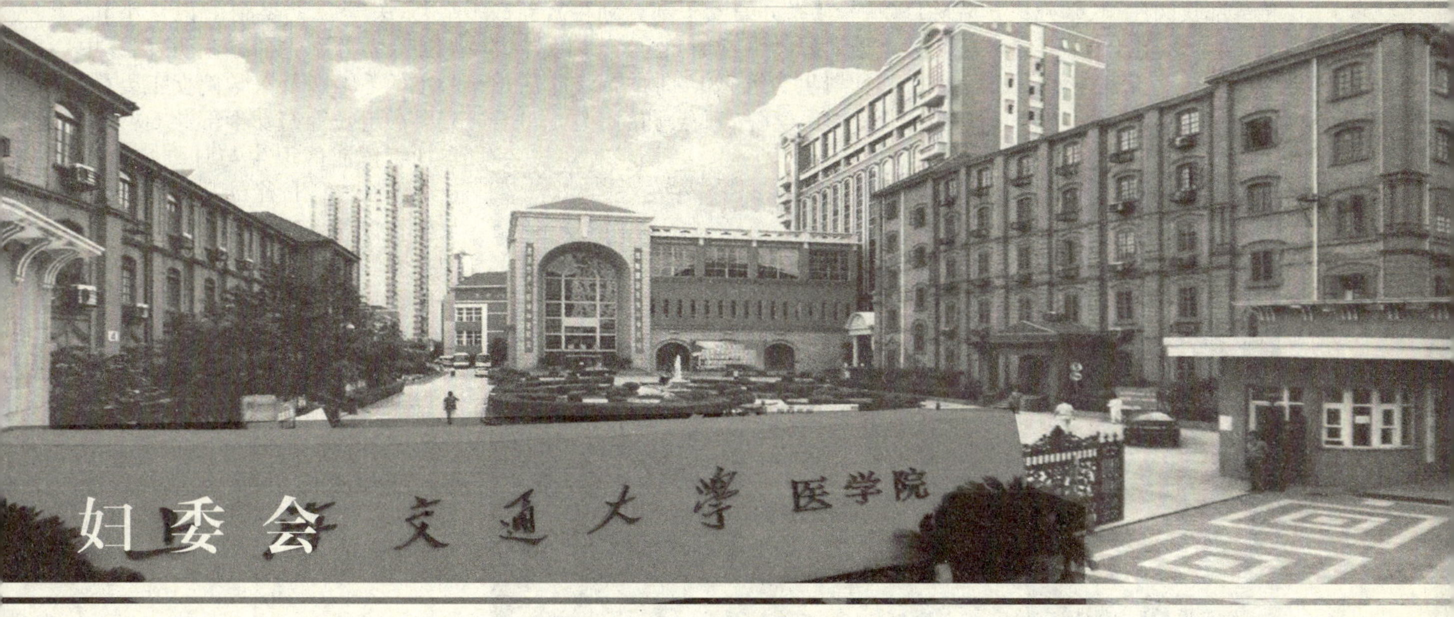

妇委会

【概况】 2014年，医学院妇委会在医学院党委和上级妇女组织的领导和指导下，团结动员医学院系统各级妇女组织和广大女性教职医护员工，以建设“坚强阵地”和“温暖之家”为工作主题，紧密围绕医学院的中心任务开展工作。

建设“坚强阵地”，激励女性职工岗位创优争先，以举办医学院纪念三八国际劳动妇女节104周年庆祝活动为契机，表彰先进，弘扬优秀，瑞金医院王卫庆、儿童医学中心江帆获“上海市巾帼创新奖”提名奖，医学院宣传部获“上海市巾帼文明岗”荣誉称号，医学院财务处和档案馆获“上海市教育系统巾帼文明岗”荣誉称号，基础医学院陈广洁获“上海市教育系统巾帼建功标兵”称号，瑞金医院于颖彦夫妇获“上海市教育系统比翼双飞模范佳侣”称号，第一人民医院王泓夫妇等5对伉俪获“上海交通大学比翼双飞模范佳侣”称号，仁济医院陈哲颖夫妇等8对伉俪获“上海交通大学医学院比翼双飞模范佳侣”称号。组织做好上海市、教育系统、交大、医学院四个层面的三八红旗手、集体评选和推荐工作，并且在评选、推荐先进过程中注重推优创优，发掘医学院女性教职医护员工中的优秀代表，发挥表率作用，激励女性职工岗位创先、岗位争优。

建设“温暖之家”，营造女性职工多样活动氛围，继续推动医学院“妇女之家”特色项目开展，鼓励各部门工会女工委结合各自特点，开展积极向上、丰富多彩的特色化活动。开展《瑜伽健身俱乐部》、《营养与养生保健》、《大手牵小手之母乳喂养技巧》、《丝巾风情》、《数字油画DIY》、《“美丽从头开始”发饰制作》等主题活动，优化“妇女之家”的活动内涵和服务功能。关心女教师联谊会活动，与女教师联谊会联合举办两期论坛，《骨干教师激励计划解读与研讨》、《上海-渥太华医学院情况介绍》，引导女教师投入教学教改，对接国际化师资标准磨练、提升教学技能。响应上级妇女组织精神，不断开拓女性服务内容。申报“妈咪小屋”两个，全部位于医学院内部，通过营造温馨的环境，不断更新服务内容，为孕产期、哺乳期女性职工休息、备乳提供便利和资讯；保障妇女儿童权益，做好“三八”妇女节和“六一”儿童节庆祝活动，为536名女职工和397名职工子女送上节日祝福；做好女性慰问工作，2014年共计为18名生育女职工送上慰问金9 000元。

妇委会注重加强妇女组织自身建设，切实发挥妇女干部作用，通过不同内容的培训，让妇女干部了解有关政策、吸取各类知识，加强自身素质，提高服务女性的质量。

（钟　璐）

【纪念三八国际劳动妇女节104周年先进表彰会举行】 3月7日，医学院纪念三八国际劳动妇女节104周年先进表彰会召开，医学院党委副书记夏小和、医学院副院长郭莲、医学院妇委会常务副主任徐汝明、先进代表及院本部、附属单位妇女干部参加。郭莲宣读先进表彰名单，颁奖仪式由夏小和、郭莲为获奖代表颁奖。医学院宣传部部长闵建颖、基础医学院陈广洁、瑞金医院于颖彦、仁济医院梁卫作为获奖代表作交流发言。

（钟　璿）

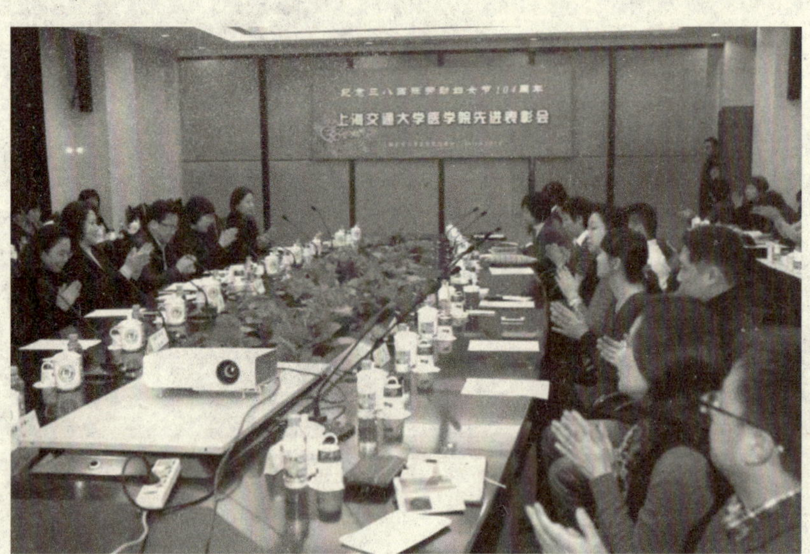

医学院纪念三八国际劳动妇女节 104 周年先进表彰会

【举办妇女干部计划生育新政培训】 6月3日，医学院妇女干部计划生育新政培训举行。此次培训由医学院妇委会和门诊中心联合举办，医学院党委副书记夏小和、妇委会常务副主任徐汝明、门诊中心主任毛维娜及医学院女工委员、妇女小组长等妇女干部共 50 余人参加。黄浦区卫生与计划生育委员会法制科科长徐劼凡应邀主讲，从生育政策、奖励与补助规定、社会抚养费征收若干规定三大方面讲解了最新的计划生育政策，通过列举案例等方式重点解读了再生育条件、晚婚晚育奖励、独生子女家庭奖励与补助等内容。毛维娜介绍了淮海中路街道免费孕前健康检查服务的情况，包括检查项目、服务对象、所需材料、受理地点等。

（钟　璿）

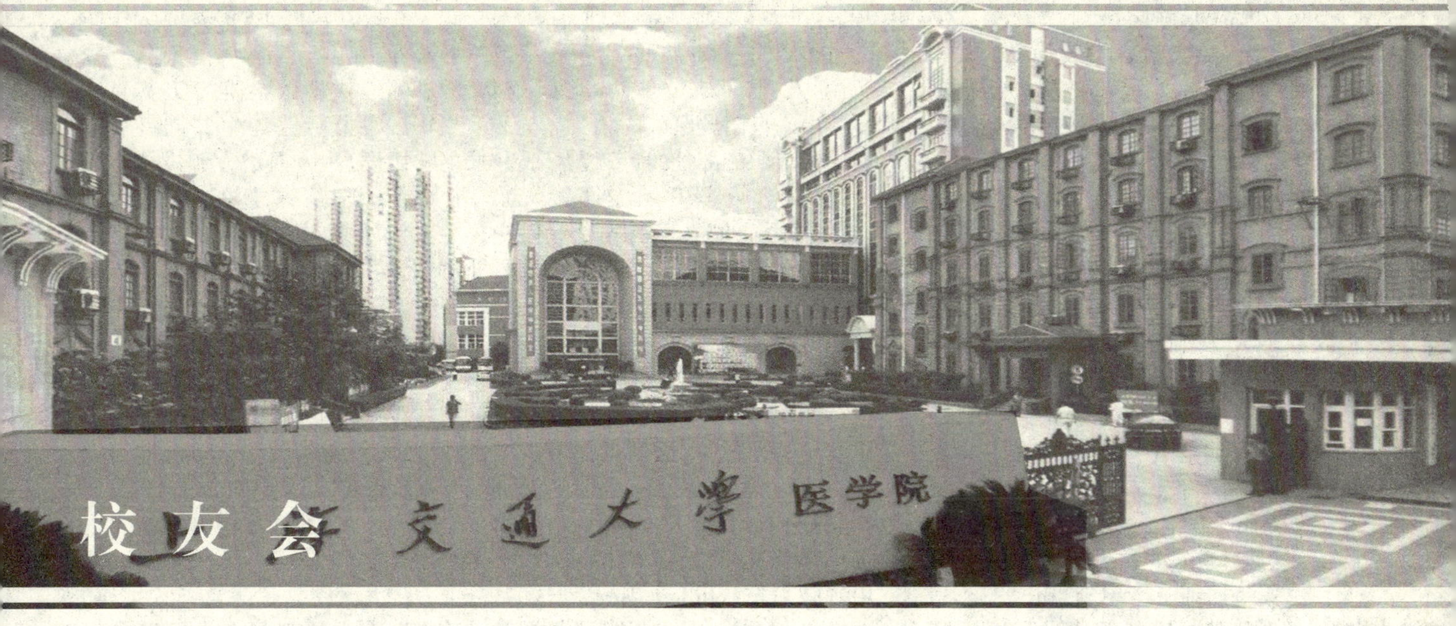

【概况】 2014 年，是校友会基金工作的重要一年，上海交通大学教育发展基金会医学分会(以下简称“医学基金会”)在校友会成立。在院党委、院办的大力支持下，在学院各部门以及社会各界的帮助下，按照国务院《基金会管理条例》的要求以及医学基金会《章程》及《基金管理办法》的相关规定，医学基金会坚持以科学发展观为指导，以“完善机构，明确目标，细化制度，依法治会，鼓励治学，培养人才，把握契机，发展建设”为工作思路，以创新的精神开展工作，在改革、发展、求实、创新的道路上，积极推进医学基金会各项工作。

2014 年，医学基金会整合和募集了各类基金共 16 项：罗氏诊断奖学金、卫材药业奖学金、“生命之光”项目、九龙医学优秀青年人才奖、上药杏林育才奖、史赛克外科医学基金、宝钢教育奖、中华慈善教育基金助学金、唯爱天使基金、王宽诚医学奖励基金、刘浩清基金、金正均教育基金、圣约翰校友教育发展基金、静铭奖学金、震旦教育基金以及烟草教育基金。组织各类评审 7 场。按照“公平公正”原则，针对不同项目，成立学术评审委员会，各评审委员会成员大多以医学院系统外专家组成，同时兼顾社会贤达、在校学生、网络平台和大众媒体等，树立了良好的公众形象，取得了较大的社会效益。

为进一步落实国家和上海市医药卫生改革精神，加强高校与社会、企业的全面合作，促进大学优秀学科发展，2014 年，医学基金会着力针对推进高层次人才梯队建设，进一步加强医学院医学教育的内涵建设，新设立有“史赛克外科医学基金”及“上药杏林育才奖”等奖项，为医学院长期奋战在教学、科研、医护第一线，并在这三方面协同发展且成绩优异的中高端人才提供更宽更广的平台。

为增进院系之间的交流互动，打造品牌基金的服务特色，强化回馈社会的核心理念，医学基金会强化宣传力度、提升服务水平、认真策划后续工作，连同首届“九龙奖”及“提名奖”获得者赶赴苏州九龙医院组织开展学术交流活动。

2014 年，校友会在基金工作科学化、制度化、规范化建设、收入和支出稳步发展的同时，秉承为校友服务，为学院服务的工作理念，加强同校友之间的联系，弘扬医学院的优良传统，开展各类大型校友交流活动共 9 场：包括北美校友分会聚会活动；苏州校友分会理事会换届改选大会；1984 届二大班毕业 30 周年纪念返校活动；1984 届三大班毕业 30 周年纪念返校活动；无锡校友分会重阳节联谊活动；1964 届医疗系毕业 50 周年纪念返校活动；1954 届医疗系毕业 60 周年大型纪念返校活动；震旦医学院 1954 届毕业 60 周年大型纪念返校活动，1958 届校友聚会活动。

(施　力)

【成立上海交通大学教育发展基金会医学分会】 11 月 13 日，上海交通大学教育发展基金会医学分会(以下简称“医学基金会”)成立大会在医学院召开。上海交通大学党委副书记、医学院党委书记孙大麟，上海交通大学副校长、医学院院长陈国强、上海交通大学副校长、交大教育发展基金会常务理事张安胜等领导以及医学基金会第一届理事会成员出席会议。会议由交大教育发展基金会秘书长马磊和医学院副院长郭莲共同主持。在成立大会上，张安胜宣读《上海交通大学教育发展基金会第四届理事会关于同意设立“上海交通大学教育发展基金会医学分会”的决议》，并与孙大麟共同为医学基金会揭牌。成立大会结束后，召开医学基金会第一届理事会第一次会议，会议推选医学院副院长郭莲同志担任第一届理事会理事长，医学院院办主任胡伟国同志担任第一届理事会副理事长兼秘书长。会议同时审议并通过了医学基金会《章程》、《基金管理办法》、《财务管理制度》及《现有基金管理方案》等一系列文件。本届理事会理事成员 19 人、监事成员 1 人，理事成员主要由来自附属医院的相关领导和医学院各职能部处的负责人组成。

（施　力）

【成立上海交通大学医学院史赛克外科医学基金】 11 月 18 日，上海交通大学医学院史赛克外科医学基金成立仪式举行。上海交通大学副校长、医学院院长陈国强，上海交通大学教育发展基金会医学分会理事长、医学院副院长郭莲、史赛克医疗器械有限公司亚洲区总裁 Brent Scott、国际销售与市场部高级总监 Jeremy Roberts、大中华区总监 William Jin 等出席基金成立仪式。史赛克外科医学基金第一届理事会成员共同参加了仪式。在成立仪式上，史赛克大中华区总裁 Brent Scott 代表捐赠方致辞。郭莲代表医学院与史赛克大中华区总监金路先生共同签署了捐赠协议，并为捐赠方颁发了捐赠证书。医学院领导与史赛克公司主要领导共同为第一届理事会成员颁发了理事聘书。基金会成立仪式之后，史赛克外科医学基金第一届理事会召开了第一次会议，审议通过该基金《章程》、《管理细则》、2015 年度预算计划及资助项目计划。会议由上海交通大学教育发展基金会医学分会秘书长、医学院院办主任胡伟国主持。

（施　力）

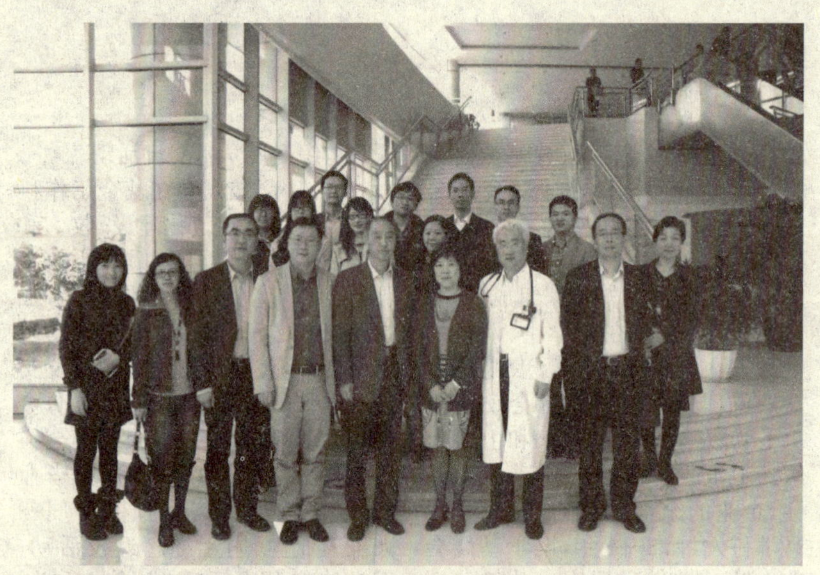

医学院副院长郭莲率“九龙奖”获得者赴苏州九龙医院参观交流

【“九龙医学优秀青年人才奖”获得者赴附属苏州九龙医院参观交流】 4 月 23 日，医学院副院长郭莲率首届上海交通大学医学院“九龙医学优秀青年人才奖”（以下简称“九龙奖”）获得者一行赴苏州九龙医院进行参观交流。院长办公室、校友会等相关部门负责人一同前往。九龙医院院长刘峰、党委书记朱旭明、党委副书记黄正国接待了交流团一行。九龙医院院长刘峰对九龙医院的建院背景、规模、经营理念以及未来的发展规划做了详细介绍。交流团一行与九龙医院“百人计划”培养人员及部分科室的青年骨干进行了交流座谈。9 名“九龙奖”获奖代表分别介绍了各自的学习成长经历、科室情况、专业特长、科教经验等。

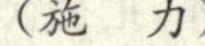

（施　力）

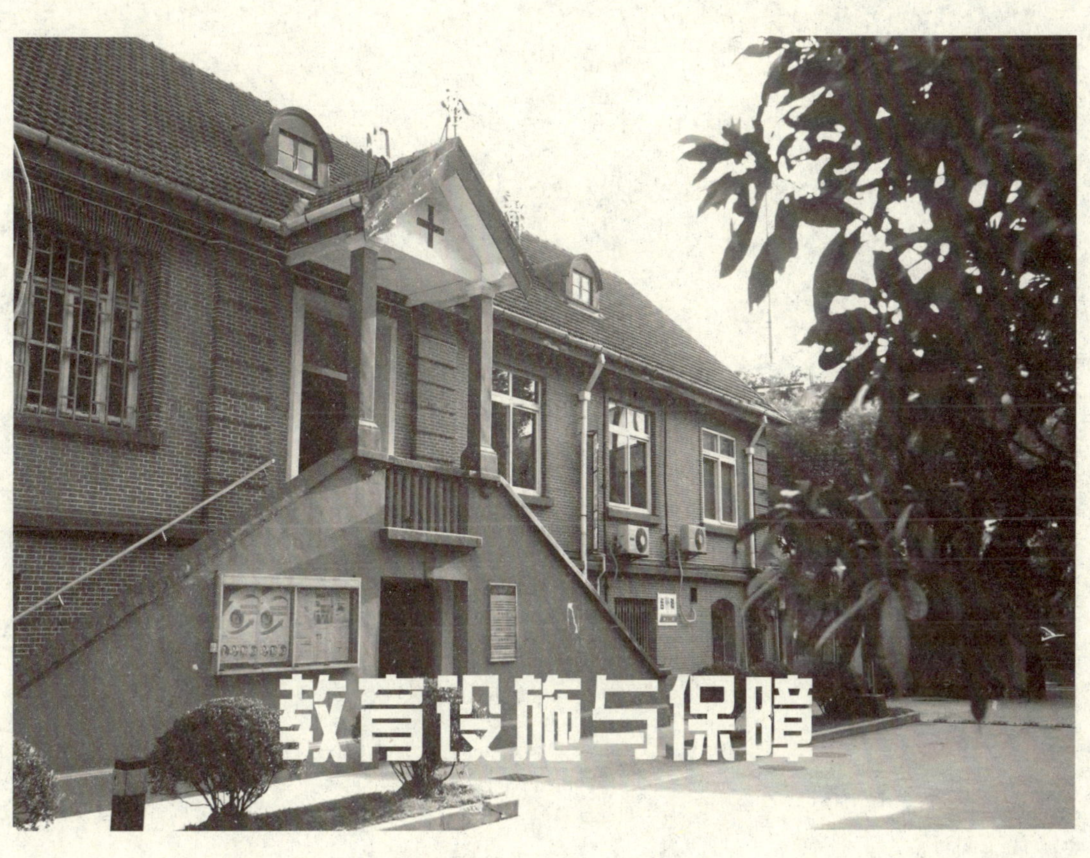

教育设施与保障

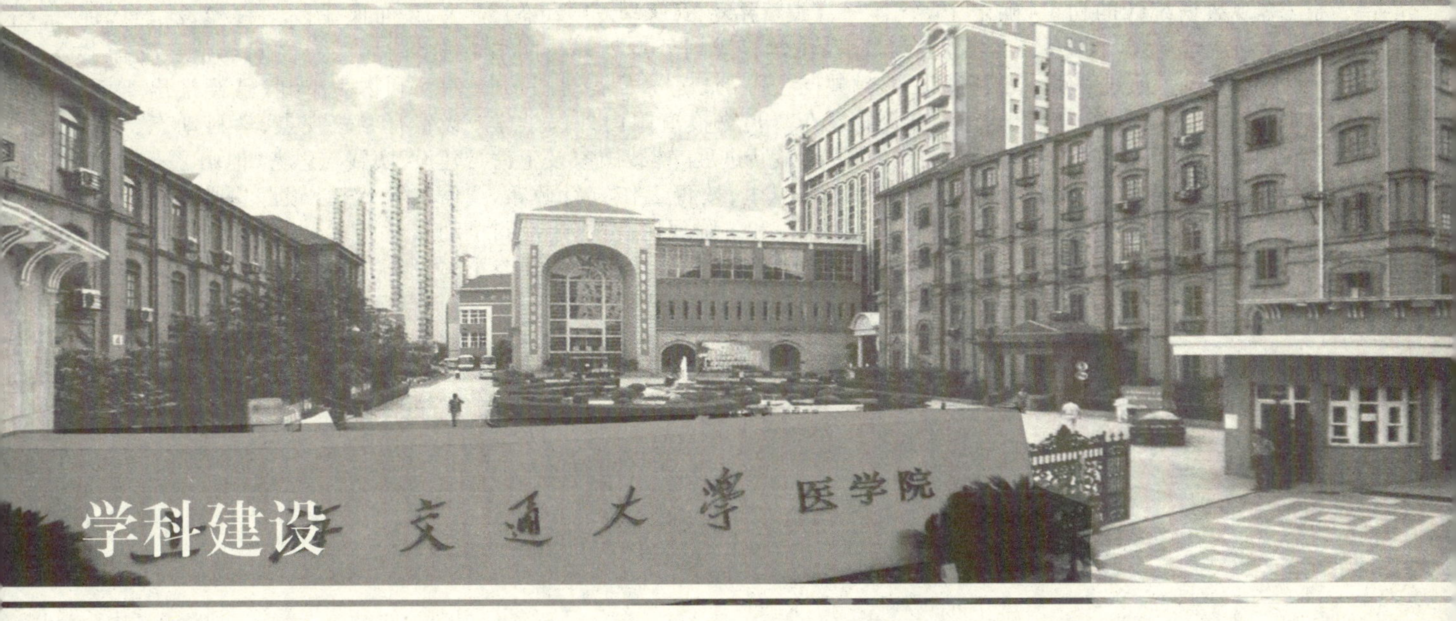

学科建设

【概况】 高校发展的核心是学科建设，为加强统筹协调，促进学科发展，适应国家和上海市教育资源投入方式改革，2011 年 10 月上海交通大学医学院成立学科规划处。通过对 12 家附属医院学科建设情况的资料收集、现场调研座谈、实地查看、专家咨询，形成了附属医院重点学科（含培育）调研报告（2008—2012）。开展基础医学国际评估，经过通讯评议、现场评估等环节，分析学科现有实力，聚焦学科重点发展领域，确定学科布局和规划。组织完成“211 工程”三期验收工作，通过上海市验收和国家验收，并获教育部、国家发展改革委员会、财政部三部委联合发文奖励。完成“上海高校一流学科”和“上海市高校知识服务平台”申报工作，临床医学入选“A 类”、口腔医学、基础医学等 8 个学科入选“B类”一流学科，转化医学协同创新中心项目获市教委批复，均获资金支持。完成“十大工程”项目中期总结，并接受上海市教委、市财政局、市发改委、市审计局等单位组织的中期绩效评价，获评优秀。组织完成项目建议书的编写，通过教育部和上海市的联合项目论证后，获国家发展改革委员会正式发文同意，将该项目列入国家高技术产业发展项目计划，总投资约 9 亿元，总建筑面积 11.4 万平方米。完成“一流学科建设”项目的中期检查工作，申报上海市教委创新能力提升计划竞争性引导项目 3 项、上海高校智库项目 2 项。

2014 年，深入开展学科调研，梳理学科发展思路，开展临床学科、公共卫生与预防医学、护理学评估和儿科学、老年医学等亚学科的评估，其中临床学科评估涵盖 12 家附属医院的 137 个学科。加强“085 工程”过程管理，坚持常态化、规范化、高效化管理学科建设项目，启动潜力学科项目建设，为医学院学科发展培育新的增长点。经过专家评选，共遴选出 12 个潜力学科，组织召开潜力学科项目启动会，下达首批建设经费。对部分“085 工程”学科建设项目进行了中期检查，对项目建设进展和资金使用等情况进行了指导，通过上海市教委“085 工程”项目年度绩效考核和资金审计。

筹备“高峰高原”学科建设项目的申报，对医学院学科建设情况进行深入调研，在学科调研的基础上梳理学科发展思路，会同各学科、职能部门形成“1＋8”的申报方案，并邀请校内外专家共同论证，完善建设方案。

跟踪国内外同类高校的学科建设现状及其发展变化趋势，及时关注各级主管部门对高校学科建设的相关政策和方针，创办《医学发展动态》电子期刊，为医学院学科建设的各项决策提供建设性信息和建议。

（施琼芸）

【临床潜力学科计划启动】 5 月，首批上海交通大学医学院临床潜力学科评审会启动，来自上海市教委、上海市卫计委、附属医院及院本部的 9 名专家组成评审委员会。此次共有 58 个学科申报，医学院依据《上海交通大学医学院学科建设与发展评价指标体系》进行客观数据统计的初审，确定19个学科入选复评，涵盖了医学院所有附属医院。通过评审，最终确定心脏外科（瑞金医院）等12个学科入选首批上海交通大学医学院临床潜力学科建设，并发布《上海交通大学医学院临床潜力学科建设管理办法（试行）》。

（李春红）

【编纂并发布《医学发展动态》】 1月，由学科规划处策划并与图书馆共同主办的《医学发展动态》刊物发布。刊物报道国内外医学学科发展最新进展，转载国家及上海市各项卫生、教育工作方针政策，为医学院和各附属医院的领导、科教部门、学科带头人等提供决策参考，发布医学院学科建设信息，促进各附属医院之间的信息交流共享。刊物为季刊，已经推出4期，设置有专家视点、学科动态、学科建设、实践与思考、他山之石、专项信息等专栏，跟踪医学学科发展动态。

（施琼芸）

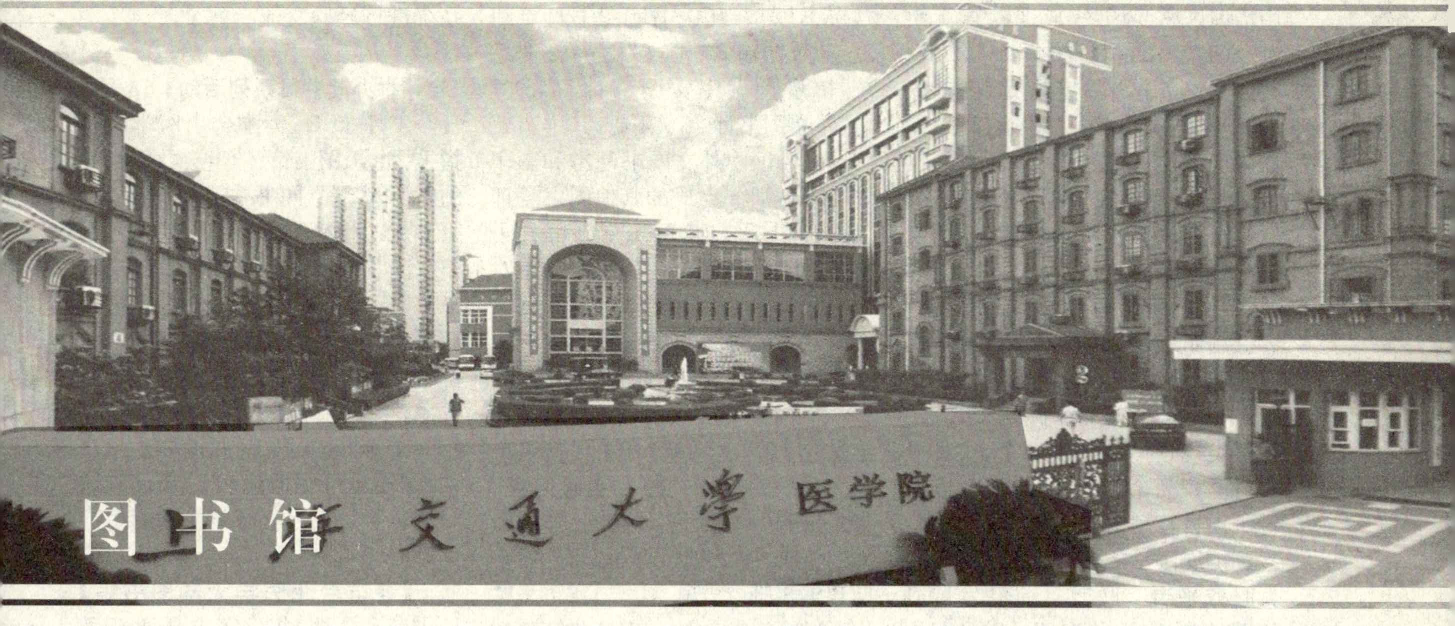

【概况】 2014年医学院图书馆在图书馆建设目标总体框架下，以服务为主导，通过实施机制体制改革，提升学生使用实体图书馆体验水平，发挥图书馆的学科服务作用，扩展医学图书馆联盟服务，强化图书馆内部基础建设等措施，以点带面，为图书馆整体服务水平的提高打基础。

全面实施新体制下机构改革。根据医学院关于撤销信息资源中心建制的决定，原信息资源中心改制为图书馆和网络信息中心。图书馆开始在新体制下独立运作，核定人数为37人。王成任图书馆馆长，仇晓春任图书馆副馆长。设5个业务部门，分别为流通阅览部、参考咨询部、采编部，技术部、行政办公室，各部门负责人分别是流通阅览部主任江礼明，参考咨询部主任邓珮雯，采编部主任周漪、副主任寇建德，技术部主任徐骏、副主任谢新民，行政办公室主任谢新民。在分配制度上，新的奖金分配方案在室主任会议上通过并上报人事处备案。在与网络信息中心的财产分割方面，通过协商完成图书馆与网络中心自有资金的分割；完成设备资产清点和分割，并核对更新所有设备资产数据库。在理清财产的基础上，对超过年份的资产作报废处理，共计报废设备86台，报废家具29件。此外，对今后两个部门相交叉的工作职能和资产进行协商和划分，图书馆各类信息系统中的硬件部分（包括各类服务器、存储设备和其中的支撑软件）全部托管给网络信息中心，图书馆技术部仅负责应用系统软件（包括数据库）和终端的维护及技术支撑，商定了服务协议，确定将信息资源中心在图书馆楼四楼部分全部划归网络中心使用。

提升学生使用实体图书馆体验水平。采取一门式全开架服务，年内接待读者11.3万人次，借阅中外文图书7万余册，阅览室开放时间96小时/周，实现全馆无线网络覆盖。举办法语、英语沙龙活动25次，参与人数约1 300人次；中医、摄影等讲座18次，参与人数约920人次；与卢湾图书馆建立讲座交流互动；推出手机图书馆，学生可以通过手机索书和续借，并正向微信图书馆推进；举行学术讲座和研究生学术年会等。图书馆学生管理委员会（学管会）改由学指委和图书馆共同管理。着力为学生参与管理提供机会，在图书馆工作人员的指导下组织学生代表到书店现场采购书籍2次，在“读书月”期间举办中文社科、外文科技和台湾版书籍的联合书展，组织开展学生图书编目竞赛活动。

充分发挥图书馆的学科服务作用。2014年度在原来的基础上新增5个数据库，再辅以文献传递系统与国内外多家机构开展馆际互借，提高对院内读者的文献保障率；继续推进学科馆员服务方式，召开学科馆员与院系科研秘书见面会2次，评选出5名优秀学科服务联络人并发奖，累计推荐图书120余册，全文传递文献50余篇；提供科学情报分析服务，完成2014年基于文献评价分析的ESI（Essential Science Indicators）学科领域发展情况分析报告。举办数据库及软件使用培训讲座5场，完成课题查新84个，SCI、CSCD引证检索298人次，共计2 625篇文献，定题及其他检索102次，电话或Email咨询258次，硕博士论文查重检索336篇，全文传递11 350篇；在教学方面，完成文献检索课程教学597课时，学生数为2 548人，完成国家电子医学书包《医学文献检索》第八章编写；多媒体摄制组完成研究生网上课程38学时，专题片9个，教学课程12学时，学校各类新闻素材5个，院内外各类视频拍摄制作6个，文件及素材至媒资管理系统60个，以及科研项目答辩PPT的音频录制。

扩展医学图书馆联盟，搭建更大服务平台。联盟目前已发展到17家附属医院/临床医学院和附属卫生学校，通过远程服务向各临床医学院师生提供文献查阅服务。年内召开各联盟馆交流活动3次，完成儿童医院和市六医院图书馆网站的建设和维护工作，完成图书馆网站的内容更新33次，完成6个附属医院之间基于"汇文"图书管理系统主分馆模式的联合目录。图书管理系统委托借阅工作模式进入测试阶段，与上海邮政公司黄浦区分公司签订快递服务合同，实现图书远程借还。

强化图书馆内部基础建设。完成三楼中外文阅览室、五层书库、八层书库、老红楼书库图书盘点和理架，数据输入"汇文"图书管理系统，初步盘点中文图书计177 997册，外文图书计28 994册，其中下架和标记剔旧中外文图书复本和影印本38 358册。完成的其他图书管理工作还包括：二楼阅览室新辟种子书架，抽取中文种子书1 195册；对3、4、5、8层书库老旧地毯更换成PVC毯，改善书库环境；古籍资源数字化进入古籍扫描加工，完成古籍整本扫描约400余种；图书电子标签数字化管理系统（RFID）应用项目完成招标工作，进入实施阶段。年内采购中文图书7 197册、外文图书245册、中文期刊1 061册、外文期刊448册。借出一楼50平方米工作面积给免疫杂志社，对工作环境和工作流程作了调整，按时完成任务。

（赵　蓝）

【召开医学院图书馆联盟会议】 4月9日，医学院图书馆联盟会议召开。会议主要内容为如何解决医学院网络中心更新读者远程访问系统后的各院远程访问技术测试等问题。6月25日，医学院图书馆联盟在图书馆一楼会议室举办图书馆应用软件汇文系统培训，旨在解决利用汇文系统实现联盟馆异地预约、归还文献服务实际操作等，联盟成员馆相关技术人员参加培训，并就使用图书通借通还管理系统进行经验交流。

（赵　蓝）

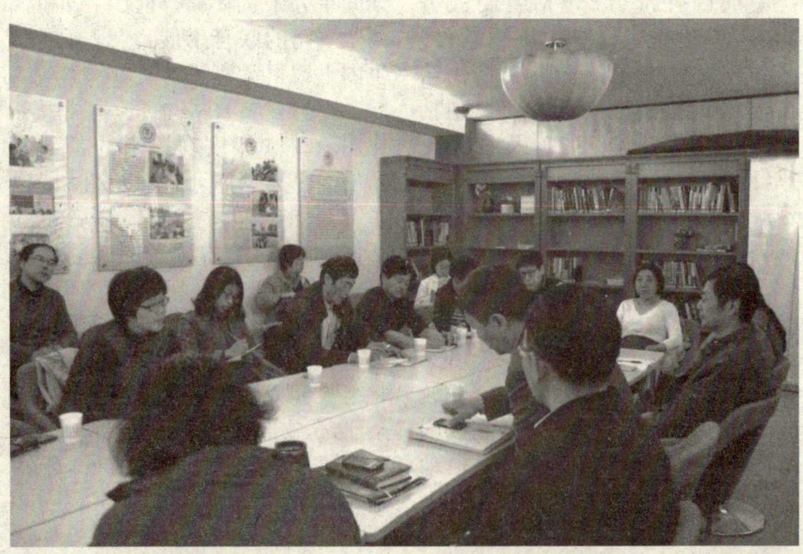

医学院图书馆联盟会议

【举办读书日系列活动】 4月2日至4月30日，为配合由医学院学指委、团委、图书馆、学生会共同举办的医学院"展卷闻书香，铺墨识医路"第十九届世界读书日主题活动，图书馆在读书日活动前期举办了"走进图书馆"读书编目竞赛、"医学信息素养"有奖知识竞赛、图书馆文献资源检索与利用、BMC医学论文写作与投稿、外文生物医学图书展、2014年中文新书展、第19届世界读书日主题报告会、"纵横论坛"之新闻媒体与医学生交流会等14场主题活动。

（赵　蓝）

【参访台北医学大学图书馆】 11月3～9日，办公室主任谢新民应台北医学大学图书馆邀请，作为2014年姐妹馆交流馆员前往台湾地区进行为期6天的访问交流。同时还参观了台北医学大学双和分馆，台湾大学图书馆、台北市立图书馆新北投分馆。

（赵　蓝）

【召开数字图书馆无线射频识别评标会】 11月10日，数字图书馆RFID（Radio Frequency Identification，无线射频识别）应用项目评标会召开。医学院纪委、财务处、审计处、资产处、网络中心、上海交通大学图书馆、上海华东理工大学图书馆、上海大学图书馆领导组成的专家评审组出席会议，浙江远望谷信息技术有限公司、科晶电子有限公司等四家公司参加本次应标。会议由图书馆馆长王成主持，技术部主任徐骏介绍项目前期的准备工作以及项目的招标形式等基本情况，专家组成员分别对4家公司的RFID系统使用情况和应用模式、运行效果等相关问题进行询问。经过专家组讨论、比对、评议，一致决定项目由浙江远望谷信息技术有限公司承担。该项目是将RFID技术引入数字图书馆管理中，推进数字图书馆延伸服务，完成对图书电子标签的注册、转换、注销功能。

（徐　骏）

【举办教研室信息员联络座谈会】 11 月 20 日，图书馆学科馆员与基础医学院各对口教研室信息员联络座谈会召开。图书馆馆长王成、副馆长仇晓春、基础医学院副院长蒋益、图书馆各学科馆员、基础医学院各学科信息员 30 人参加会议。会议由蒋益主持。王成总结图书馆学科馆员工作，鼓励学科馆员继续深入开展小组活动，在提高业务水平的基础上将服务前移，嵌入到教学和科研之中。参考咨询部主任邓珮雯介绍图书馆最新引进的一系列数据库资源。图书馆对 2013—2014 年度优秀学科服务信息员进行表彰。

（陆曦凡）

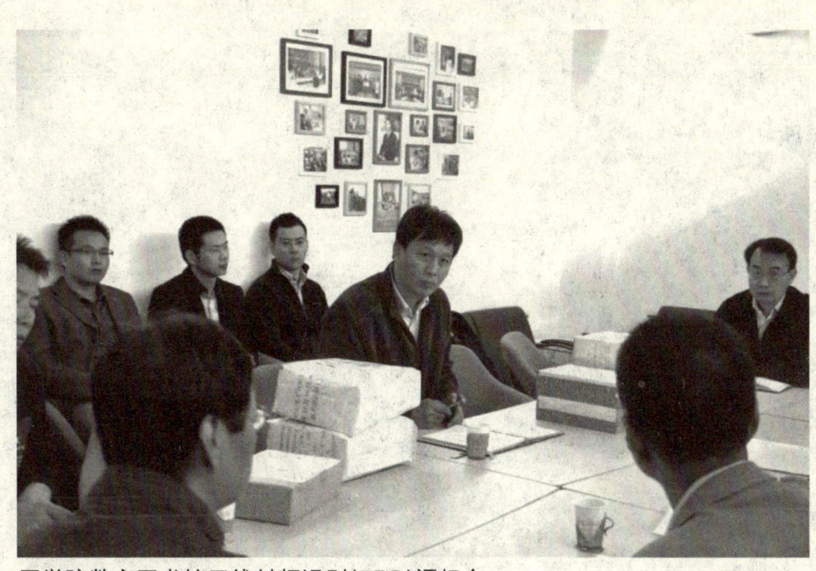

医学院数字图书馆无线射频识别(RFID)评标会

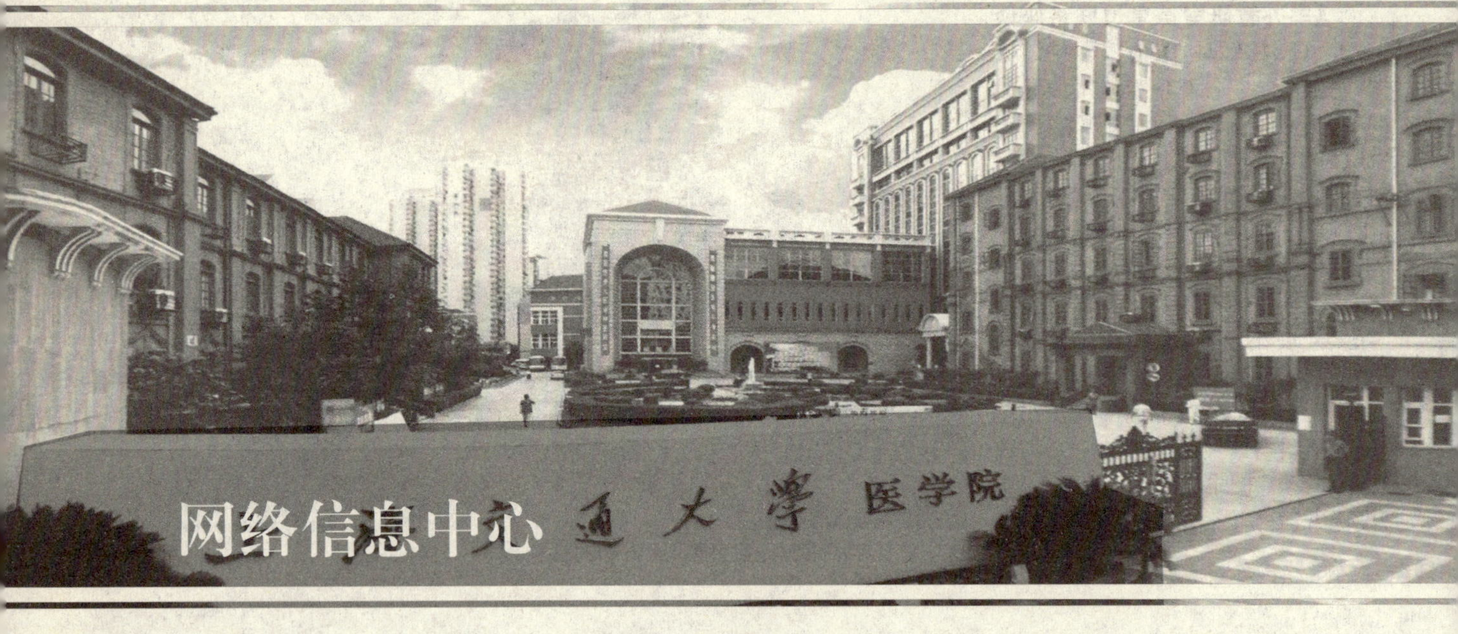

网络信息中心

【概况】 2014 年 2 月 26 日，上海交通大学医学院撤销信息资源中心建制，将原信息资源中心改制为图书馆和网络信息中心，核定网络信息中心人员编制为 15 名。网络信息中心（以下简称“中心”）是学院信息技术的支撑和服务部门，负责学院信息化建设和管理。中心坚持以服务为宗旨，在管理上和技术上积极探索，注重资源整合和优化，深入开展与师生的交流，不断提高医学院信息化整体建设水平。

校园网络建设和运维。中心综合运用技术手段和管理手段，保证校园网络的安全稳定运行。实现校园楼宇的无线覆盖，为移动应用打下了坚实的网络基础。协助物资管理中心实现能源管理系统的联网。配合基建施工，完成体育馆和医疗门诊部的网络改造。针对校园网络存在的问题，制定《校园网主干优化方案》，组织院内外专家进行方案论证，为校园网分步骤实施优化改造做好前期准备。

数据中心建设和管理。强化数据中心服务器、存储设备以及防火墙等安全设备的管理，确保校园网关键应用和托管系统的稳定运行。根据数字化校园建设需要，增添刀片服务器和存储等设备，为综合门户网站和办公自动化系统等校园网关键应用提供基础平台。建设站群管理系统，为实现学院部门网站的统一管理提供必要条件。引进云存储和短信等服务平台，方便校园网用户进行文件共享、短信联系。推出 VPN 服务，为校园网用户在院外访问电子数据库资源提供新的方式。为中心机房增配不间断电源和精密空调，改善数据中心物理环境。添置气体消防系统和机房动力环境一体化监控系统，保障信息设备的安全稳定运行。

用户服务和管理。加强医学院上网账户、电子邮箱、VPN 账户及交大 JAccount 账户管理工作，现有各类账户数量达 12 100 个。完成统一身份认证系统的启用，实现上网、办公自动化、VPN 等关键应用的统一身份认证。加强 IP 地址和域名等网络资源的管理，对非法域名进行清理。在部门信息员制度的基础上，中心进一步建立部门联络人制度，并在基础医学院、教务处和资产处等部门试点，增强中心和各部门之间的联系。开展研究生新生教育，召开信息员会议，与学生会权益研究中心进行交流，增加师生对中心业务的了解。加强一卡通系统的日常运维管理，保障食堂、浴室和医疗门诊部等的日常运行，一卡通中心取消午间休息，延长服务时间。

应用项目建设工作。配合院办推进新版办公自动化系统建设，推进新系统开发。协助研究生管理系统建设，为研究生院提供技术咨询，协调完成系统环境的构建。与网宣办合作，完成由网宣办牵头的 2014 毕业生专题网站、杏林育才投票系统、青年教师基本功大赛投票系统、杏林镜像投票系统和优秀教师投票系统 5 个专题的开发任务。新建审计处和学科规划处 2 个部门网站，并对教务处、本科招生信息网和研究生网络课程学习网 3 个网站进行改版。完成各部门信息化项目申报。中心对申报材料进行审核，分类汇总，并请专家进行论证。

中心内部管理工作。继续招聘工作人员，完成部门设置方案的制定和实施，将原来两个部门的业务进行优化整合，设立网络技术部、用户服务部、系统运维部、应用开发部和办公室5个部门。各部门职责明晰，充分利用现有人力资源，分工协作完成各项业务。与图书馆一起完成信息资源中心固定资产的清点、报废和拆分。完成中心收费项目的修订，减少收费项目。

（徐君瑾）

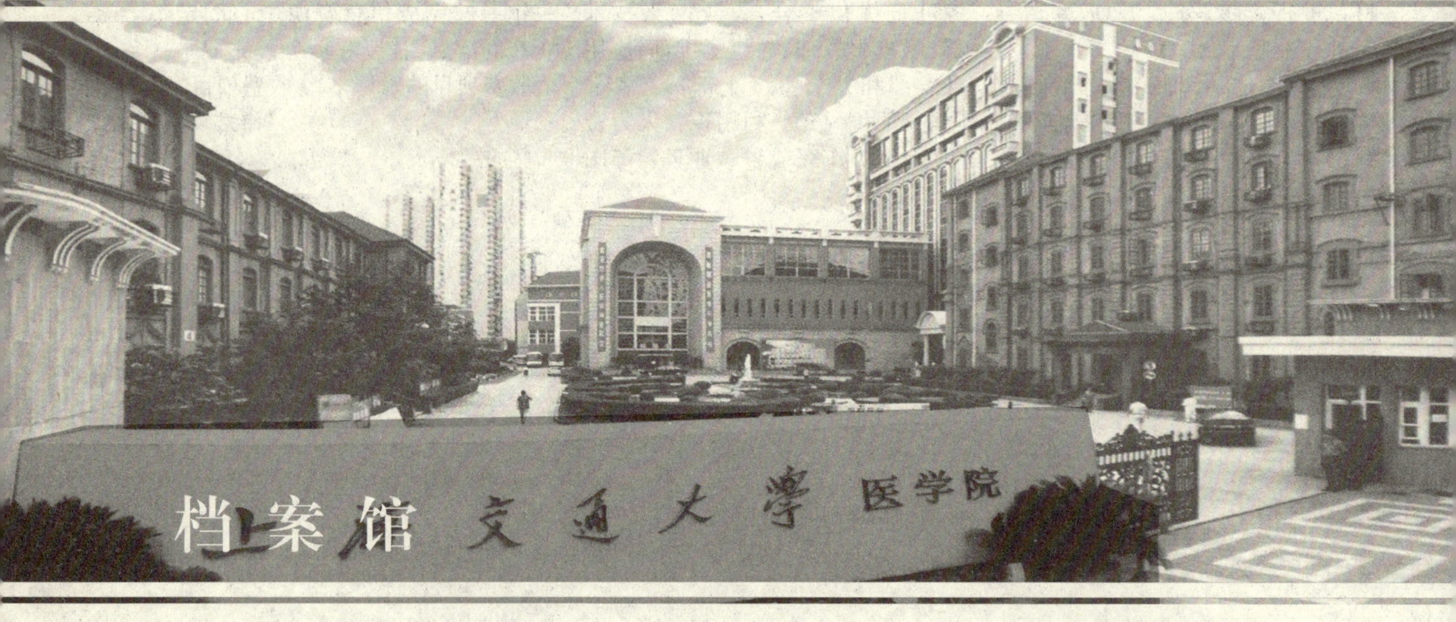

【概况】 2014年是国家十二五发展规划承上启下的关键之年，医学院档案工作以科学发展观为统领，围绕学院中心工作，解放思想，加强内涵建设，拓展工作思路，完善工作平台，优化服务流程。档案资源体系建设更加丰富，档案利用服务质量高效便捷，数字档案建设创新成果，档案文化传播效果凸显。

档案资源建设方面。依法治档，贯彻国家档案局8号令，制定《上海交大医学院档案收集范围和实施细则》，获上海市档案局依法行政审批，使档案工作开展有法可依，档案收集工作更加规范有序。2014年度归档各类档案共计6 696卷。其中，归档文书类档案938卷；实物档案134件；声像档案共115卷（其中光盘70张，照片111张）；基建档案72卷；财会档案1 215卷。研究生归档期间，共接待指导毕业研究生1 391人次，组卷并移交研究生培养档案共2 736卷；研究生评审材料1 386卷。永久保存的档案及通过“OA管理系统”归档的文件实现电子文件100%配套归档。为确保纸质文件与电子文档的配套率，协助部门共同完成扫描归档任务，使电子文件与纸质文件的配套挂接率稳步上升，电子文件配套归档率达84%。

拓宽归档渠道，参与学校重大活动，注重“三重档案”及多媒体、多格式的档案收集工作。承担拍摄任务39次，拍摄照片1 000余张；拍摄录像6次，包括中国工程院院士、交大医学院教授王振义、顾健人以及交大医学院院长陈国强做客《医学人生》等重要采访、出席讲座等活动的录像、照相。下载媒体播放的医学院相关视频9期，刻录光盘3张；收集刊登医学院相关报道的报纸254张，杂志1本。

档案利用服务方面。年内接待编史修志、工作查考、学术研究等利用档案855人次，查阅档案3 549卷。借阅档案19人次，149卷。复印档案16 113页。出具各类档案证明88份。在做好日常档案利用服务的基础上，配合相关部门查档利用服务，集中提供查阅基建、财会类档案共计450余卷，提供复印相关档案共计13 800余页。接待教育部、高校学生就业指导中心、医学院教务处及各类公证机构认证工作共计148人次，认证材料195份。接待制作中英文成绩、学历学位认证658人次，1 401份，其中申请加急制作109人次。通过各种渠道宣传医学院数字档案馆，提高其知晓率和利用率，通过网上申请制作学历学位、中英文成绩认证的人数呈上升趋势，年内通过网上自主提交认证申请148人次。

档案信息编研和文化建设方面。征集到震旦大学老校友捐赠的珍贵档案史料19份、照片90张、光盘12张、录像带2盘以及震旦大学校友会相关文件资料126份。征集到震旦医学院1921年毕业老校友胡廷黻相关的老照片50张。征集到震旦女子文理学院49届许静榖、50届毛毓瑛捐赠的毕业证书、法学院45届朱少坤捐赠的学籍证、47届夏秉衡捐赠的临时毕业证书、54届口腔系张永发捐赠的学业成绩簿、55届医疗系张文铨捐赠的震旦大学影集2本、上海震旦大学海外校友名录以及杨耀孙捐赠的历年震旦校友会活动光盘等。前往上海市图书馆征集史料，查找并扫描震旦大学医学院1922年毕业老校友刘永纯相关文献142页。征集到余濆全套实物档案，共计245件，包括各类奖状、奖章29件，聘书18份，照片39张，论著22本等，完成数字化扫描工作。档案包括余濆主编参编的《细菌学》、《医学微生物学》、《免疫学》等早期出版的书籍；余濆参加1978年全国科学大会代表徽章、20世纪杰出人才奖章等徽章；余濆与周恩来、邓颖超等国家领导人的合影、1963年毛泽东等国家领导人接见余濆等参加学术会议代表的合影以及1978年中央领导人接见余濆等参加全国科学大会代表的合影等。结合馆藏资源与征集档案，在国际档案日举办"走进档案，走近医学大师——余濆教授实物档案展"档案日主题活动，以历史图片、文献史料和实物档案为基础，回顾余的光彩一生，弘扬医学院历史文化与人文精神。

应用多媒体手段，实现编研成果网上推送。通过媒体制作，将院史馆推送到网络平台，在档案馆网站发布"网上院史馆"栏目，最大限度地还原院史馆原有风貌，营造身临其境之感，拓宽医学院院史文化的传播途径。

开展网上编研工作及档案馆网站各版块增量档案的更新工作。完成2012、2013年网站科研成果增量的编研工作。完成中国工程院院士、交大医学院教授王振义、顾建人声像资料在人物数据库的录入工作。新增发布信息11条。档案馆网站总访问量达25 489人次。

档案安全保障方面。强化档案安全意识，严格执行档案信息化安全制度，做好数据库日常维护。坚持定期备份数据，异地存放。年内完成数据库完整备份24次，差异备份51次，共计备份数据7.4TB左右。为更新服务器配置等手动备份8次。

日常管理方面。健全院史馆日常管理制度，修订形成《上海交大医学院院史馆日常管理制度》，包括院史馆开放管理规定、讲解员管理办法及院史馆设备操作手册等内容，保证院史馆的开放、参观、维护等工作正常有序开展。为每名学生、职工讲解员志愿者统一量身定制服装，配备扩音设备。在中法医学部和国际交流处的帮助下，翻译英文和法文院史馆讲解词。多名志愿者熟练应用英、法讲解词接待来访外宾。年内接待上级领导视察、国际友人来访，新职工教育培训、新生入学教育、社会团体以及老校友回校等预约参观14批次，接待来馆参观者近900人次。

人才队伍建设方面。坚持开展每月一次的档案业务学习制度，组织医学院及附属单位专职档案干部参加培训讲座。年内2人参加档案工作职业发展论坛，1人参加高校档案信息化建设培训研讨班，3人参加多媒体档案制作培训班，2人参加多媒体档案收集整理与编研培训班，1人参加档案专业继续教育培训。参与撰写《上海教育卫生改革创新亲历记》、《上海高校建筑文化》并出版。参加市档案局组织的"档案里的故事"征文活动，文章被收录汇编。1人晋升档案专业中级职称。获2013年度上海市教育系统"巾帼文明岗"称号。

（张宜岚）

【开展"余濆教授实物档案展"档案日主题活动】 6月11～13日，"走进档案，走近医学大师——余濆教授实物档案展"档案日主题活动举行。"九三学社"上海市委专职副主委周锋，上海交大党委副书记、医学院党委书记孙大麟，上海交大副校长、医学院院长陈国强，余濆的家属，各部处、学院、中心负责人，专兼职档案干部，老校友、老同志及师生代表参加档案捐赠及展览揭幕仪式。捐赠仪式由医学院档案馆馆长刘军主持。医学院党委书记孙大麟、医学院院长陈国强接收了余濆家属余申、余正捐赠的档案，并向他们颁发捐赠证书。此次展览共分七个部分，以征集到的实物档案为基础，结合档案馆馆藏，回顾了余濆从求学致远到扎根杏林，从勤奋研究到献身科研，从爱国立志到救人济世的一生，吸引众多师生和社会各界人士前来参观。

（张宜岚）

【召开档案工作会议暨档案业务培训】 12月5日，医学院档案馆召开2014年度档案工作会议暨档案业务培训。医学院各部处、学

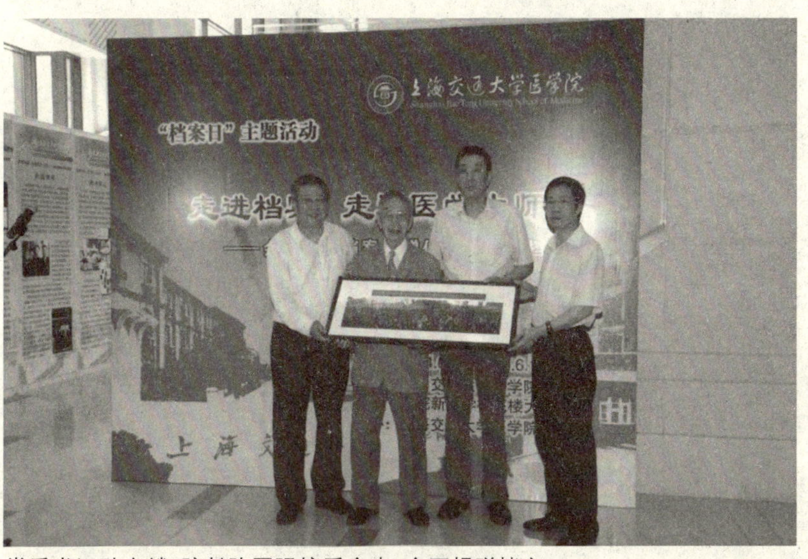

党委书记孙大麟、院长陈国强接受余申、余正捐赠档案

院、中心等部门档案工作分管领导、兼职档案员以及医学院、附属医院专职档案干部60余人参加会议。上海市档案局业务指导处副处长忻思佳出席会议并讲话。会议由医学院档案馆馆长刘军主持。会议总结了2014年度归档情况，并就新“OA管理系统”归档流程进行介绍和指导演示。忻思佳就贯彻落实中共中央办公厅、国务院办公厅《关于加强和改进新形势下档案工作的意见》作专题讲座。

（张宜岚）

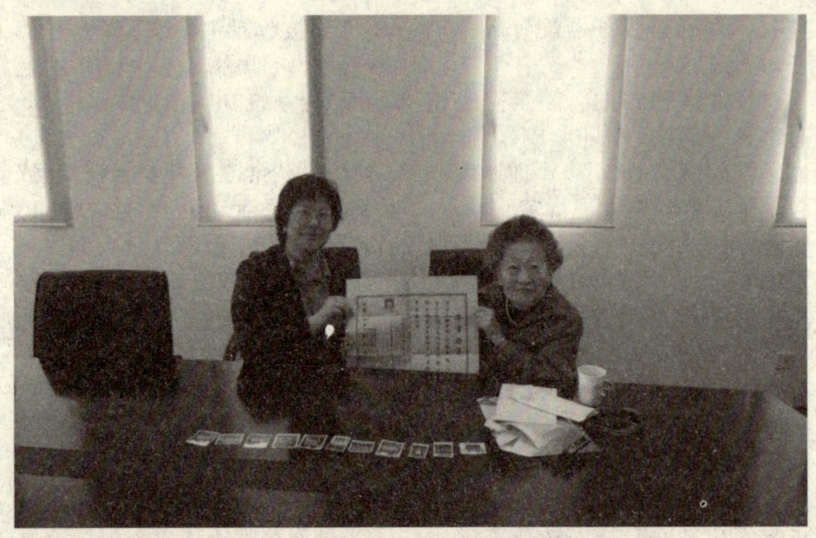

震旦女子文理学院50届校友毛毓瑛(右)向档案馆捐赠毕业证书

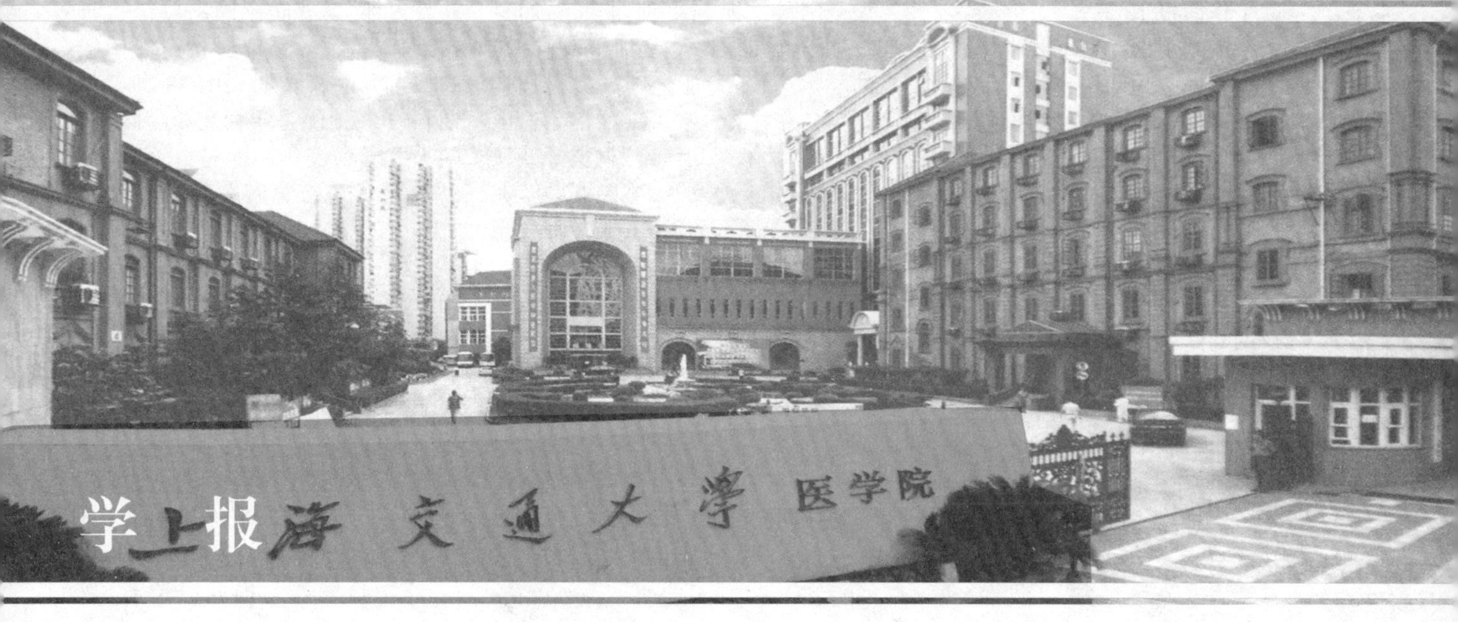

学报

【概况】《上海交通大学学报(医学版)》为中国科技核心期刊、CSCD核心期刊、中文核心期刊、中国高校优秀科技期刊。2014年,学报在上海交通大学医学院领导、中心管理委员会和综合党支部的领导和支持下,进行了一系列改革。期刊获国家新闻出版广电总局“学术期刊认定”(国家级)、教育部“第五届中国高校优秀科技期刊奖”(国家级)、上海市新闻出版专项基金1项(市级,20万元)、入围首次“中国最美期刊”网评,并获上海高校科技期刊研究会基金3项。

2014年,学报刊发稿件375篇、特讯12篇,学术快讯30篇,专题3个(心境障碍专题、护理临床与实践专题、王振义院士与血液学科专题)。全年收稿993篇,影响因子上升为0.728(中信所数据),基金项目资助稿件上升至约60%,稿件数量和质量同比有较大提升。年内,学报对自身学术内涵进行整体规划,对整体版式设计进行全彩改版并升级到CTP印刷。对英文摘要、图表进行专项工作,增加终审环节,提高期刊整体质量。开创“特讯”“学术快讯”栏目,服务学校的高端科研成果。“特讯”栏目深度推广医学院的高端科研成果,直接助推论文的被引频次。“学术快讯”对高层次的学术会议以及临床新技术、新成果,作即时报道。下半年,学报创新“名医名师”专栏,如“王振义院士与血液学科”等学科与人物专题,通过系统介绍学科带头人及学科历史、发展和研究成果等,推动学科影响力提升。

加强内部管理,严格执行出版规范,加强工作流程管理,不断提高编辑工作质量和效率。在学校规章制度的框架下,建立周例会制度和月度工作简报制度、规范考勤制度,年度撰写会议纪要48篇和月

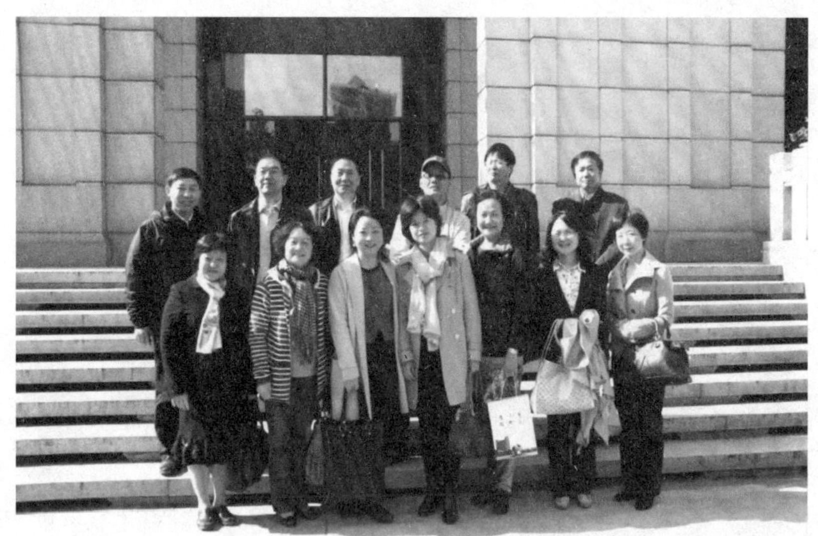
上海高校科技期刊联络员会议

度工作简报12篇。

策划并实施期刊整体设计。年内，2人赴中国工程院院士活动中心调研，约稿的专家述评期刊进入5月"国际临床与转化医学论坛"会场，2人赴北大方正公司调研排版新软件的功能，1人赴上海体育学院调研SCI期刊，2人调研仁济医院样本库。举办上海高校科技期刊联络员会议，举行第八届编委改选暨第一次编委工作会议。2人参加华东科技期刊年会，1人参加"上海医学期刊网鉴定会"并达成"特讯"推送意向，1人参加上海高校科技期刊常务理事会，1人参加全国科技期刊培训，1人参加科技期刊培训，1人参加NATURE的学术会议，参加全国高校科技期刊年会并领奖。准备新闻出版广电总局的"学术期刊认定"材料并获认定。启动"上海交大-耶鲁专题"，完成"护理专题"，刊发"王振义院士与血液学科专题"和"心境障碍专题"。3人组成专项团队，实施"中国最美期刊"参评工作，并入围国家新闻出版广电总局"中国最美期刊"网评，获"上海优秀科技期刊奖"。

（吴　洋　徐　敏）

【获教育部"第五届中国高校优秀科技期刊奖"】 11月10日，学报获教育部"第五届中国高校优秀科技期刊奖"。教育部科技司对中国高校主办的科技期刊中49种精品期刊、108种优秀期刊和39种特色期刊进行了表彰。这是自2006年以来，学报连续第四次获该奖项。

（吴　洋　徐　敏）

【获市新闻出版专项基金】 2014年12月，学报徐敏申报的"B2转化医学数据库(罕少病库)"，通过遴选和答辩获上海市新闻出版专项基金最高额度20万元的课题资助。这是学报首次获该市级课题基金，彰显了学报的实力，为学报进一步发展打下基础。

（吴　洋　徐　敏）

【学报编委会换届改选】 12月4日，《上海交通大学学报(医学版)》第八届编委会第一次会议召开，主编陈国强到会讲话，改选后的38位副主编和编委出席会议。陈国强对学报的进步以及提供创新性服务的功能给予肯定，同时也指出学报发展的新目标。与会编委李宏为、吴云林、陈生第、王兴鹏、宁光等肯定学报的成绩，高度评价学报平台的新功能，并对学报今后的发展给出了具体的意见和建议。

（吴　洋　徐　敏）

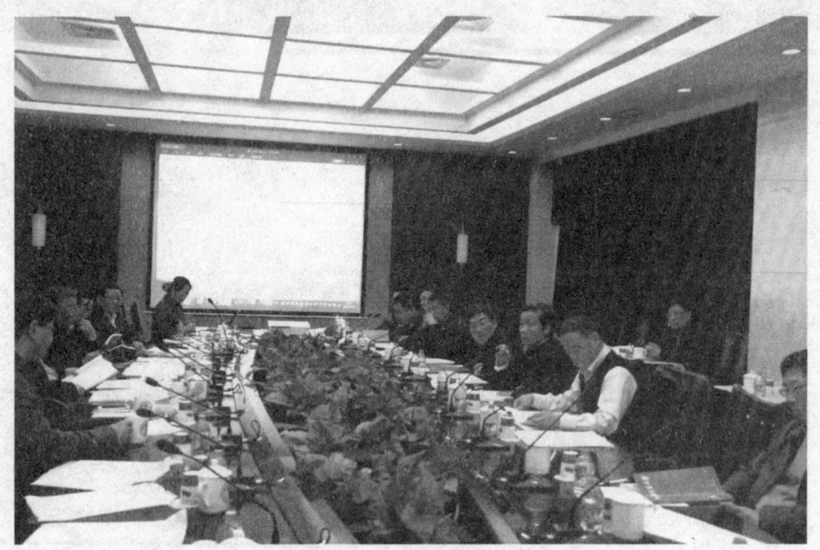

学报第八届编委会第一次会议

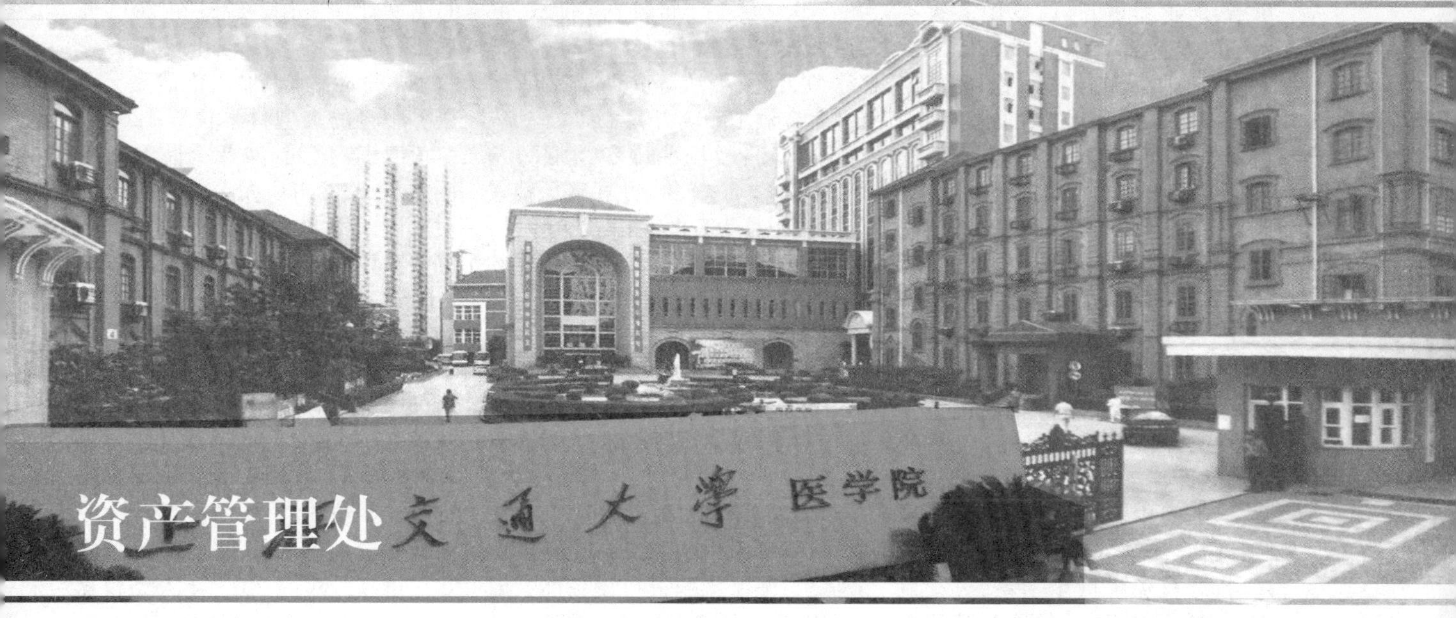

资产管理处

【概况】 2014年，医学院设备类固定资产总值为7.39亿元，计26 695台件（计≥800元/台件），其中新增设备总额8 646.41万元，计1 681台件（计≥800元/台件）。财政审核批准报废设备为3 246台件，原值4 667.23万元。在账≥30万元科教仪器325台件，金额2.78亿元，其中新增36台件，金额3 921.87万元（注：数据采自上海市行政事业单位固定资产管理信息系统）。

家具类固定资产总值为0.23亿元，计14 075台件（计≥500元/台件），其中当年新增家具总额108.61万元，计468台件；报废家具为2 759批台（件），原值383.33万元（注：数据采自上海市行政事业单位资产管理信息系统）。

教学科研类低值耗材试剂领用总额1 232.04万元，其中试剂占领用总额63.27%、低值耗材占领用总额36.73%。受理报修仪器设备1 939台件。

年内集中收集处理实验室危险废弃物共计25.15吨，其中医疗废物19.33吨、危险品废物5.82吨。

水电燃气等用能支出费用1 430.05万元，较2013年降低5.20%。其中年用水量42.14万吨，较2013年降低9.45%；年用电量1 533.59万度，较2013年降低4.78%；年燃气用量111.59万立方米，较2013年降低17.99%。

校园基础设施建设方面。年内校园大基建改造项目近30项，改造面积1.5万平方米，约2 220多万元，其中完成建筑面积约3 600平方米的东院体育馆、八舍两幢大楼等重大改造大修工程。

完成基础医学院实验室改造工程。完成建筑面积约1 600平方米的西院5号楼免疫所10、11楼实验室改造工程；完成建筑面积约800平方米的西院5号楼3楼、4楼解剖组胚系改造工程；完成建筑面积约750平方米的基础医学院核磁共振实验室、外文教研室、免疫教研室、组胚教研室等用房搬迁装修、生物信息学医药公共技术平台建设、转化医学协同创新中心实验室及门禁系统等部分教研场所改造装修工程；完成建筑面积约250平方米的生化细胞系、解剖组胚系、免疫微生物系的3个PI课题组实验室的细胞培养净化室改造工程。

完成基础设施等大修维护项目。完成建筑面积约450平方米的教学楼电脑机房改造工程；完成西院5号楼3楼、4楼、10楼、11楼的外墙门窗更新工程；完成建筑面积约500平方米的东院15舍留学生宿舍维护工程；完成建筑面积约400平方米的中山南一路学生公寓浴室装修工程（包括一卡通系统安装等）；完成建筑面积约750平方米的十余套教师公寓住房（包括鲁班路、老沪闵路等处）维护工程；完成建筑面积约2 500平方米的图书馆屋面、原一中心E楼等部分建筑物屋面筑漏工程；完成建筑面积约500平方米的西院4号楼卫生间等公共区域装修工程；完成建筑面积约150平方米的饮食中心一卡通机房调整等装修工程；完成科教楼、懿德楼等中央空调清洗维护工程以及科教楼污水处理维护工程；完成嘉宾楼、图书馆消防报警系统更新、烟感器更新、信息中心灭火系统以及体育馆消防设施等部分大楼的消防设施改造工程；完成建筑面积约2000平方米的中山南一路学生公寓维修、食堂外环境整治、5号楼上下水管筑漏、学生公寓地下室配电间装修、泵房维修、教学中心大堂墙面维修、图书馆PVC卷材安装等工程等其他零修急修工程。

用房资源布局调整工作。完成部分科研实验用房布局调整工作。配合基础医学院学科发展与系部建设，清理整合医学遗传教研室、干细胞中心(冯立新组)、生殖医学中心、医学发展基金会等4家用房，调整免疫微生物系、分子发育生物学研究组(金颖组)、病原微生物实验室(姚玉峰组)、解剖组胚系、外文、法语等6家部分科研实验用房布局，在不影响正常运作的情况下如期完成搬迁。配合东院8舍的大修工程，完成调整医疗门诊部、学指委心理咨询室等2家辅助用房布局及临时过渡用房工作，确保医疗门诊部在大修期间的门诊保健工作正常运作。

教学科研建设提供服务保障方面。完成98项新购大型科学仪器可行性许可论证，涉及“985工程”、“085工程”、“一流学科”等经费6126多万元。完成并上报市教委、市财政审批的政府采购进口设备许可论证171项，涉及金额约5500多万元。完成各项设备采购1904台件，总额7238万元。其中价值100万元及以上约14台件，总金额2982.39万元；40万～100万元(不含100万元)约22台件，总金额1429.94万元。在完成各项设备采购中，“一流学科”专项设备经费采购97台件，金额1201.54万元；“085工程”专项设备经费采购253台件，金额1730.92万元；“985工程”专项设备经费采购118台件，金额1062.46万元；其他政府采购项目经费采购225台件，金额289.97万元。完成各类家具采购468台件，总额108.61万元。其中办公类家具214台件，金额36.46万元；实验室家具173台件，金额56.49万元；生活等其他类家具81台件，金额15.65万元。

进口科教用品减免税服务与监管方面。2014年，办理减免税进口科教用品382批件，计900台件，货值2793.48万美元，减免税额约3810多万元人民币；其中院本部减免税额约986多万元人民币，占25.9%；附属医院减免税额约2826多万元人民币，占74.1%。办理申报特殊物品入境检验检疫审批10批。

完成外贸公司资质评审准入工作，满足用户购置进口设备的服务需求，确保新购进口设备能及时顺利地送达用户及发挥使用效益。

稳步推进固定资产管理。完成西院新建教学楼和科研楼的财政入账。该两栋新楼建筑总面积为2.85万平方米，分别于2009年6月和2010年3月竣工，2013年完成房屋产权产证的申报，2014年获市财政局批复，完成固定资产财政入账程序，入账总值为1.981亿元。

完成灭失报损建筑房屋的财政核销。因建设南北高架而市政动拆迁灭失的原建筑物、以及原新红楼和思南路95号甲原址拆迁而灭失的建筑房屋，累计建筑面积1.57万平方米，总值约512.10万元，获市财政局和市教委核销审核批复。

报废固定资产清理与处置工作。完成市财政局同意核销的待报废销账的固定资产总值2969.95万元(设备1754台件、家具2288台件)的后续处置工作。年内待批报废销账的固定资产总值2098.32万元(设备1492台件、家具471台件及图书105145册件)、免疫所待批报废销账的固定资产总值251.03万元(设备等264台件)，通过专业资产评估公司的固定资产报废专项评估，通过市教委待报废固定资产检查组抽查核验，获市财政核销批复。

提高大型科学仪器共享服务使用效益。完成大型科学仪器信息备案评估工作。统计至2014年底，医学院30万元以上大型科学仪器325台，其中加入市研发公共服务平台的大型科学仪器120台，总值1.54亿元，涉及全院系统实验室32家。市研发公共服务平台对入网大型科学仪器对外服务信息备案评估结果显示，2013年7月1日至2014年6月30日间，医学院对外服务收入218.66万元，用户数量159家，服务次数4627次，对外服务机时数8076小时。获市科委2013年度大型仪器共享补贴12.05万元，服务案例数排名列全市高校系统前沿。

开设大型科学仪器使用技术培训讲座。对照2013年大型仪器设备使用状况专项评估结果，组织开展大型仪器设备使用技术培训讲座，提升实验室工作人员的实验技能与服务水平。年内组织举办3期技术交流专业讲座，内容涉及《流式细胞术原理与生命科学研究中应用》、《激光共聚焦显微镜在生物医学的应用》以及《超高分辨率小动物超声在动物活体成像中应用》。

开展校园仪器设备公共平台建设。根据实验室科研规模发展的使用需求，完成西院科研实验楼地下室建筑面积约500平方米的深低温冰箱集中存放处的建设项目；调整西院4号楼底楼使用率偏低的原电脑机房，改建成为公共技术平台，相关大型仪器设备已陆续迁入，经过安装调试后即可为全院提供服务；调整西院老红楼的原外文教研室语音教室等用房，拟作为院级公共平台的主要场所，外文教研室新办公场地装修与搬迁工作已经完成。另外，在进行空间布局调整满足平台建设的同时，对分散在各实验室的现有大型设备，推行信息化建设，相关软件将逐台安装到位，实现统一的信息化监管体系。

加强实验室安全工作。开展实验室安全知识与操作培训工作。利用新生入学教育契机，对近1200

名2014级研究生新生开展实验室安全教育活动，并签《上海交通大学医学院研究生实验室安全行为承诺书》。组织基础医学院、公卫学院等8名实验室安全管理人员参加市高校实验室工作研究会与华理工实验室与装备处联合主办的《如何做好高校实验室安全工作》专题讲座。组织安排基础医学院、公卫学院及检验系等32名实验室工作人员参加市教委举办的危险化学品管理人员安全岗位培训，11名实验室工作人员参加市预防医学会举办的生物安全和防护知识培训。

推行实验室安全自查工作。制定《实验室安全检查自查记录本》，并发放到各学院及所属实验室，要求各实验室负责人及相关人员认真切实履行实验室安全责任制，全面落实实验室各项安全措施，督促各实验室做好安全自查工作。会同相关职能部门对实验室安全的检查自查工作进行跟踪督查。年内向有安全隐患的2个实验室发出整改告知，责令实验室相关人员对不规范实验行为予以改正。完成编写印发《实验室安全教育手册》。

深入推进节能工作。实施校园楼宇及部分用户的用能能耗公示制度。运用相关节能监测装置，汇集处理数据，跟踪监测日常能源使用状况以及研究掌握校园能耗规律。对校园内各楼宇及部分用户的用电能耗予以公示。完成科教楼BA系统节能改造工程。对科教楼原空调及新风机组的中央控制系统实施升级，更新修复楼宇新风系统，增加对冷冻机冷源用量、热源热水用量、蒸汽用量等能耗系统进行计量，改造控制各楼层房间的风机盘管开关和冷热水总管等，利用空气流通交换建筑物所吸收的温差冷热量降低能耗。

实施综合能耗监测平台建设。通过安装20台蒸汽远程传输表具，把前期建设的水表、电表管理系统等能源数据采集实时监测点以及信息传输归并至综合能耗监测平台，完成数据采集监测点安装工作并进入调试阶段，加强医学院内各用户能耗使用情况的了解和掌控能力。

改造更换食堂餐饮燃气灶具等节能装置。启用新颖的餐饮燃气节能灶具，完成25套灶具改造，预计可节约燃气28%。完成中山南一路学生公寓餐厅2台节能型蒸汽发生器安装工程。对空调安装限温定时节能控制装置，及时更换有故障的限电器、红外感应开关及表具，更换学生宿舍限电器140只，更换东1舍、东2舍及东4舍走廊的红外感应开关17只，更换大口径远传水表10个。

其他保障支撑服务方面。教职工公寓及集体宿舍用房租住管理步上了良性循环阶段。截至2014年底，安排符合条件申请入住教职工公寓、集体宿舍、博士后公寓和专家公寓的职工33人。

完成部分教职工公寓的市场租金评估工作。根据《教职工公寓管理办法》规定，对徐家汇路101号、鲁班路721弄等教职工公寓市场月租金进行专业房地产评估，徐家汇路101号月租金市场价较2012年同期上涨5.06%；鲁班路721弄月租金市场价位较2012年同期上涨9.21%。

推进学生宿舍的租赁空调安装等相关工作，院本部学生宿舍安装空调588台。完成调配住宿学生2500余人；其中研究生1400余人，本科生1100余人。完成西院2、3、7和5号楼(安保)物业服务政府采购招标及合同签约工作；通过政府采购单一来源公示方式，完成总机设备升级改造工作，确保校内外通讯安全畅通。

推进部门信息化内涵建设。以“公开、透明、规范、高效”为工作准则，完善网页改版内容及功能，更新校园平面图及数据库部门间互相联通。截至2014年底，部门信息更新工作动态条目数73条，设备询价96条，招投标公告29条，能耗公示5条，通知公告36条。

(佘伟亮)

【《实验室安全教育手册》出版发行】 根据医学院教学科研实验室的现状与特点，由医学院资产管理处组织相关专家与人员着手编写适合于医学院校专业的《实验室安全教育手册》，重点关注实验室安全制度、操作流程与工作预案以及可能发生的安全隐患，其内容涉及实验室消防安全、管控试剂使用安全、生物安全、动物实验安全、放射性安全及特种设备安全等。努力提高师生的实验室安全知识与安全意识，切实有效保障学校财产安全和广大师生的人身安全。

(佘伟亮)

【实施东院8舍改造大修工程】 医学院东院8舍是一幢具有法式风格的建筑，建于1933年，建筑面积约700多平方米，被列入上海市黄浦区历史文化保护建筑。该楼修缮秉着“修旧如故，力存其真”原则，维持该楼原结构体系，保留砖墙、屋瓦、木屋架和拱门等当年法式建筑构造特色，内部设施按照实际需求彻底改造翻新。通过前期准备及整个暑期维修，完成了该楼修缮改造工程，重新恢复往日风貌。

(佘伟亮)

【实施体育馆大修工程】 医学院东院体育馆建筑面积约为2900平方米。使用至今，已有十多年未进行必要装修，楼内各类设施陈旧不堪，影响正常体育健身教学与活动。为此对该馆进行整体修缮，调整局部布局与功能，更新体育运动设施，满足师生正常体育健身教学与活动等需求。

(佘伟亮)

【建立校园房屋基建大修装修数据库】 通过基建档案信息，建立现有房屋资源的数据信息库，包括房屋建设年代、结构特征、楼宇功能、建筑面积、上次大修情况(时间、内容、施工单位、决算经费等)、局部大修或修缮情况等基本信息，完成基建工程数据库软件开发工作。考虑到房屋功能、建设使用年限、现实条件等综合因素，提前开展大修或修缮方案制定，根据资金保障程度与项目实施的轻重缓急程度，完成2015年至2017年三年基建项目申报工作，并有计划、分步骤开展校园房屋建筑大修与修缮工作。

（佘伟亮）

【《物资网上订单管理系统》上线】 9月15日，在原有“药品试剂申购管理”系统基础上，历时半年研发《物资网上订单管理系统》上线运行。该系统集委托采购、自购申请及电子超市等功能为一体，操作简单、快捷方便。根据国家及医学院有关规定，医学院用户请购的日常耗材药品试剂等物资信息，无论是进口的或国产的，无论是管控的或非管控的，无论是自购的或非自购的，均须登录该系统。根据系统审核结果，方可选择委托采购或自购方式，并准予财务报销；凡属管控类日常耗材药品试剂等物资，其采购均须实行“归口集中、统一采购”管理模式。

（佘伟亮）

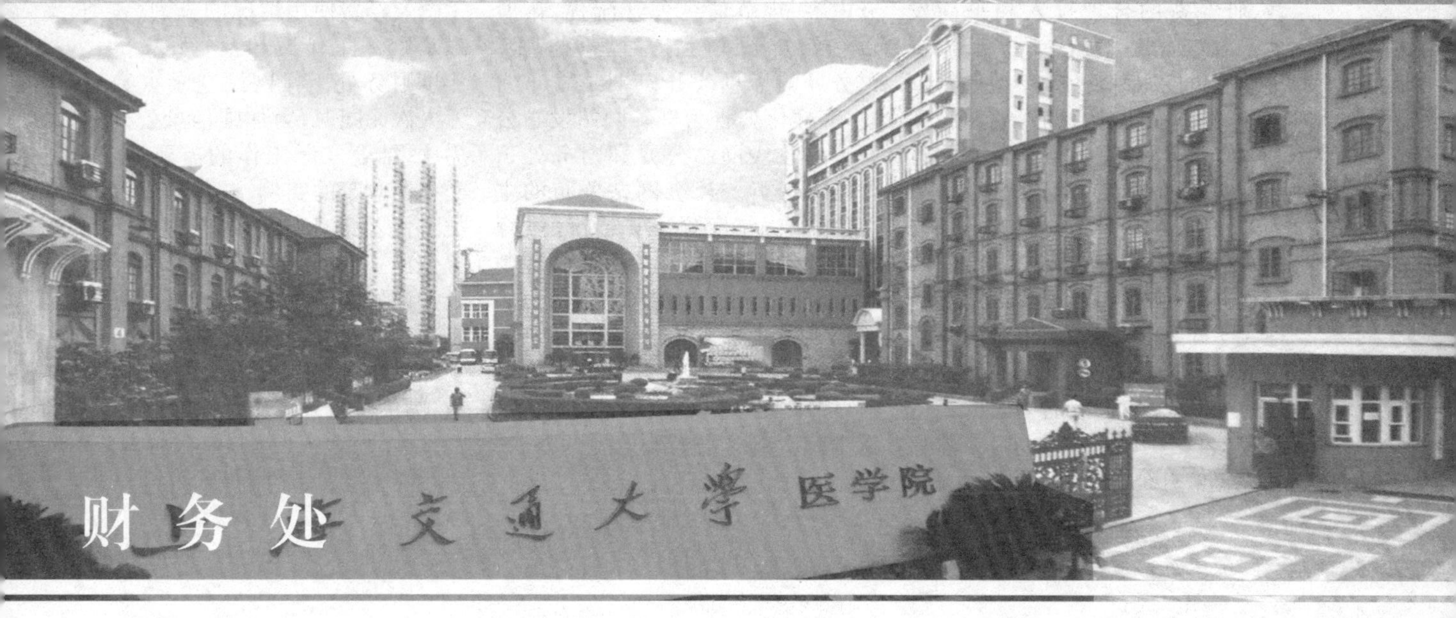

【概况】 2014年,医学院财务处围绕学校发展规划和工作目标,提升财务管理水平、降低财务风险为核心,科学筹划财务收支,深化预算管理,提高各类资金使用效益,发挥财务的支撑保障作用;推进廉政建设,规范各项收入管理,从严控制"三公经费"和会议培训费支出,有效降低行政运行成本。

2014年度医学院共实现收入合计93 546.13万元,其中财政补助收入40 793.74万元、教育事业收入11 982.57万元、科研事业收入31 375.32万元、其他收入7 786.66万元、经营收入1 607.84万元。共支出合计110 681.86万元,其中事业支出109 074.02.25万元、经营支出1 607.84万元。

截至年底,医学院账面实有资产216 062.99万元,比2013年同期222 074.83万元减少6 011.84万元,下降率为2.7%;医学院账面负债总额为9 752.81万元,比2013年同期8 617.49万元增加了1 135.32万元,增长率为13.17%;医学院账面净资产总额206 310.17万元,比去年同期213 457.33万元减少了7 147.16万元,下降率为3.35%。

年内科研经费收入31 375.32万元,收入构成为:科技部、重大专项等国家科技计划科研经费收入12 522万元,占科研经费总收入的39.91%;国家自然科学基金课题科研经费收入14 157.18万元,占科研经费总收入的45.12%;市科委课题科研经费收入1 376.63万元,占科研经费总收入的4.39%;交大医工交叉等校级课题科研经费收入1 499.38万元,占科研经费总收入的4.78%;其他国际合作、横向课题等科研经费收入1 820.13万元,占科研经费总收入的5.80%。

(戴晓虹　龚玉芳)

【实施新《高等学校会计制度》】 按财政部要求高校自2014年1月1日起全面实施新的《高等学校会计制度》。为确保新旧制度顺利衔接和平稳过渡,医学院财务处召开培训会议,组织全处人员全面学习新制度,结合学校实际,制定新旧会计转换方案。

(梁　怡)

【初步建立高等教育投入机制改革下新预算模式】 2014年医学院贯彻落实市财政市教委关于进一步和深化市级财政高等教育投入机制改革的精神,促进"三个转变",实现"三个打通",初步建立适应投入机制改革的新预算模式。根据医学院办学基本运行和内涵建设的需要,分别编制基本办学经费预算和学科建设、教师发展等财政项目经费预算,科学合理的编制经常性投入经费预算;根据医学院的发展规划和工作目标,规划以重大专项为主的市级统筹经费预算,提升医学院的软实力,促进高水平大学的纵向发展;跟踪预算经费的使用情况和预算执行与预算编制的契合度,积极减少存量资金,努力提高经费使用效率。

(沈平燕)

【加强各类经费管理】 医学院财务处将专项经费等各类经费纳入医学院综合预算,统筹计划,有序管理,合理分配,加强预算执行和分析,编制符合科学化、精细化要求的财政预算,保证学院医、教、研经费的合理投入和平衡发展。对专项经费实行预算启动、资金使用进度跟踪、经费年检等管理方法,提高在建项目的经费执行率和预算契合度,避免专项经费执行进度缓慢、资金结余现象的发生。

（朱 颖）

【推进财务信息公开】 财务处贯彻落实《上海市人民政府办公厅关于印发2014年本市政府信息公开工作要点的通知》(沪府办发〔2014〕33号)文件精神,按照《高等学校信息公开办法》要求,在建立和完善信息公开制度、深化信息公开内容、规范信息公开流程、拓展信息公开形式等方面落实措施。财务处的信息公开以网站发布为主,多样化公告为辅。网站发布公开分为校级网站公开和财务处工作网站公开。校级网站公布的主要信息有:年度预决算情况、教育收费项目及标准、财务资产管理制度、财政专项资金的使用与管理、受赠财产的使用与管理等。财务处通过工作网站发布的主要信息有:国家及地方的主要法律政策、医学院实施的主要政策规章办法、工资及经费使用情况的查询、各类最新财务工作通知及资讯。2014年度财务处工作网站登录人数逾万人次。同时,为加强信息公开的力度,结合实际工作的需要,将各类报销政策的实例、对外印发的各类文件及最新的各类通知等在财务处的业务宣传栏和电子大屏幕上加以发布。除此之外,财务处还将部门重要的通知、操作办法、友情提示等印发成传单形式加以发放,为信息公开工作提供辅助。

（龚玉芳）

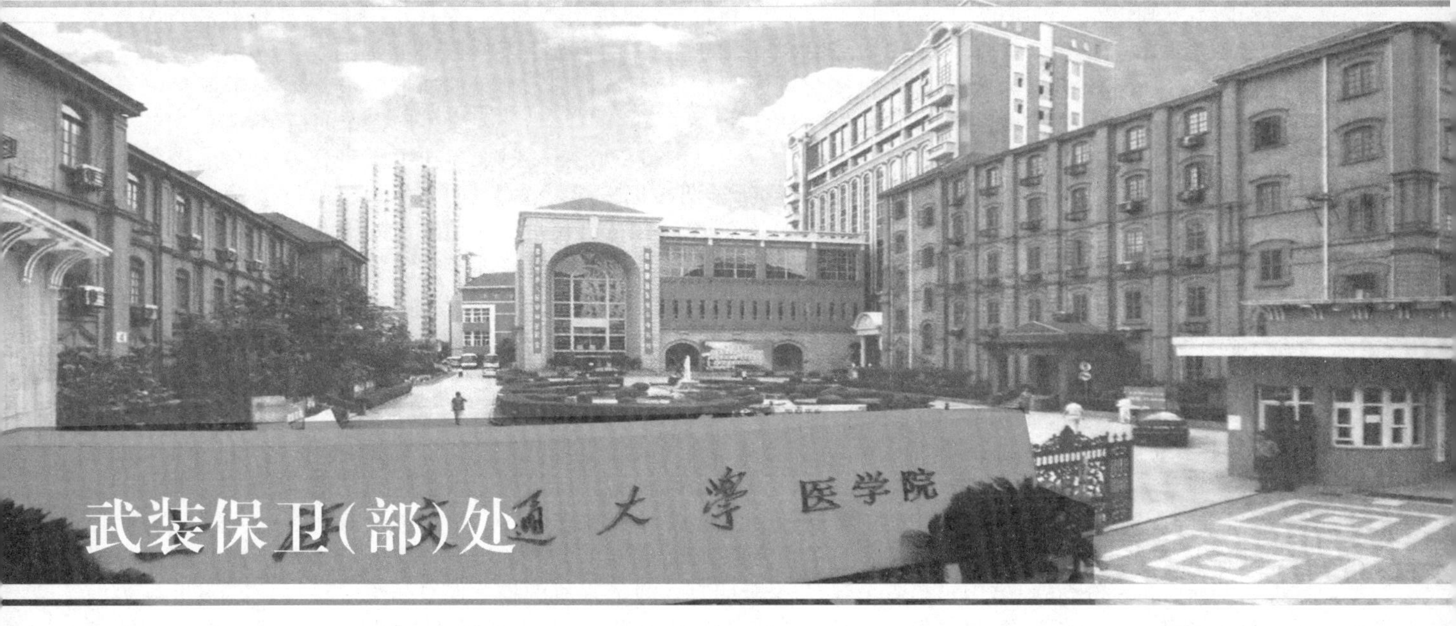

武装保卫(部)处

【概况】 2014年,围绕创建"平安校园"的工作目标,以维护校园稳定为头等大事,坚持预防为主,人防、物防、技防相结合的原则,确保"十二五"发展规划期间学院教学、科研、行政等各项工作的平稳健康发展。获"上海市平安示范单位"和"上海市安全文明校园"荣誉称号。

亚信峰会校园安保。列为学期重点工作,通过安全检查、宣传讲座、技能培训等形式全力提升校园防护水平。按照市教委、文保分局有关要求,完成5月21日峰会当天的制高点和执勤点的安保工作,实现亚信峰会期间"平安校园"的预期目标。

政治维稳保卫。报送"安全与稳定"信息16次,接求助服务210余次,调解处理化解矛盾纠纷7起。做好全国两会、十八届四中全会等维稳工作;加强对外教、留学生、少数民族学生的管理和学术交流活动的审核、出国出境人员的政审。应对敏感事件的影响,完善重大集会活动报批、审查以及网络安全管理规定。

人民武装。暑期组织549名本科生军训,严格贯彻"三严方针",达到预期目标。提前开展秋季征兵宣传发动、严格政审程序,落实各项政策,有3名在校生光荣参军,并迎接2名退伍老兵和复学工作。组织开展春节、八一等双拥共建和师生国防教育活动;对全院近200名复转军人(属)、离休干部发送倡议书和慰问品。组织4人次参加黄浦区人武部民兵备勤,在大比武中获各项荣誉和嘉奖;完成民防工程登记和防空警报鸣笛工作。

消防及安全生产。组织安全大检查17次,定期开展用火用电、危险化学药品、重点实验室等专项防火检查,严格管控剧毒、放射源、传染源等危险物品。更新干粉灭火器380只、二氧化碳灭火器160只、灭火器箱90只、消防水带1200米、消防接扣120付、消防水枪150支、消防应急灯200只、灭火器充装换约820只、灭火毯70条、安全出口灯325只;进行消防系统整修及维护保养;对高压配电间的七氟丙烷气体灭火器进行压力检测;运用物联网技术实施消防报警主机联网工程。暑期巡查16处工地,平稳度过汛期;召开各附属单位安全生产与保卫工作会议,完成直属医院安全生产责任书及承诺书签约。

治安状况和综合治理。开展治安专项整治4次;组成校园治保特别工作组,查破各类案件抓获并移送公安机关6人,为师生员工挽回被盗财物和找到遗失物品折合人民币4.7万余元。完成市府、市公安局等各项重大工作与接待活动等大型校园活动安全任务35项。协同公安机关开展"两个实有"检查6次,外省市户籍来校务工163人。加强同市区综治委和公安、工商的联系沟通并配合执法,综合治理取得明显成效,全年未发生重大刑事治安案件。

安全防范教育培训。组织"防灾减灾"宣传周、安全生产月、法制宣传校园行、"11.9"防火宣传月等教育宣传活动,发放安全资料1500余份。举行安保人员业务技能培训;为200余名综治兼职安全员进行消防治安知识专题讲座；为1300余名师生开展大型安全教育讲座，签订《大学生安全告知书》、发放《校园安全服务手册》；开展200余名师生消防应急疏散演习。组织8批66人次参加上级组织的安全培训。

交通管理。审核办理校园机动车辆通行证630余张，铺设标线5处、增补维护交通安全标志55个、减速带10道、增划停车场位16处。规范快递公司车辆和人员分发货物；施行非机动车辆出入校园登记制度，通过黄浦区交管所的专项检查。

户证服务。办理师生员工户口迁移1237人；开具户籍证明、补办身份证1866份，办理借用户口卡复印件服务300多人次；接待有关户口来电来访咨询近2000人次；

安全文明校园建设。把握创建主体，以校园环境创建、文化创建为两翼，按照分级负责、规范标准、动态管理督办建设基层重点部位工作制度和台帐，迎接市教委、市综治委组织的新一轮"上海市安全文明校园"和"上海市平安示范单位"的检查评估。

（张利公　龚　巍）

【开展新学期校园安全检查】 2月25日上午，新学期伊始，市公安局文保分局治安大队检查医学院大门、食堂和宿舍"三门"管理等情况。检查人员就相关制度的上墙及落实，外来人员车辆的出入、治安消防器材的配备，电器使用的规范，安全通道的畅通、技防监控中心的设备运行等情况进行了仔细察看。文保分局对学院安保工作给予充分肯定，特别对消防查验卡制度、全封闭直立式饮水机的使用给予了较高评价，认为具有示范性和推广性。

（张利公　龚　巍）

【召开各附属单位安全工作会议】 4月22日，2014年交大医学院系统安全工作会议在浦西市卫计委召开，医学院武保处和各附属单位保卫部门负责人参加会议。会议通报市卫计委关于亚信峰会安全生产工作的指示，亦就实施安全生产工作责任签约及承诺作了说明。各附属单位也就如何做好亚信峰会安全生产、内部治安保卫、反恐防范，以及安全管理机构和保卫队伍建设，安保装备投入等进行讨论。

（张利公　龚　巍）

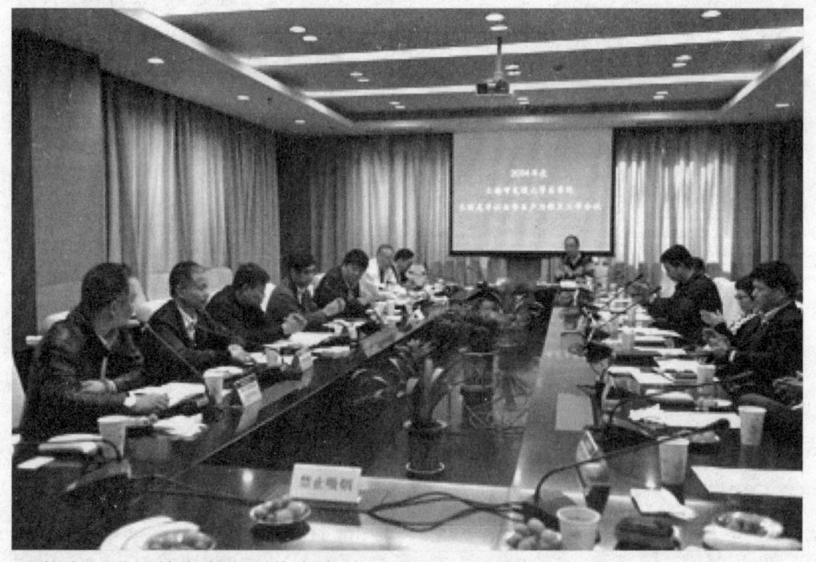
医学院各附属单位安全工作会议

【开展校园安全监督员培训】 5月27日，2014年度校园安全监督员培训在西院新教学楼举行。活动邀请黄浦区公安消防支队监督管理科参谋丁小祥和交通大学保卫处治安科科长欧阳世泉为医学院师生安全监督员作了校园安全知识讲座。武保处副处长王波作培训动员，处长张利公和200名师生全监督员参加此次培训活动。

（张利公　龚　巍）

【市教委督导组检查医学院安全工作】 12月11日，由上海市教委后保处副处长张旭、交通大学校长助理、校园安全委员会常务副主任纪凯风和技防资深专家孙国强等组成的专家组对学院2014年技防建设改造工程进行阶段性评估验收。专家组认真听取了建设方和使用方的详细汇报，并现场察看了分中心联网、出入口管理系统、升级监控平台功能软件、高清摄像机等亮点项目演示和实战应用，并对工程设备运转细节进行了详细质询。专家组一致认为，医学院技防建设改造工程基本达到了设计技术要求，完成合同各项指标，已具备验收条件，同意通过验收。

（张利公　龚　巍）

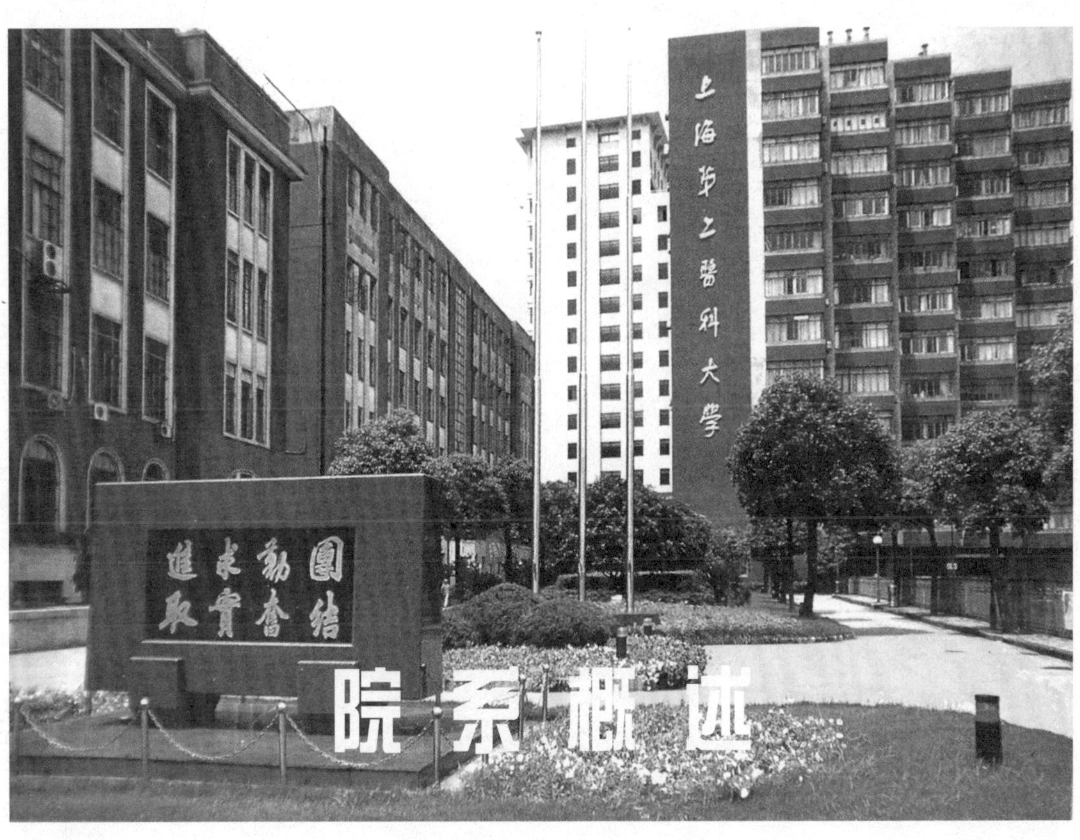
上海第二醫科大學
團结勤奮
求實進取
院系概述

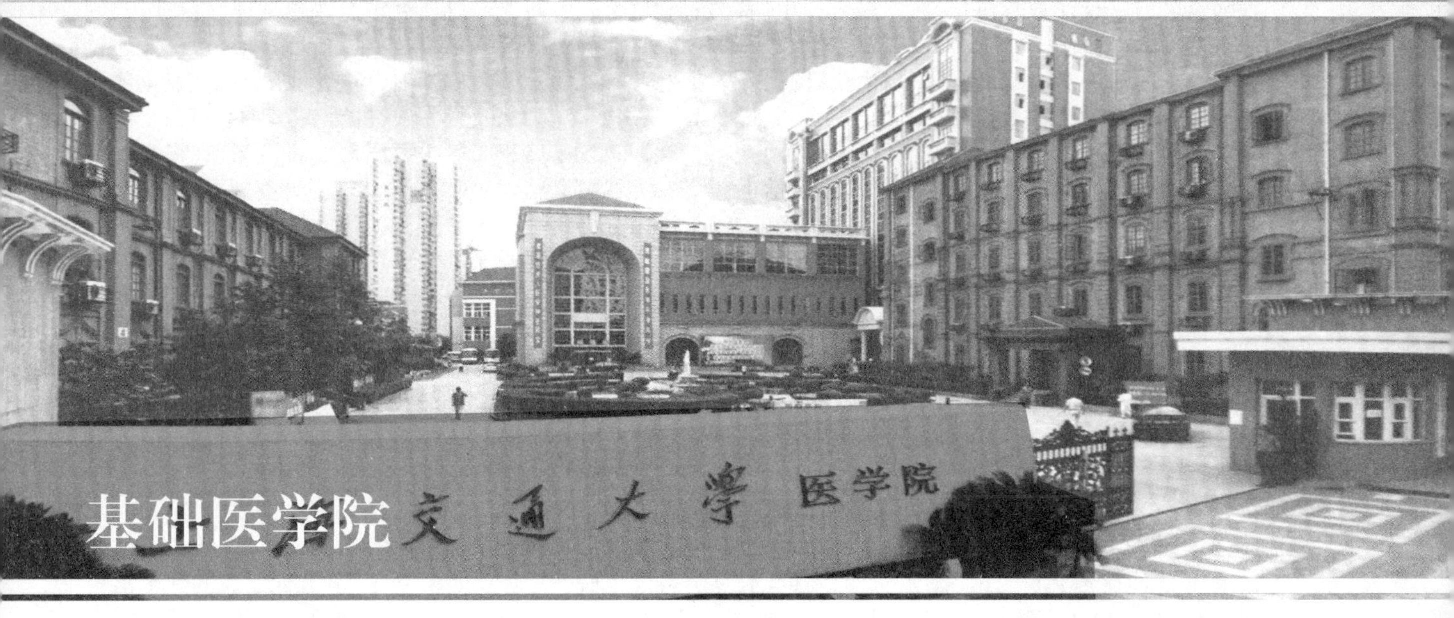

【概述】 截至2014年底，基础医学院共有3个系，6个教研室，3个中心，1个研究所，1个教育部重点实验室，2个上海市重点实验室，2个研究室。基础医学院有国家重点学科1个（病理学与病理生理学），"211工程"三期重点学科4个（医学分子细胞生物学、医学免疫学、病理学与病理生理学、遗传发育与生殖医学），上海高校一流学科（B类）3个（基础医学、药学、生物学），上海市重点学科（第三期）1个（人体解剖与组织胚胎学），上海市教委重点学科（第五期）2个（基础医学、免疫学）。一级学科博士学位授权点5个，二级学科博士学位授权点15个，二级学科硕士学位授权点15个；博士后科研流动站2个，博士后30人。

在编职工381人，其中专任教师221人，82%获博士学位；正高职称60人，副高职称91人；博士生导师63人，硕士生导师50人。中组部"千人计划"2人，"青年千人计划"5人；"国家高层次人才特殊支持计划领军人才层次百千万工程领军人才"1人；"长江学者"特聘教授3人，"长江学者"讲座教授6人；973首席科学家5人；国务院特殊津贴专家5人；人社部"百千万人才工程"国家级人选4人；教育部"高等学校教学名师"1人，全国优秀教师2人，"新世纪优秀人才支持计划"获得者4人；国家杰出青年科学基金获得者3人，国家自然科学基金委优秀青年基金获得者3人。

2014年度，在院全日制本科生2315名，研究生1373名（其中课程学习阶段1121名、课题研究阶段252名）。学院承担了4种学制（四、五、七、八年制），6类专业（临床医学、口腔医学、医学检验、护理学、营养学、预防医学），3个层次（本科生、硕士研究生、博士研究生）的基础医学教学工作。全年共完成全日制本科教学27956学时，其中理论课18276学时，实验课9680学时。高级职称教师平均授课率66%，在医学主干学科中为68%；本科双语教学占15%，英文班为60%；国际化教学交流与合作进一步加强，14名来自美国、加拿大、英国、法国等境外专家来院授课或举办讲座。本年度全院教职员工发表教学论文19篇。教师编写出版教材6本，其中主编1本，副主编3本，合编1本，参编1本，在研教学相关项目22项。丁文龙、郭晓奎、郁松、张勇、李稻等人完成的《以学生创新能力培养为核心的基础医学实践教学模式的构建与应用》获上海市级教学成果二等奖。医学遗传学（第2版，人民卫生出版社）获第二批"十二五"普通高等教育本科国家级规划教材。王兆军负责的人体寄生虫学（Human Parasitology）获2014年度上海市级高校示范性全英语教学课程。傅国辉编著的《心血管系统》及李建国、徐晨编著的《Histologie et Embryologie》获上海交通大学第十四届优秀教材奖特等奖，卢健编著的《细胞与分子生物学实验教程》，冯京生、王莉编著的《医学形态学组织胚胎学与病理学实验教程》，徐晨编著的《生殖系微生物与免疫学学习指导与习题集》获上海交通大学第十四届优秀教材奖二等奖。《器官系统整合课程师资培训》和《21教育讲坛》获2014年度上海交大医学院教师发展项目。陈广洁负责的《机体防御与免疫》,刘慧中、陆阳负责的《医学化学实验》,王莉、陈荪红负责的《医学形态学实验考核测评的数字化平台建设》,许伟榕负责的《分子生物学技术虚拟实验、视频实验制作》获2014年度医学院课程建设基金资助项目。顾鸣敏负责的《医学遗传与胚胎发育》,赵蔚、吴健桦负责的《病原生物学实验教程》,陈国强负责的《病理学与病理生理学总论讲义》获2014年度医学院教材建设基金资助项目。陈荪红负责的《医学形态学实验课程计算机考核的可行性研究》获2014年度医学院医学教育研究重点项目。王颖负责的《基于医学院校不同专业的本科生"第二课堂"差异化教学模式探索和实践》,郁松负责的《基于"PRICE"理念的卓越医学人才培养新体系》(注:PRICE教学模式:P为以问题为基础的学习(PBL,Problem Based Learning),R为以研究为基础的学习(RBL,Research Based Learning),I为器官系统整合式课程(Integrative Courses of Organ System),C为以临床实践为基础的学习(CBL,Clinical Practice Based Learning),E为系统综合考评体系(Evaluation))获2014年度医学院教育科学研究优秀成果三等奖。年内,陈广洁获"上海市育才奖";崔永耀获"宝钢教育奖优秀教师";陈红获"瑞金医院第八届红烛奖";王兆军获"金正均教育基金教师奖"、"医学院优秀教师奖";黄心智获第四届医学(医药)院校青年教师教学基本功比赛三等奖;蔡蓉获第二届医学院青年教师教学基本功竞赛三等奖;基础医学院教师参与撰写案例,获2014年PBL案例大赛优秀案例特等奖1项,一等奖2项,优胜奖2项。机体防御与免疫教学团队获2014年医学院优秀教学团队奖。

2014年度,李杰等3名博士研究生及硕士研究生管滢芸获"市优秀毕业生"称号;陈雪等7名博士研究生及于丰祥等4名硕士研究生获"校优秀毕业生"称号;姚磊等45名学生获2013—2014年度"医学院研究生优秀奖学金";王球玉等13名学生获2014年"国家奖学金";庄绪冉等10名学生获2013—2014年度"三好学生"(含1名优秀学生干部);2010级硕博连读班获"上海交通大学先进集体";博士研究生李杰获2014年度"吴瑞奖学金";博士研究生宋韵、孙浩获"金正均奖学金";博士研究生王球玉获"求是"奖学金;博士毕业生刘传绪、於得红,硕士毕业生白帆获2013年上海市研究生优秀成果(学位论文)。赵兰雪等7名博士研究生上报"2014年度医学院博士创新基金"。由邓炯研究员、糜军研究员指导的实验组获2014年度医学院"科研训练优秀实验组"。2014年度,童雪梅的《医学分子生物学》、葛海良、苏冰的《免疫学技术与进展》、陈红的《心血管与代谢疾病药理学》获研究生院课程建设及教材建设项目立项。《基础医学院研究生实验室轮转制度建设》获研究生院"085工程"建设项目经费支持。2014年度开展基础医学院-六院科研轮训合作,10名六院一年级研究生在基础医学院各课题组轮训学习。

2014年度,新增科研项目80项,合同总经费约4710.5万元,增长8.6%。立项项目中国家自然科学基金39项,合同总经费3658万元,增长31.1%,其中重点项目3项(陈国强、苏冰、程金科),中以NSFC-ISF(National Nature Science Foundation of China-Israel Science Foundaiton,国家自然科学基金委员会-以色列科学基金会)合作研究重点项目1项(徐天乐),国家自然科学基金优秀青年项目2项(郑俊克、李福彬),重大研究计划培育项目5项(陈国强、徐天乐、刘俊岭、洪登礼、康自珍),面上项目20项、青年基金8项;获科技部"973"子课题2项(陈国强、姚玉峰);获上海市科委资助项目16项,其中基础研究重点课题2项、生物医药领域科技支撑项目3项,浦江人才计划4项、扬帆计划1项、实验动物研究2项、自然基金项目4项;上海市教委科研创新项目2项、曙光计划1项;上海市卫计委课题7项;交大课题2项,医学院课题11项。年内共发表SCI论文110篇(仅统计第一作者单位或通讯作者单位的论文),影响力大幅上升。其中影响因子大于5论文38篇,影响因子大于10论文8篇,最高影响因子23.89,平均影响因子5.09;申请国家专利14项,授权专利3项。

依托"085工程"以及"985工程"三期项目,全年学科建设到位总经费1985万元。公共技术平台方面重点建设免疫学与微生物学基地、解剖学与组织胚胎学基地和质谱平台,在免疫学平台中推进网上预约制度试点,同时加强公共平台的服务职能;基础临床交叉团队方面新建血液学和临床药学两个团队;卓越医学人才体系建设方面引进上海千人计划短期项目1人和长江讲座教授1人。4月,顺利完成"985工程"三期验收。上海市知识服务平台——转化医学协同创新中心通过验收,并获得后续支持。学科重组方面,免疫学与微生物学系基本完成空间和人员层面的重组,已形成3000平方米实验空间、15个课题组的规模,并围绕免疫调控与疾病凝炼了自身免疫疾病、肠道疾病、感染性疾病和肿瘤四个研究方向;解剖学与组织胚胎学系形成完善的系务会制度、更加合理的学科布局、更加均衡的教学科研和相对集中的空间布局,PI研究组增加到5个;上海交通大学医学院病理中心构建了集病理学基础研究及其临床转化性研究、临床病理诊断服务为一体的病理中心,并培养了一批复合型人才;由基础医学院、公共卫生学院和同仁医院共建的虹桥国际医学院挂牌成立,基础医学院第一批8位入选PI已完成签约。2014年,肖泽宇、童小萍、黄传新、张良4名研究组长(Principle Investigator,PI)分别进入药理学教研室、解剖学与组织胚胎学系和上海市免疫学研究所工作;杨晓东1名青年课题组长(co-PI)进入上海市免疫学研究所工作。PI及co-PI分别增至49名和20名。截至12月底,肖泽宇入选中组部"青年千人计划",李晓霞受聘为教育部"长江学者"讲座教授,闫威入选上海市第四批千人计划,康自珍、肖泽宇、Man Mohan受聘为上海高校"东方学者"特聘教授,陈东宝入选上海高校"东方学者"讲座教授,张健、姚玉峰入选上海高校"东方学者"特聘教授跟踪计划,高小玲、许从峰获上海市人才发展资金资助,蔡海燕、程晓阳、刘强、金丽娜、苏桦、廖月玲入选上海市青年教师培养资助计划,朱泳璋、宋艳艳、周一叶、于烨获得上海市教委国外访学项目资助,36名实验技术人员获上海市教委实验技术队伍建设计划,5人获上海市教委产学研项目资助,陈勤获九龙医学优秀青年人才奖,张灼阳获九龙医学优秀青年人才提名奖。

本年度,学院共组织学术报告26场次,其中21创新论坛特邀报告20场,学术报告会6场,参加总人次约2000人次。PI午间学术沙龙5次,参会PI累计100人次左右。各学科主办国际会议2场,国内会议7场。因公出国进行学术交流、参观访问、合作研究共计78人次,其中参加国际会议进行大会报告7人次,分会报告7人次。参加国内会议进行大会报告19人次,分会报告16人次。生物化学与分子细胞生物学系主办国际会议"Seventh International Conference SUMO, Ubiquitin, UBL Proteins: Implications for Human Diseases";上海市免疫学研究所举办与希伯莱大学哈德萨医学院首届双边学术研讨会。获批交大学术大师项目2项,引智项目重点1项,获聘医学院客座教授5位。

加强党建工作。截至2014年底,基础医学院党委下属有10个教工党支部、5个研究生党支部;在职在岗党员192名,占全院教职工总数50.39%;课题研究阶段研究生党员129名,占总数51.2%。年内,发展职工党员3名,研究生党员2名,转正预备党员4名。学院全面推进服务型党组织建设,年内召开领导班子现场办公会共计14场,完成《上海交通大学医学院骨干教师激励计划(草案)》的专题调研工作,推动学院教学改革发展。结合党建研究课题制定《2014年基础医学院党委服务型党组织建设实施方案》,扎实推进"支部结对、党群连心"活动,党群结对数达到200余对。学院党委于5月、11月分别组织开展基层党员贯彻"十八大"精神专题实践交流系列活动,参加活动的职工及研究生党员多达310名。下半年,党委重点引导、鼓励各直属党支部深入开展"党员到社区、人人做公益"志愿行动,号召党员率先践行和弘扬社会主义核心价值观,9个支部开展了各类服务活动。学院党建课题《创新与丰富医学院基础服务型党组织建设有效载体的探索》获上海交大医学院党建研究课题成果鼓励奖。积极推进学院各子网建设,同时突出展现学院在人才培养、科研创新、院系共建等方面的建设成果,共发布各类新闻报道、人物专访、通知公告、公示等172篇,总点击量3万多次。为进一步规范基础医学院网站的日常运行管理及通讯宣传工作,学院党委学院制定并通过了《上海交大基础医学院网络维护管理办法》、《上海交大基础医学院网络宣传工作管理办法》。

落实交大医学院八届教代会暨十三届工代会第三次会议各项工作,征集提案10份,立案7份。学院党委通过基础医学院工会组织开展第三届职工"舒压团队日"活动、开办瑜伽操健身俱乐部、举办"美丽的我"女职工特色讲座,增强职工活力、缓解工作压力。7月,基础医学院团委召开第六次团员大会,会议审议通过第五届团委工作报告,选举产生新一届团委班子。新一届团委充分发挥"青椒会"的优势,继续承办"我与技术"系列讲座共14讲。推荐张健参加上海市教卫工作党委系统第4期党外知识分子理论研讨班学习培训,推荐曾凡一参加上海党外代表人士思想作风建设专题培训班学习培训。张健获"2013年上海市五四奖章获得者",生物化学与细胞生物学系获"2011—2013年度上海市教育先锋号",陈洪获"2010—2013年度上海市教育系统优秀工会工作者",王克敏获"2010—2013年度上海市教育系统优秀工会积极分子",陈广洁获"2013年上海市及教育系统妇女岗位建功先进个人",杨洁(小)获2013—2014年度上海交大"三育人"先进个人,高小玲获"2013—2014学年上海交大青年岗位能手",钮晓音、范嘉盈获"2013—2014年度上海交大优秀团干部",潘祎获"2013—2014年度上海交大优秀团员"。

基础医学院党政领导名单:

院　长	徐天乐
党委书记	陈　洪
副院长	郭晓奎
	刘俊岭
	蒋　益(1月任)
副书记	蒋　益(1月免)
	郁　松(4月任)

(毕　丹　郁　松)

【启动教学激励计划及整合课程改革】 1月19日,医学院举行骨干教师教学激励计划教学团队首席教师签约仪式。经过首席教师答辩、组建教学团队、撰写团队任务书等程序,基础医学院24个教学团队及首席教师诞生,包括19个理论课教学团队,5个实验课教学团队。医学院分别与首席教师逐一签约。至此,基础医学院全面整合课程改革启动。1月12日,各模块、系统的原负责人对过去开展的整合课程进行了总结和回顾,新负责人对整合课程的大纲进行了汇报和梳理，医学院专门成立整合课程专家指导委员会，对整合课程进行全程指导。

（钮晓音）

【加强师资培训】 2014年度，陈红、赵雷、孙岳平、何平、许伟榕等5位教师分别赴加拿大MC Master大学、加州大学洛杉矶分校、加拿大英属哥伦比亚大学参加教学培训；赵蔚赴渥太华大学医学院考察学习课程设置、教学资源建设等；举办21教学讲坛5场次，包括英国伦敦大学学院副院长、免疫系教授Peter J Delves主讲"伦敦大学学院教师教学能力培养的途径与方法"；交大医学院副院长黄钢主讲"上海交大卓越医学教育：重在能力提升"；交大医学院顾问王一飞主讲"如何上好一堂课"；北京大学基础医学院副院长、教育部基础医学院教指委秘书长王韵主讲"北京大学医学生创新课程体系建立与实施"；仁济医院王婷主讲"渥太华大学医学院MD Program教学体系简介"。举办21教学沙龙5场次，包括整合课程建设推进会，整合课程教学改革，基础医学院教学改革，基础医学授课示范活动，教学出国教师交流。

（钮晓音）

【召开上海高校实验技术队伍建设计划资助启动会】 4月18日，基础医学院召开《2013年度上海高校实验技术队伍建设计划》资助启动会，基础医学院院长徐天乐、党委书记陈洪出席，30余名入选教师参会，会议由人事、行政办公室主任余晓瑛主持。《2013年度上海高校实验技术队伍建设计划》是上海市教委支持的竞争性项目，目的通过实验技术人员培养和院外高素质实验技术人才引进，建立起一支年龄结构、学历结构合理的，相对稳定的，具有现代教学理念，掌握先进实验教学方法、专业理论和现代技术的，具有科学管理实验室能力和创新能力的，与一流医学院教学、科研和社会服务发展目标相适应的高素质实验技术队伍。基础医学院有45人申报，36人获得资助。其中A类3人，B类（重点）6人，B类27人。

（余晓瑛）

【"985"工程三期完成验收】 3月，基础医学院"985工程"三期"转化医学的基础研究基地"项目完成验收，建立了以重点学科为核心、学科交叉融合为特点的五大学科群，形成了相对集中的科研基地；整合各学科资源，形成了依托于系、以转化医学为核心的配套完善、水平高端、机制合理、高度共享的六大公共技术平台体系；围绕肿瘤、代谢、心血管疾病、感染、免疫性疾病、神经退行性疾病组建了6支分别由基础医学院和附属医院研究骨干为核心的交叉团队，进行跨学科、跨基础-临床的交叉合作研究；进一步推进国家级新团队培育计划，支持建设神经生物学创新团队和免疫学创新团队；加强对本土人才的培养，不断优化师资队伍培养模式，全面提高师资队伍的科研教学能力，三年来在院内新遴选PI6人，co-PI 15人；继续加大高层次人才引进力度，通过985项目引进中组部千人计划、学科带头人1名，资深PI 6人，其中3人为中组部青年千人计划。

（徐立钧）

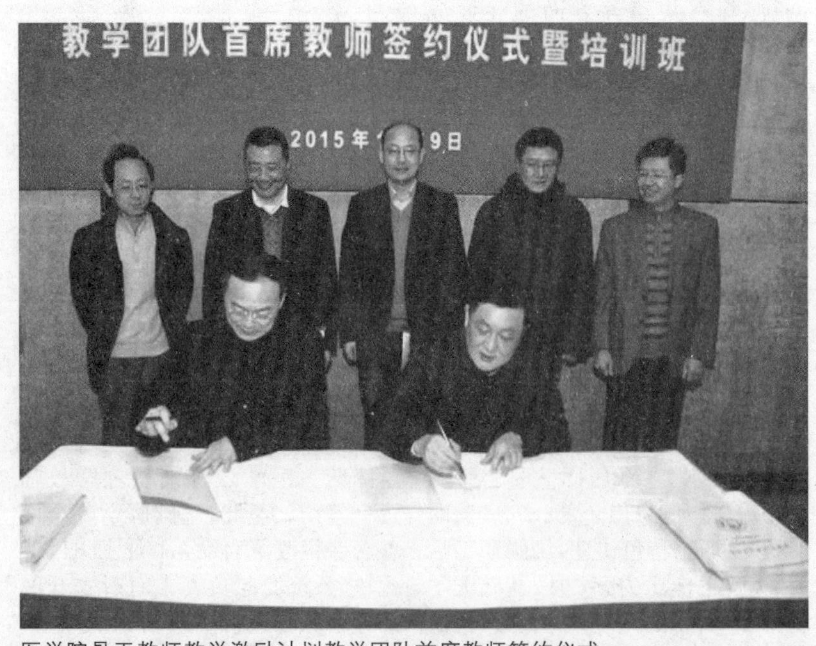

医学院骨干教师教学激励计划教学团队首席教师签约仪式

【RBL教学取得多项成果】 2014年度，基础医学院352名学生进行RBL学习，78位导师参与指导，其中26名为PI或co-PI。完成2011级123名学生开题和实验，撰写科研论文、文献综述123篇，82名A类学生完成论文报告；完成2012级132位学生导师选配。2009年八年制31位学生在7位PI指导下完成科研轮训。启动新一轮中法科学硕士项目，20名学生进入导师实验室。35项大学生创新实验项目被评为第八批院级项目，其中6项被评为第七届国家级大学生创新性实验项目。指导学生发表论文13篇。各RBL实验小组积极参与各级大学生创新论坛，在第三届全国大学生基础医学创新论坛暨实验设计大赛中，获一等奖1项，三等奖4项，优胜奖3项；获复旦大学上海医学院第一届科创论坛最佳表现奖；获北京大学大学生基础医学创新论坛优秀表达奖。

（钮晓音）

【与美国德州大学主办国际会议】 5月10～13日，由上海交大医学院和美国德州大学M D Anderson癌症中心联合主办，上海市细胞生物学学会协办第七届"SUMO、泛素和类泛素蛋白:对人类疾病的影响"国际会议召开,来自 19 个国家和地区的近 300 名代表参会。全国人大副委员长、中国科学院院士、上海市血液研究所所长陈竺,诺贝尔化学奖获得者、以色列科学家 Aaron Ciechanover,上海交大副校长、医学院院长陈国强,会议创始人、美国 M D Anderson 癌症中心教授 Edward Yeh,美国科学院院院士 Tony Hunter 等 32 名知名教授特邀在大会上作报告。本次会议把蛋白质修饰与人类疾病作为一个主要的议题,在 67 名顶级科学家和优秀青年科学家所作的大会报告及近 100 个墙报展示中,广泛地探讨了 SUMO、泛素和类泛素蛋白修饰在人类疾病的调控作用及分子基础,并探讨了作为靶标在疾病防治中的应用及策略。本次会议是该会议自 2002 年举办以来,首次在中国举行。

(徐立钧)

【加强服务型党组织建设】 5 月,基础医学院党委制定《2014 年基础医学院党委服务型党组织建设实施方案》(沪交基委〔2014〕10 号),全面推进服务型党组织建设,深入推进联系服务群众制度化、长效化。6 月,15 个直属基层党支部召开专题组织生活会,认真贯彻落实《方案》,以支部为单位建立"党群结对"机制,明确党员服务承诺,切实帮助结对群众解决工作、生活中存在的各类问题。2014 年度,党委领导班子共走访慰问生病、生育及困难党员群众 28 人次。12 月,学院党委根据《方案》要求,在各基层党支部开展了"优秀党支部"、"优秀党建工作者"、"优秀共产党员"评选工作,经过各支部民主推荐、党委讨论及公示,评选出优秀职工党支部 2 个,研究生党支部 1 个,优秀党建工作者 6 名,优秀共产党员 4 名。

(毕　丹)

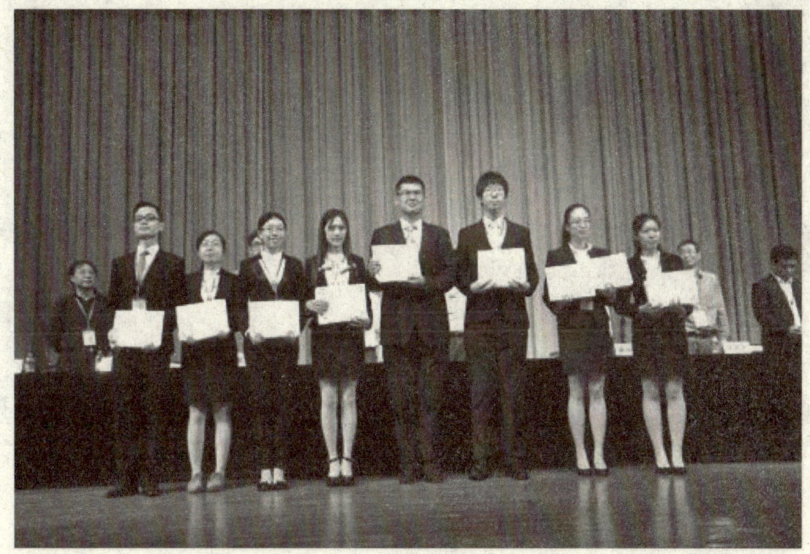

第三届全国大学生基础医学创新论坛暨实验设计大赛

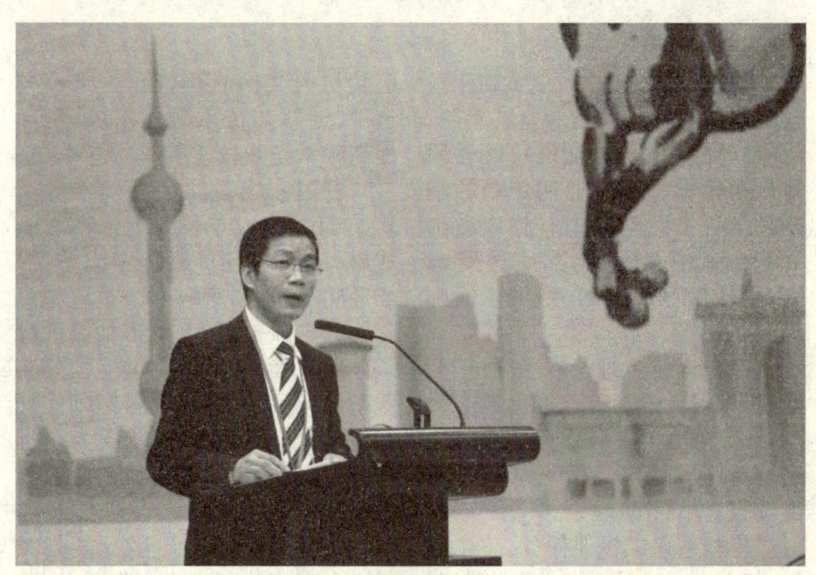

陈国强在第七届"SUMO、泛素和类泛素蛋白:对人类疾病的影响"国际学术研讨会上作报告

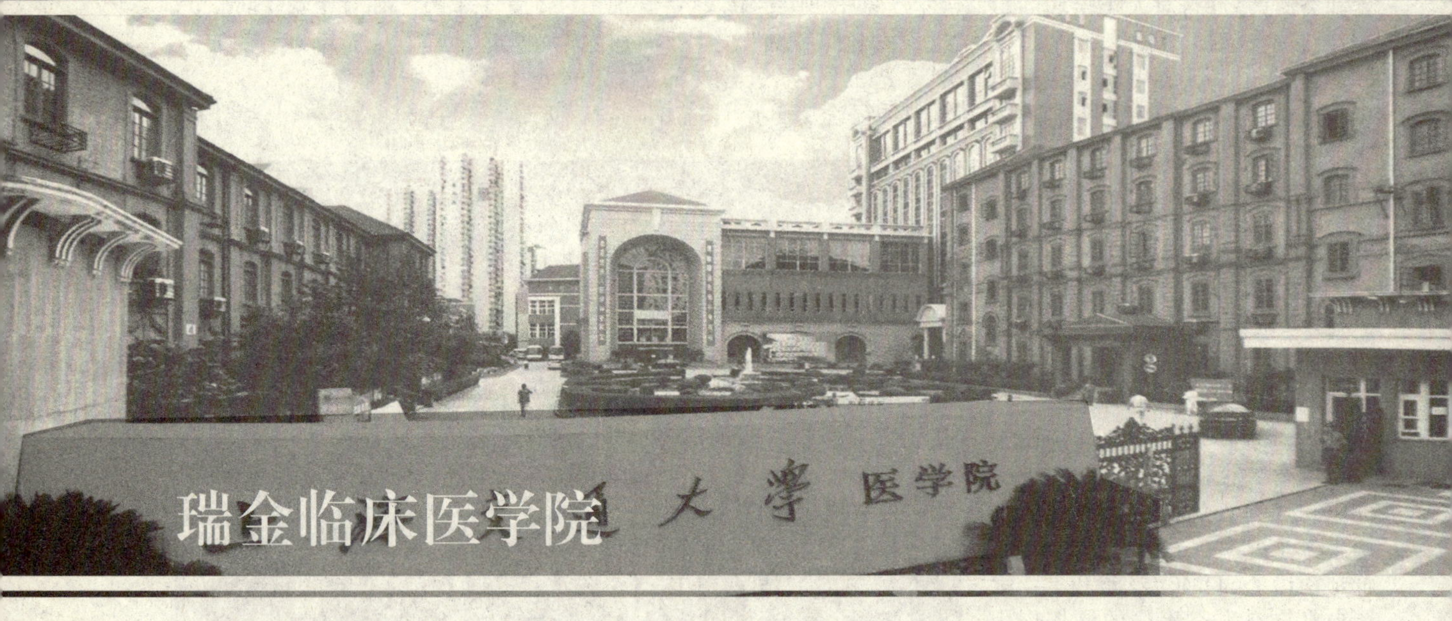

瑞金临床医学院

【概况】 2014年，瑞金临床医学院承担了临床医学专业五年制、八年一贯制(包括法文班)、4+4硕博班和医学检验专业四年制的临床教学任务。学院现有临床教师860名，其中教授29名，副教授32名，主任医师158名，副主任医师235名。

完成本科生理论课教学6 302学时，见习教学3 597学时，PBL教学753学时。在培住院医师236名，专科医师153名。开展国家级继续教育项目54项。

检验系完成授课任务3 837学时，其中，全日制授课2 609学时，包括理论课1 138学时、实验课1 235学时、PBL教学236学时。涉及八年制学生(含法文班)、留学生、本科生、研究生、夜大专升本学生等。

2014年是临床医学院深化教学内涵质量建设年，以教师队伍建设、教学能力培育为抓手，通过组织教学团队、遴选带教老师，在常规教学的基础上开展实训教学、人文教学、临床示范教学等教学创新实践活动，注重医学生、住院医师医学与人文、知识与能力、求真与道德、创新与传承融通培养，全面提高医学实践教学质量。

获国家级教学成果奖二等奖1项(第二完成单位)，上海市教学成果一等奖1项(第二完成单位)二等奖1项，国家级网络教育精品资源共享课1项，上海市精品课程1项，同时获国家级大学生校外实践基地项目、国家级全科医师实践基地等建设项目。获准成为全国高等学校医学检验技术专业教学教材建设指导委员会主任委员单位。主编人民卫生出版社规划教材6本、副主编2本；主编中国医药科技出版社专业教材4本。检验系作为教育部医学技术类教学指导委员会主任委员单位，负责制定医学检验技术专业、医学影像学技术专业、康复治疗学技术专业的国家专业标准。

2014年，住院医师规范化培训基地实际招录125人，其中，全科基地招录9人，接受河北大学医学院附属医院委托培训住院医师15人。住院医师规培结业综合考试一次性通过率97.9%，两次通过率100%。42.8%培训合格的住院医师留用瑞金医院工作，18.4%到瑞金北院工作，16.3%被本市其他医院录用。

全年申报急诊科、神经内科、皮肤科、康复医学科、放射科、核医学、医学检验科、儿科消化专科、儿科内分泌遗传代谢专科、普通儿科、临床病理科、超声医学科等12个专科基地。招录专科医师110名，其中委托培养47名，含北院委托42名。

瑞金临床医学院党政领导名单：

院　　长　　　朱正纲
副 院 长　　　邵　洁
学生党总支书记　吴　平

(邵　洁　顾　倩)

【接受专家组临床教学质量认证】 11月20日，临床医学院接受上海交通大学医学院专家组临床教学质量认证，总结几年来的教学成果和亮点，总结当前面临的现状，并提出对未来规划的设想，在认证工作中，专家观摩理论课、教学查房、操作带教和病例讨论等教学环节，现场评估瑞金临床医学院的教学工作，并与教学管理人员、临床教师和高年级学生座谈，深入了解临床医学院各项工作和各个环节的运作情况。经过一整天的教学认证检查，瑞金临床医学院的各项教学工作得到了专家组的高度肯定和一致好评，专家组也提出了更高的要求和建议，以期在今后的工作中不断的进步，树立标杆。

（邵　洁）

【"瑞金医院电子病历系统实习生签名模块"上线】 3月，"瑞金医院电子病历系统实习生签名模块"在全部实习科室上线，经过之前半年的试运行，完善和改进系统的各个细节，保证了正式全面上线后的平稳过渡。临床医学院规定病史的打分计入学生平时的实习成绩，教研室负责统计病史成绩并计入总分，使督促各病区严格病史打分和带教工作落到实处。在定期的实习学生座谈会中，不断听取学生的意见并结合病区带老师的建议对该系统进行进一步的完善，学生病史 His 上线半年来，得到学生和病区老师的肯定，实际保证了无论从监管、统计、教学等各方面的质量。

（顾　倩）

【参加住院医师规范化培训实施工作电视电话会议】 8月27日，国家卫生计生委在京召开住院医师规范化培训实施工作电视电话会议，对在全国范围内启动实施住院医师规范化培训工作进行全面部署。会上，瑞金临床医学院副院长沈柏代表培训基地医院作题为"践行大型公立医院社会责任，培养高质量、同质化住院医师"的发言。发言中，沈柏介绍瑞金临床医学院住院医师规范化培训的经验，归纳总结瑞金住院医师规范化培训的4个平台。瑞金经验得到与会国家部委、兄弟省市领导的高度评价。

（邵　洁）

【获聘住院医师规范化培训导师】 在第三十届教师节之际，瑞金临床医学院92名临床带教老师加入瑞金住院医师规范化培训临床导师的队伍，接受市卫计委及医院领导的授证。获聘后，岗位导师们参加由上海交通大学医学院附属瑞金医院举办的上海交通大学医学院教师发展项目——住院医师规范化培训岗位导师人文医学核心能力提升培训班，活动中，住院医师规范化培训岗位导师们分享临床教学中的经验。师资队伍建设和动态管理是住院医师规范化培训质量的重要保证，建立导师责任制，全面指导住院医师参与临床实践、提升专业理论水平、养成职业道德情操，参与日常管理、督导和考核，直接帮助住院医师实现该岗位必须达到的培训目标。

（蒋　莹）

【举办"唯爱伴我行-上海市住院医师科普知识月月讲"活动】 在上海市慈善基金会"唯爱天使基金"支持下，由医院牵头，联合上海市中山、仁济、六院、华山、新华、一院、九院、十院、长征、长海、龙华等12家住院医师规范化培训医院参与到"唯爱伴我行住院医师科普月月讲"公益活动，截至2014年8月底，全市20家医院共举办百余场科普讲座，数名住院医师参与，使近千名患者受益。2014年，在上海市慈善基金会和市卫计委支持下，医院发起并承办2014年"唯爱伴我行-上海市住院医师科普知识月月讲"大赛，通过大赛，加强各培训医院住院医师间交流经验、提高科普讲座的质量、增强住院医师科普宣讲能力，扩大"唯爱伴我行-上海市住院医师科普知识月月讲"活动在全市范围内的影响力，吸引更多的住院医师加入科普宣讲团队，传递唯爱慈善公益项目的温暖。

（蒋　莹）

【"求索"奖学金签约仪式举行】 2014年5月8日下午，"求索"奖学金签约仪式在上海交通大学医学院懿德楼101会议室举行。上海交通大学医学院副院长黄钢，索灵诊断医疗设备（上海）有限公司区域副总裁 Fabio Pizzalunga，企业代表何建文、黄晓颖、张雨、杨文霞，上海交通大学医学院等相关人员出席签约仪式。本次索灵诊断医疗设备（上海）有限公司与我交通大学医学院签约的"求索"奖学金，公司总共出资40 000元，奖励品学兼优的医学检验专业全日制本科生，以此支持医学院医学检验专业学生的培养，推动检验医学事业领域的医学发展。签约仪式上，Pizzalunga 表达索灵公司对大学生成长成才的关爱，黄钢和 Fabio Pizzalunga 作为双方代表签署协议并致辞。

（胡厚佳）

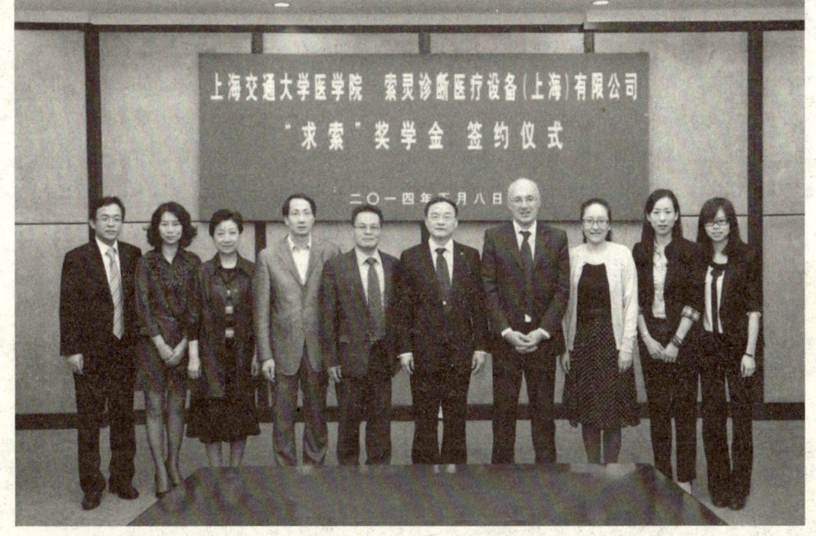

"求索"奖学金签约仪式

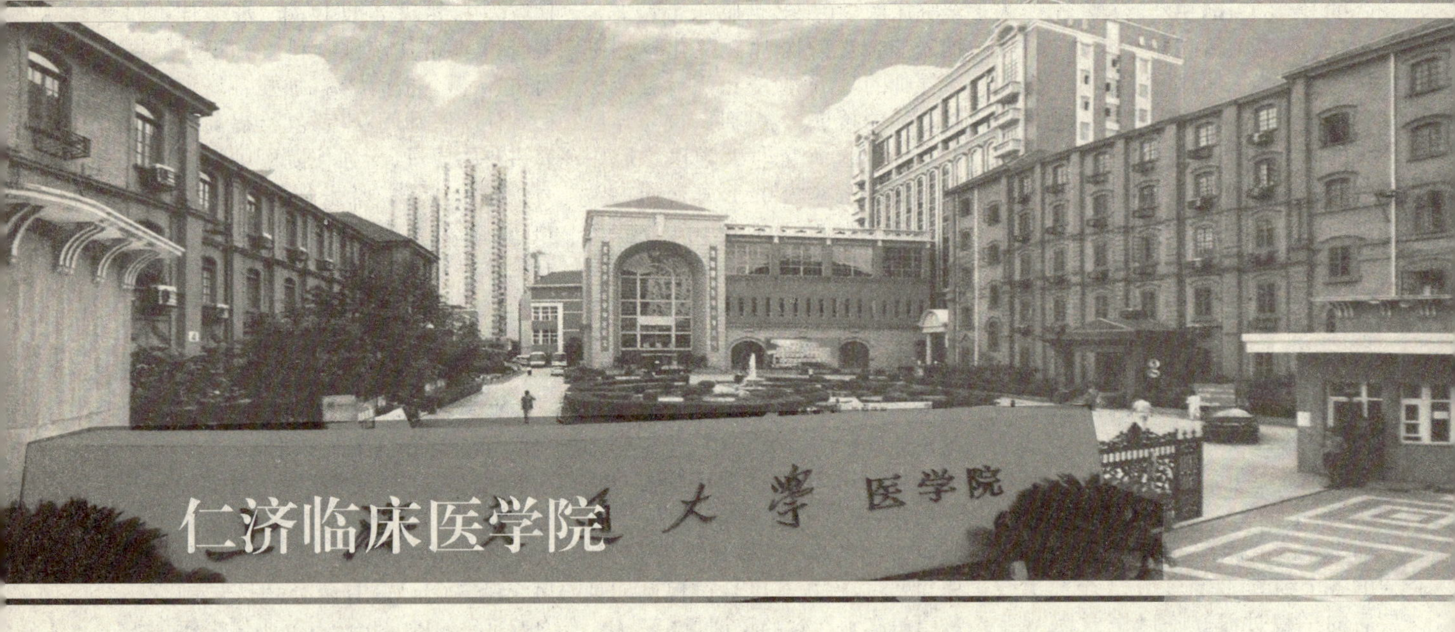

仁济临床医学院

【概况】 2014年，仁济临床医学院在院学生人数共620人。学院有教职员工1 337人，其中临床教师1 320名，其中教授16人，副教授16人；主任医师113人，副主任医师196人。

年内学院承担各年级临床教学任务如下：09级五年制60人，理论课时数126学时，实习10周，基层实习4周，完成论文答辩毕业；10级五年制52人，实习52周并撰写毕业论文；11级五年制52人，理论课时数638学时，PBL 54学时，见习313学时。八年制教学任务：06级八年一贯制18人，完成毕业外语、理论、操作考试及论文答辩工作，顺利毕业，其中一人因没有发表文章，延期申请博士学位，18人全部就业；07级八年一贯制30人，完成三级学科轮转并撰写毕业论文；08级八年一贯制24人，进行三级学科轮转；09级八年一贯制44人，完成内外妇儿实习，6月份选导师后25人(其中2人休学一年)进入三级学科轮转，4人分流至临床五年制本科毕(结)业；2010级八年一贯制30人，理论课时数177学时，见习9学时，科研轮训4周，进入临床实习26周；2011级八年一贯制98人，理论课时数89学时，PBL 256学时，见习290学时；2012级八年一贯制102人，理论课时数41学时，PBL 54学时，见习77学时。11级硕博班，实习26周二、三级学科轮转；13级硕博班14人，理论课时数327学时，见习140学时。预防医学：11级预防医学29人，理论课时数391学时，见习127学时，实习26周。其他：13级英文班30人、14级八年制法文班10人和五年制19人，13级硕博班14人，各1周。年内学院共组织专家督导组对各类教学活动督导36次。

鼓励各教研室参与教学研究，共获国家级、市级、校级课程教材建设、教学研究项目26项，各类教学获奖30余项，包括上海市教学成果二等奖，市级示范性全英语课程建设项目2个，第二批“十二五”普通高等教育本科国家级规划教材3项，上海市高等教育学会研究项目1个，交大医学院医学教育研究成果奖3项，交大医学院医学教育研究项目5项，课程教材建设7项，本科生教学改革重点项目1项，优秀教学团队2个，优秀示范病区2个。在加强教学研究的同时，持续推进教学改革实践，组织教师投身系统整合课程及PBL、CBL等教学，完成整合课程和案例教学650余学时授课，涵盖了循环、呼吸、泌尿、生殖、神经、消化等主要器官系统整合课程，有多个案例被交大医学院采用作为教材，在交通大学医学院举办的PBL案例撰写大赛中，获一等奖2个、二等奖2个、三等奖7个、优胜奖若干，并连续第4年获优秀组织奖。

基于临床教学规程规范临床教学师资体系，加强带教老师资质的验证，注重临床教学环节，针对临床医学专业本科阶段临床见实习教学制定相应的临床教学规程，修订教学质量评价表，并在其他附属医院推广。就获得的交大医学院本科教学改革重点项目基于临床教学规程改革，进行教师系列培训讲座，包括教学“病例分析”组织与、如何讲好小讲课、教学查房和教学病例讨论的要求和方法、临床操作带教的要求和方法。举办2014年仁济医院临床技能操作带教比赛,32名教师参加比赛。

2012级五年制英文班完成全部器官系统整合课程和基础医学实验课程,16名临床教师参与系统整合课程的全英语教学。聘请渥太华大学医学院呼吸科主任Shawn Aaron为学生进行为期2周的呼吸诊断学及呼吸病理讲座。展开第二学年的暑期课程教学,课程内容包括《诊断学总论》和《医学人文及历史》,授课时间为2周,授课教师包括渥太华大学医学院教师4名和仁济临床教师1名。2013级五年制英文班完成第一学年公共课程,基础医学理论的学习和英语能力的培训,期间共有3名HOPE基金会提供的外教教师参与授课,授课内容包括英语和系统解剖学。学期结束后,经过严格的分流和选拔,30名学生参加交大医学院和美国UCLA共同组织的暑期学习项目,项目为期8周,学习内容包括病理生理,药理学总论,微生物学和英语。八年一贯制内科学教学工作通过专项经费,3名特聘外籍教授陆续来华为10级八年制学生授课。

为筹建中加联合医学院进行一系列筹备工作派遣2名教师赴渥太华大学医学院进行为期半年的培训。中加双方医学院进行再次互访,正式命名"中加联合学院"为"上海-渥太华联合医学院"并确定院徽。2014年20名学生获批出国出境学习交流项目,涵盖美国、德国、澳大利亚等国家。完成大学生"创新性实验"立项申报、中期考核和结题工作。第七期大学生创新实验项目3项通过中期检查,已申报市级及国家级项目;第六期项目4项均顺利结题;完成第八期项目申报2项,其中11级临五二班王一唯申报的"Curcumin对铁过载后神经干细胞自噬的影响"获得成功立项。

2014年学院发展党员1人,转正党员7人,目前学生党员人数占学生总数18.6%。举办"济世济众,薪火百年"仁济医院170周年院庆系列活动,深入开展主题社会实践和公益志愿活动,为学生搭建平台,增加医学生实践机会,大力开展学生的职业精神教育。学生党总支获2014年仁济医院先进党支部称号,支部杨幸南、董樑、丁立获优秀共产党员称号。

仁济临床医学院党政领导名单:

院　　长	李卫平
副 院 长	邵　莉
学生党总支书记	胡　冰

(邵　莉)

【申报国家级住院医师规范化培训基地】 根据7部委《关于建立住院医师规范化培训制度的指导意见》国卫科教发[2013]56号文件要求,医院申报并获准成为国家级住院医师规范化培训基地22个,包括内科、儿科、急诊科、神经内科、全科、康复医学科、外科、神经外科、胸外科、泌尿外科、整形外科、耳鼻咽喉科、麻醉科、临床病理科、检验医学科、放射科、超声医学科、核医学科、放射肿瘤科、妇产科、眼科、骨科。

(邵　莉)

【国家卫计委及各省市部委领导来院考察】 2月13日,国家卫计委在上海市召开建立国家住院医师规范化培训制度工作会议。医院作为上海市首批住院医师规范化培训基地入选考察点接受代表团的实地考察。考察团由北京市卫生计生委委员郑晋普带队,由国家发改委、人力资源社会保障部、国家卫生计生委机关及直属单位、北京、河北、吉林、广西、海南、西藏、新疆等省市卫计委、上海市住院医师规范化培训事务中心及上海市卫生人才交流中心的领导和专家组成。院长李卫平、副院长黄翼然、交大医学院院长助理(仁济医院血液科主任)陈芳源、仁济临床医学院副院长邵莉、人力资源处处长牟珊、外科教研室主任曹晖、住院医师规范化培训督导专家陆惠华及基地带教老师代表、基地住院医师代表等参加了此次考察交流工作。

(邵　莉)

【承办国家执业医师操作考】 7月3日～5日,全国执业医师实践技能考试在临床医学院举行,438名考生在医院进行国家级执业医师操作考。作为国家级执业医师操作考考点,医院已连续第8年承办该项国家级考试的考务工作。

(邵　莉)

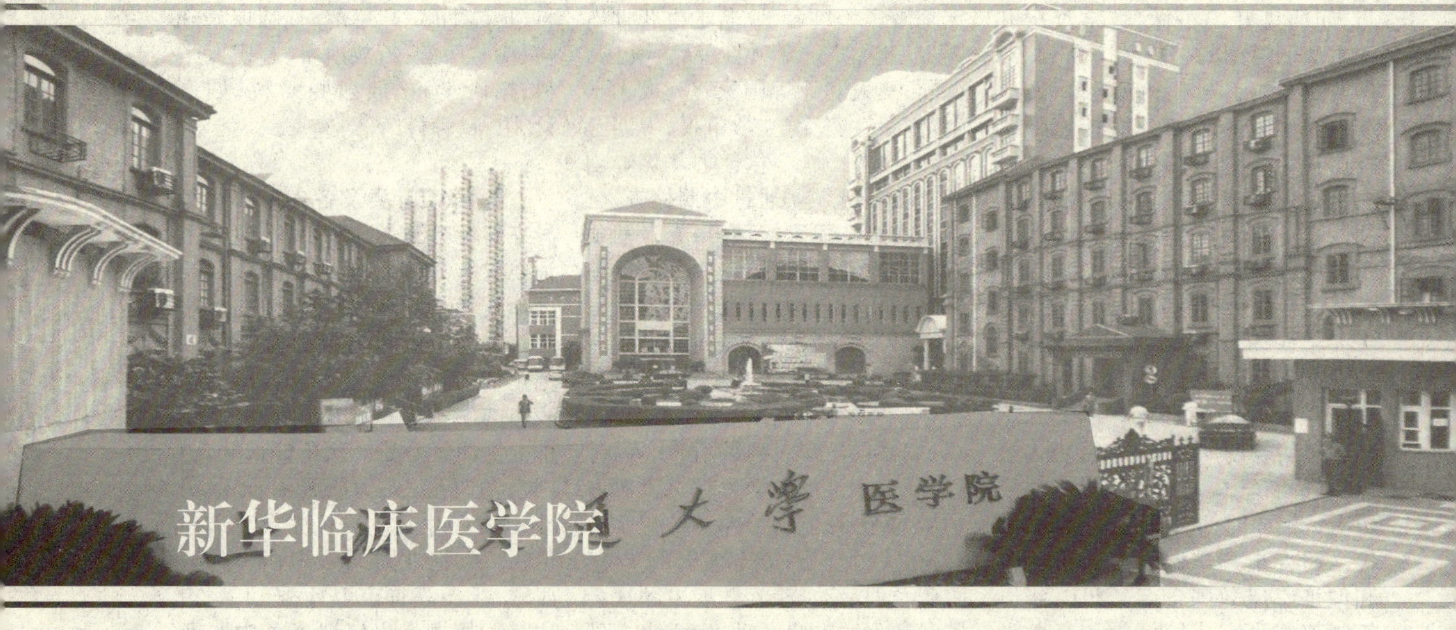

新华临床医学院

【概况】 临床医学院进行领导班子调整，由新华医院院长孙锟兼任临床医学院院长，分管教学副院长吴晔明兼任执行院长。

本科及长学制在院学生 285 名，其中临床医学专业八年制 73 名，临床“4＋4”12 名，五年制 158 名，营养专业 42 名。2014 届毕业生 100 名，其中 2006 级八年制 20 名，2010 级临床“4＋4”博士 8 名，2009 级临床五年制 55 名，2010 级营养专业 17 名，就业率 98.2%。成人教育专升本护理专业开始承担教学任务，在院学生 135 人。18 个教研室共开设 62 门理论课程，总学时 4 325.5，其中理论课 2 197.5 学时，临床见习 2 128 学时。参与本年度本科教学的师资队伍中具有博士学位者 139 名，占 50.5%；硕士学位者 103 名，占 37.5%。理论授课教师中正高级职称者 88 名，占 41.1%；副高级职称者 84 名，占 39.3%。见习带教教师中副高职称以上者 11 名，占 15.9%。以专家督导和学生评教相结合的形式、以专家督导和学生评教形式开展常态化教学督导工作。组织专家督导 252 人次，组织学生测评 4 802 人次，对 164 名理论课授课教师和 62 名见习带教教师教学效果进行测评。对 10 门选修课进行全体学生测评。专家督导有 3 名教师低于及格标准，学生评教结果良好。

10 名临床教师获新华临床医学院“优秀实习带教老师”，6 名五年制学生获“优秀实习生”。3 篇毕业综述获 2014 届临床医学专业本科生优秀临床综述。徐让指导小组获上海交通大学医学院科研训练优秀实验组。2009 级临床医学五年制学生组队参加上海交通大学医学院第五届医学生临床技能大赛暨全国高等医学院校第五届临床技能竞赛，获团体一、二等奖，16 个单项奖中占据 4 个单项第一，并获华东赛区三等奖。4 名教师进入第二届上海交通大学医学院青年教师教学基本功竞赛半决赛，2 名教师进入决赛（熊瑛、潘伟华），分获二等奖、三等奖。

承办国家级继续医学教育项目——基于器官系统整合课程的 PBL 教师培训班暨新书发布会。

营养系完成各年级营养专业和其他专业的必修和选修课程总约 22 门共 998 学时，学生总人数，709 人。开展上海交大医学院“2013 年度实验教学建设与管理工作总结交流会”。沈秀华、祝捷等教师加入班导师队伍，与新华医院临床营养科优秀青年医师访谈、参加上海临床营养学术研讨会仁济医院临床营养科成立 15 周年学术会议。1 名学生的毕业论文获得“校优秀学生论文”称号。指导市级大学生科研创新工作，撰写论文获核心期刊录用。

儿科学系承担八年一贯制及临床医学专业五年制的教学工作，包括 2011 级《儿科学》理论课、见习带教课、临床 PBL 教学以及 2010 级《小儿外科学》选修课。组织系部教学督导专家对担任八年制见习带教的授课教师进行 8 次教学督导，组织儿科学课程考试、理论课统考及临床综合考试的出题、组卷、阅卷及试卷分析。9 名医师参加上海交通大学医学院 PBL

师资培训班并获得PBL培训合格证书，其中新华4名、儿中心2名、市儿3名；8名医师参加医学院本年度PBL案例评比大赛，获英文案例一等奖1名，中文案例二等奖1名、优胜奖1名。

孙锟负责的《儿科学》评为国家级精品资源共享课；孙锟等完成的"高素质儿科人才培养——基于新型教学模式的儿科多元化英语教学平台构建和实践"获高等教育上海市级教学成果奖；吴晔明负责的《小儿外科学》获医学院及上海市精品课程；施诚仁主编《小儿外科学》第四版获上海交通大学第十四届优秀教材一等奖；《小儿外科学》获上海交通大学医学院优秀教学团队；新华医院儿内科副主任医师陈嫄获上海交通大学优秀教师二等奖；新华医院儿内科主任鲍一笑获上海交通大学医学院优秀教师。薛海虹、孙锟(通信作者)所撰写论文获中华医学会医学教育分会和中国高等教育学会医学教育专业委员会"2013年度医学教育和医学教育管理百篇优秀论文评选"二等奖；5名教师进入第二届上海交通大学医学院青年教师教学基本功竞赛半决赛，2名教师进入决赛，分获二等奖、三等奖。

制定2012级临床医学专业(儿科方向)学生临床教学方案，并接受上海交通大学医学院教务处对新华医院儿科临床教学能力的评估。参与交大医学院在本市及外省市对于临床医学专业五年制(儿科学方向)的招生宣传与录取工作，招生录取38名。

协助完成第五届全国高等院校大学生临床技能竞赛赛前培训。协助组建上海市专科医师规范化培训年度考核儿科部分的试题库。

耳鼻咽喉科学系承担2009级5年制临床医学专业、2010级临床医学专业8年一贯制耳鼻咽喉科学理论教学。开设《临床前实训课》、《临床听力学》、《头颈肿瘤学》3门选修课。获上海交大医学院课程建设项目1项，课题负责人为向明亮教师。向明亮、焦宇教师获上海交大医学院PBL案例大赛三等奖。

2014年，学院发展学生党员1人、转正16人。15名学生赴国外及港、澳、台交流学习。召开研究生团员大会暨研究生团支部成立大会，开展党员民主评议活动。指导团总支、学生会活动；编写学生刊物《42度》；组织清明祭扫、迎新晚会、优秀青年医师访谈等活动；开展暑期社会实践课题调研、挂职锻炼等；开展"学雷锋"、儿童节慰问患儿、营养科学服务部社区服务、"站高温"等志愿者活动。

年内获集体奖8项：上海交通大学"五四红旗"团总支、上海大学生科学商店优秀服务部、上海交通大学医学院魅力学生会、上海交通大学"五四红旗"团支部、上海交通大学先进集体、医学生全国技能大赛华东区三等奖、临床技能大赛团体一等奖、暑期社会实践优秀项目二等奖；学生个人奖151项：上海交通大学A/B/C等奖学金及单科奖、进步奖、德育奖79人次；长学制奖学金4名；毕业生优秀毕业综述3人；奖助学金62项：上海市优秀青年志愿者1名、上海市优秀毕业生5名、上海交通大学优秀毕业生14名、三好学生7名，上海交通大学优秀团干部、优秀团员、优秀学生干部4名，国家奖学金、上海市奖学金各1名，国家励志奖学金15名，罗氏诊断奖学金1名，圣约翰文霞奖学金2名，默克雪兰诺精英奖学金1名。李燕获"上海市育才"奖；常燕获上海交通大学"优秀思政教师"、上海医学类高校"优秀资助育人工作者"奖。

开展"新华风　崇明情　健康行　唯爱相伴"大型义诊、"新・医・梦"主题晚会、"绽放杏林彩"新华体验日、"千鸟行动"等主题活动。

研究生教育。研究生351名(博士研究生94名，硕士研究生147名)，毕业研究生121名(博士研究生46名，硕士研究生75名)。招收2014级博士研究生48名，科学学位硕士研究生57名，专业学位硕士研究生18名，"临-住"项目35名。现有博士生导师62名，硕士生导师129名。新增博士研究生指导教师6名；硕士研究生指导教师18名；专业学位硕士研究生指导教师2名。开设《文献导读》课程、"临-住"项目研究生讲座类课程及《临床科研设计与统计分析》课程。授予博士学位68位，硕士学位94名(含同等学力21名)，含科学学位68名、专业学位26名。

组织临床医学硕士专业学位研究生临床能力考核，设儿科学、外科学(神外)、耳鼻咽喉科学、检验技术与诊断学4个考点。组织申报2014年度高等学校博士学科点专项科研基金。

研究生评优评奖活动：上海市优秀毕业生8名；上海交通大学优秀毕业生23名；上海交通大学优秀学生干部1名、三好学生10名；上海交通大学医学院研究生优秀奖学金一等奖15名、二等奖43名。国家奖学金(博士)6名、国家奖学金(硕士)8名。

全年在院住院医师规范化培训人数236名，其中"临-住"项目(住院医师与硕士专业学位衔接)学员110名。组织住院医师业务学习331学时。轮转出科考核698人次，"三基"考核110人次，住院医师综合能力考核96人次；"临-住"项目复试57人次。承担2014年上海市住院医师规范化培训结业综合考核内科、全科、医学影像科(放射)考点工作。97名住院医师参加上海市住院医师规范化培训结业综合考核，考核合格率97.9%。17名"临-住"项目学员通过结业考核，并获硕士学历、学位证书。

现有上海市专科医师规范化培训基地37个，在培专科医师114名，其中"临-专"项目(专科医师与博士专业学位衔接)学员3名。获批"国家级住院医师规范化培训医院"。批准22个学科为上海市第二批专科医师规范化培训基地，包括眼科、耳鼻喉科、皮肤科、神经内科、急诊科、放射科、超声医学科、核医科、检验医学科、小儿外科、新生儿科、儿童保健科、小儿肾脏科、小儿消化内科、小儿风湿免疫科、小儿感染科、小儿呼吸科、小儿内分泌遗传代谢科、小儿神经内科、小儿心血管内科、儿童血液肿瘤科、小儿重症医学科。单炯获"2014年上海市住院医师规范化培训优秀管理者";浦政、杜健儿获"2014年上海市住院医师规范化培训优秀带教老师";李茂岚、徐丁、翁明哲、金芳纯、程茹虹、王丽君、刘传绪、林嬴男等获"2014年上海市住院医师规范化培训优秀住院医师"。

继续医学教育。在聘中高级职称专业技术人员继续教育验证数为819份,达标率99.9%。申报国家级继续教育项目31项,国家级继续医学教育儿科学基地项目9项。全年举办继续医学教育项目66项(其中儿科基地项目9项)。学习班共招收学员5 946名,外省市学员3 859名,占64.9%。全年组织职工上岗培训、外出学习进修共366人次。

新华临床医学院党政领导名单:

院　　长	孙　锟(9月任)
执行院长	吴晔明
常务副院长	邵新华
党总支书记	陈志强

(邵新华)

【举办国家级继续医学教育项目】 7月,受上海交通大学医学院教师发展中心委托,承办国家级继续医学教育项目——基于器官系统整合课程的PBL教师培训班。来自全国各地近20家医学院及交大医学院13家附属医院的近150名医护人员参加此次学习班。开班仪式同时举行由上海交通大学医学院副院长黄钢和加拿大麦克马斯特大学(McMaster University)关超然教授共同主编的《基于问题的学习(PBL)导论》新书发布会。

(邵新华)

【参加交大医学院青年教师教学基本功竞赛】 11月,上海交通大学医学院举办第二届上海交通大学医学院青年教师教学基本功竞赛。新华临床医学院组织6名教师参加竞赛,4名教师进入半决赛;2名教师进入决赛,分获第二名和三等奖。

(邵新华)

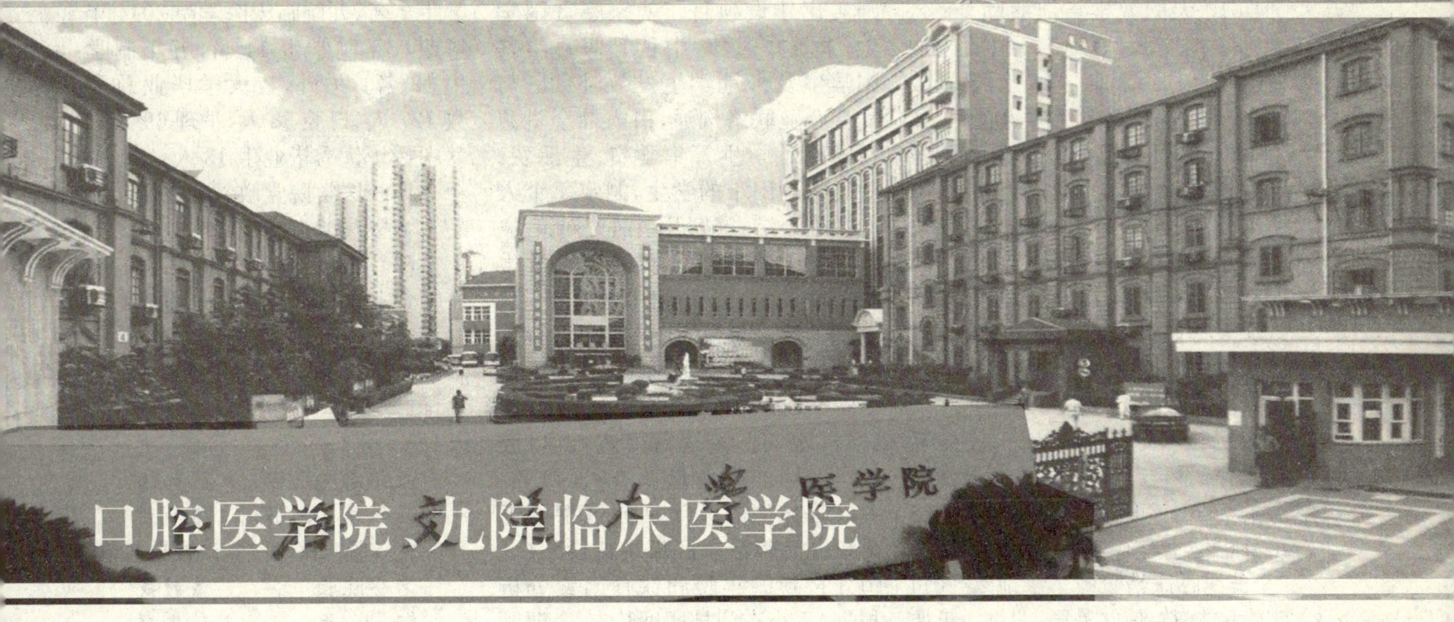

口腔医学院、九院临床医学院

【概况】 2014年,口腔医学院全年完成5个年级191位学生的教学任务,教学时数为1 697学时,开展7个PBL课程。其中,07级口腔七年制40人,08级口腔七年制35人,09级口腔七年制41人,10级口腔七年制29人,留学生6人,11级口腔七年制32人,留学生8人。实习教学方面,10级口腔4月进行了实习前的综合理论和操作考试,合格者进入临床实习。九院临床医学院全年完成6个年级118名学生(其中五年制11级25人,10级31人,09级32人;另08级八年制8人,07级八年制8人,06级八年制14人),教学任务共计1 283学时的理论授课和60周的实习带教工作。在五个主干学科(诊断学和内外妇儿)中,开展了9个课程内容(案例)的PBL教学实践活动。临床医学院还派遣8名教师参加交大医学院八年制的PBL授课。临床09级在完成毕业实习后,参加了临床操作(OSCE)考试。临床10级参加OSCE临床技能统考,并进入52周的毕业实习。临床11级参加理论统考。成人教育方面:临床医学院全年完成2个年级护理专业171位学生的教学任务,教学时数为528学时,口腔医学院完成2个年级口腔专业126位学生的教学任务,教学时数为561学时。

长学制教学:口腔医学院07级40名七年制学生符合授予学位的各项条件,顺利毕业;08级35名七年制学生完成开题报告、中期考核表;09级38名七年制学生配备了第三阶段导师,填写了培养计划。临床医学院06级14名八年制学生通过毕业;07级8名八年制学生进行临床实习轮转。08级、09级16名八年制学生按该学科要求并结合住院医师规范性培养进行实习轮转。

深化口腔医学085项目建设,完成186万临床教学设备、实验设备耗材的采购,33名教师的国际交流和培训,17名学生的国际访学,教学授课技能大赛、PBL教师培训、学生技能大赛、青年医师病例比赛等各项教学活动的资助,22项教学子课题的开题和执行,5本英文教材和1本中文教材的出版。

2014年获1项上海市精品课程立项;3项获上海交通大学第十四届优秀教材奖。2人获交大优秀教师奖;1人获交大医学院优秀教师奖,1个交大医学院优秀教学团队,2项获上海交通大学医学院优秀临床教学示范病区;2项获上海交通大学医学院示范性全外语教学课程基金资助项目;3项获上海交通大学医学院课程建设基金资助项目,1项获交大医学院教材建设项目,2项获交大医学院教学改革项目,上海市骨科内植物重点实验室获上海交通大学医学院科研训练优秀实验组,8项获上海交通大学医学院PBL案例大赛优秀案例,发表教学论文17篇。2人分别获交大医学院青年教师授课大赛一等奖、最具人气奖和三等奖、最佳教案奖。国际交流方面:共外派教师35人次出国出境学习培训。美国马里兰大学口腔医学院一行4人、美国宾夕法尼亚大学口腔医学院院长Denis F. Kinane来院访问讲学。13名中青年教师赴美国宾夕法尼亚大学口腔医学院参加为期10天的教学培训活动。2名教师参加交大医学院组织的赴加拿大的PBL培训。口腔医学院教学办公室及各教研室实习教学负责人一行10人赴北京大学口腔医学院进行交流访问举行与台湾阳明大学牙医学院联合举办的PBL教学培训，30余名口腔医学教师和九院临床医学院20余名教师参加观摩及体验课程，来自山东大学口腔医学院、浙江大学口腔医学院、南京医科大学口腔医学院的20余名教师进行了全程观摩。校友互动合作：举行与校友徐维宁合作开展的2014年度DDS口腔医学生杰出外语能力奖学金评选，继续创建"全英语临床情景教学基地"。2014年学院接待来自美国、日本、新加坡、比利时等国共9所境外院校的来访，来访40人次。共输送17名学生、17名老师出国交流。口腔修复学教研室老师孙健携2名08级口腔七年制学生完成对波士顿大学口腔医学院的首次访问，加强与国内其他院校间的互访。2014年，16人次前往北大口腔医学院、四川大学华西口腔医学院、武汉大学口腔医学院进行学习交流。接收来自武汉大学口腔医学院的13名学生、北大口腔医学院8名学生来院交流见习。2014年，接受上海交大医学院教务处和国际交流中心的外国学生带教任务；整形外科带教日本国东京女子医大学生2名，为期2周；神经内科带教法国学生2名，分别为期8周、6周。2014年全国口腔医学教育教学模式研讨会上邱蔚六院士获"中国口腔医学教育杰出贡献奖"。

学生工作：开学典礼召开之际，院长周礼明作"自信，品位与人格"主题讲座，鼓励同学们在学习之余，汲取历史、文学精华，提高人文素养，成为一个能奉献、懂付出，体谅病人疾苦的好医生。年末，常务副院长冯希平、副院长陈元美带队组织全体11级学生到佘山进行素质拓展训练。10级、11级临床五五班和口腔七年制班开展班导师文化建设项目。就家庭贫困学生，学院在过年、中秋等假日给贫困学生及外地学生发放补助。与社会企业联络沟通，引入社会资源帮助困难学生筹集学费、生活费。对于心理困难的学生，制定每个人的谈心小结，定期开会讨论对策。

学生暑期社会实践和大学生创新性实验。2014年口腔医学院、九院临床医学院11级同学进行大学生暑期社会实践活动，深入民营医院、校园、街道社区等地方，开展《浅析曹安医院运营模式》、《口腔医学院毕业生质量调查》、《口腔、九院临床医学院生活园区探索即易班九院生活园区板块建设》、《乳恒牙替换的年龄和饮食因素分析报告》、《小东门挂职锻炼》5个课题研究。举行年度暑期社会实践答辩总结会。《乳恒牙替换的年龄和饮食因素分析报告》获上海交通大学暑期社会实践优秀项目三等奖，项目组长薛姣姣获交大社会实践优秀个人称号，指导教师陶丹英获交大优秀指导老师称号。年内，第七期创新性实验项目中分别有3项成功申报国家级项目、5项成功申报上海市级项目。第八期创新性实验共立项11个，其中2个项目为自筹经费项目。进行了一系列校园文化项目建设，举行第七次学生代表大会，选举新一届学生会。举办爱心捐衣活动，举办母校义诊活动，为幼儿园小朋友们宣传口腔卫生保健知识，开展英语演讲比赛举办9月金秋晚会、九院体育文化节。09级缪喆成为上海市造血干细胞的第300个捐献者，并获"上海交通大学十大感动人物"称号。09级叶周熹在第四届中国—东盟国际口腔医学交流合作论坛（4th China-ASEAN Forum on Dentistry）获特等奖，并获2014年"上海交通大学三好标兵"。口腔、九院临床医学院团学联获上海交通大学医学院优秀"四自组织"和上海交通大学优秀"四自组织"称号。

学生就业：口腔医学院2014年毕业七年制学生40名，五年制学生2名，九院临床医学院2014年毕业八年制学生14名，五年制学生32名。另外，夜大学毕业总人数127人（口腔58人，护理69人），其中授予优秀毕业生13人。

口腔医学院党政领导名单：

名誉院长	邱蔚六
院　　长	张志愿
常务副院长	冯希平（2月任）
副 院 长	郑家伟
	梁景平
	沈　刚
教学总支书记	张　伟
教学总支副书记	张丽莉

九院临床医学院党政领导名单：

名誉院长	戴尅戎
院　　长	范先群
常务副院长	冯希平（2月任）
副 院 长	陈元美
	张　伟
	王　忠
	陆颖理
	王长谦
教学总支书记	张　伟
教学总支副书记	张丽莉

（张丽莉　蔡良骏　周　蔚　孙　韫　曹　霞　张　妍　王晓鸣）

【"百丹特"奖学金签约仪式举行】 2月28日，上海交通大学口腔医学院"百丹特"奖学金签约仪式在九院8号楼3层行政会议室举行。院长张志愿、口腔医学院常务副院长张建中、副院长冯希平、副院长郑家伟、主任张丽莉等出席签约仪式。张志愿代表口腔医学院欢迎前来签约的百丹特生医股份有限公司董事长谢沛勋、中国区营销总监徐庆祥和蒋娴琛经理等人并介绍九院和口腔医学院的基本情况，对百丹特生医股份有限公司设立奖学金、给予口腔医学院教育教学的支持表示感谢。谢沛勋对公司情况做简要介绍，希望籍此契机，双方有更好的合作发展，实现双赢。

（张文珊）

【与台湾阳明大学牙医学院签订合作备忘录】 5月12日，上海交通大学口腔医学院与台湾阳明大学牙医学院续签了合作备忘录。附属第九人民医院书记沈国芳、副院长刘艳，口腔医学院院长张志愿、常务副院长冯希平、副院长郑家伟、主任张丽莉等出席签约仪式。阳明大学副教务洪善铃长、阳明大学牙医学院院长许明伦、教授罗文良、助理教授杨政杰、助教李佩伦等出席签约仪式。上海交通大学医学院副院长黄钢、教务处处长富冀枫、副处长陆斌杰、副处长梅文瀚应邀出席。张志愿致欢迎词，介绍了上海交通大学口腔医学院的发展历史以及在学科建设、人才培养等方面取得的成绩，感谢阳明大学牙医学院来院分享 PBL 授课经验。许明伦表示，此次签订交流及合作备忘录，旨在以往合作的基础上，进一步促进两院教学交流，期望在教育教学方面开展更深入、广泛的合作。

（周　蔚）

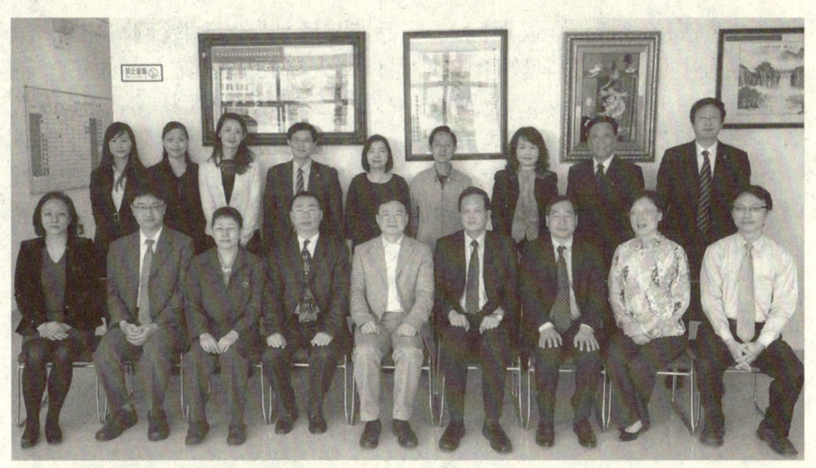

与阳明大学牙医学院签订合作备忘录

【获中国—东盟国际口腔医学交流与合作论坛特等奖】 10月27～28日，第四届中国—东盟国际口腔医学交流合作论坛在广西南宁举行。口腔医学院名誉院长、中国工程院院士邱蔚六，口腔医学院院长张志愿，2009级口腔医学学生叶周熹、缪喆应邀参会。邱蔚六在高峰论坛致辞，张志愿在口腔医学综合研讨会上做“转化医学在口腔癌研究中的运用”主题演讲，口腔医学院学生叶周熹、缪喆参加优秀青年学生论坛。叶周熹的演讲“骨膜包饺子植骨法对骨皮质切开辅助正畸的植骨效果评价”获大会特等奖，口腔医学院06级毕业生詹婧彧代表香港大学应邀参会获三等奖。

（缪　喆）

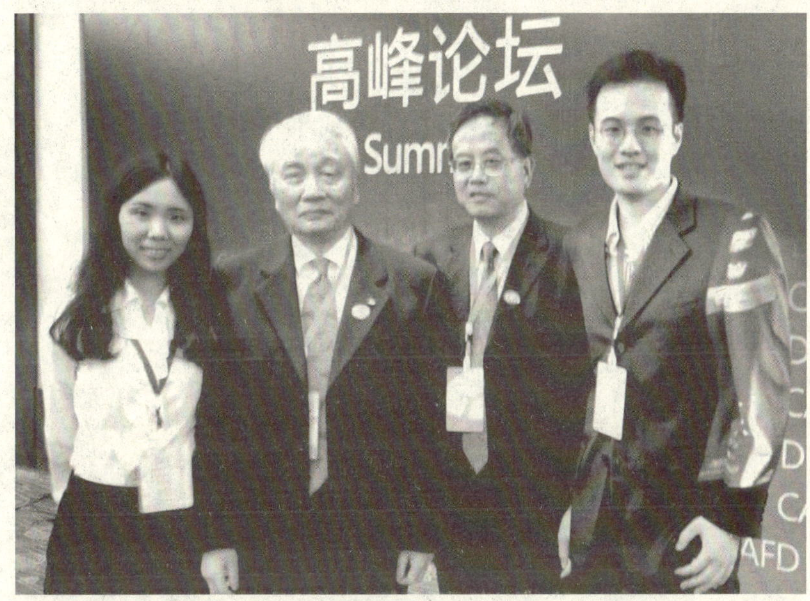

中国—东盟国际口腔医学交流与合作论坛

【邱蔚六获中国口腔医学教育杰出贡献奖】 10月29日～11月2日，全国口腔医学教育教学模式研讨会暨全国口腔医学院校青年教师授课技能竞赛在重庆医科大学

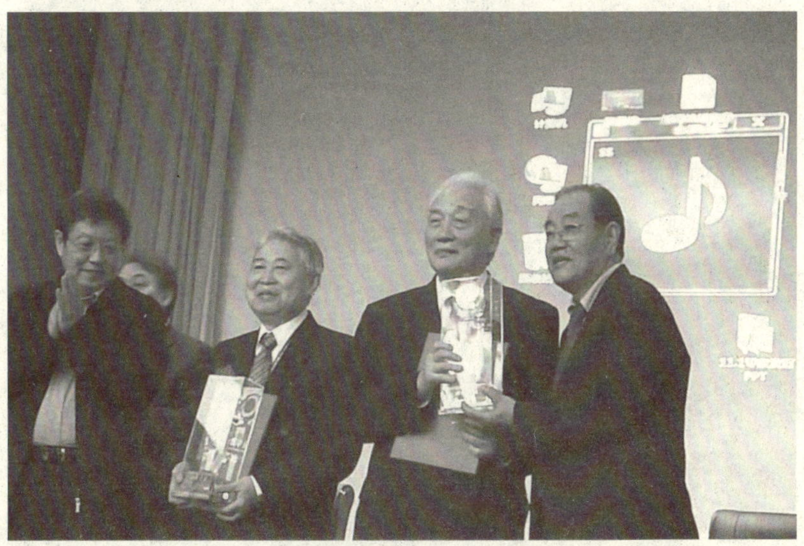

邱蔚六院士(右二)获中国口腔医学教育杰出贡献奖

附属口腔医院举行。会议期间，表彰6名为中国口腔医学教育事业发展做出突出贡献的专家，上海交通大学口腔医学院院士邱蔚六获“中国口腔医学教育杰出贡献奖”。颁奖结束后，邱蔚六院士代表获奖专家讲话，对当今医学教育和口腔医学教育的现状和存在的问题发表了见解。

（郑家伟）

【“青年医师精品病例展演——品鉴与评判”论坛举行】 12月15日，交大口腔医学院主办的第二届“青年医师精品病例展演——品鉴与评判”论坛评比在附属九院举行。交大医学院党委副书记唐国瑶、口腔黏膜病学科带头人周曾同，口腔修复科学科带头人张富强担任嘉宾及评委。口腔医学院领导及专家冯希平、沈刚、梁景平、张建中、附属九院科主任蒋欣泉、赖红昌等出席论坛。来自各临床科室的医师、进修医师和学生等250余人出席论坛。口腔医学院副院长沈刚介绍论坛的背景和宗旨，希望通过这一活动搭建九院青年医师交流的平台，提升青年医师的水平。评委们对每一项展演病例进行点评和提问，从不同学科角度指出展示病例的不足之处，提出改进建议。

（郑心怡）

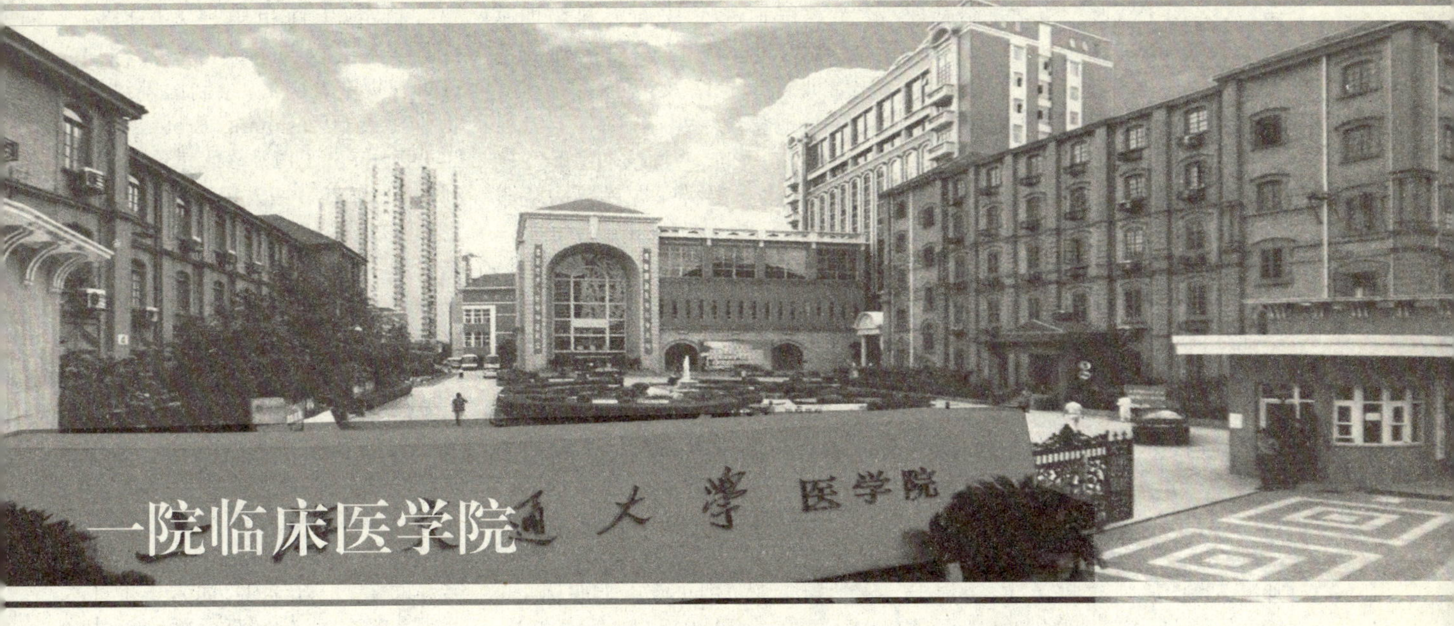

【概况】 2014 年授课教师 239 人，正高职称 97 人，占 40.6%；副高职称 76 人，占 31.8%；中级职称 63 人，占 26.4%；初级职称 3 人，占 1.2%；本科/长学制在院学生共 78 名，其中交大医学院本科生 51 名，八年制 27 名。本科长学制毕业学生共 42 名，其中八年制 11 名，“4+4”学生 1 名，本科生 30 名。获博士学位 12 人，学士学位 30 人。90%本科毕业生继续攻读研究生学位。开设 19 门必修课课程，8 门选修课课程，共 2 225 学时。其中理论课授课教师高级职称达 90%以上。组织 09 级学生参加医学院技能大赛，获团体第三、第五以及三项单项奖。组织 09 级学生开展毕业基层医院（松江区中心医院）实习。

定期召开教学工作例会，出刊《教学简报》，编撰《教学指南》手册，将教学考核与临床职务评聘衔接。开展教学督导、评教和反馈工作，共督导青年理论教师 6 名，青年见习带教老师 6 名，督导教学查房 30 次，督导出科考 25 次。学生评教理论课教师 200 位，评教学生 1 000 人次；学生评教见习课教师 69 位，评教学生 345 人次。评教得分均高于 85 分，未出现教学差错和教学事故。对理论授课教师进行教师等级考核，考核人数 197 名，B 级以上教师 157 名，B 级以上教师比例达到 80%。

制定教学规范，督导教学查房，开展新教师试讲。聘请督导专家对南北两院共 30 科室 30 名临床教师主持的教学查房进行督查评价。6 名新教师试讲，10 名教师参与基础医学院的《病理生理学》教学，7 名教师参与医学院八年制 PBL 教学，40 名教师参加教师资格证申请的教育教学能力测试。

推进教学研究与“慕课”（Massive Open Online Courses，MOOCS）课程建设，开展教学课题的研究和申报与国际交流。20 名学生赴美国密歇根大学、罗切斯特大学等大学交流学习，接收 5 名美国托莱多大学（The University of Toledo）医学生实习。

2014 年在籍研究生 477 人，在院研究生 363 人（博士 164 人，硕士 199 人）。共录取 66 名硕士生（含 48 名学术型硕士，18 名专业学位型硕士），37 名博士生。42 名硕士生，26 名博士生，15 名同等学力硕士，1 名同等学力博士参加毕业论文答辩。3 名博导、11 名硕导通过交大医学院学部（医学部）学位评定委员会遴选。2 名导师遴选获交大安泰经济与管理学院博士生导师资格。参加交大医学院导师补考核的博导 2 人，硕导 10 人，1 名博导和 4 名硕导未参加本次补考核。通过补考核的有 1 名博导，9 名硕导。

10 月，33 名专业学位硕士生（血液病 3 人，肾内科 4 人，普外科 20 人，眼科 6 人）完成临床能力考核。制定 12 级 16 名专业学位硕士生临床技能操作培训和临床能力考核计划。

研究生获市优秀毕业生 4 人，交大优秀毕业生 13 人，教育部博士创新基金 2 项，共发表 SCI/EI 期刊论文 60 篇。10 名研究生获得一等奖学金，31 名研究生获得二等奖学金。1名博士获国家留学基金管理委员会(China Scholarship Council, CSC)资助赴海外进行联合培养,13级3名博士获交大医学院境外访学项目支持。

住院医师规范化培训。现有上海市住院医师规范化培训基地15个,教学基地3个,培训学员587名,招收住院医师研究生130名,结业住院医师275名,在培住院医师280名。住院医师规范化培训有121人参加结业考,其中113人一次性通过,7人下半年补考通过,一次性考试合格率93%。组织心电图、影像学、体格检查、技能操作辅导;组织年度考核;制定带教老师准入制;加强教学督导,聘请退休专家,督导教学查房和住院医师规范化培训出科考核。招收26名住院医师研究生(临-住),24名住院医师获得硕士学历学位,成为第二届"四证合一"的毕业生。招收住院医师139名,包括安徽委托培养4名,肿瘤医院委托培养2名,精神卫生中心委托培养8名。组织为期1周的入院宣教,遴选13人进入"优博计划"重点培养。11名住院医师评为上海市优秀住院医师,2名带教老师评为上海市优秀带教老师,1名专管老师评为上海市优秀管理人员。9人获国家自然科学基金项目,多人获市、局级科研基金。专科医师规范化培训。首批32名专科医师进入12个专科培训基地开始培训,召开"专科医师规范化培训督查总结及推进会",建立专科基地管理小组,明确各亚专科带教人员,形成书面文件,落实轮转计划,建立出科考题库。一院眼科、耳鼻喉科、神经内科、康复医学科、急诊科、放射科、超声医学科、核医学、检验医学科、临床病理科、普通儿科11个专科被认定为上海市第二批专科医师规范化培训基地。现有专科培训基地23个,第二批专科医师共69人进入基地培训。

进修和继续医学教育。接收进修人员283人,博士学历5人,硕士学历40人,中级及以上职称169人。进修6个月以上人员为88人,占总人数的31%;接收护理人员106人,占总人数37.46%;接收集团医院进修人员共91人,占总人数32.16%。接收云南县级骨干医师11名,云南对口支援医师11人,交大医学院委托培养的云南保山市人民医院进修医生12人,国家人力资源与社会保障部选派的新疆少数名族"特培"人员1人,上海市医务工会下派的云南省进修人员4名。接收药剂科临床药师培训人员9名。接收198名实习生,包括32名零星实习生,以及合作院校非临床专业实习生127名。组织公济论坛15场。

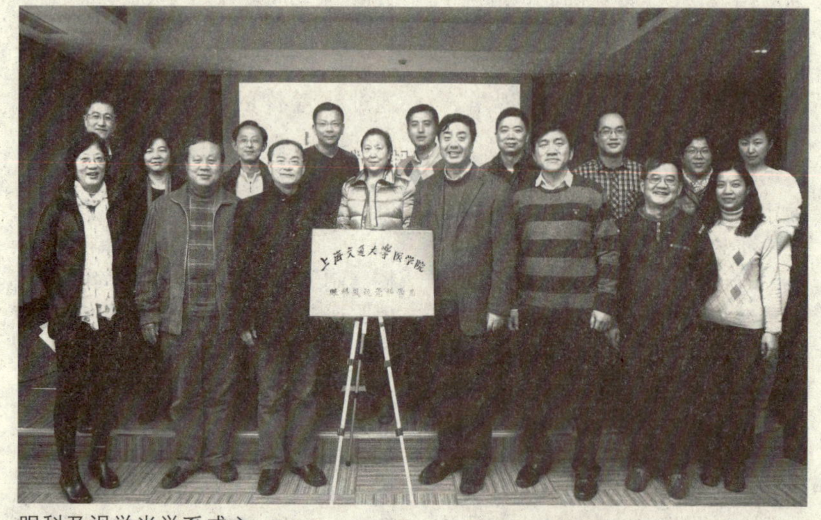

眼科及视觉光学系成立

制定《上海市第一人民医院科研学术会议与继续医学教育项目管理规定》文件。绘制医院继续职业发展(Continuing Professional Development, CPD)整体建设方案,制订《上海市第一人民医院在职员工CPD培养计划》,建立CPD信息化管理平台,以及网上学习考核模块、临床基本及专科技能培训与考核模块。

学生工作。预备党员转正2名,拟发展党员2名。建立了QQ群,微信群等社交平台联络网。承担党建课题1项,思政课题2项,组织支部成员参加医学院科技文化节活动和各项志愿者活动。完成各类奖助金、三好学生、优秀毕业生评审。教学获奖。获上海交通大学优秀教师一等奖1名;上海交通大学医学院优秀教学团队1项;上海交通大学医学院优秀教师1名;医学院本科重点临床教学改革项目2项;第四届医学(医药)院校青年教师教学基本功比赛三等奖1名,医学院青年教师教学基本功大赛三等奖1名;教材建设1项;PBL案例大赛二等奖1项,三等奖2项,优胜奖2项;教育研究重点课题1项,一般课题3项;本科生优秀临床综述2篇;院级大学生创新性实验2项;发表教学论文10篇;《肝脏疾病放射诊断学视频教学》等64项院级教育研究课题立项。

一院临床医学院党政领导名单:

院　　长	王兴鹏
分管院长	彭志海
副 院 长	刘　玮
学生总支部书记	刘　玮

(刘　玮　周　栩)

【眼科及视觉光学系成立】 12月31日,眼科及视觉科学系成立大会在一院召开,医学院副院长黄钢和一院院长王兴鹏共同为眼科及视觉科学系揭牌。新成立的眼科及视觉科学系主任由一院副院长许迅担任,常务副主任由九院范先群担任,副主任由瑞金医院沈玺、仁济医院柳林、新华医院赵培泉、市六医院吴强、一院孙晓东担任。

（刘　玮　周　栩）

【临床技能培训中心建立】 6月，临床技能培训中心完成改扩建和技能训练室装饰工程。下半年，中心步入实质运作轨道。中心从原先相对单一应对本科教学工作，逐渐发展为全程服务于临床医学教育各阶段、各层面以及毕业后教育、继续教育项目的培训。中心优化管理，提供模拟及虚拟现实的临床技能培训平台，开设实践教学与技能培训项目，承担内科学、外科学、妇产科、儿科、急诊急救、护理学等多个医学专业的培训教学工作。建立体系（内镜培训体系和临床基本技能培训体系），编写宣传手册，建设中心网站，组织编写培训教程，对外拓展与合作交流。举办15次规模不等的内镜培训班；内、外、妇、儿、急救等基本技能培训项目，共计40场次，覆盖培训考试人员千余人次；完成近700名临床医师的"三基"考核。

（刘　玮　周　栩）

【开设消化系统临床整合课程和肿瘤学临床整合课程】 消化中心依托学科建设平台，突破传统教学框架，整合消化系统疾病内科学、外科学、影像学等授课内容与知识点，开展器官系统临床整合式教学新型模式，推行消化系统疾病课程整合式教学。该课程改革试点获得交大医学院立项与重点资助。一院副院长彭志海牵头，由外科教研室与消化内科教研室共同组织实施，明确系统整合式教学要以疾病为主线，淡化学科界限，整合相关学科知识，减少理论课时数，增加循证医学、多学科案例讨论及床旁教学内容。在反复研讨、集体备课、编写授课PPT、教案及PBL案例等基础上，完成整合课程理论课授课与见习带教、教学录像录制、考试考核、问卷调查等工作，并启动教材编写工作。11月，课程建设项目接受交大医学院专家组验收。临床肿瘤学整合课程经过前期的充分准备，也于下半年正式实施，同时完成教案、PPT课件、PBL案例和教学录像的编写与录制。

（刘　玮　周　栩）

【加强社区全科医师"导师制"培养】 2014年9月27日，教育处与松江区卫生计生委联合制定社区全科医师"导师制"项目启动会召开。10月，松江区15个社区共有46名社区医生到一院参加为期两年的培训。项目除了着重全科临床能力培训外，还对常见疾病管理与流行病学调查的科学研究、分级诊疗、双向转诊、专项课题研究做了明确的安排与要求。项目设立班委开展管理，并建立微信管理平台"2014导师班学习群"。澳大利亚墨尔本大学医学院的全科医学教授Doris Young应邀来一院做"全科医生在健康卫生体系中的重要性和作用"讲座。

（刘　玮　周　栩）

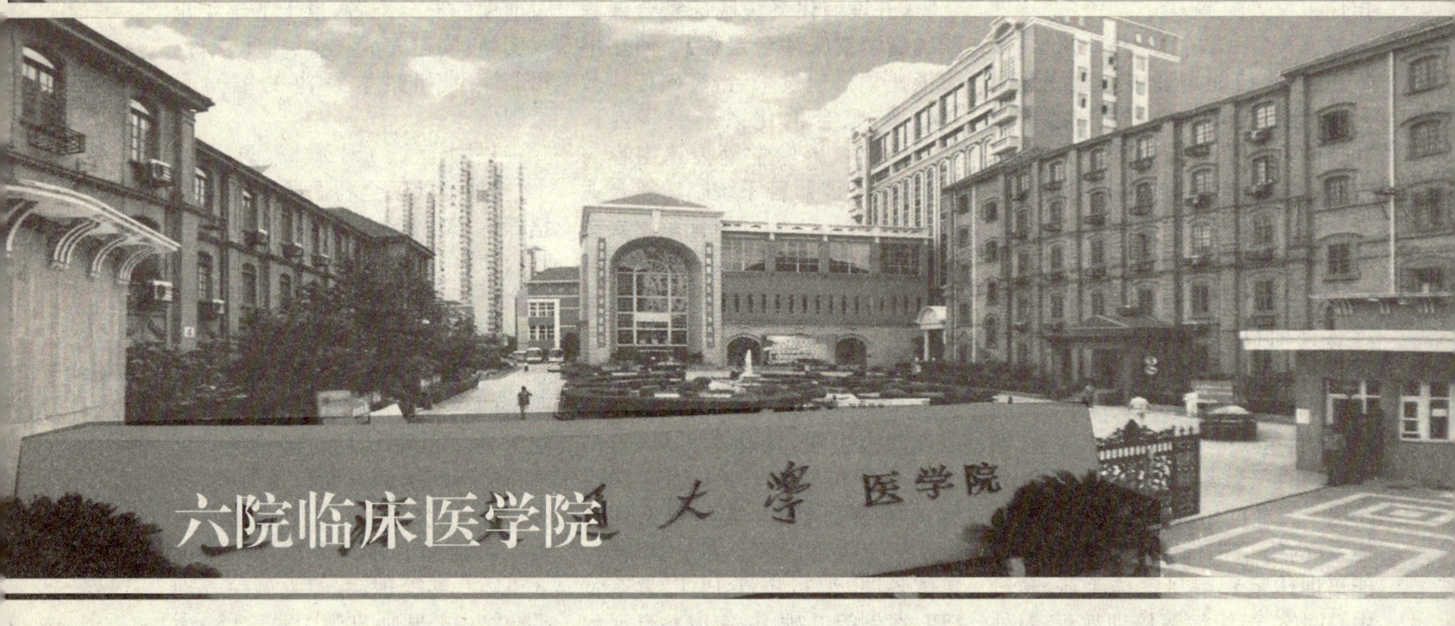

六院临床医学院

【概况】 六院临床医学院现设有教学办公室和毕业后教育办公室,22个教研室、18个教研组,住院医师规范化培训基地15个,专科医师规范化培训基地26个。师资队伍中拥有中国工程院院士1名,正高级职称145名,副高级职称260名,博士生导师73名,硕士生导师156名。2014年,参与授课的教师292名,其中高级职称教师占87%。

2014年,在院临床医学专业长学制第三阶段学生70人(06级八年制20人,07级八年制16人,08级八年制17人,09级八年制17人),4+4八年制2人(10级1人,11级1人),八年制本科阶段学生26人(10级),五年制学生85人(09级30人,10级27人,10级27人,);当年毕业的八年制学生20人(06级)。接收其他学校本科实习生18人(同济大学医学院2人,苏州大学医学院16人)。

2014年,住院医师规范化培训学员352人(11级30人,12级82人,13级131人,14级109人),委培学员84人;专科医师规范化培训学员81人(13级45人,14级36人)。共计培训学员517人。

六院临床医学院为全日制本科阶段学生开设必修课33门、选修课17门,合计1575学时。利用临床技能实验室的开放式平台,培养学生的理论知识和临床实践能力,在实习入科、出科考试中对学生的学习成果进行阶段性检验。借助国家医师资格考试实践技能考试与考官培训基地平台拓展教学形式、丰富教学内容。开展《医疗沟通与职业行为》、《形体塑造》、《英语口语》等综合人文类选修课,鼓励住院医师参与社会志愿服务,扩充教学内容,革新教学形式,参与教学研究。

探索和创新教学技术和教学形式,建成ICU、模拟手术室教学单元,应用于学生及住院医生实践训练中。上海市糖尿病研究所、中心实验室、骨质疏松实验室、麻醉与镇痛实验室、四肢显微外科实验室参与上海交通大学医学院临床医学五年制、八年制学生科研训练带教工作。糖研所王琛、刘丽梅教师负责的带教组评为优秀科研轮训带教组。

临床教学研究、课程建设及师资培养获多项成绩。上海市高等教育课题1项(李萍《执医考引领下的医学院校实践技能教学及评估体系的优化》);参与编写上海市住院医师培训手册(邹扬、王道珍、陆耀红)及上海交通大学医学院八年制年度考核计划大纲编写(邹扬、张锋);上海交通大学医学院德育教育研究重点课题1项(王道珍《医学生同理心状况调查及对策分析》);上海交通大学医学院本科临床教学改革项目1项(薛勤《融合慕课与PBL的临床教学方法研究》);上海交通大学医学院医学教育研究课题3项(张锋《录播反馈用于临床案例教学法的探索与实践》、陈海冰《以胜任力为导向的八年制医学生综合人文素质培养与研究》、王韬《以急诊抢救室为实训基地的医学人文教育临床实践研究》);上海交通大学医学院课程教材建设验收1项(贾伟平《内科学-内分泌代谢疾病》);上海交通大学医学院教材建设基金项目立项1项

(汪年松《糖尿病肾病教材建设》)、课程建设基金项目立项1项(王洪《模拟手术室在外科基本技能教学中的应用》);心内科、肾内科接受上海交通大学医学院示范病区验收。2014年度,六院13名青年教师受上海市教委青年教师出国访学项目基金资助成功访学(于浩泳、吴凌云、李颖川、胡海燕、冯艳梅、秦海军、沈虹、邹剑、黎逢峰、邓辰亮、阎钧、贾伟涛、王道珍);李萍获首届"上药杏林育才奖";邹扬获"上海市住院医师规范化培训优秀管理者"称号,曹曼琳、曾真获"上海市住院医师规范化培训优秀带教老师";陈海冰获"上海交通大学医学院优秀教师";李萍、陆耀红获"上海交通大学优秀思政教师";王道珍在上海交通大学德育课题论文评比中获二等奖;六院参与开发的"虚拟胸腔穿刺系统"在全国自制教具比赛中获优胜奖。

11级临床医学五年制学生参与申报的课题《肿瘤免疫标记物预测子宫内膜癌淋巴结转移》(参与学生:来晓云、吴凡、赖丽洁、彭红琼、刘文杰;指导教师:滕银成)、《GLP-1在糖尿病周围神经病变中的作用》(参与学生:王若男、吕亚男、唐颖悦、张山、周密;指导教师:刘芳)立项为第八期创新性实验课题。10级临床医学五年制学生参与的大学生创新性试验课题《真性冠脉狭窄模型的建立及定量检测方法的研究》(参与学生:李星玮、王文成、杜宇、宋志远;指导教师:潘静薇)完成第七期大学生创新性实验项目中期检查评估。

帮困及教育管理工作。六院11级临床五年制三大班获上海交通大学优秀班级体、五四红旗团支部;获研究生国家奖学金1人;本科生国家奖学金1人;上海市奖学金1人;市优秀毕业生3人;交大优秀毕业生8人;市优秀住院医师。多名学生获各类校级及专项奖学金。

接待来自渥太华大学医学院、墨尔本大学医学院、匹兹堡大学、俄亥俄州立大学、西澳大学等师生参访,派出10余名学生前往西澳大学、阿德莱德大学、法国里昂大学、内布拉斯加大学等单位学习。住院医师/专科医师规范化培训工作接受了来自国家卫计委考察团,国家卫计委科教司、上海卫计委等领导单位的督导检查。

六院临床医学院党政领导名单:

院　　长	贾伟平
副 院 长	殷善开
	邹　扬
学生党支部书记	邹　扬

(王道珍　朱晓庆　李　萍)

【国家卫计委考察组指导检查工作】 2月13日,国家和各省市卫生计生委考察组30余人由上海市卫生计生委科教处调研员胡天佐带队,王来根陪同到六院考察住院医师规范化培养工作。六院院长贾伟平,书记方秉华,院长顾问何梦乔,副院长殷善开、陶敏芳参加督导交流会。考察组听取副院长殷善开关于住院医师规范化培训工作的汇报,参观临床技能实验室,并围绕住院医师规范化培训经费保障、培训专业分类、分级诊疗制度改革的需要、基层医生的培养、培训学员招收规模待遇等议题展开讨论。

(朱晓庆　王　洪　邹　扬)

【组织国家医师资格实践技能考试】 7月2日至5日,作为国家医学考试中心医师资格考试实践技能考试与考官培训基地,组织完成上海市2014年363名执业医师、517名执业助理医师的医师资格实践技能考试。来自上海交通大学医学院附属第九人民医院、第六人民医院、第一人民医院、新华医院、胸科医院及上海同济大学附属同济医院的30名考官参加主考工作。

(王道珍　李　萍)

【医学模拟教学与能力培养研讨会召开】 8月27日,"医学模拟教学与能力培养"主题研讨会在六院召开,来自上海市卫生计生委科教处、上海市医学会医学教育专科委员会以及上海五所高等医科院校和各校附属医院的50余名专家和青年教师参会。上海市卫生计生委科教处处长张勘代表上海市卫生计生委致辞。此次研讨会特邀加拿大渥太华大学医学院模拟教学中心主任、渥太华大学医院副院长、麻醉科医师、加拿大皇家内外科医师学院专家Dr. Viren Naik主讲,"Simulation to enable competency based education"和"Simulation and its role in improving patient safety"两个汇报,全面介绍模拟教学在医

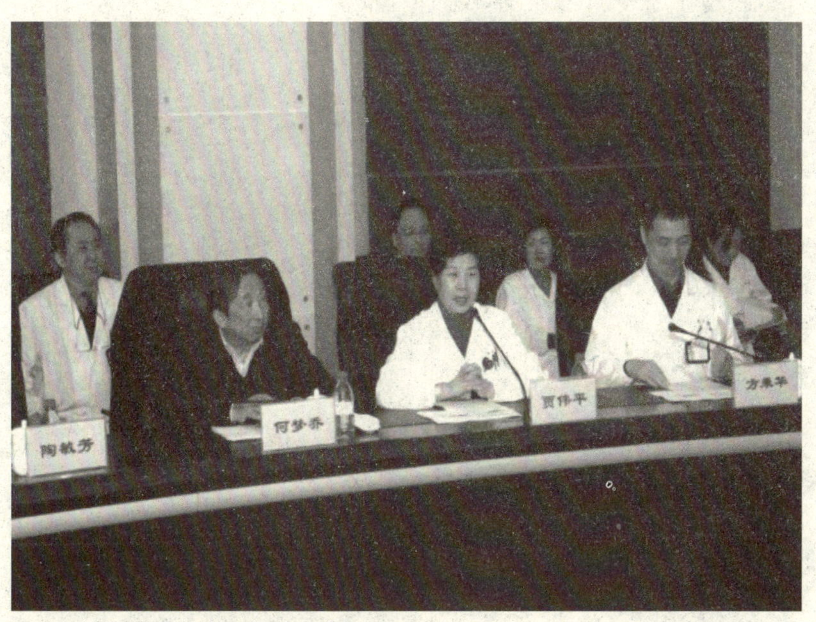

国家卫计委考察组指导检查工作

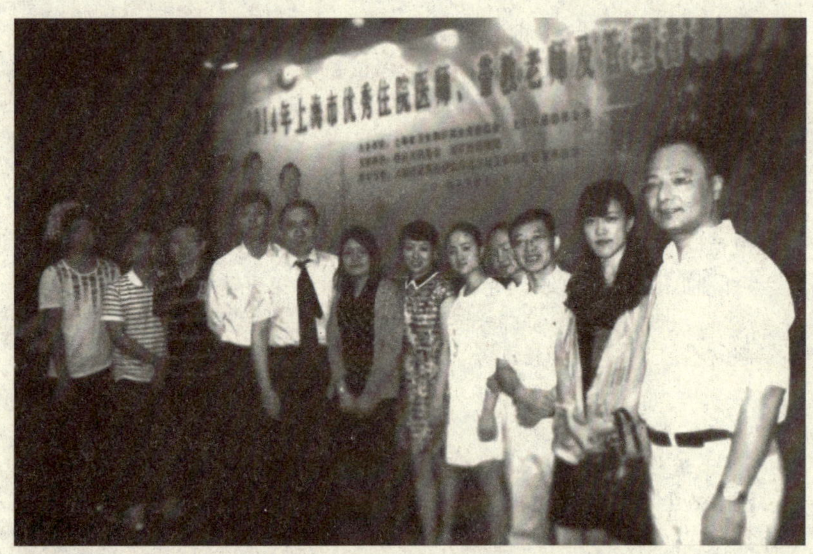

2014 年度上海市优秀住院医师、带教老师及管理者表彰大会

学生和住院医师能力培养中的重要作用，分享加拿大渥太华大学医学院及渥太华医院在“能力培养、病患安全以及模拟教学”方面的实践和经验。

（王道珍　李　萍　邹　扬）

【获市住院医师规范化培训优秀管理者、优秀带教老师、优秀住院医师】　9 月 11 日，上海市住院医师规范化培训表彰大会举行。六院临床医学院副院长邹扬获 2014 年度上海市住院医师规范化培训优秀管理者，康复医学科曹曼琳、麻醉科曾真获上海市住院医师规范化培训优秀带教老师，此外还有 9 名住院医师（崔彪、孙文萍、莫一菲、徐玮、董波、庄一飞、李玮、许成燕、王毅）获上海市住院医师规范化培训优秀住院医师。

（朱晓庆　王　洪　邹　扬）

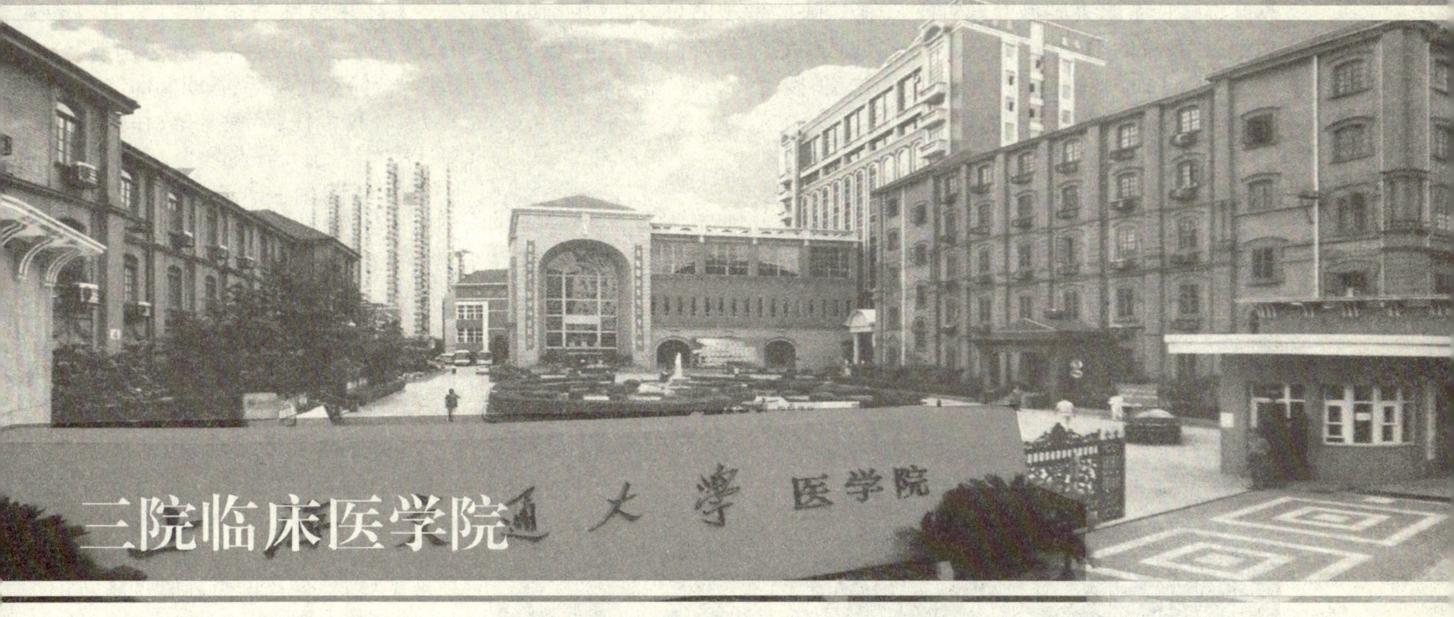

三院临床医学院

【概况】 2014 年，三院临床医学院主要从事医学影像技术的教学、住院医师培训、此外还承担蚌埠医学院临床医学本科生教学，9 月起研究生教学工作并入临床医学院。临床医学院在院学生 594 人，其中医学影像专业学生 168 人；住院医师 98 人；研究生 99 人；上海交通大学医学院八年制早期接触临床学生、本科生 59 人；蚌埠医学院临床本科学生 83 人；护理实习及其他学生 87 人。现有专兼职教师 220 名，其中副高以上占 80%，从事理论课以及临床带教教学。开设课程 32 门，总计为 2 261 学时。其中医学影像技术专业必修课 15 门，共 950 学时；住院医师必修课 1 门，共 520 学时；蚌埠医学院临床医学本科必修课 16 门，共 791 学时。

提升教学质量，完成 2014 年度常规教学任务和教学管理工作，进一步加强临床教学查房和读书报告会的工作，邀请长海医院陈玉林教授作为教学顾问，对各项教学工作的开展进行指导和监督。年内共进行教学查房 42 次，其中英语教学查房 10 次，读书报告会 10 次，科主任论坛 6 次。

举行“知行合医”教学竞赛系列活动，选送 40 名临床带教老师参加上海市住院医师规范化培训中心组织的考官培训。

开展医学影像技术专业的招生、就业以及学科建设的调研，走访 15 家教学基地，探望实习学生并调研学科建设；邀请影像学的有关专家就影像技术专业的课程标准、培养目标和人才队伍建设进行交流，形成较为完善的课程体系及培养模式。

完成医学影像技术专业四本教材《临床医学概论》、《放射治疗学》、《核医学》、《医学解剖学》的出版工作；吴利忠领衔《医学影像诊断学》获得上海市高职高专精品课程；赵江民领衔《全方位教学与实训安排提升医学影像技术学生素质与能力的新尝试》获上海交大医学院教育科学研究优秀成果二等奖。黄宏远、姚敏等《院校结合医学影像技术基地教学研究》获上海医药高等专科学校教学的成果二等奖。

2014 年，林珍获上海市卫计委优秀住院医师带教老师；孙兆良、王守练、李炜获上海市卫计委优秀住院医师；严晓蕾获上海市卫计委优秀住院医师管理者。

三院临床医学院党政领导名单：

院　　长	方　勇
副 院 长	黄宏远
教学党支部书记	王晓玲（10 月免）
	严晓蕾（10 月任）

（严晓蕾）

【开展住院医师教学评估】 3 月 25 日，卫计委以王来根为组长的督导小组来院进行住院医师规范化培训工作督查、调研，院长方勇、副院长姚敏参加会议。督导组通过培训管理和培训实施两方面进行系统检查，同时分两组与基地主任、带教老师、住院医师召开座谈会。

（严晓蕾）

【举办教学培训】 8 月 6 日，举办“PBL 教学培训”，邀请交大医学院副院长黄钢来院做专题讲座。黄钢以"我校的教学改革进展与思考——以PBL教学为例"为主题，从医学院的教学工作现状，医学专业未来的发展前景，树立正确的自我认识观念等方面为学生"传医学之道、授治病之业、解医学之惑"。

（严晓蕾）

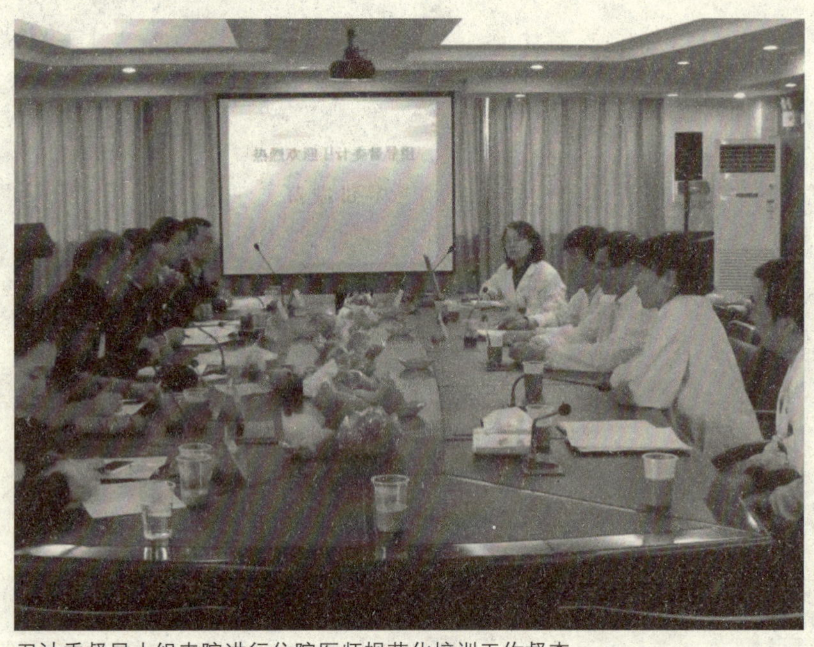

卫计委督导小组来院进行住院医师规范化培训工作督查

【召开教师节会议】 9月9日，举行"三院庆祝第30个教师节"大会，全体党政领导、各职能部门负责人、各科主任、带教老师、住院医师、学生等200余人参会，会议由临床医学院副院长黄宏远主持。副院长姚敏代表医院做《2013—2014年教学工作回顾》，院长方勇宣读各类先进名单并代表院党政领导班子向全体带教教师表示节日的慰问。

（严晓蕾）

【召开教学调研会议】 11月21日，召开"医学影像技术行业专家指导委员会"及"医学影像技术专业建设调研会"，上海医药高等专科学校副校长汤磊、医院副院长姚敏及相关职能部门负责人、影像技术组专家委员会成员出席会议。会议由黄宏远主持，吴利忠就"医学影像工作近年开展情况、取得成绩、改进方向"等方面作了介绍，各影像行业专家就目前需求提出建议。

（严晓蕾）

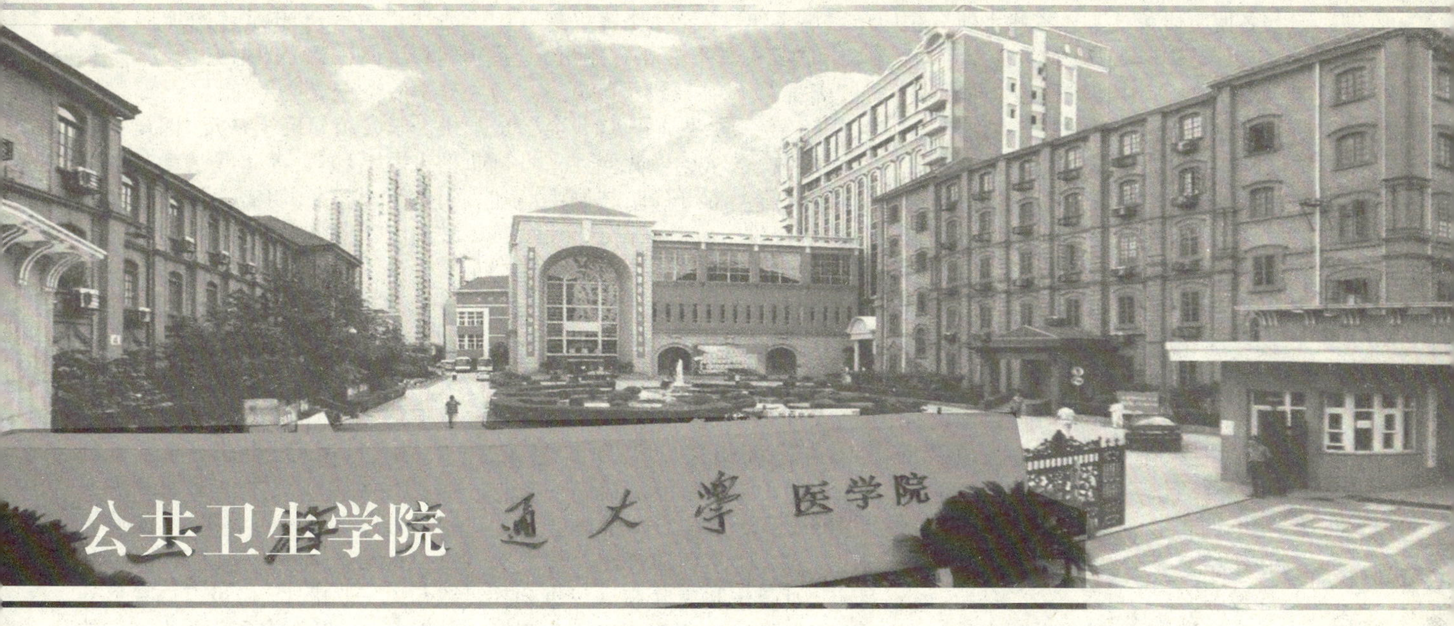

【概况】 2014年,学院现有教职员工52人,其中专职教师37人,行政人员8人,实验员7人。教师职称构成为:正高级职称9人、副高级职称13人、中级职称15人。现任教师中有中组部国家"千人计划"获得者1人,上海市公共卫生学科带头人5人,上海市浦江人才4人。新增博士生导师、硕士生导师各2名。从天津肿瘤医院引进教授钱碧云;招聘2名实验员,招收2名博士后(含1名师资博士后),申报3名虹桥国际医学研究院PI。完善青年教师培训体系,设立"公共卫生学术讲座"基金,从海内外广邀名师为青年教师讲学。

公共卫生学院有预防医学与公共卫生1个一级学科博士学位授予点,公共事业管理和预防医学2个一级硕士点,流行病与卫生统计学、劳动卫生与环境卫生学、营养与食品卫生学、儿少卫生与妇幼保健学、卫生毒理学、社会医学与卫生事业管理6个二级科学学位硕士点以及MPH专业学位授予点。2014年,开展学科评估工作,制定和设计学院整体发展方向,培育打造一支由交叉学科人才组成、国际化的、以"预防转化研究和智慧健康管理"为理念的创新团队。开展上海市教委的"高原"与"高峰"建设的申请工作,建设高水平创新团队,加强人才引进力度;健全人才培养、考核机制以及人才梯队建设;围绕1个重大公共卫生问题的研究为主线,聚焦研究方向。与市疾控合作共建成立"智慧健康研究中心",探索开展社区人群队列研究心脏急救登记体系建设项目合作的可行性。

学院依托虹桥研究院,完成实验中心建设。中心现有在职人员10人。其中教授(博士生导师)4人,讲师1人,实验技术人员3人,博士后2人。6人具有海外留学经历。中心以重大公共卫生问题的研究为宗旨,主要围绕慢性非传染性疾病的流行病学、预防干预以及环境健康评估和毒理学方向开展科学研究。初步建设3个研究平台,包括分子与临床流行病学研究平台、外源化合物毒理学机制研究平台、环境污染物暴露分析评价研究平台等公共卫生实验平台。明确4个研究方向:分子与临床流行病学研究,环境暴露分析与评价研究,毒理学机制研究以及以大样本人群为对象,以大数据为视角的人群研究方向。

2014年度获各类课题总计39项,课题总经费人民币712.55万元。其中国家自然基金项目2项,获国家社会科学基金项目1项,开创医学院获国家社科基金的先河,获省部级项目有8项。学院共发表论文61篇,其中SCI收录18篇。鲍勇领衔的上海市卫生计生委课题《上海市家庭医生制度研究》被批准授予第12届(2013年度)上海医学科技奖三等奖。李国红课题组的研究成果《上海市青年医务人员工作满意度和激励因素评价研究》获第9届上海市政策决策咨询研究成果奖三等奖。

学院在校研究生50人,其中硕士生37人,博士生13人,预防医学专业本科生共187人。6月,9名硕士研究生、36名本科生毕业。9月,

5名博士研究生、16名硕士研究生（含7名专业型硕士研究生）、31名预防医学专业本科生入学，其中1名硕士研究生为来自尼泊尔的留学生，这是公共卫生学院首次招收留学生。公共卫生学位评定分委会共审核12名硕士学位（含同等学力3名）申请人的学位申请，并通过审核，建议授予硕士学位。调整优化公共卫生专业学位硕士（MPH）培养方案，编制MPH培养指南和培养手册。学院硕士研究生陈霄雯、陈昊，本科生张硕以及交大机动学院学生程琼组成的研究小组获上海市高校学生科技创新作品二等奖，蔡雨阳获评优秀指导教师。

2014年共开设各类本科生课程39门，其中必修课28门，选修课11门，总学时数为2828学时，课程涉及临床医学专业八年制和五年制、预防医学专业、检验专业、营养专业、护理专业等。承担研究生课程13级硕士2门课程、14级硕士6门课程、13级研究生进修班6门课程和14级研究生进修班4门课程，总课时数670学时。

2014年被确定为学院教学质量年，落实调整和优化预防医学专业教学计划、院内教学建设项目申报与验收制度，开展开放式在线课程（MOOCs）建设工作、推进案例教学改革工作，签署合作协议探寻国际化教学和人才培养合作机会，召开"庆祝第30届教师节暨公共卫生学院第一届教师表彰大会"，成立学院教学督导组，调换课审批制度，继续与上海市预防控制中心加强教学合作。

2014年，美国印第安纳大学公共卫生学院、澳大利亚墨尔本大学医学院院长、新加坡管理大学智慧城市实验室等院校来访，就科研合作、人才培养等工作进行交流洽谈，并签订相关协议和备忘录。1月，学院与上海市疾控中心合作共建联席会议第二次全体会议召开。7月，双方召开合作共建办公会议，对合作共建联席会议事项作了修订，并对教学和科研合作展开了深入的讨论并达成共识。学院还与上海市健康教育所开展联谊活动，就共同关注的健康教育问题进行交流。

截至2014年底，学院共计3个支部，共有党员45人，其中正式党员44名，预备党员1名。2014年发展教工党员1人。为加强党的基层组织建设，配合学院教研室调整为系（科）建制，在新组建的四个系（科）上建立党支部、工会和妇女小组，配齐配强了支委、工会和妇女干部。学院党总支组织上海公安博物馆、上海电影博物馆等参观活动；"为贵州印江贫困地区孩子们开启圆梦之旅"志愿活动等，举办学院党员、工会、妇女干部培训班。学院领导班子从反"四风"、转作风入手，把教育实践活动与解决问题结合起来，切实抓好整改措施和制度计划落实。

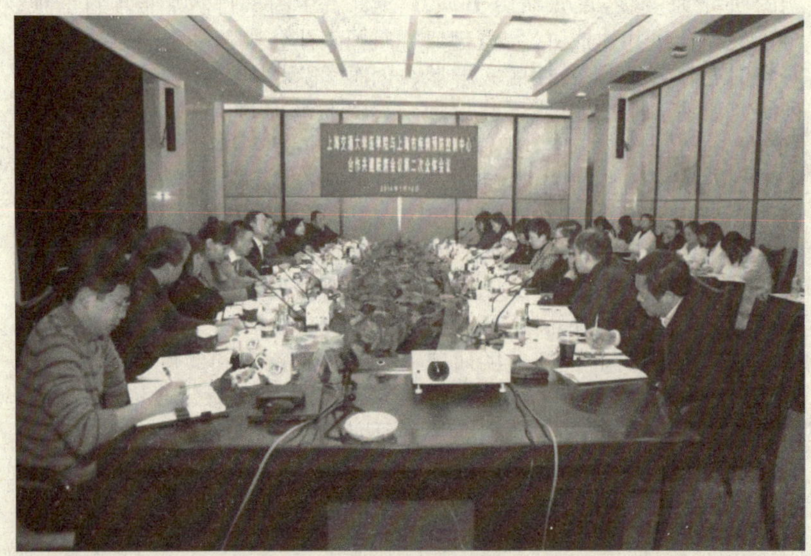

与市疾制中心合作共建联席会议第二次全体会议

为营造良好的工作、生活环境，学院开展文化长廊创建工作。在走廊两边以照片墙形式宣传学院在教学、科研、对外交流等方面取得的成果。成立学院环境卫生领导小组，制定《公共卫生学院环境卫生评比细则》，每学期开展办公室公共区域和个人办公区域卫生检查评比工作。学院工会以"急救知识主题讲座"和知识竞赛形式开展创建"教工之家"活动，以"饮食营养与养生保健"专题讲座形式举办"妇女之家"特色项目，开展各类文化体育活动，丰富活跃教职工文化生活，营造良好的人文氛围。

公共卫生学院党政领导名单：

院　　长　　郑志杰
党总支书记　　秦美娇
副 院 长　　钱碧云（4月任）
　　　　　　鲁　威
　　　　　　张智若

（贾方芳　王　英　徐　刚　蔡　泳）

【与市疾制中心合作共建联席会议第二次全体会议召开】 1月14日，上海交通大学医学院与上海市疾病预防控制中心合作共建联席会议第二次全体会议召开。医学院副院长黄钢、上海市疾病预防控制中心主任吴凡、副主任卢伟等全体联席会议成员、公共卫生学院及各系（科）负责人等参会。公共卫生学院副院长鲁威代表合作双方作《2013年合作工作总结及2014年工作计划》的报告。2013年，双方合作共建主要体现在在共建本科生课程，聘任上海市疾病预防控制中心担任公共卫生学院本科生及研究生导师聘任；组建联合教学团队；对预防医学专业新生开展专业思想教育；共同申请并开展研究项目；筹备环境健康研究中心等方面。2014年，双方将在人才培养、科学研究方面开展深入合作。公共卫生学院院长郑志杰宣读上海交通大学公共卫生学院学术委员会及教学委员会名单。公共卫生学院环境健康科学系(科)主任田英教授汇报了《环境健康合作研究中心》筹建方案。

(贾方芳)

【与崇明县卫生计生委签订党政干部教育培训班协议】 3月13日，学院与崇明县卫计委在新华医院崇明分院签订崇明卫生计生系统党政干部教育培训合作协议。上海交大医学院副院长、上海交大中国医院发展研究院执行院长黄钢，崇明县委组织部副部长许建平以及相关负责人出席开班仪式。培训为期五天，包括三天理论学习及两天实践学习。课程内容包括慢病社区健康管理、医疗改革新思路、卫生资源优化配置、医护管理人员职业心理健康与干预等。实践学习基地分别为徐汇区中心医院和长桥社区卫生服务中心。开班动员中，黄钢、许建平和公共卫生学院副院长张智若分别作发言。签约仪式后，黄钢作题为《人文与博雅融入医学教育》的开班讲课。公共卫生学院鲍勇就慢性病控制的社区健康管理发展策略作了分析和探讨。

(王　英)

【举办全球心脏急救计划上海项目启动会】 10月12日，全球心脏急救计划中国上海项目启动会召开。上海市卫计委书记黄红、长宁区副区长赵丹丹、交大医学院附属新华医院院长孙琨、崇明县卫计委书记邢健、长宁区卫计委主任葛敏、以及来自美国美敦力慈善基金会、美国三角国际研究院及上海各医疗卫生单位的30余名专家应邀与会。国家“千人计划”特聘专家、上海交大公共卫生学院院长、全球心脏急救计划全球负责人郑志杰主持会议并致欢迎词。黄红在讲话中指出：改善中国STEMI(ST-elevation myocardial infarction，ST段抬高型心肌梗死)和OHCA(out-of-hospital cardiac arrest，院外心脏骤停)患者生存率，对其生存链每个环节进行系统性数据收集、分析、管理和实施，需要国际合作和多方努力。

(邹　珍)

【卫生技术评估研究所成立】 7月15日，上海交通大学中国医院发展研究院卫生技术评估研究所揭牌暨课题开题会议召开。上海市卫计委党委书记黄红，交大医学院副院长黄钢共同为研究所揭牌。复旦大学教授陈洁，交大医学院附属新华医院院长徐卫国，交大公共卫生学院院长郑志杰，副院长张智若以及上海申康医院发展中心领导等出席。研究所聘请原世界卫生组织助理总干事、上海市卫生发展研究中心卫生技术评估中心主任陈洁任名誉所长，公共卫生学院李国红任所长。

(李国红)

【召开首届教师表彰大会】 9月16日，学院召开“庆祝第30届教师节暨公共卫生学院第一届教师表彰大会”，表彰在人才培养和科学研究等方面做出突出贡献的优秀教师。医学院副院长黄钢出席大会并讲话，本次获得最佳人气奖、科研之星奖、放心课堂奖的依次是仇玉兰、蔡泳、蔡雨阳，获得教学工作量最重的大力神奖、管理保障出色的金簕笆奖、资历最深的金粉笔奖的依次是徐刚、周义军、施榕。大会宣布成立公共卫生学院教学督导组，督导组由余家琏、袁东、蔡泳、仇玉兰、徐金耀5名教师组成，公共卫生学院院长郑志杰向督导组成员颁发聘书。

(贾方芳)

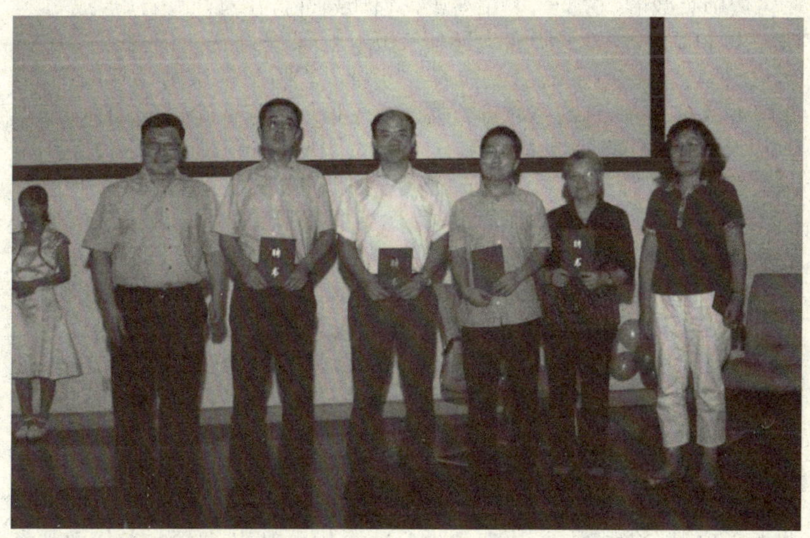

公共卫生学院首届教师节表彰大会

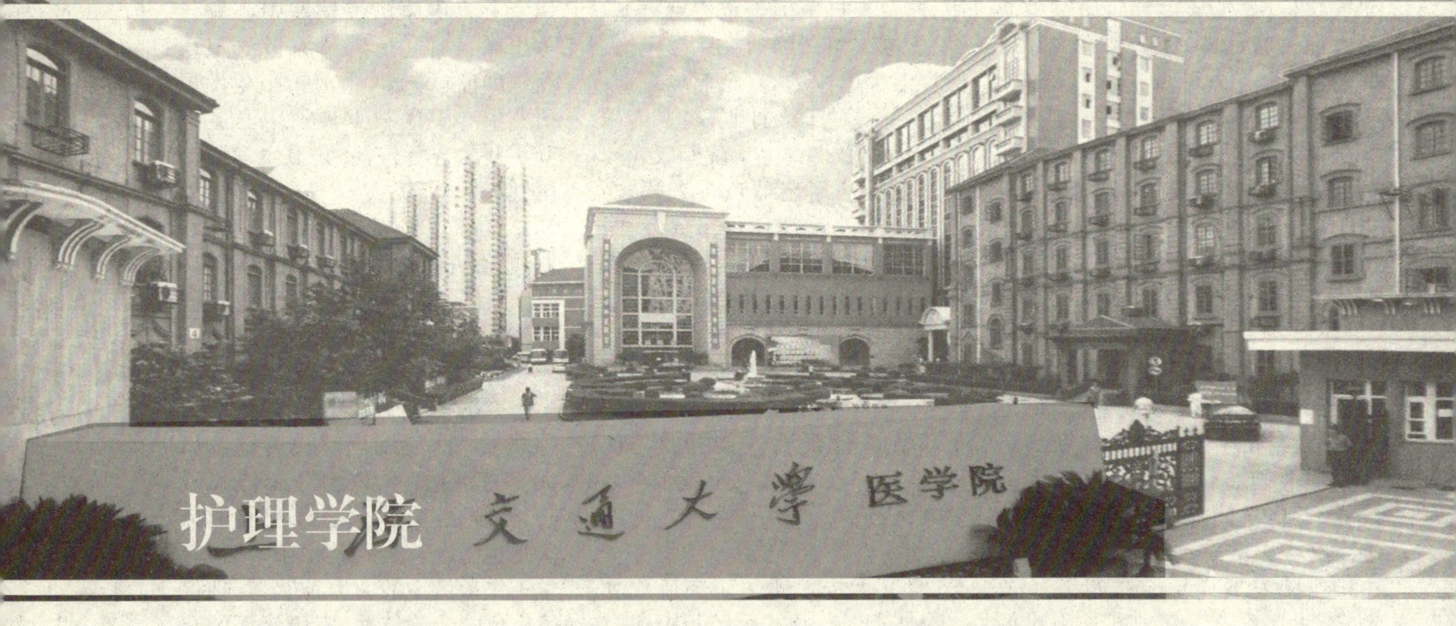

【概况】 2014年，学院有专兼职教师64名，具有高级职称的教师占教师总数的70.3%，其中博士研究生导师2名，硕士研究生导师15名，外籍客座教授3名（2014年新聘1名）。7月，首次招收师资博士后2名。专任教师中具有硕士、博士学位的教师比例达85%。开展2013年度优秀护理教师的评选活动，评选出12名优秀护理教师，其中临床兼职教师11名。

完成上海市教委出国访学资助（赴美国杜克大学进修）1名。专任教师参加全国各类学术会议、专业培训共计25人次，5名专任教师在职攻读博士学位。进一步实施医学院“浩清护理基金”国际交流奖学金项目，奖励教师1名，学生3名，奖励金额共计25 000元。

全日制本科在校学生共计256人，开设课程23门，授课总学时数3 128学时，其中理论课1271学时（40.6%），高级职称教师授课673学时（50.1%），讨论课、见习、操练课1 857学时（59.4%），实习46周。在8门课程中开展了PBL教学，完成全英语课程1门、双语课程1门。依据本科教学论证要求，对原有课程计划进行核对与修订，形成2014版本科课程设置。依据医学院关于骨干教师教学激励计划的要求，成立护理学院3个教学团队（基础理论团队、临床理论团队、实践教学团队）并梳理年度教学工作。

“大规模开放式教学在《成人护理学》教学中的研究”课题成功申报医学院教学研究重点项目；《成人护理学》获医学院课程建设立项；《护理研究》、《健康评估》通过医学院课程建设验收，其中《护理研究》为免检课程；选派2名教师参加医学院PBL培训。举办“第三届PBL护理案例大赛”，评选出12个优秀PBL案例。专任教师参与教材编写，第一主编3人次，参编6人次。2014年10月在好大学在线开设国内首门护理慕课课程《常见慢性病的健康管理》。

完成14级硕士研究生招生3人，其中科研型硕士1人，专业学位硕士2人。完成14级博士研究生招生2人。11级4名硕士研究生全部通过论文答辩，就业率达100%。完成12级4名科研型硕士的教学实践及2名专业型硕士的护理临床实践，举行13级4名硕士、2名博士研究生论文开题报告会。参与上海三校研究生院共建课程建设。获上海交通大学优秀毕业生1人，上海交大“2013—2014学年先进个人”1人，上海交大国家优秀奖学金1人，上海交大2014年研究生优秀奖学金一等奖1人，上海交大2014年研究生优秀奖学金二等奖3人。11级4名硕士研究生参加第二届护理网研究生论坛（CMB）暨优秀护理学研究生论文评选，2人分获“海报评选”一等奖、二等奖，2人获“口头汇报”优胜奖；11级2名研究生参加美国杜克大学国际会议海报展示。

成人学历教育学生共有本科、专升本2个层次5个大班1 339名学生，总计完成理论见习教学38门课程2 040学时。完成09级本科、11级专升本毕业临床实习及论文撰写工作，总计实习480人，涉及二级甲等以上医院73家。2015

届成人学历教育学生毕业率为84%。远程教育在校生2400余人，2014年进行了7门课程的重新录制。毕业率90%，6人获得学位。

2014年，学院获全国护理学青年教师基本功大奖赛三等奖1名；上海交大优秀教师三等奖1名；医学院"九龙奖提名奖"1名；2013—2014学年医学院优秀教师1名。获交大医学院PBL案例大奖赛英语案例一等奖1名，中文案例三等奖1名。

学院各类科研课题共立项12项，立项科研经费36万元。其中卫生局课题1项，上海市护理学会课题1项，交大医学院院基金1项，医学院护理科研基金3项，医学院人文创新2项，博士后基金1项，"985"三期1项，医学教育研究项目课题2项。1项2011年上海市级课题经验收达到优秀。以护理学院为第一署名或通讯作者发表文章共计26篇，其中SCI 1篇，中文统计源期刊25篇。与交大医学院学报联合发表《护理专题》10篇。全国2013年度医学教育和医学教育管理优秀论文一等奖1篇，全国高等医学教育学会教学管理2014年会优秀论文1篇，上海市医学会医学教育分会2014年会优秀论文1篇。年内获2013年高等教育上海市级教学成果二等奖1项，上海市教学成果一等奖1项(第三单位共同参与)，2014年上海市护理科技三等奖1项。专任教师在各类国际护理学术会议进行主题演讲与海报展示9人次。

选派3个年级14名本科学生(交流学生比例达28%)分赴西澳大学、瑞典林雪平大学、匈牙利斯麦威尔斯大学、美国内布达斯加大学、日本名古屋大学等进行临床实习、课程学习、语言培训。接收来自瑞典林雪平大学、匈牙利斯麦威尔斯大学、美国内布达斯加大学、法国斯特拉斯堡大学、法国里昂大学交流生25名，建成8个国际交流生实习带教点。接待国外来访专家学者36人次，选派5名专任教师出国交流学习。

举办第七期"上海国际造口治疗师学校"培训项目。完成170小时理论学习及320小时临床实践，共有33名国内专家和2位外籍教师参与授课，8家三级甲等医院承担临床实习带教工作，6家医院承担临床见习带教工作。共培养全国25个省市的116名造口治疗师，上海共有22人开设护理专科门诊。举办国家级继续医学教育项目《高级护理实践的研究与进展》及《临床护理教师护理课题申报与实施》学习班。申报2015年国家级继续医学教育项目1项。

护理学院党总支积极落实排衙村结对帮扶工作；获2014年医学院优秀学习班组称号；申报医学院党建研究课题1项并结题。

护理学院党政领导名单：

执行院长　　　　　　　章雅青

党总支书记、副院长　　黄　荣

(王　曦)

【开展护理学科调研】 5月，由医学院学科规划处牵头开展护理学科调研工作。11月由护理学院会同医学院学科规划处、医管处、科技处、教务处和研究生院等职能部门，赴12家附属医院进行护理学科调研与交流。各附属医院护理部主任在学科调研会上汇报本单位护理学科发展的现状、存在的机遇与挑战、未来的目标等。在调研会上，护理学院和医学院各职能部门领导针对每个医院在护理学科上存在的优势与不足提出建议，对护理学科的资源把握与建设发展、科研成果提升与科研渠道拓宽、护理人才队伍的梯队建设与后备研究生导师培养等方面和附属医院进行交流。

(朱卓非)

【举办临床护理教师教学能力提升培训班】 9月3～10日，护理学院举办教师发展中心项目第一阶段的"临床护理教师护理课题申报与实施"暨国家级继续医学教育项目学习班。13家附属医院88名护理教学负责人及骨干参训。培训班以全脱产形式，采用理论与实践等学习模式。第二阶段的"护理临床教师教学核心能力"培训拟于2015年举行，两次考核均合格者，予以颁发《上海交通大学医学院本科生临床护理带教资格证书》。

(张　烨)

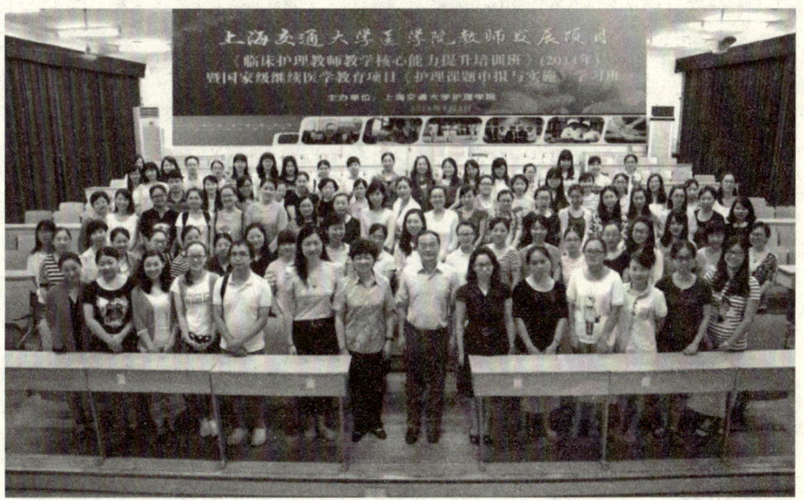

临床护理教师教学核心能力提升培训班

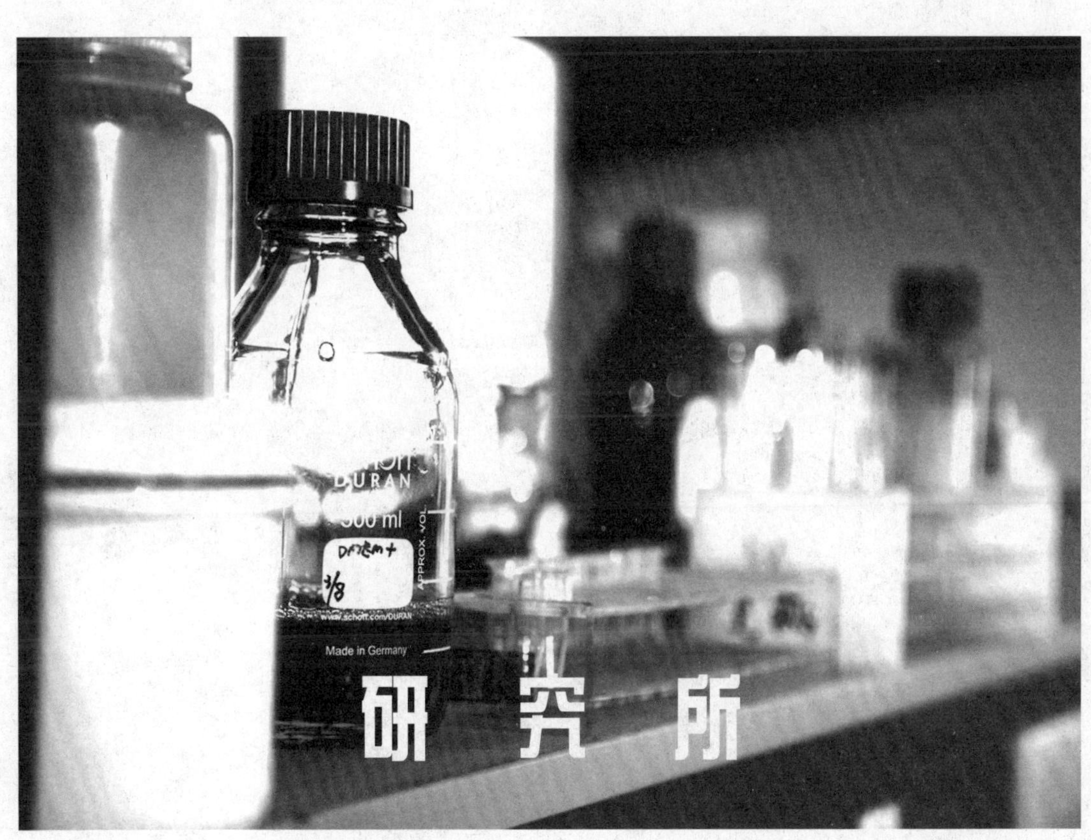

研究所

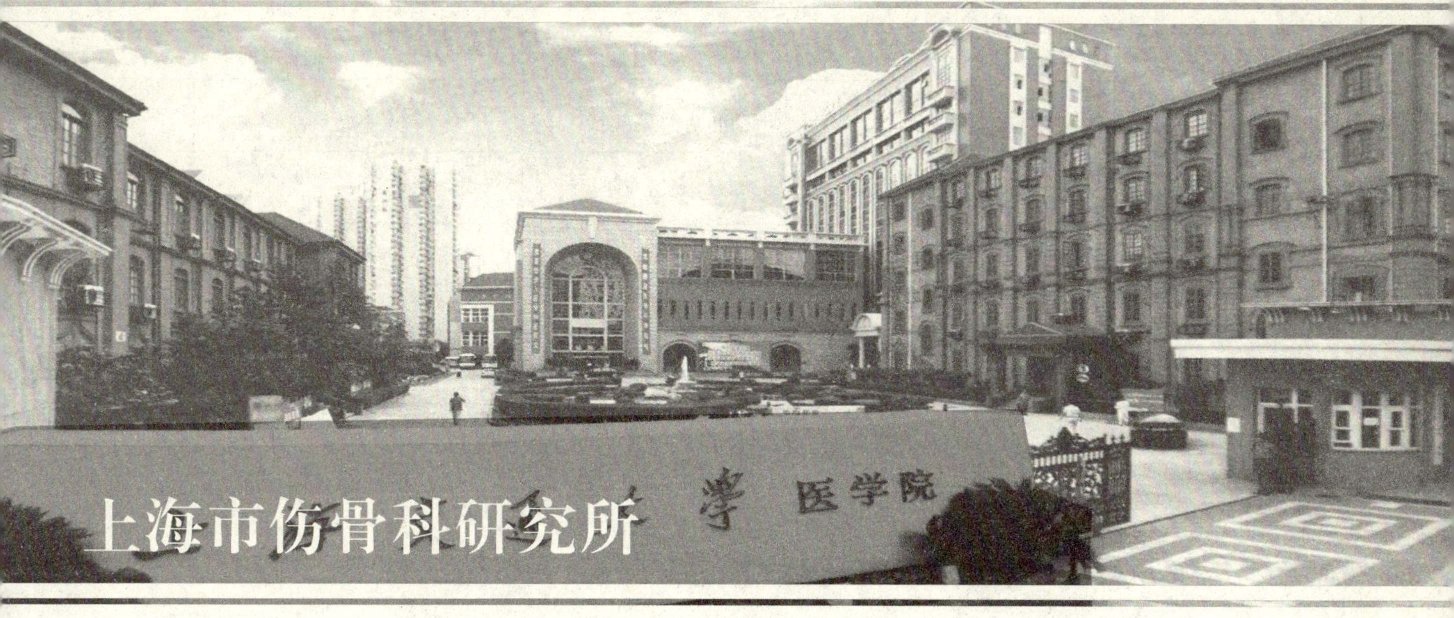

上海市伤骨科研究所

【概况】 2014年研究所在编职工38人(博士14人,硕士6人),高级职称14人。博士生导师1名,硕士生导师3名。2014年研究所共有在站博士后1人,在读博士研究生8人,在读硕士研究生9人。毕业博士研究生1人,硕士研究生4人。

研究所科研工作主要围绕4个方向:骨系细胞分化诱导调控与骨关节病损的防治;魏氏伤科的传承与发展;骨关节修复与功能重建;生物工程与运动功能康复。

截至2014年底,研究所在研课题共有31项,累计经费达513万元。2014年新立科研项目9项,其中国家自然科学基金青年项目1项,上海市科委项目3项(基础重点1项,上海市自然科学基金2项),上海市卫计委项目3项(重点1项,面上1项,青年1项),交大医学院基金项目2项(资助1项,自筹1项),获经费100.5万元。发表论文41篇,其中SCI收录16篇,累计影响因子50.762分。参加各类国际国内会议并作大会主题发言或交流发言35人次。

上海市伤骨科研究所领导名单:

所　　长　　邓廉夫
副 所 长　　张伟滨
　　　　　　李飞跃
　　　　　　杨秋蒙
党支部书记　冯建民

(唐世秀)

2014年度上海市伤骨科研究所新立项课题

序号	课题名称(课题编号)	课题来源	经费(万元)	起止时间	负责人
1	MCF2L基因在骨关节炎中的作用机制及功能研究(81401823)	国家自然科学基金(青年)	23	2015.01～2017.12	刘　jie
2	表面特殊微纳米羟基磷灰石生物学作用机理研究(14JC1492400)	上海市科委基础重点	40	2014.09～2017.08	张伟滨
3	基于蛋白-蛋白相互作用的CREB抑制剂设计、合成及溶骨性骨转移瘤活性研究(14ZR1437500)	上海市自然科学基金	10	2014.07～2017.06	江　敏
4	小鼠椎间盘髓核脊索细胞体外筛选与纯化方法的研究(15ZR1437600)	上海市自然科学基金	10	2015.01～2017.12	张兴凯
5	一种新型材料P(LLA-CL)/Fg对兔肩袖损伤后促进腱-骨界面重建的研究(201440021)	上海市卫计委重点项目	10	2015.01～2017.12	王　蕾

（续表）

序号	课题名称(课题编号)	课题来源	经费(万元)	起止时间	负责人
6	含血管诱生性化合物的仿生骨修复材料的构建及其性能评估(201440411)	上海市卫计委面上项目	3	2015.01～2017.12	齐　进
7	小分子CREB抑制剂治疗溶骨性骨转移瘤的体内外功能研究(20144Y0055)	上海市卫计委青年项目	2	2015.01～2017.12	江　敏
8	基于蛋白-蛋白相互作用的小分子CREB抑制剂用于治疗溶骨性骨转移瘤的体内外功能研究(14XJ10043)	交大医学院院基金	2.5	2014.06～2016.05	江　敏
9	构建与评价掺入小分子化合物的结构仿生性骨修复材料(14XJ10072)	交大医学院院基金	0	2014.06～2016.05	齐　进

（唐世秀）

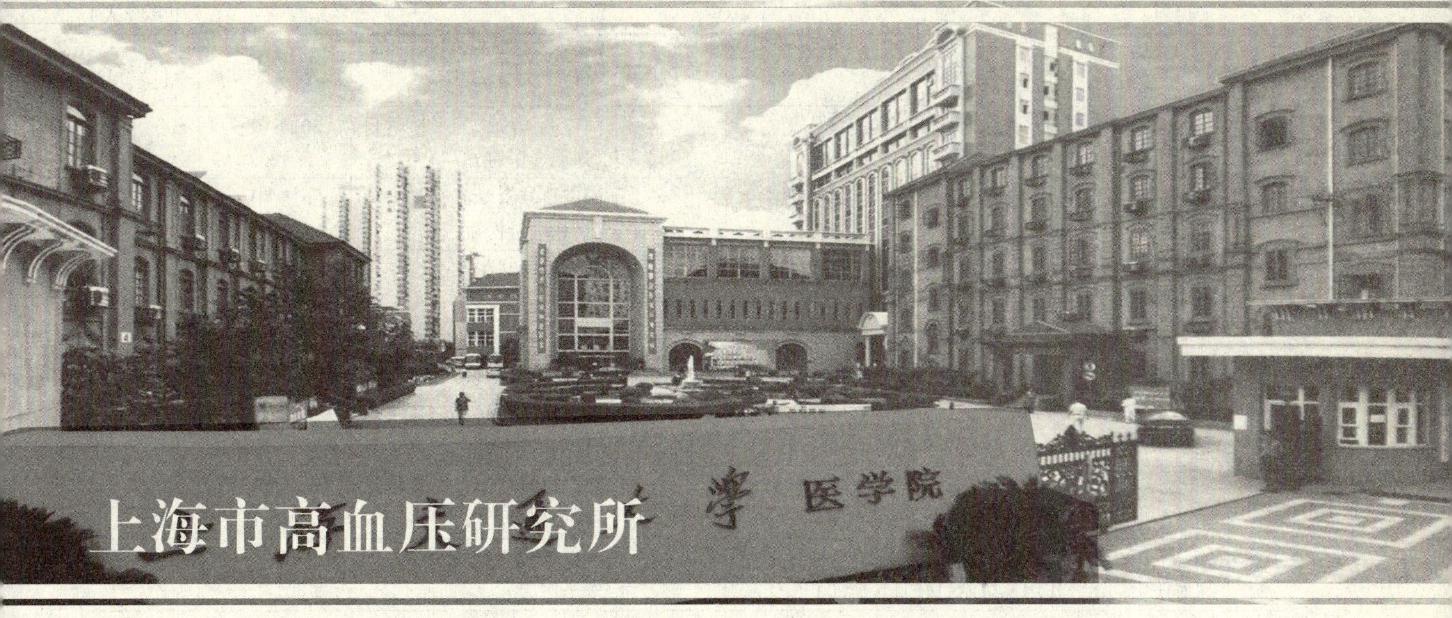

【概况】 研究所2014年在编职工39人，其中正高4人，副高6人；现有博导4名，硕导5名。研究所现设细胞与分子生物学研究室、流行病学研究室、临床测试实验室，血管检测中心、社区高血压防治中心、自发性大鼠实验动物房，建有上海市高血压重点实验室。瑞金医院高血压科与研究所实现所科合一，是上海交通大学医学院心血管内科专业研究生博士和硕士点。目前科研主攻方向是高血压发病机制及相关基因研究、血管"重塑"机制和血管功能研究、高血压分子遗传流行病学研究、高血压一级预防和社区防治网络模式研究、高血压及其靶器官损伤的早期检测与临床研究、血管功能检测以及继发性高血压筛查、难治性高血压治疗。研究所还成立实验动物模型技术平台、血管结构与功能检测平台、动态动脉硬化指数研究平台，参与国内多中心动态血管登记研究及多中心颅内外血管病变与缺血性脑卒中关系等研究。

医疗方面教研成果。2014年门诊人数20.2万人次，病房年出院人数1118人次，平均住院日9天。

科研方面教研成果。2014新列纵向课题共19项，总经费324.5万元，完成课题6项，在研课题16项；发表SCI收录论文42篇论文，发表中文核心期刊论文8篇。由所长王继光领衔的《动态血压监测的临床应用》项目获上海市科技进步二等奖；副所长高平进与中科院上海生命科学研究院联合申报专利1项("一种醛因酮腺瘤的体细胞突变新位点及其应用"，申请号201410043646.8)；2014年度出版专著1本(《把血压轻松降下来》，第二版，钱岳晟著，上海科学技术出版社)。

学术交流及成效。与上海市心血管病学会共同主办"第八届东方心脏病学会议高血压论坛"。主办"相约2018—暨第三届中国国际高血压高峰论坛"。2014年参加国内外学术会议有大会报告81人次，其中国际性会议大会报告有62人次，国内大会报告19人次。

人才培养方面。2014毕业博士生5名，硕士生3名；目前在读博士生10名，硕士生14名。1名职工公派赴美国学习。

上海市高血压研究所领导名单：

所　　长　　　　王继光
副 所 长　　　　高平进
党支部书记　　　魏　菁
党支部副书记　　李　燕

(周蓓丽)

2014新列纵向课题

序号	课题名称	负责人	来　源	起止日期	经费(万元)
1	线粒体介导的NLRP3炎症小体活化在高血压血管外膜重塑中的作用(91439113)	沈伟利	国家重大研究计划项目(列瑞金医院)	2015.1～2017.12	80

（续表）

序号	课题名称	负责人	来　源	起止日期	经费（万元）
2	甲状旁腺素及其与水盐代谢调节因素相互作用在高血压发病中的作用及机制(81470533)	李　燕	国家自然基金面上项目（列瑞金医院）	2015.01～2018.12	68
3	Osteoglycin在压力负荷介导的高血压左室重构中的调控作用及机制(81400179)	杨　龑	国家自然科学基金青年项目(列瑞金医院)	2015.01～2017.12	23
4	AGEs-MAPK-ENaCs信号通路在高血压水盐代谢中的调控作用及机制(81400312)	黄绮芳	国家自然科学基金青年项目(列瑞金医院)	2015.01～2017.12	23
5	骨保护素系统基因与外周血管疾病关系的前瞻性遗传学研究(81400346)	盛长生	国家自然科学基金青年项目(列瑞金医院)	2015.01～2017.12	23
6	VEGF调控滋养血管新生参与血管炎症的机制研究(81400191)	陈　静	国家自然科学基金青年项目(列瑞金医院)	2015.01～2017.12	23
7	miRNA-126/SDF-1/CXCR7通路在内皮祖细胞移植促进卒中后血管新生中的作用机制研究(81400968)	黄　俊	国家自然科学基金青年项目(列瑞金医院)	2015.01～2017.12	25
8	alpha7 nAchR-NKCC信号通路的激活在盐敏感性高血压中的治疗作用及机制(14PJ1406400)	韩卫青	上海市浦江人才计划(列瑞金医院)	2014.7～2016.6	20
9	ERK-ENaCs信号通路介导AGEs对高血压水盐代谢的调控作用及机制(14ZR1436200)	黄绮芳	上海市自然科学基金项目	2014.07～2017.06	10
10	去肾神经术改善自发性高血压大鼠血管内皮功能的机制研究(201440023)	许建忠	上海市卫生局科研重点项目	2015.01～2017.12	10
11	干预压力超负荷致血管重塑的新靶点——TRPM7\Annexin 1通路的作用及分子机制(201440376)	郭淑杰	上海市卫生局科研面上项目	2015.1～2017.12	3
12	四肢血压评估社区居民心血管风险的应用研究(201440377)	盛长生	上海市卫生局科研面上项目	2015.01～2017.12	3
13	高血压患者左室不同构型的特点和功能研究(201440367)	徐婷嬿	上海市卫生局科研面上项目	2015.01～2017.12	3
14	ACE2/Ang-(1-7)信号对压力负荷介导高血压血管纤维化的影响及其机制(201440368)	钟久昌	上海市卫生局科研面上项目	2015.01～2017.12	3
15	骨生成诱导因子在高血压左室重构中的调控作用及机制(201440530)	杨　龑	上海市卫生局科研面上项目	2015.01～2017.12	3
16	糖基化终末产物在高血压微小动脉结构功能改变中的作用(20144Y0213)	黄绮芳	上海市卫生局科研青年项目	2015.01～2017.12	2
17	α7尼古丁乙酰胆碱受体的激活在慢性心力衰竭治疗中的作用(14XJ10042)	韩卫青	上海交通大学医学院院基金项目	2014.6.1～2016.5.31	2.5
18	骨生成诱导因子在高血压左室重构中的调控作用及机制(14XJ10070)	杨　龑	上海交通大学医学院院基金项目	2014.6.1～2016.5.31	0
19	眼底动脉病变与糖基化终末产物的关系(14XJ10071)	黄绮芳	上海交通大学医学院院基金项目	2014.6.1～2016.5.31	0

（周蓓丽）

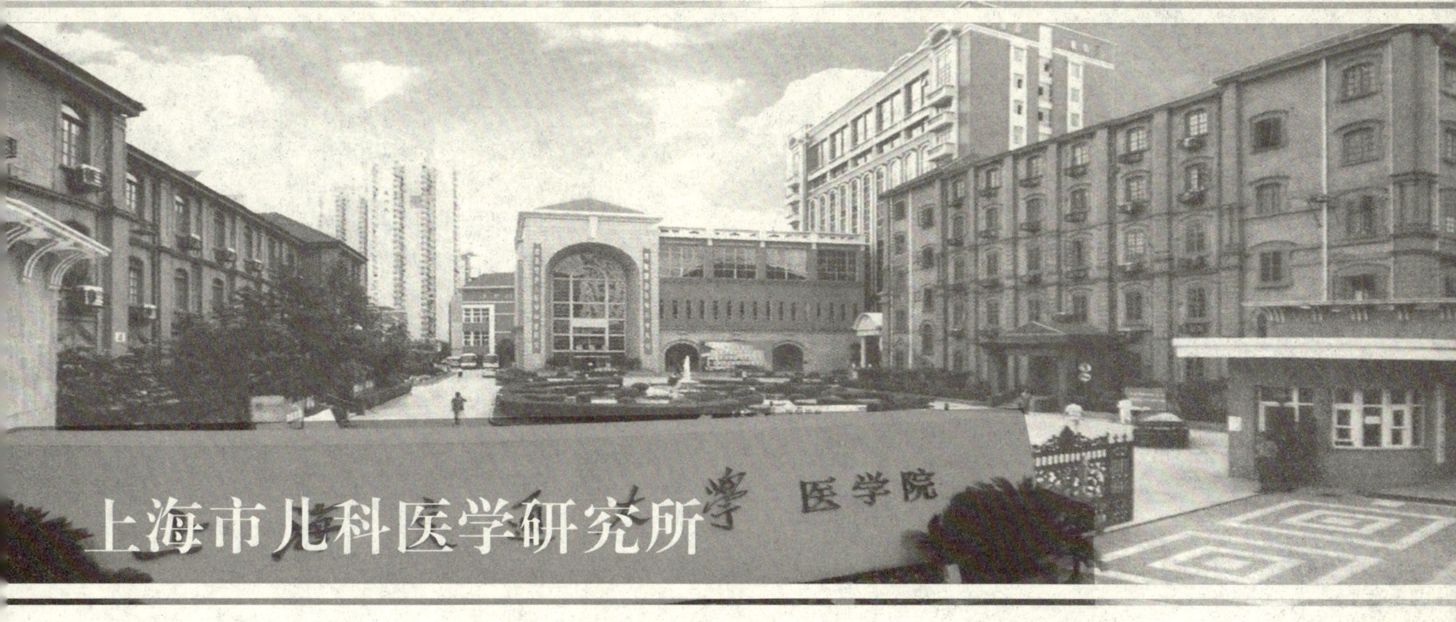

上海市儿科医学研究所

【概况】 2014 年上海市儿科医学研究所共有职工 63 名，其中特聘教授 1 名，正高级研究人员 7 名，副高级研究人员 10 人。现有博士生导师 3 名、硕士生导师 8 名。博士学位 19 人，硕士学位 14 人。

2014 年度共获局级以上新立纵向科研项目 18 项，新立项目总经费 687 万元，包括科技部基础性工作专项（子课题）1 项、国家自然科学基金项目 4 项；上海市科委医学重点课题 1 项、上海市自然基金项目 1 项、上海市卫生局面上项目 3 项、青年项目 4 项；医学院基金 4 项。

科研人员作为第一作者或通讯作者发表学术论文 25 篇，被 SCI 收录 16 篇。

举办国家级继续教育学习班 4 期；毕业硕士研究生 6 名，博士研究生 2 名。在读研究生 14 名。

全年举办学术会议 4 次，组织参加国际学术会议 18 人次，国内会议 16 人次。

《临床儿科杂志》被中国科技论文统计源期刊、中文核心期刊、中国生物医学核心期刊以及美国《化学期刊》、波兰《哥白尼索引》、中国科学引文数据库收录。在 2014 年版《中国科技期刊引证报告（核心版）》2013 年儿科学类期刊，综合评价总分位列第 2 名。

适应数字化出版的行业趋势，参与由上海市医学期刊学会课题“上海市文化创意产业扶持资金项目（No. E129）；上海市卫生局课题（No. 2011069）”，上海医学期刊数字化平台建设的第一批试点单位，已完成前期平台建设，并于 2014 年第 1 期起投入运行。

在疾病预防方面，承担约 40％的上海市新生儿疾病筛查工作量，2014 年筛查新生儿 11.1 万例，筛查疾病 4 种，筛查出患者 214 例，结合早期治疗，有效降低了遗传代谢病的危害。完成产前唐氏综合征筛查 16 829 例，无创产前基因检测 888 例，检出异常胎儿 17 例并经染色体核型分析证实。产前羊水细胞染色体核型分析 1004 例，检出染色体异常核型 17 例，有效降低了染色体异常和开放性神经管缺陷胎儿的出生。

临床遗传诊治的服务量进一步提升。儿研所在医院开设小儿内分泌和遗传代谢病门诊、遗传咨询门诊，2014 年全年门诊量分别为 29 440 人次和 5 730 人次。串联质谱和气相色谱质谱检测扩大到全国 100 多家医院，完成血串联质谱代谢病检测 3 660 例，尿气相色谱-质谱检测 3 384 例。外周血染色体核型分析检测 2 792 例，开展单基因遗传病诊断 116 项 1 701 例，羊水产前基因诊断 28 种疾病 366 例，基因芯片服务家系 377 例，产前诊断 68 例。

上海市儿科医学研究所领导名单：

所　长	蔡　威
副所长	顾学范
	陈颖伟

（吴　萍）

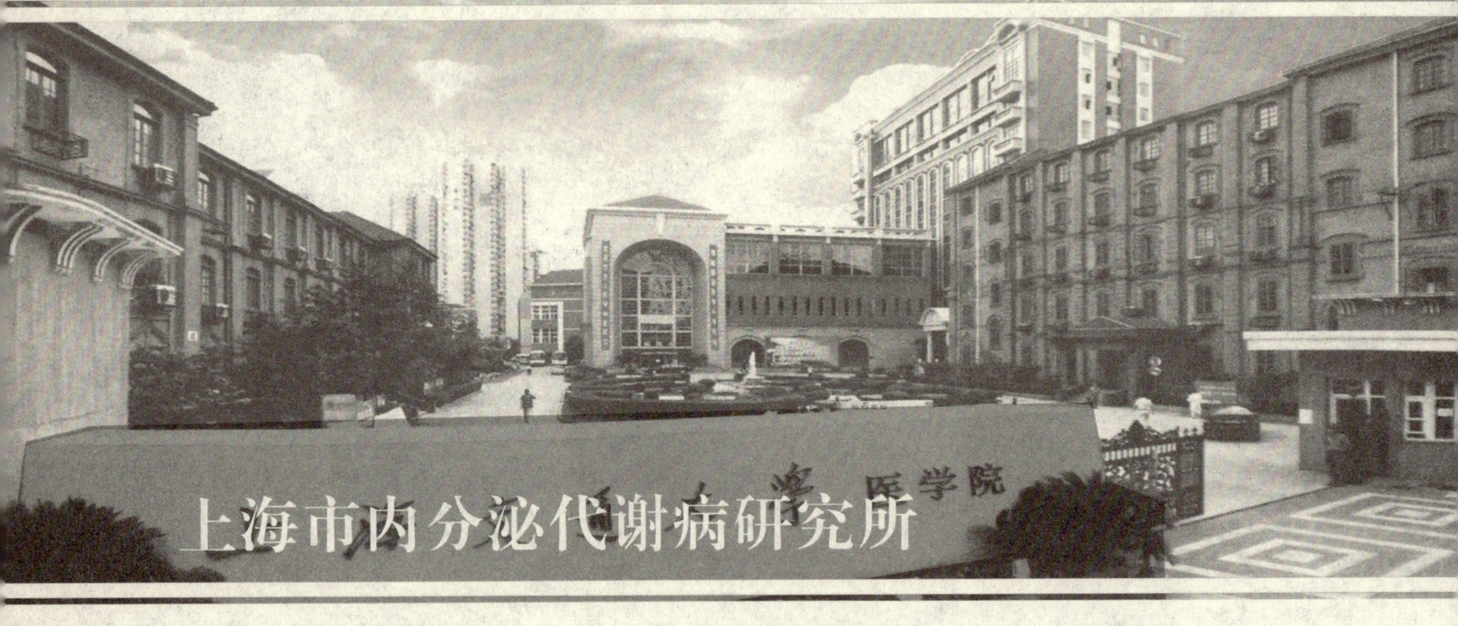

上海市内分泌代谢病研究所

【概况】 研究所现有在职职工44人，博士研究生导师2人、硕士研究生导师6人，正高级2人、副高级6人、中级职称18人，其中博士学位18人(占42%)。2014年共招收研究生12名，其中博士研究生6名，硕士研究生6名。毕业研究生共16人，其中授予博士学位8人，硕士学位8人。

研究所新增国家自然科学基金资助8项，在研国家自然科学基金24项；2014年到位科研经费221万元，到位学科基地建设经费80万元，新购置包括微量细胞代谢检测系统、全自动荧光定量基因扩增仪和全自动核酸提取系统为主的实验室设备。

研究所继续承办《中华内分泌代谢杂志》和*Journal of Diabetes*。《中华内分泌代谢杂志》入围第三届中国精品科技期刊和国际化精品科技期刊，综合评价总分位列“内分泌病学与代谢病学、风湿病学类”学科第一名。*Journal of Diabetes*的2014年度影响因子为2.430，成为国内唯一一本被SCI收录的学术期刊。研究所承办“2014年中国医师协会内分泌代谢科医师分会年会”和“第六届瑞金国际内分泌论坛”，其中研究所6人次作大会特邀报告。

2014年度研究所研究成果“发现肾上腺皮质肿瘤致病基因”，通过对57例ACTH非依赖性库欣综合征(Adrenal Cushing's syndrome)患者的肾上腺皮质肿瘤样本进行全外显子和转录组测序，发现了PRKACA基因上L205R热点突变与肾上腺瘤发病密切相关，并且发现了DOT1L和CLASP2与其他亚型的关联，为肾上腺皮质肿瘤及ACTH非依赖性库欣综合征的诊断、治疗提供新思路。该研究成果于2014年4月3日在《科学》(*Science*)杂志上发表，第一作者为研究所博士曹亚南，通讯作者为研究所所长宁光。

上海市内分泌代谢病研究所领导名单：

所　　长　　宁　光

副 所 长　　李小英

　　　　　　毕宇芳

　　　　　　王卫庆

党支部书记　　毕宇芳

(徐　焰)

2014年新立项课题表

序号	课 题 名 称	课题编号	负责人	课题来源	起止时间	经费(万元)
1	TPH1在葡萄糖诱导胰岛β细胞功能代偿中的作用研究	81471030	周丽斌	国家自然科学基金(面上)	2015.01～2018.12	73
2	环境内分泌干扰物双酚A致代谢紊乱的作用机制研究	81471059	毕宇芳	国家自然科学基金(面上)	2015.01～2018.12	80

（续表）

序号	课 题 名 称	课题编号	负责人	课题来源	起止时间	经费（万元）
3	BMPs拮抗因子PRDC在米色脂肪分化及肥胖发生中作用机制研究	81471060	洪　洁	国家自然科学基金（面上）	2015.01～2018.12	65
4	下丘脑LGR4在食欲和全身能量代谢中的作用研究	81471061	马勤耘	国家自然科学基金（面上）	2015.01～2018.12	73
5	谷氨酰胺酰基环化酶同工酶（QPCTL）在脂肪发育及体重调节中的作用及机制研究	81471062	徐　敏	国家自然科学基金（面上）	2015.01～2018.12	73
6	穿心莲内酯通对低密度脂蛋白受体（LDLR）的表达调控及其对脂代谢异常的改善作用	81400830	石国军	国家自然科学基金（青年）	2015.01～2017.12	23
7	Wnt/β-catenin信号通路在MEN1突变的胰岛素瘤发生中的作用机制及靶向治疗研究	81402211	姜秀丽	国家自然科学基金（青年）	2015.01～2017.12	23
8	CCBE1蛋白介导肿瘤相关成纤维细胞调节甲状腺癌增殖与侵袭转移分子机制的研究	81402212	周晓艺	国家自然科学基金（青年）	2015.01～2017.12	23

（徐　焰）

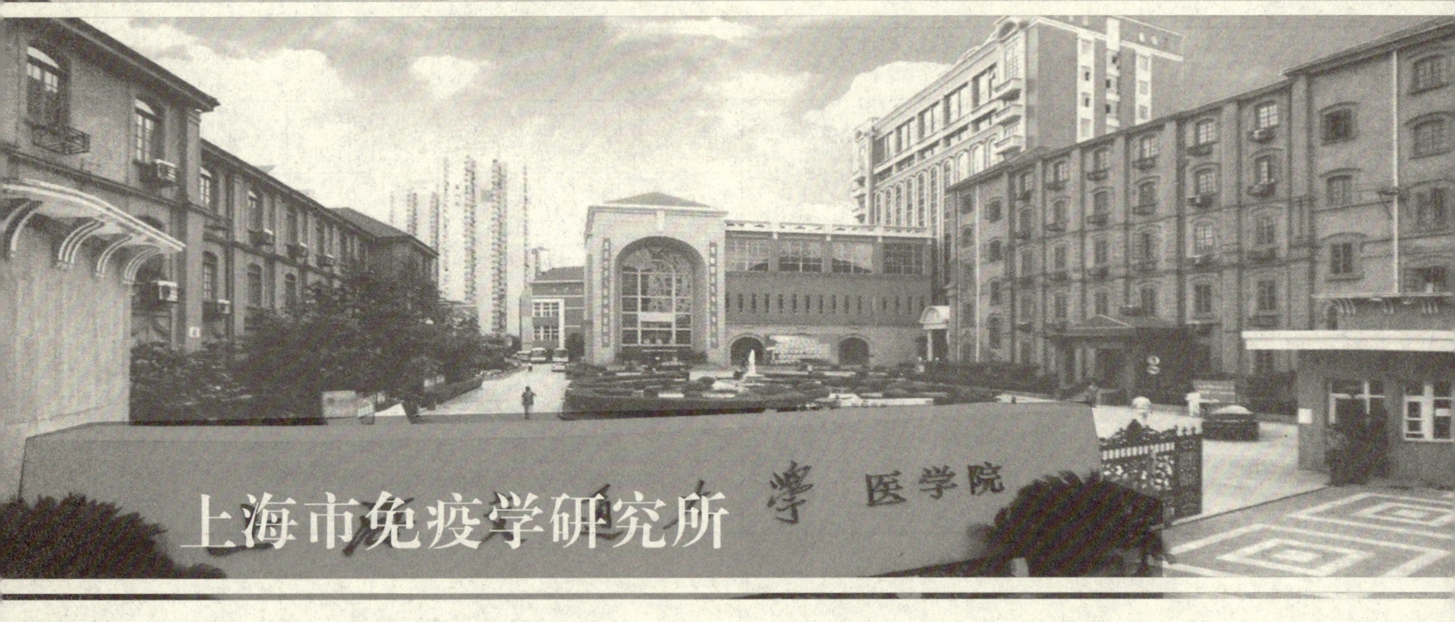

上海市免疫学研究所

【概况】 2014年是上海市免疫学研究所成立35周年。研究所新引进PI 1人，co-PI 1人，研究助理2人，技术人员4人。年内1人获聘教育部长江学者讲座教授，1人获聘上海高校特聘教授（“东方学者”），2人入选上海市浦江人才计划。新晋升高级职称6人，中级职称4人，初级职称2人。目前职工总人数49人，其中高级职称26人，中级职称16人，初级职称7人。

科学研究。新获科研项目19项，其中国家级6项、省部级6项、局级4项、校级3项，立项总经费达898.5万元；发表SCI论文21篇（仅统计第一作者或通讯作者第一单位为免疫所的SCI论文），总影响因子110，其中单篇最高影响因子11分，新申请发明专利5项。由免疫所主办的《现代免疫学》杂志作为国内第一本免疫学专业期刊，继续秉持其办刊宗旨，2014年共发表论文105篇，其中论著73篇，综述32篇，退稿率为27%。

教育教学。参与承担交大医学院包括本科生/研究生免疫学理论课、实验课在内共482课时，共有9人参与RBL带教或PBL教学，发表教学论文3篇，获市级教学项目资助1项，院级教育科学研究优秀成果三等奖1项。响应上海交通大学医学院骨干教师教学激励计划，研究所30名教师参与该项计划。毕业研究生18人，其中博士研究生10人，硕士研究生8人；申请并获得学位11人，占毕业总人数的61.1%。毕业研究生中，约70%进入各大医疗科研机构，约29%继续升造，另有1人跨行业就职。招收研究生19人，其中硕士研究生10人，硕转博研究生7人，直博生2人；新入站博士后2人。研究生获得各类奖项25人次，出国访学进修6人次。

合作交流。免疫所共同主办国际或国内学术会议4次，邀请国内外顶尖专家学者来所访问并进行学术报告28场次。9月，新加坡免疫学联网执行主任Laurent Renia来所访问。研究所师生积极参与国内外学术会议交流，共有38人次受邀作大会/分会报告。10月起，每月定期开展一次PI、co-PI学术交流会，每次由2名PI或co-PI进行科研工作进展报告。

基地平台建设。获批建设“免疫调控和疾病实验室”上海高校重点实验室建设计划（沪教委科〔2014〕9号）；完善现有流式平台、显微成像平台、免疫组化平台以及生物标记物研究与开发平台的建设，并筹建测序诊断平台。各平台全面实施系统化的智能网络管理系统，实现24小时远程自主预约、全面自动化管理；免疫所10、11层实验室空间改造工程于年底完工。

上海市免疫学研究所领导名单：

所　　长	苏　冰
副 所 长	康自珍
	方丽娟
党支部书记	聂　红

（王佳琦　武　帅）

【主办首届中以双边学术研讨会】 12月9～10日，由上海市免疫学研究所主办的上海交通大学医学院上海市免疫学研究所/希伯莱大学哈德萨医学院首届双边学术研讨会在医学院懿德楼召开。

交大医学院院长陈国强、副院长陈红专等出席开幕式，以色列国驻上海总领事馆副总领事 Nadav Zysblat 和来自上海市科委国际交流处的领导应邀出席。学术研讨会开幕式由免疫所所长苏冰主持，医学院副院长陈红专和副总领事 Nadav Zysblat 分别致开幕辞。来自医学院和希伯莱大学哈德萨医学院的16名专家围绕肿瘤和代谢性疾病的基础和临床研究的最新进展进行交流；为切实促进医学院与以色列希伯来大学哈德萨医学院开展实质性合作，交大医学院国际交流处、教务处和研究生院分别就医学院的国际交流项目，特别是正在开展的 Ph. D. -M. D. 项目和国家留学基金委高水平大学访学项目作详细解说，并就两校建立联合培养研究生，定期开展双边学术交流等进行讨论。

（王佳琦　武　帅）

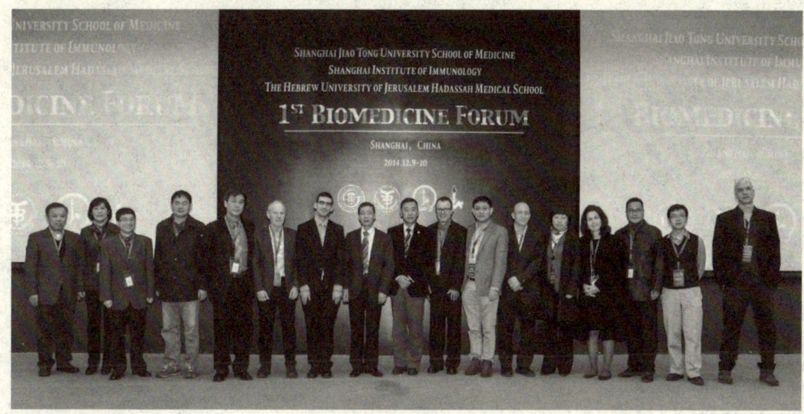

上海交通大学医学院上海市免疫学研究所——希伯莱大学哈德萨医学院首届双边学术研讨会

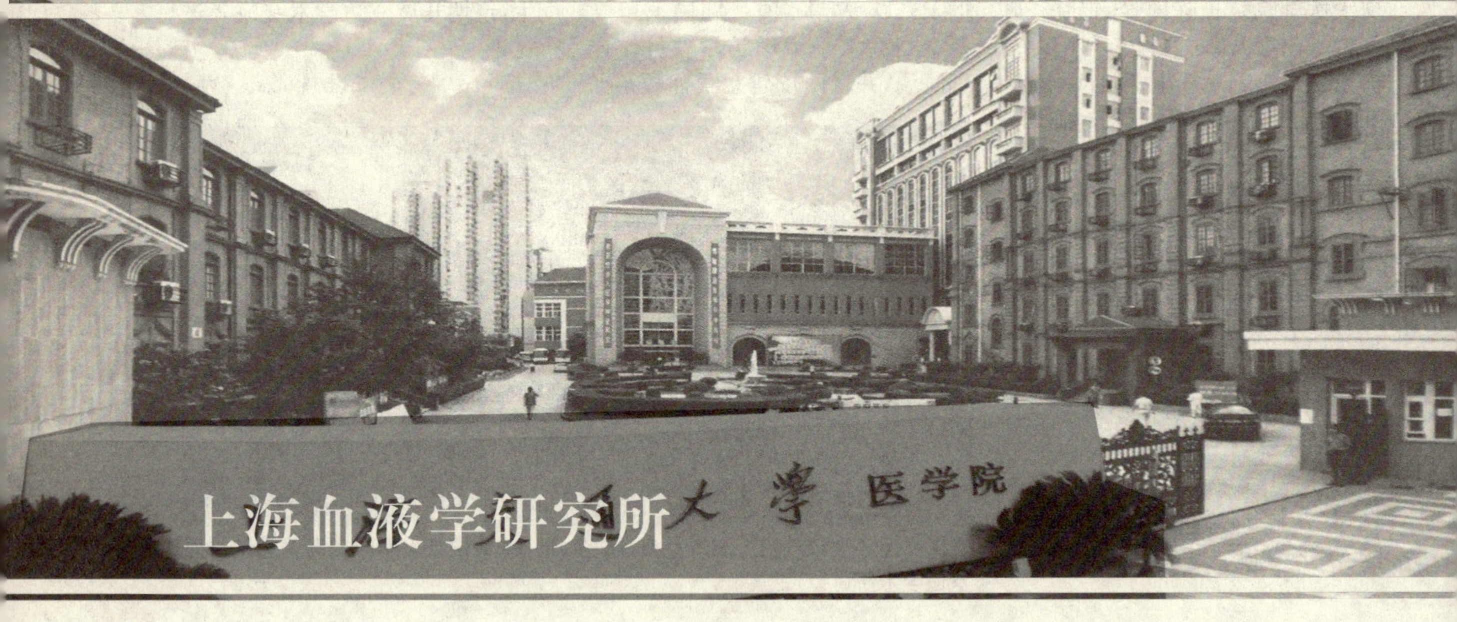

【概况】 2014 年,研究所职工总数为 352 人,其中中国科学院院士 1 人,中国工程院院士 2 人。高级职称 50 人,副高职称 61 人。

2014 年,上海血液学研究所在白血病系统生物学、白血病发病原理、白血病表观遗传学及恶性淋巴瘤疾病进展标志物和靶向治疗研究等领域取得突出研究成果。

应用全基因组测序,上海血液学研究所首次报道高危骨髓增生异常综合征(myelodysplastic syndrome,MDS)患者造血干/祖细胞的遗传全景图、MDS 分子标志基因突变谱以及新的预后分层体系的建立,为临床诊断和治疗提供了新的评判标准;对急性髓细胞白血病(AML)代谢组学的研究发现,AML 患者的葡萄糖代谢发生了显著的紊乱,葡萄糖代谢水平是 AML 患者的一个独立预后因素;对 Setd2 基因的功能研究发现,该基因能够特异性的控制小鼠胚胎干细胞向内胚层细胞分化,为进一步探索 SETD2 在肿瘤发病过程中的作用提供了帮助。

上海血液学研究所致力于表观遗传相关基因 DNMT3A 突变和新的白血病受累基因 IQCG 在造血调控和白血病发病中的结构和功能的研究,揭示 DNMT3A-R882 突变通过影响造血细胞的基因转录/DNA 甲基化过程和细胞周期调控过程使小鼠诱发慢性粒单细胞白血病样的疾病表型。在斑马鱼模型揭示了 IQCG 激活下游钙离子信号通道可能的分子机制。此外,利用基因敲除小鼠模型发现 IQCG 是小鼠精子鞭毛形成的必要基因。

2014 年,上海血液学研究所在 MLL 白血病的临床转化研究方面取得重要进展,发现了蛋白酶体抑制剂能特异地杀死表现为 pro-B ALL 的 MLL 白血病细胞,并成功在临床上加以运用。这项成果不仅为 MLL 白血病这一难治疾病提供了新的有效治疗方案,而且证明了通过调控癌基因本身具有的肿瘤抑制活性来治疗肿瘤的可行性。

开展恶性淋巴瘤疾病的进展标志物和靶向治疗研究。自然杀伤/T 细胞淋巴瘤(NKTCL)是一类 CD56+/cytoCD3+的淋巴瘤,异质性强,侵袭性高,亚洲和南美多见。NKTCL 分子发病机制尚未阐明。对 25 例 NKTCL 患者进行全外显子测序,并对 80 例患者进行扩大样本验证。其中 71.4%的患者检测到体细胞突变,包括 RNA 解旋酶家族、抑癌基因(TP53 和 MGA)、JAK-STAT 通路(STAT 3 和 STAT 5B)和表观修饰因子(MLL2、ARID1A、EP300 和 ASXL3)的异常。最常见的是 RNA 解旋酶家族的 DDX3X 基因突变(21/105 例,20.0%),与 TP53 突变重叠的情况罕见。DDX3X 突变肿瘤细胞呈现 RNA 解旋异常和细胞增殖加速。基因表达谱提示 DDX3X 突变和 NF-κB 以及 MAPK 途径激活关系密切。DDX3X 突变的患者预后较差。

2014 年,以上海血液学研究所科研团队为重要研究力量的上海转化医学研究中心进入实质性建设阶段。10 月 3～4 日,中心召开首届学术委员会和国际咨询委员会第一次工作会议并举行国际转化医学论坛。在3日举行的国际转化医学论坛开幕式上，中心理事会组成单位国家发改委、教育部、卫计委、上海市政府和上海交通大学等的领导共同见证了转化医学国家重大科技基础设施（上海）及上海广慈转化医学发展基金会隆重揭牌，标志首个转化医学国家重大科技基础设施正式落户上海，并进入实质性运作。上海转化医学研究中心第一届学术委员会和国际咨询委员会分别由中国科学院院士陈竺、诺贝尔奖获得者 J. Michael Bishop 和美国科学院院士王晓东等30多名国内外知名科学家组成。委员会第一次工作会议对转化医学国家重大科技基础设施（上海）的建设规划、组织机构、队伍建设和科研体制机制等重大事项进行审议，并组织首次面向全球的转化医学高端人才招聘面试会。国际转化医学论坛上，国内外科研一线的科学家介绍各自在转化医学领域的最新工作进展及先进科学理念。论坛报告议题覆盖肿瘤、心脑血管、代谢性、感染与免疫性疾病等四大类疾病的转化医学研究。诺贝尔生理医学奖获得者 Bishop 和院士陈竺在论坛开幕式上，分别作题为《癌症的基因治疗》、《从治愈白血病到所有人的健康——提升中国转化医学的研究》的主题演讲。7月5日，上海血液学研究所和中国医师协会血液分会、中国病理生理学会实验血液专业委员会、欧洲血液和骨髓移植协会共同主办第二届中法血液高峰论坛。

全年研究所共获国家和省部级新课题9项，经费共计470万元以上。陈赛娟课题组和以色特拉维夫大学谢巴医疗中心 Izraeli Shai 联合申报的研究项目“发育相关造血转录因子在急性髓细胞中作用的研究-小鼠模型和人类白血病”获得国家自然科学基金委员会（NSFC）与以色列科学基金会（ISF）“2014年度中以 NSFC-ISF 合作研究项目”资助。美国纽约《The Independent》报纸专门对该合作研究项目进行报道。研究所2014年新申请专利1项，获专利授权5项。在 *Cancer Cell*、*Molecular Cell*、*Blood* 和 *PNAS* 等高水平期刊发表高质量研究论文24篇。

2014年，上海血液学研究所研究所《髓系白血病发病机制和新型靶向治疗研究》项目获上海市自然科学奖特等奖。研究所获法国圣安东尼 EBMT 成就奖。陈赛娟获法国医学科学院·塞维雅奖和发展中国家科学院年度讲演奖。陈竺先后获瑞典卡罗林斯卡医学院和伦敦帝国理工学院荣誉博士称号。

上海市血液学研究所领导名单：

名誉所长　王振义
　　　　　陈　竺
所　　长　陈赛娟
常务副所长　任瑞宝
副所长（按姓氏拼音排序）
　　　　　陈芳源
　　　　　郝思国
　　　　　蒋　慧
　　　　　李　晓
　　　　　王　椿
　　　　　汤静燕
　　　　　赵维莅
　　　　　朱　琦

（闻朝君）

【中法血液高峰论坛召开】 7月5日，第二届中法血液高峰论坛召开。全国人大常委会副委员长、中国科学院院士、上海血液学研究所名誉所长陈竺，中国工程院院士、上海血液学研究所所长陈赛娟，法国巴黎圣安东尼医院 Norbert-Claude Gorin，中国医师协会血液学分会会长刘开彦等出席大会开幕式并致辞。会议围绕血液肿瘤靶向治疗和细胞生物治疗等前沿题目开展讨论，中国工程院院士、上海血液学研究所名誉所长王振义院士和中国工程院院士、江苏省血液学研究所阮长耿获中法血液学交流卓越贡献奖。

（闻朝君）

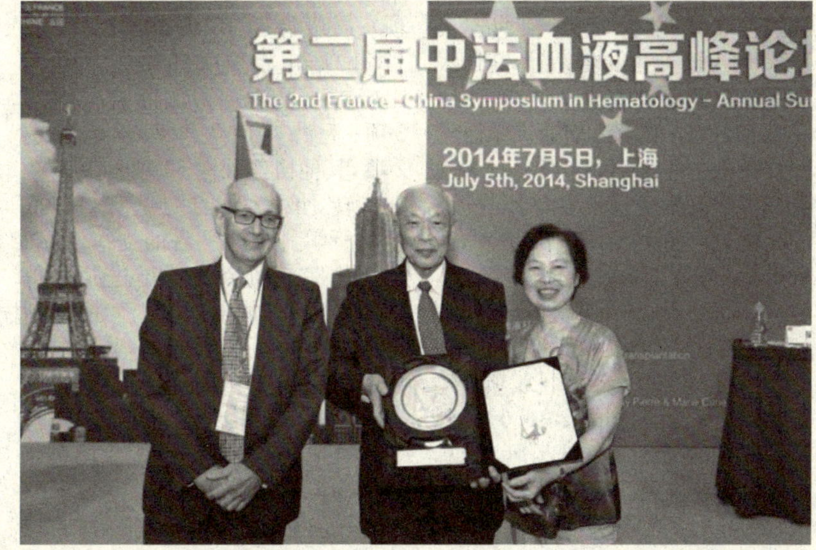

第二届中法血液高峰论坛

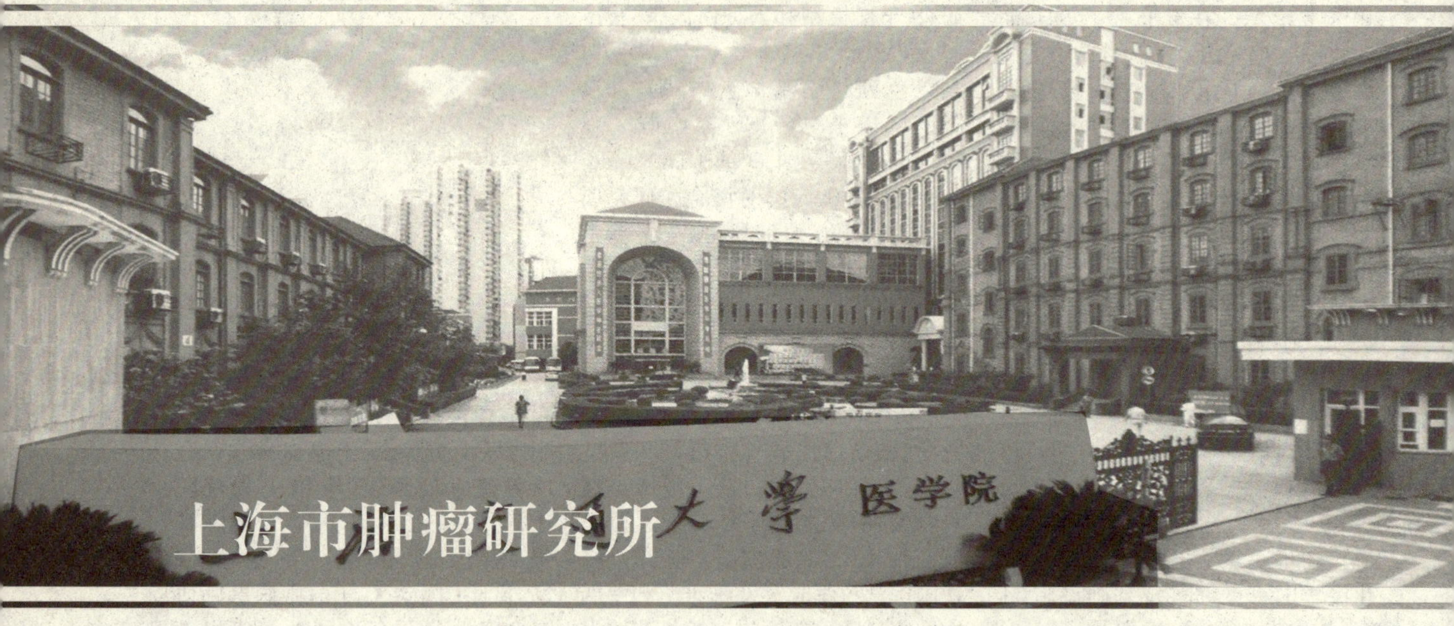

上海市肿瘤研究所

【概况】 2014年研究所在编职工114人，其中具有研究生以上学历63人（博士42人、硕士21人）；共招收14级复旦大学上海医学院博士研究生1名，硕博连读1名，硕士研究生6名；上海交通大学医学院博士研究生7名，硕士研究生8名；15级上海交通大学医学院推免硕士生2名，15级复旦大学上海医学院推免硕士生2名。

2014年新增科研项目40项，经费1634万元，其中973课题1项，经费500万元；863课题1项，经费160万元；国家自然科学基金12项（面上项目8项，青年项目4项），经费686万元，同比增长31.9%；国家级项目经费达1346万元，占总经费的82.37%。上海市科委科研项目6项，经费150万元；市卫计委新立课题9项，经费28万元；其他课题立项11项，合计110万元。

在研科研课题扎实有序推进。承担各类在研科研项目106项，实到科研基金2081.68万元（国内项目经费1747.04万元，国际项目经费334.64万元）。其中国家级课题47项（"十二五"课题8项，"973"课题2项，卫生行业专项1项，国自然基金31项，教育部基金4项）；省市级课题23项（市科委项目23项）；局级课题15项（市卫计委项目11项，市教委项目3项，市新闻出版局项目1项）；国际合作课题8项；上海交通大学医学院课题2项，其他协作课题11项。

转化医学研究初见实效。依托院所学科交叉平台的支撑，肿瘤所转化医学研究快速推进并取得实质性进展，共申请国内发明专利7项，授权发明专利8项，其中国内发明专利5项，美国授权发明专利3项，并有2项专利成果成功转化。研究员覃文新课题组与北京博奥晶典生物技术有限公司签订了"DKK-1蛋白在癌症诊断中的应用"的技术转化合同；研究员李宗海课题组与上海益杰生物技术有限公司签订了"编码GPC-3嵌合抗原受体蛋白的核酸及表达GPC-3嵌合抗原受体蛋白的T淋巴细胞"和"编码嵌合抗原受体蛋白的核酸及表达嵌合抗原受体蛋白的T淋巴细胞"技术转化合同。

科研论文量质齐升。以第一作者或通讯作者发表SCI论文42篇，总影响因子达到177.678，平均影响因子4.23，其中IF>10有5篇，IF>5有15篇，并参编学术著作2部。

科技成果奖励喜获丰收。2014年获局级以上科技成果奖励4项，包括：城市居民癌症发病率和生存率的分析及应用（中国抗癌协会科技奖二等奖）、上海市区居民癌症发病率和生存率的分析及应用（上海市医学科技奖二等奖）、蔬菜水果对癌症、糖尿病、心血管病保护作用的前瞻性队列研究（中国营养学科学技术奖三等奖）、上海市区居民癌症发病率与生存率的分析及应用（华夏医学科技奖二等奖）。

培养一批有潜质的青年人才。实行引进和培育相结合的人才发展策略，并配套相关扶持与激励制度，有效激发青年骨干的科研动力和潜力，涌现一批有潜质的优秀人才：李宗海获"上海青年科技英才"称号，刘昀入选上海市科委扬帆计划。刘培峰入选上海交通大学SMC-晨星计划，蒋华当选“优秀仁济人”，甘愉入选上海交通大学医学院硕士研究生导师，4人晋升为高级技术职称。2014年新招研究生27名，博士研究生9名，硕士研究生18名；培养研究生26名，其中博士毕业生9名，硕士毕业生13名，上海市优秀毕业生1人，校级优秀毕业生6人；研究生毕业论文整体保持较高水平，其中1篇获全国优博提名奖，2篇获上海市研究生优秀成果(学位论文)奖；在读研究生科研创新能力持续提升，新增校级博士创新基金资助2项，另有4人获国家奖学金。

对外合作交流进一步拓展。研究所先后主办慢性病研究和预防国际研讨会、中韩国际学术交流会、2014第二届国际实验生物学和医学国际论坛等10余个国际、国内学术会议。

推进信息公开和民主治所。重点以网络信息化为手段，完善OA系统功能，全面推进党政信息及具体政策和相关文件制度的网上公开。举办多个不同层次的专题座谈会、沟通会，多形式、多渠道推动信息公开，落实阳光行政，民主决策，鼓励和支持职工及民主党派人士为肿瘤所发展献计献策；同时，加大对所领导和重要岗位监督，专门开发和启用了“权力运行监控”系统，对相关人员和岗位的运行进行实时监控，确保全所各项工作清正廉洁。

上海市肿瘤研究所领导名单：

书　记	孔宪明
所　长	戴慧莉
副所长	丁文彬
	覃文新

（萨冰清）

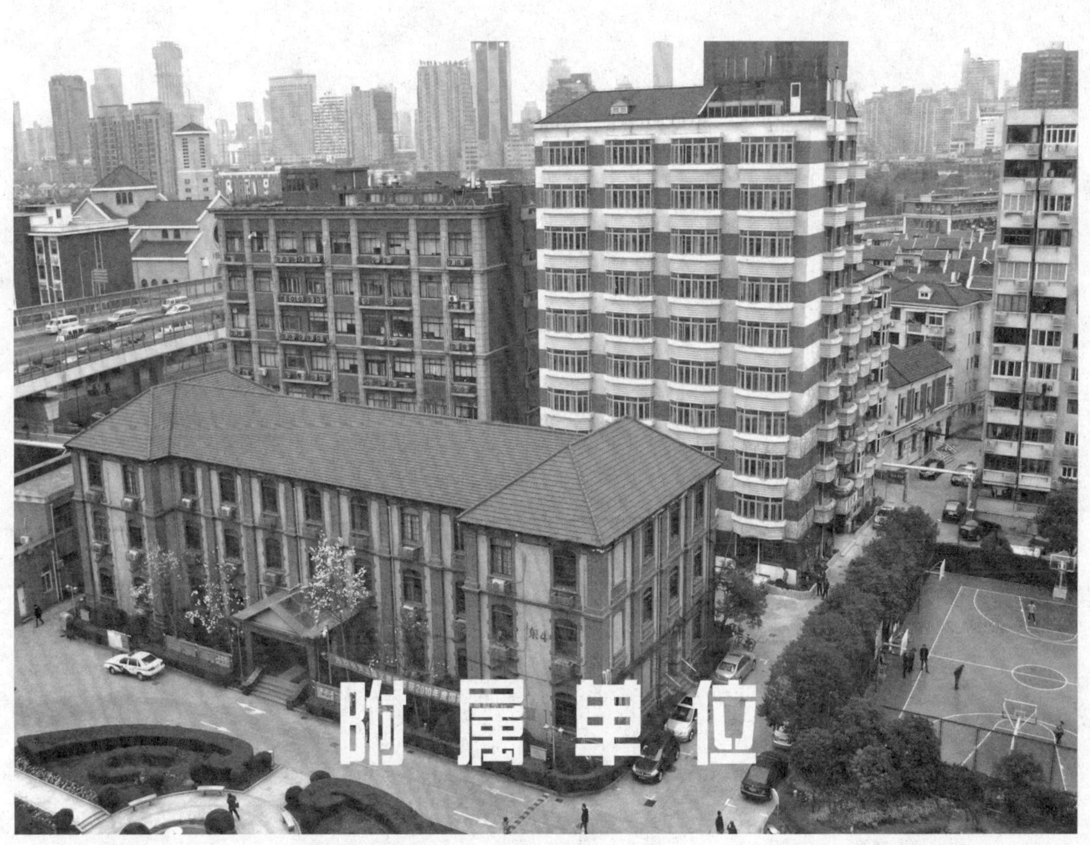

附属单位

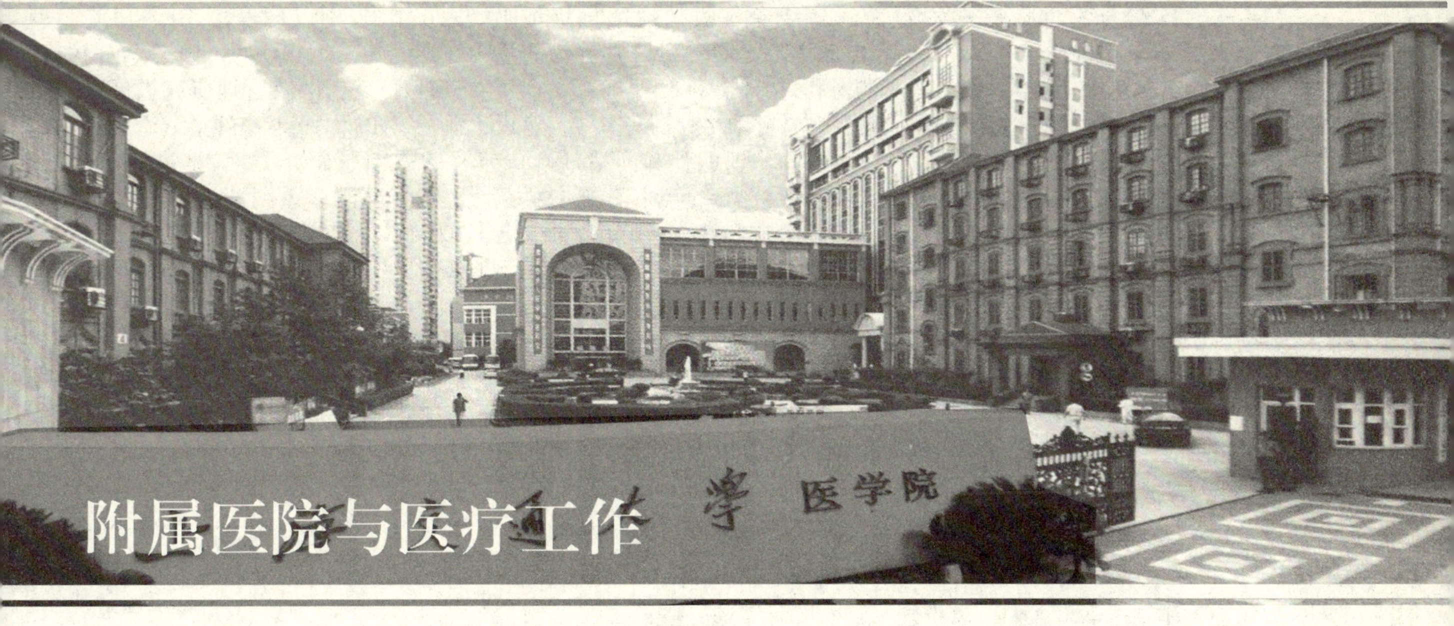

附属医院与医疗工作

【概况】 截至2014年底，上海交大医学院共有14所附属医院，其中9所综合性医院、5所专科性医院。各附属医院紧密围绕国家和上海市医药卫生改革工作，加强临床医学学科、人才建设，提高医疗服务能力和医疗服务水平；推进毕业后医学教育工作，完善医学人才培养模式；加强现代医院管理研究，创新中国医院发展研究院工作。

临床服务能力建设。2014年医学院加强对各附属医院"国家临床重点专科建设项目"及专病诊治中心的建设管理，推进附属医院临床医学学科、人才建设，提高医疗服务能力和医疗服务水平。会同市卫计委对附属医院2011—2012年度入选的国家临床重点专科建设项目进行中期评估。召开专病诊治中心建设工作推进会议，组织第二批17个周期考核成绩优良的专病诊治中心编制第二周期建设方案，深入部分专病诊治中心开展工作调研，总结专病诊治中心的建设经验，完成对35家专病诊治中心的年度考核和4家专病诊治中心的周期考核。根据国家卫生计生委和上海市政府合作领导小组会议精神，研究制定和完善国家儿童医学中心建设方案，探索建立融医疗、科研、教育、预防和管理"五位一体"的国家儿童医学中心。

2014年，医学院各附属医院落实政府各项指令性任务，对口援建云南地州市医院、援建新疆喀什第二人民医院、亚信峰会医疗保障任务、各类突发事件应急医疗救治、"服务百姓健康行动"全国大型义诊活动等。积极探索与上海国际医学中心的合作模式，推进上海现代医疗服务业发展。

2014年，医学院借助上海市卫生信息中心数据库，初步建成附属医院及教学医院医疗服务信息查询平台。开展白内障、冠状动脉支架置入、腹腔镜下胆囊切除、全髋关节置换等单病种质量及费用分析、医务人员服务效率分析，普外科手术结构组成分析等，为各附属医院改进医疗服务提供信息支持。

组织开展专委会活动。2014年，医学院医疗质量专委会就医疗质量管理、医务人员临床能力评价、医疗应急救治、公立医院改革、社会资本办医等主题，开展4次学术活动，并组织专家赴新疆、云南开展业务培训指导；护理专委会就护士岗位管理、护理科研发展等主题，开展3次学术活动；药学专委会就临床药学科研、医药供应体制改革等开展2次学术活动，并举办第四届医院药学学术年会；院感专委会就手卫生、呼吸道传染病防控等开展2次活动；信息专委会和医疗质量专委会就电子病历的应用和管理联合举办学术研讨会；门急诊专委会、护理专委会就优化门诊服务流程及人力资源管理举办专题学术研讨会。

推进毕业后医学教育工作。2014年，医学院调整成立交大医学院毕业后医学教育专家委员会，召开医学院毕业后医学教育工作会议，全面推进专科医师规范化培训工作，有10家附属医院的129个专业基地被批准为第1批国家级住院医师规范化培训基地，5家附属医院被认定为国家级全科医师临床培养基地建设项目单位。年内初步构建“5＋3＋X”的临床医师培养模式。

各附属医院 2014 年共招录住院医师 846 名，占上海市招录住院医师总数的 33.6%，招录完成率为 94.1%。其中，“临-住”改革项目学员 212 名、全科规培学员 54 名。医学院继续组织全科医学理论课程授课，来自全市 17 个培训基地 268 名全科医学住院医师参加课程学习和考试。各附属医院 2014 年住院医师培训合格人数共 664 名，占全市培训合格总人数的 39.9%，就业率超过 98%。

围绕专科医师规范化培训工作，医学院开展专科医师培训质量调研和《构建专科医师规范培训质量控制体系研究》课题研究，建设专科医师培训课程和网站，启动专科医师带教师资培训，开展专科医师年度考核和督查，共完成 311 名专科医师的 2014 年度考核；2014 年新增 106 个专科医师培训基地，共招录专科医师 573 名，约占全市招录专科医师总数的 50%。

创新中国医院发展研究院工作。4 月，研究院在上海召开 2014 医院发展国际论坛，陈竺出席开幕式并作《告别以药养医，完善医院补偿机制》的主旨发言；10 月，在南京召开“现代医院管理研究进展论坛暨第四届中美健康峰会分论坛”。

在课题研究方面，推进《现代医院管理制度系列研究》，并确定 20 家单位承担 10 个子课题的平行研究工作，组织专家对各个子课题开展中期评估；完成“慢性肾脏衰竭”等 9 个病种“病种质量控制指标集”项目研究；启动《大型医疗设备全寿命管理—全国 PET-CT 使用情况研究》的研究工作。

（左进波）

2014 年附属医院相关数据统计表

医　院	实际开放床位数	门急诊人次（万人）	出院人次	住院手术人次	病床使用率	床位周转次数	平均住院日	业务总收入（亿）	药品收入（亿）	出院病人均次费用（元）
瑞金	1925	341.88	92264	58761	104.20	48.20	7.83	32.69	11.20	17419.28
仁济	1602	373.85	98203	83073	120.63	61.30	7.26	31.86	11.28	16584.79
新华	2092	413.50	97476	74174	99.77	48.38	7.53	31.93	6.12	16948.70
九院	1019	296.90	58086	46838	110.43	57.00	7.22	26.59	7.13	17795.04
一院	1580	336.85	102202	71062	134.03	64.68	7.55	29.47	10.48	16342.62
六院	1950	364.81	93129	60724	106.01	47.76	8.06	30.67	11.58	18483.87
三院	650	83.48	30027	13879	105.32	45.55	8.45	6.60	2.77	14621.70
儿中心	568	144.95	26693	14209	118.81	46.50	8.15	8.92	3.12	18437.00
儿童	520	172.56	28100	17040	109.05	60.89	6.74	6.79	2.72	10107.07
胸科	736	47.02	48551	19577	103.22	65.52	5.72	14.83	6.34	23682.00
精中	2141	70.24	5489	—	112.64	2.60	131.40	5.94	2.52	38528.30
国妇婴	500	113.84	38779	32464	98.79	77.56	4.65	6.45	1.44	6427.21
苏州九龙	924	112.00	33286	12661	84.70	36.00	8.40	7.44	3.30	11763.00
瑞金北院	410	67.59	13979	9405	86.32	38.65	8.18	4.98	1.76	15046.06
仁济南院	397	59.30	15447	7262	89.99	41.58	7.53	4.01	1.60	13201.60
六院东院	300	34.47	11613	4740	96.65	—	9.13	3.91	0.88	13743.49
同仁医院*	1230	216.70	37541	19358	89.91	30.51	10.74	14.35	5.10	15402.13
合计	18544	3249.94	830865	532957	—	—	—	267.43	89.34	—

注：* 同仁医院数据为 2014 年长宁区中心医院和原同仁医院两家医院数据汇总。

（医管处）

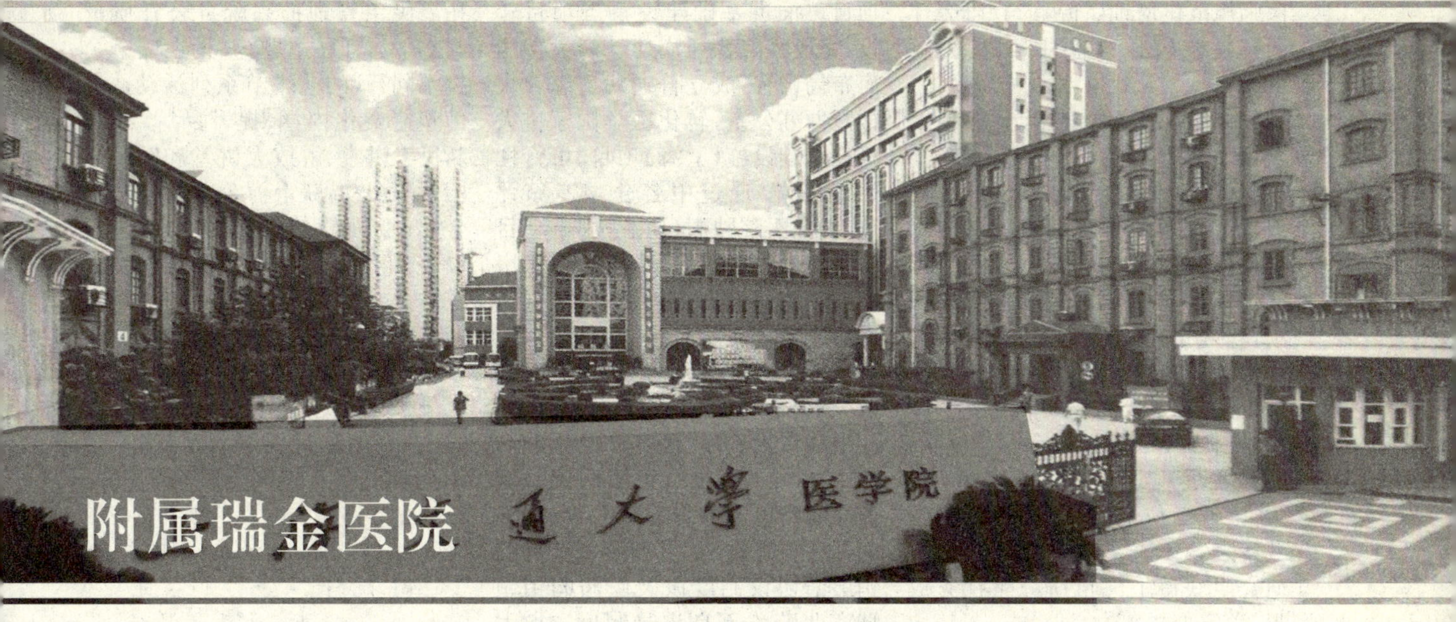

附属瑞金医院

【概况】 2014年,附属瑞金医院职工总数3 643人,卫生技术人员3 065人,其中在编医生762人,高级职称353人;在编护士1 268人,高级职称18人。

医院门急诊341.88万人次,同比增长2.27%;出院人数9.23万人次,同比增长5.61%;住院手术5.88万人次,同比增长6.14%;平均住院天数7.83天,较2013年下降0.25天。

深化医疗内涵建设,推进日间病房建设,增加日间手术比率,日间手术占手术总量的12.74%,同比增加31.25%;新结构病历和电子化临床路径覆盖率35%。推动22个临床重点专科建设的项目管理和制度建设,第一批6个学科接受了市卫生计生委验收评估,均为优秀,3个学科位列考评第一。通过国家级和市级临床新技术17项,复审新技术11项,心脏冷冻球囊射频消融、胰腺腹腔机器人辅助手术等一批高精尖项目完成数居国内首位。

不断提升医疗质量和安全,初步建立临床医疗质量管理的质量环模式(PDCA),首次引入医疗品质管理圈理念,实施9个医疗圈和21个护理圈,并获得全国医疗品管圈大赛优胜奖。探索专病护理模式,新设大疱性类天疱疮医护联合门诊、淋巴瘤医护联合门诊,建立《住院病人在院护理评估系统》,选派64名护士长和护理骨干赴新加坡中央医院参加护理管理培训。开展门诊预约诊疗及自助服务,总预约就诊率23.63%(其中专家门诊预约率91.92%),诊间结算率45.5%。新增5个多学科综合治疗整合(MDT)门诊,2014年会诊数3 245例,较2013年同期增长49%。

加强应急医疗队伍建设,提升公共卫生事件应急能力,承担外滩踩踏事件、昆山爆炸、打浦路隧道车祸、洋山航空救治等重大应急救治任务,共收治诊疗各类伤员126人次。完成对口援建任务,接收来自云南、新疆、宁夏和四川等地医护管理进修人员81人次,选派医院50人次医疗队赴云南大理医疗援建。成为首批"优质医疗资源优先保障本市参保职工"试点单位,并在全市首批23家试点医院"上海市基本医疗保险定点医疗机构分级管理"考评中排名第二。

倡导医院人文关怀,重修急诊善别室,成立医院社工部,完成院内首例心脑死亡器官捐献协调。

深入践行教学改革,研发学生病史His系统,主办第三届中美临床医学教育和模拟医学论坛、瑞金全科医学发展论坛、中法康复医学论坛、瑞金临床医学院首届教师临床教学技能大赛,彰显瑞金临床教学优势特色。开展国家级继续教育项目54项,获国家级教学成果奖二等奖1项,国家级视频共享课程1项、国家级大学生校外实践基地、国家级全科医师实践基地等建设项目。启动第一期短期法语师资赴法项目,完成为期3年的医学大词典汉法分册编纂和校审工作。年内在培住院医师236名,专科医师153名,推广瑞金住院医师规培经验,遴选第二批住院医师规范化培训岗位导师,新申报成功12个专科基地,牵头上海市12家住院医师规范化培训医院参与“唯爱伴我行住院医师科普月月讲”公益活动。

全年共获得各级各类科研资助项目175项，纵向科研经费12207.5万元；获各级各类奖项18项，市局级以上人才项目资助56项；中国科技论文收录论文6篇，位列全国医疗机构排名第一；申请专利14项，获得专利授权6项。对接市教委“高原高峰”学科规划要求，初步拟定医院“3个高原学科＋3个高峰学科＋X个成长和需求学科”的学科发展规划。招收研究生213人，申请学位的69名博士研究生共发表SCI论文101篇，6名博士研究生获得上海市研究生优秀成果(学位论文)。

加大各级各类人才项目申报力度，获上海“千人计划”3人次，上海市人才发展资金资助1人次、“东方学者”特聘教授2人次，获批校级及以上出国项目23人次。修订医院优青培养体系，覆盖所有岗位的青年英才。启动“转化医学国家重大科学基础设施(上海)”项目以及“上海瑞金医院肿瘤(质子)中心”项目的人员配置和储备工作，引进科主任2人，高端人才3人。完成43个临床科室科主任换届工作，推进内部绩效考核和分配制度改革，改变分配模式，调整分配结构。

深化信息化服务内容，强化信息安全，移动助医系统“瑞金APP”、移动护理信息系统、电生理信息系统、手术麻醉信息系统、体检信息系统、医院移动辅助决策支持系统等相继上线；改造全院无线网络，达到医院内网医疗业务无缝自动切换。

建设后勤服务智能化，加强全院后勤设施设备维护保养及安全巡检，开通24小时不间断后勤服务热线，建立后勤服务意见与建议平台。开展节能管理新模式，门诊医技综合楼合同能源管理模式自6月投入运行，节约标煤229.13吨，节能费用59.89万元，成为国家第四批公共建筑节能改造城市示范项目。推进基础建设重点项目建设，完成医院普通病房综合大楼病房布局设置，成立普通病房综合大楼开办公室，转化医学国家重大科技基础设施(上海)项目《可行性研究报告》通过中咨公司专家评审，瑞金医院肿瘤(质子)中心项目工程建设开工。完成全院土地、房屋的基本信息的全面清查，建立房屋信息系统。

推进廉洁风险防控，重点对绩效分配、医务人员诊疗行为、统方权限和审批程序、医药产品采购与使用、收受“红包”、医药购销领域商业贿赂以及外包服务等12个方面开展自查自纠，贯彻落实医药购销廉洁协议制度以及医药购销领域商业贿赂不良记录制度。加大审计工作力度，实行关口前移，坚持事前审计、事中监督与事后跟踪审计相结合。扩展审计监察领域，对外签订经济合同(包括基建以及维修保养类合同)，进行事前审计或实行合同会签制度。

推进对外合作项目，评估梳理医院现有对外合作项目，无锡分院项目于8月份正式动工；深化平安-瑞金桐乡养老养生项目合作方案和运营模式；建立瑞金—桐庐合作医疗联合体。

2014年接待来自法国、美国、英国等12个国家和地区的参访团20批，其中包括阿根廷卫生部部长胡安·路易斯·曼苏尔、以色列卫生部总司长罗尼·甘祖等，主办(承办)各类国际会议或大型活动10余次。

开展“关爱患者，从细节做起”、“阅读医学人文书籍，提升医学人文素养”、“医患沟通建设年”等文明创建活动，评选“病人满意的文明服务标兵”。重视医疗服务评价，启用新版住院、门诊、急诊病人满意度征询表，通过满意度测评的统计分析工作重点查找服务缺陷，及时反馈、有效整改。结合党的群众路线教育实践活动和医院实际，深入基层调查研究，建设职工交流平台，引导并鼓励职工建言献策，拓展民主管理提高院务公开质量与水平。开展主题为“爱在瑞金·携手同行”的艺术节系列活动。着力塑造文化内涵、提升品牌，办了新民大讲堂、解放大讲堂和医学体验营等活动，获上海公共关系案例金奖；加强微信等新媒体平台建设，获第七届健康中国论坛医院新媒体金奖。

附属瑞金医院党政领导名单：

院　　长	朱正纲(8月免)
	瞿介明(8月任)
党委书记	杨伟国(兼副院长)
副院长	宁　光
	姜昌斌
	胡翊群
	陈尔真
	沈柏用
	陈　睦
	黄　波(4月任)
	赵　强
党委副书记	俞立巍(兼纪委书记)
	俞郁萍
总会计师	耿　洪

(陈　晨)

【瞿介明任医院院长】 8月22日，瑞金医院干部大会召开，宣布医院领导班子调整的决定。市教卫工作党委书记陈克宏、市委组织部宣教科技干部处处长夏明林、上海交通大学医学院党委书记孙大麟等出席会议。会议由孙大麟主持。夏明林宣读市委、市政府的干部任免决定：任命瞿介明为上海交通大学医学院附属瑞金医院院长，免去朱正纲上海交通大学医学院附属瑞金医院院长职务。瞿介明，男，1964年9月出生，上海市人。历任上海中山医院院长助理、党委副书记、工会主席；金山医院院长；华东医院党委常务副书记、副院长；上海市卫生局副局长、上海市卫生和计划生育委员会副主任。

(陈　晨)

【国际转化医学论坛召开】 10月3～4日，上海转化医学研究中心首届学术委员会和国际咨询委员会第一次工作会议召开，期间举行国际转化医学论坛。转化医学国家重大科技基础设施（上海）揭牌，标志首个转化医学国家重大科技基础设施落户上海，并进入实质性建设阶段。同时，上海广慈转化医学发展基金会揭牌成立。

（陈　晨）

【肿瘤（质子）中心建筑项目开工】 12月30日，瑞金医院召开"国产首台质子治疗示范装置研制进展"及"质子中心应用建筑信息模型（BIM）"两场研讨会，瑞金医院肿瘤（质子）中心建筑项目正式开工。瑞金医院肿瘤（质子）中心项目落址嘉定新城，与瑞金医院北院相邻。目标建设成为集门诊、检查、诊断、治疗、科研等多功能于一体的，以质子治疗肿瘤为特色的国产首台质子治疗示范装置的医疗中心。

（陈　晨）

【机器人胰腺手术量居全国首位】 11月25日，医院普外科主任彭承宏操刀完成第300例达芬奇机器人辅助下的胰腺手术。自2010年3月，医院引进当时世界最先进的达芬奇机器人手术系统以来，医院普外科已完成肝胆胰胃肠道后腹膜手术500余例，其中机器人胰腺手术突破300例，位居全国首位。

（陈　晨）

【全国首台三维骨骼X线成像系统落户医院】 首届骨科创新成像国际研讨会上，全国首台三维立体全身骨骼X线成像系统（EOS）落户瑞金医院。EOS能够实现多种体位摄片，从而显示全身骨骼。通过EOS自带的软件，骨科医生可以依此直观地完成术前手术设计，并预测手术效果。同时，辐射量仅仅只有普通X光的1/4，普通CT的1/20。只需11分钟就可以完成拍片、电脑建模、术前手术设计并3D打印等全套过程，提高骨科诊断

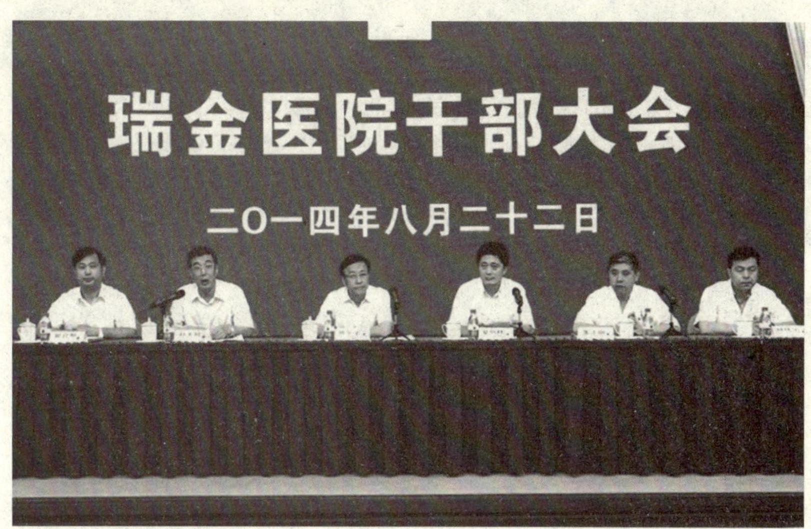

瑞金医院干部大会召开

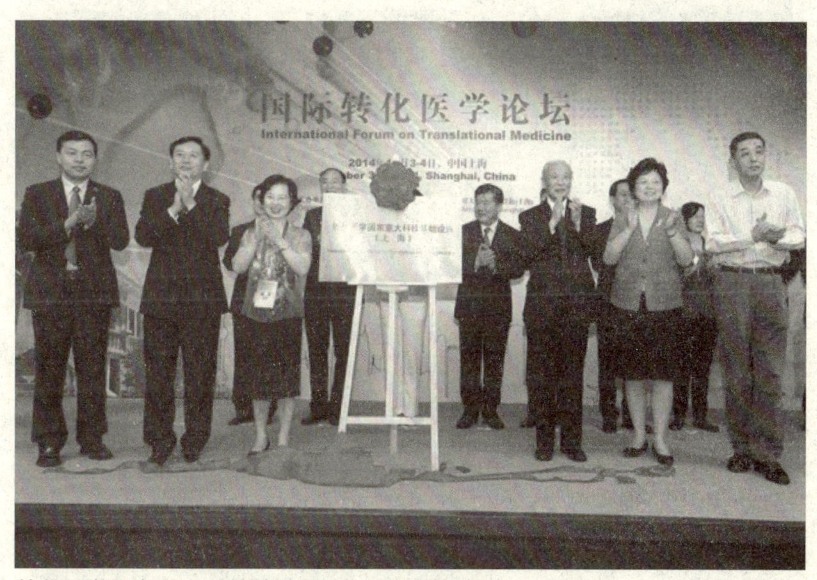

转化医学国家重大科技基础设施（上海）揭牌仪式

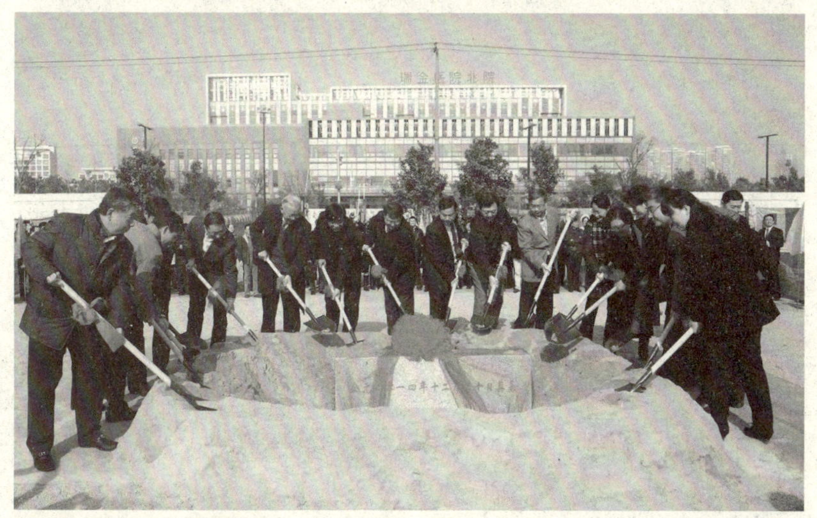
肿瘤（质子）中心建筑项目开工

的效率。

（陈　晨）

【朱正纲获中国优秀医院院长奖】 2014年8月，医院院长朱正纲获得由中国医院论坛颁发的“中国优秀医院院长奖”。11月，朱正纲获由《中国医院院长》杂志社、中国医院院长网共同主办的“华仁杯”最具领导力中国医院院长“卓越贡献奖”。

（陈　晨）

【方琼获“上海十大杰出青年”称号】 2014年12月　乳腺疾病诊治中心护士长方琼获“十大杰出青年”称号，这是医院历史上第4位获得该项荣誉的优秀青年。方琼关注患者需求，不断创新护理理念和模式，致力于提升护理内涵质量。方琼在国内首创“全程管理”模式和“一站式”服务；开设“乳腺癌患者资源中心”，为患者建立超越国家标准的健康档案，率先作出“一个电话，随时解答”的服务承诺。创立“瑞俪沙龙”乳腺癌患者康复俱乐部，参与管理“瑞金-哈根达斯乳腺癌救助基金”。

（陈　晨）

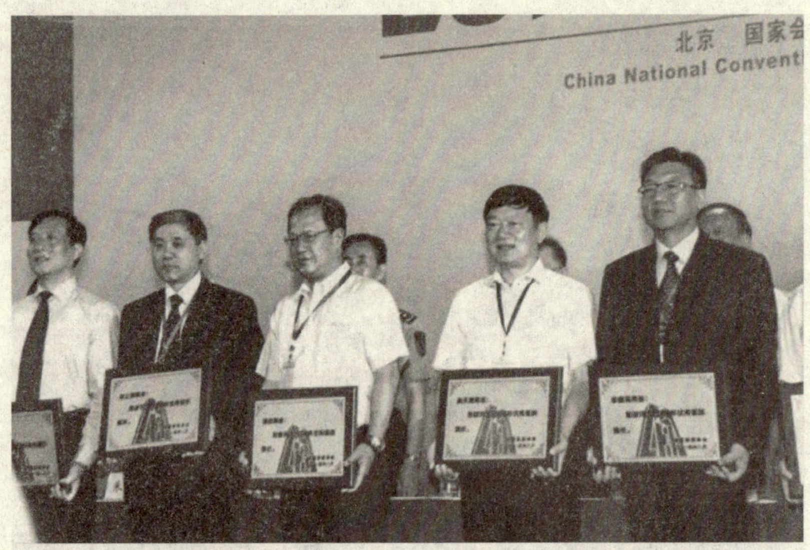

中国优秀医院院长奖颁奖仪式

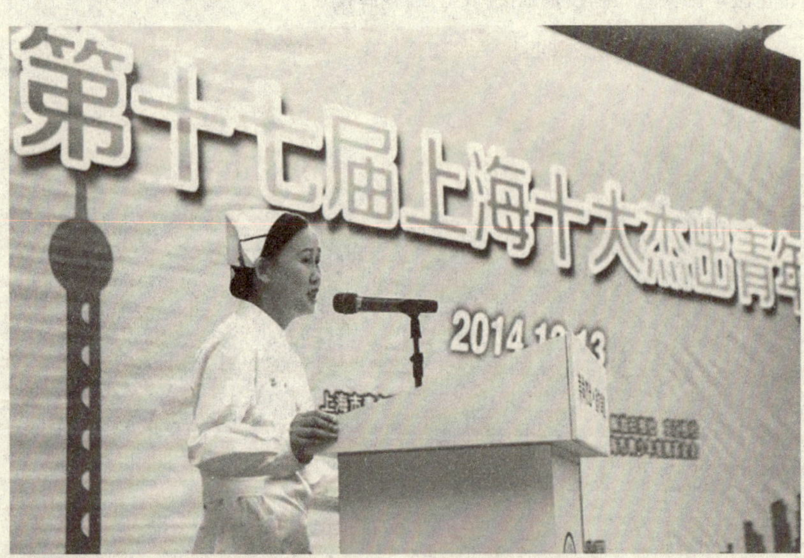

方琼获“上海十大杰出青年”称号

瑞金医院北院

【概况】 2014年，瑞金医院北院全院职工总数650人，其中在编医生158人，高级职称33人；在编护士315人。

医院门急诊67万余人次，同比增长62.77%，其中门诊量61.60万人次，同比增长55.66%；急诊量6.01万人次，同比增长55.66%；出院人数1.40万人次，同比增长66.14%；住院手术0.79万人次，同比增长76.88%；平均住院天数8.18天，同比下降5.43%。

实行理事会领导下的院长负责制，实行医药分开，药品零加成的医院运营补偿机制，推进总会计师委派和新的绩效分配方案等体制机制改革举措。倡导一次候诊、运用自助服务体系来全面开展“先诊疗、后结算”的一站式服务；开展全门诊预约诊疗，专家门诊预约率61%；运用虚拟化床位的管理模式，缩短住院天数。

继续实行全面预算管理，制定2014年财务相关计划指标，并通过信息化管理手段及时评价和反馈预算各项指标的执行情况，落实成本控制目标，加强业务工作效率的考核力度。

开展区域医疗联动，成立嘉定区糖尿病诊治中心和影像疑难会诊中心等；与嘉定区中心血站合作，在北院率先设立“献血屋”，与马陆、南翔、安亭和菊园4个街镇社区卫生中心共建，加强与基层医疗机构合作。

注重护理业务培训，推进优质护理服务，提升护理队伍素质，创新护理管理模式，借助电子信息化手段，提高临床护理管理成效，提升护理服务质量。

开展职前、职后教育，创建北院教学品牌。通过交大医学院临床教学实习评估，与上海医药高等专科学校签约正式成为其教学基地。外科基地、内科基地、儿科基地、急诊科基地、神经内科基地、麻醉科基地、医学检验基地、医学影像基地和病理科基地等9个基地通过上海市卫计委组织的专家评审。北院教学基地（Ⅰ期）、中心实验室建设完工并投入试运行。

2014年获各类科研立项项目共计21项(同比增长350%)，获总经费248万元(同比增长245%)，获国家自然科学基金4项(面上项目2项，青年项目2项)。获嘉定区科技成果二等奖1项，嘉定区科技领军人才1项，共发表SCI收录论文35篇，其中标注北院3篇；发表核心期刊论文53篇，其中标注北院26篇。

北院在人员配合、后勤保障等各方面继续配合做好瑞金医院肿瘤(质子)中心建设准备和二期工程立项推进工作。

2014年，瑞金北院党委践行群众路线教育实践活动，贯彻落实中央"八项规定"。完成医院党委、纪委、工会、团委的组建，开展总结评议，召开群众路线"回头看"专题组织生活会，加强服务型党组织建设，召开"十三五"规划讨论务虚会，建立党委委员联系党支部制度，推进健全党内民主，实行党务公开。强化作风建设，坚持反腐倡廉，完善行风监督机制，加强思想道德教育；建立健全"廉洁风险防控系统"，共整理核心制度59项，其中系统上线7项、制度发文30项；完善员工《医德档案》管理，逐步建立重在标本兼治的行风建设工作思路和有效工作格局。开展党的主题教育，传承瑞金品牌文化，优化医院内涵建设。秉承"以患者为中心"的服务理念，围绕市卫生系统"关爱患者，从细节入手"的文明服务主题活动，开展市卫生系统"阅读人文书籍，提升人文关怀，共创和谐医院"主题系列活动。参与各级各类文体活动，获上海市医务工会羽毛球比赛(丙组)团体第三名；嘉定区市民体育大联赛广播操比赛优胜奖、游泳比赛团体第三名以及游泳、短绳项目个人第一名等。

北院与瑞金在"一体化"建设和"捆绑式"发展的基础上，在深化医疗、教学、科研、学科建设、人才培养与医院管理等形成全面对接，并结合实际情况，进行错位式发展，打造上海西北区域综合医疗中心，构建以"大瑞金"为核心的三级医疗网络体系。

附属瑞金医院北院党政领导名单：

院　长	朱正纲(兼)
党委书记	杨伟国(兼)
常务副院长	赵　任
党委常务副书记	袁　青
党委副书记	朱　铭(兼纪委书记)
副院长	陈海涛 张欣欣
总会计师	耿　洪

(秦　岚)

【中共瑞金医院北院委员会成立】 2月8日，上海交通大学医学院附属瑞金医院北院党员大会召开，会议选举产生首届瑞金医院北院党委委员、纪委委员班子。在院党委领导下，北院工会、团委分别于6月、10月选举成立。

(秦　岚)

【开展各类疑难手术】 瑞金医院北院落户嘉定以来，逐步开展各类国内领先疑难手术：普外科教授赵任带领团队开展单孔腹腔镜结直肠癌根治手术，并将3D技术应

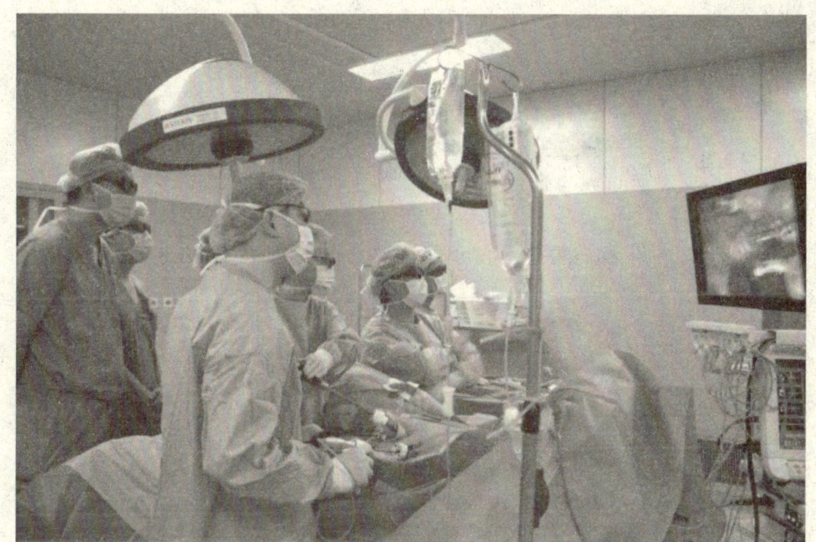
开展3D单孔腹腔镜结直肠癌根治手术

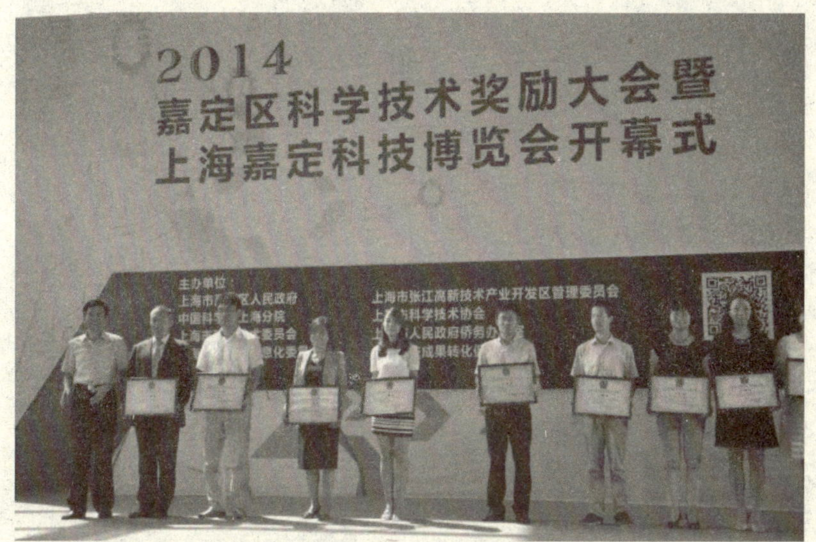

2014年度嘉定区科技奖励大会颁奖仪式

用于手术之中；泌尿外科主任徐达带领团队运用腹腔镜技术成熟开展微创泌尿疾病手术等，为当地居民带来便利优质的医疗服务。

（秦　岚）

【成立上海医高专教学基地】 5月6日，上海交通大学医学院党委副书记、上海医药高等专科学校党委书记唐国瑶、校长唐红梅等一行实地调研考察瑞金医院北院。就合作培养临床专业人才进行签约，并为上海医药高等专科学校教学基地进行揭牌。

（秦　岚）

【首次获嘉定区科技类奖励】 8月21日，嘉定区召开2014年度科技奖励大会，瑞金医院北院普外科主任赵任获嘉定区科技领军人才奖，呼吸内科主任万欢英教授领衔的《慢性阻塞性肺病综合防治体系的建立及预警模型的开发》项目获区科学技术进步二等奖。

（秦　岚）

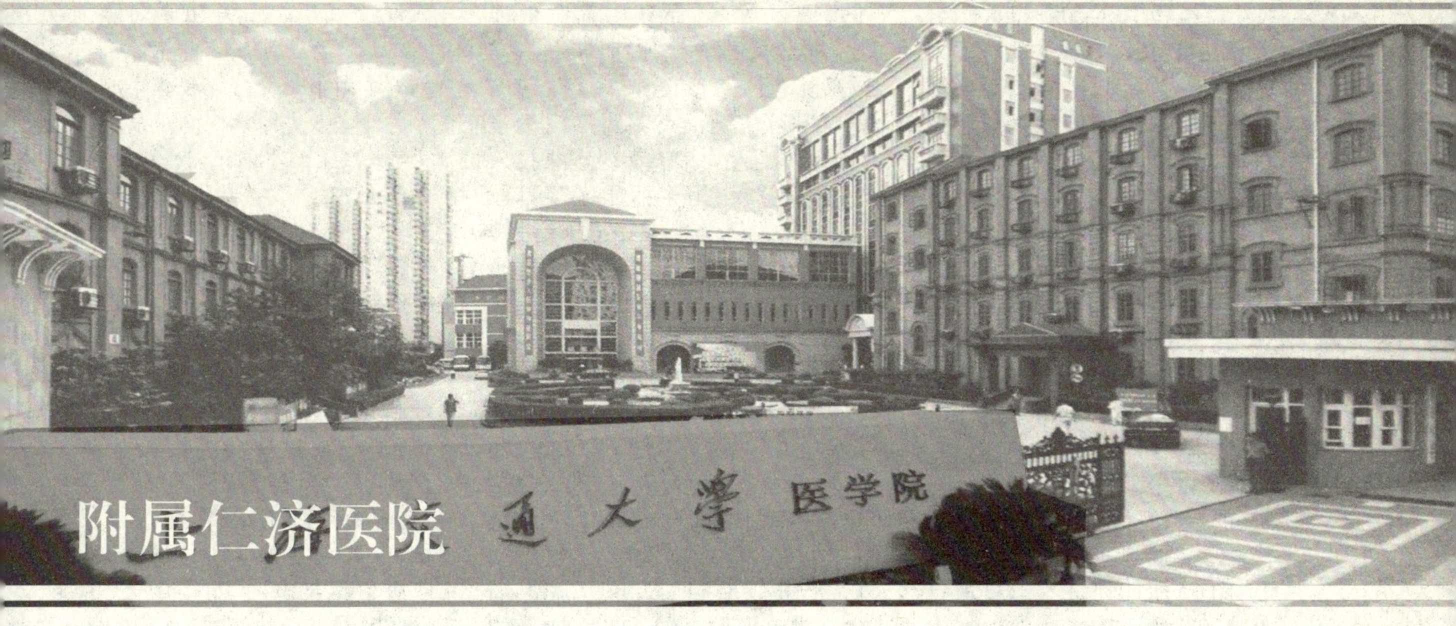

附属仁济医院

【概况】 2014年,完成门急诊373.85万人次,同比上升9.31%;出院9.82万人次,同比上升16.0%;住院病人手术8.31万人次,同比上升30.04%;微创手术16 568例,同比上升28.78%;平均住院日7.26天,较2013年下降0.64天;全年总收入32.81亿元,同比上升11.94%,其中医疗收入30.71亿元,同比上升12.47%。

西院完成门诊改造,南院完善科室配置,显现社会效益,北院提升医疗"量质",学科建设获突破。

巩固内涵建设,保障医疗安全。研究制定11项临床科室绩效考核与分配方案,完善和调整绩效考核指标,加强重点病种、重点手术、3~4级手术考核,围绕医院中心工作进行有重点的专题分析,细化到单病种的数量、结构和费用。

建立乳腺疾病专科诊治中心、胃癌疾病诊治中心和直肠癌疾病诊治中心三个MDT(Multi Disciplinary Team,多学科诊疗中心),提供方便快捷的高质量诊疗服务。加强国家临床重点专科管理,推进消化科、产科、神经外科、心内科、普外科、泌尿外科等国家临床重点专科建设项目。提高为病患解决疑难杂症和危重疾患的能力。建成日间信息系统,完善日间手术的管理流程。

以"达芬奇"手术机器人配置为契机,加快发展和应用各类微创新技术,颁布《仁济医院"人工智能辅助治疗技术"(达芬奇机器人)暂行管理规定》。获准入开展的科室分别有泌尿外科、胃肠外科、妇科、胸外科、胆胰外科、肝脏外科。2014年,全院共开展达芬奇手术64台次。

完成上海市"两会"、"市委全会"、"市长咨询会议"、亚信峰会医疗保障任务;落实与新疆喀什二院和石嘴山第一人民医院的对口医疗援助,持续开展援滇等支援工作。成立仁济医院人体器官获取组织,规范人体器官捐献工作。加强干部保健工作管理。

坚持优质护理服务,强化专科护理人才培养,提高护理服务质量;鼓励护理人员海内外培训,提升护理科研创新能力。

推进教育国际化,提升学生综合素质。申报"上海交大与加拿大渥太华大学合作举办医学本科英文班项目",成立"上海—渥太华联合医学院",将引进北美课程体系,运用渥太华大学医学院先进的模块教学和网上课程平台系统。临床医学院开展第一批临床教师遴选工作,与渥太华大学医学院临床模拟实训中心合作,探讨和规划临床模拟实训中心的建立。

以"国家级临床技能综合培训中心"建设为契机,针对学生的不同学习阶段尝试各类技能教学形式和方法。申报国家级住院医师规范化培训基地22个,接待来自多个省市的住院医师规培师资考察团,继续传授推广"仁济模式";开展专科医师规培项目。

获各类科研项目313项,经费合计10 818.46万元;纵向科研项目242项,经费9 658万元。其中国家级项目7 654万元,占70.75%,省部级项目经费989万元，占9.14%；新增国家自然基金项目90项，经费5 699万元，同比增长13.35%，首获创新研究群体，经费达1 200万元。2014年获包括教育部科技进步奖一等奖、上海市科技进步一等奖、华夏医学科技一等奖、上海市医学科技一等奖等各类科技成果奖13项。被SCIE收录论文共313篇，同比增长20%，其中全文279篇；表现不俗论文121篇，同比增长98%，列全国医疗机构15位，表现不俗论文占全文比例43.37%。申请专利23项，其中发明专利19项，获专利授权17项，其中发明专利12项。完成2个上海市公共卫生三年行动计划重点学科项目终期评估验收。持续推进上海市一流学科和“085工程”建设，筹划上海市高原高峰学科建设计划。建成和启用包括新中心实验室、海洋药物实验室等一批重要科研实验基地，完善运行管理模式和考核激励机制。

获包括教育部“长江学者特聘教授”等各级人才项目。修订“医院公派出国访学计划”实施办法，形成国际化人才培养常态机制。加强专职科研队伍建设，采取灵活聘任方式，吸引海外专职青年PI全职回国开展工作；细化绩效考核制度，奖优罚劣，加强人才流动。

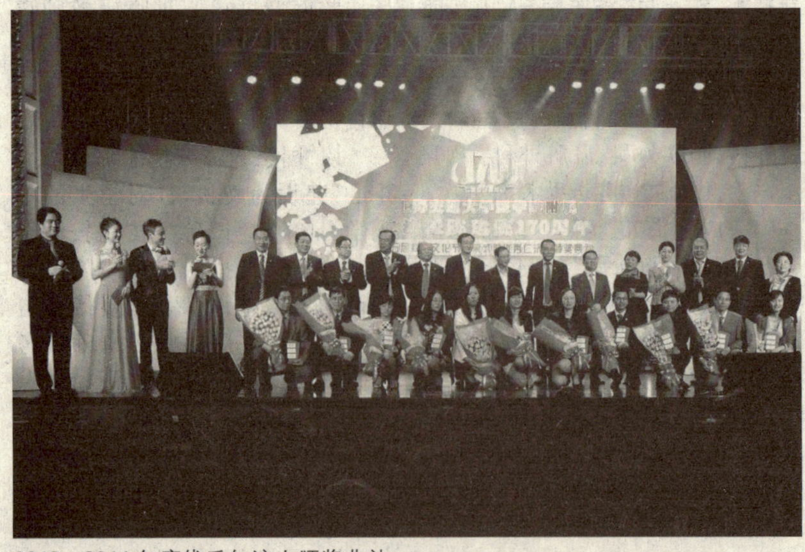

2013—2014年度优秀仁济人颁奖典礼

推进院区改建，提升后勤服务能级。按期完成直线加速器项目，完成东院老门急诊楼1、2期改建工程等项目建设。完工西院门诊楼装饰装修工程，并于年内正式投入使用。完成由由生活园区项目前期工作，入住学生350余人、进修医生120余人。通过技术改造实现节能减排，实现万元能耗同比减少约5.6%，名列全市第4名。

完成西院门诊药房改造，实现自动发药机与HIS无缝连接后自动发药；手机APP挂号预约和检查报告查询投入使用；科研管理系统的报销平台上线使用，并与科室、财务直接联通；完成“三重一大”、“因公出国”等办事流程的线上应用推广；“日间管理系统”软件升级，完成日间住院预约功能的应用；门诊电子病历上线试点使用。

通过“国家信息安全等级保护（医院重要核心系统）（三级）”评测并在本市医院中获最好成绩。

附属仁济医院党政领导名单：

院　　长　　李卫平
党委书记　　蔡秉良
副 院 长　　孔宪明
　　　　　　黄翼然
　　　　　　王　育
　　　　　　狄　文
　　　　　　闻大翔
　　　　　　虞　涛
　　　　　　陈子江
党委副书记　　程华丰
　　　　　　马延斌
（兼纪委书记，11月免）
总会计师　　周海平

（周　密）

【开展建院170周年系列宣传庆祝活动】 10月17日，“仁济医院建院170周年暨仁济慈善基金成立大会”在上海音乐厅举行。中央政治局委员、上海市委书记韩正，全国人大常委会副委员长陈竺，全国人大常委会副委员长严隽琪，上海市委副书记、上海市市长杨雄，市人大常委会主任殷一璀，市政协主席吴志明，市委常委、浦东新区区委书记沈晓明，上海市第十三届人大常委会副主任胡炜以及全国政协科教文卫体委员会副主任、上海交通大学原党委书记马德秀等领导均来信来电表示祝贺。医院主办“科技创新与转化医学研究论坛”；与美国天普大学共同主办“21世纪医学高峰论坛”；与上海市医院协会共同主办“临床医学教育与医师培养论坛”等170周年院庆系列学术活动。医院通过《仁济医院报》、《交大报》、《医学论坛报》《健康时报》等报纸专刊和特刊，《新民周刊》、交大医学院《医源》、《大众医学》等杂志的特辑，全方位多渠道进行建院170周年院庆系列宣传，制作完成《百年仁济，再铸辉煌》、沙画版《仁济故事》、《仁济印记》等一系列院庆专题片。摄制大型纪录片《守护生命》，并在纪实频道播出。编撰《仁济人名录》一书。以医院学科建设、医疗技术、教学培养、医疗服务等方面的发展大事为宣传重点，通过上海电视台（50余次）、上海广播电台（40余次）、报纸杂志（300余篇）、网络等外媒宣传渠道大力宣传。同时，打造官方网站及官方微信（近200次）等自媒体平台。举办第五届科技文化节系列活动，从仁心积淀、济世情怀、科技引领与文化采撷四大板块开展一系列丰富的活动；评选第二届“优秀仁济人”，表彰优秀的一线员工。

（周　密）

【实践现代医疗服务模式】 仁济西院自2013年12月起历经10个月，高效完成门诊楼装饰装修工程，于2014年10月10日重新启用。新门诊大楼布局流程和人员配置得到显著改善，标识指引更加清晰，便民服务中心功能更趋完备，服务项目和范围逐步扩大，影像医技部门相对集中，并实现集中候诊，大规模使用排队叫号系统，使之拓展到门诊、医技检查、检验等各个领域，大大提升了服务能力与质量，为广大患者带来更为便利且温馨的就医体验。2014年西院全年业务总量完成5.58亿（不含生殖医学科和体检），占全院18.17%，同比增长15%，超额完成目标；年门诊人次79.1万，在门诊大楼装修的情况下基本与2013年持平；出院人次2.2万，年手术和操作人次1.41万，同比增长25.2%；平均住院天数由2013年7.82天下降到7.25天，同比下降了7.3%。推动开展亚专业、临床重点专科、变态反应科的建设；重新布局影像医学科；加快风湿免疫科的建设；实施日间手术流程电子化，增加日间病房利用率；裙楼建设完成后，开展基于日间病房基础上的日间化疗模式；落实“双控双降”政策。

（石蔚人）

【培育新兴优势学科】 西院学科布局亚专业化趋势推进，与母院学科实现错位发展，头颈外科2014年手术量近3000例，业务量稳定；住院均次费用、平均住院天数均在申康全市质量排名中名列前茅；妇科肿瘤科业务增长明显，恶性肿瘤、腹腔镜手术率90%以上；2014年共举办2次全国性学术活动、3次区域性手术观摩会，扩大医院及学科影响。

（石蔚人）

【提升北院区医疗量质及学科建设】 北院区年门诊量达19.19万人次，同比增长27.38%；病房收治患者3776人次，同比增长67.38%；ART（Assisted Reproduction Technique，人类辅助生殖技术）周期数大幅度增长。业务收入创下1.82亿的成绩，同比增长50.25%，占全院比5.93%。IVF（In Vitro Fertilisation，体外受精）、FET（Frozen Embryo Transfer，冷冻胚胎移植）等主要辅助生殖技术临床妊娠率稳步上升，持续稳居全市第一。人类精子库捐精体检人数达4634人，库存精子份数逐年递增。诊疗项目已涵盖了所有不孕不育诊疗技术。宫腔镜诊疗特色明显，完成宫腔镜手术7477例。特需门诊VIP服务和腹腔镜手术正式开展。获批开展胚胎植入前遗传学诊断，共实施PGD（Preimplantation Genetic Diagnosis，胚胎种植前基因诊断）周期80例。获国家级和省部级科研课题12项、国家重大科学研究计划1项、省部级科研项目6项，获科研经费867万元，在研经费6044万元。成为上海市唯一的一家ART培训基地。

（周　密）

【举行“弘扬仁术济世精神”大型座谈会】 12月29日，由解放日报社和仁济医院共同主办的“弘扬仁术济世精神”大型座谈会在仁济医院举行。上海市卫计委党委副书记邬惊雷，原解放日报社总编、原人民日报社副总编周瑞金，解放日报社总编辑陈颂清，人民日报社上海分社副社长李泓冰，新民晚报评论部主任李天扬，解放日报社科教部主任王仁维，今日出版社社长沈惠民，第九人民医院党委书记沈国芳，瑞金医院党委副书记俞郁萍，新华医院党委副书记张浩，儿童医院党委书记丁俭等领导和嘉宾出席，并与仁济医院医护人员和病人及家属代表等共60余人共同进行了讨论。

（周　密）

【房静远团队获批国家自然科学基金项目】 由仁济医院消化学科教授房静远领衔的研究团队获批国家自然科学基金（NSFC）“创新研究群体”项目。房静远领衔的《肠稳态影响慢性重大肠肝疾病的发生与预防》项目是2014年上海唯一入选的团队，也是我国消化内科疾病研究领域唯一获此殊荣的研究团队。整个项目将为期6年，研究经费达1200万元。

（周　密）

【仁济医院获全国文明单位称号】 仁济医院始终重视精神文明建设工作，并将创建全国文明单位列为医院“十二五”期间的重点工作。医院在日常工作中传承与弘扬“仁术济世”的医学精神，全面提升服务质量，构建和谐的医院文化，

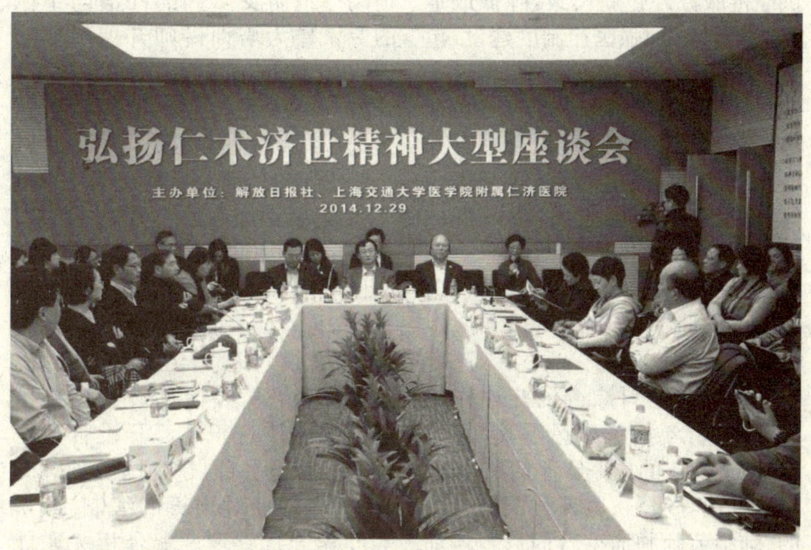

“弘扬仁术济世精神”大型座谈会

2014年，仁济医院获“全国文明单位”称号。

（周 密）

仁济医院南院

【概况】 截至2014年底，上海交大医学院附属仁济医院南院（下称“仁济医院南院”）开放临床科室36个，专病门诊29个，整合门诊2个，专家门诊78个；开设病区10个（包含综合内科、综合外科、妇产科、儿科），开放床位397张（包含重症监护室床位8张），开放手术室8间，开放血液透析26台、高压氧舱20座、日间病房（床位10张）等。

2014年门急诊59.29万人次，出院1.54万人次，手术7 262人次，平均住院天数7.53天，门急诊均次费用296.77元，住院均次费用1.32万元，药占比41.8%。

开展公立医院改革试点工作。实行理事会领导下的院长负责制，召开理事会议1次，讨论通过2014年度全面预算方案及南院领导班子成员调整方案；实行总会计师委派制度，总会计师参与医院各类重大事项讨论及决策，全面施行全额预算管理；落实执行药品零差率，减少药品收入914万元；联手上药控股和国药控股，探索和引入药品供应链服务外包新模式，降低成本370余万元，加强医疗制度建设，包括各类医疗质量核心制度、患者安全目标管理制度等100余项，实现与母体医院医疗同质化管理。开展急救处理、中暑救治和合理用药等各类技术培训14次，举行群体性伤员抢救等各类大型医疗应急演练2次，参与人次数150余人，通过业务培训提升医疗质量和应急能力，保障医疗安全。

推广多学科综合治疗协作组服务模式，年内推出风湿病科、骨科共同参与的“风湿骨痛整合门诊”，推出呼吸科、胸外科共同参与的“肺结节肺肿瘤整合门诊”，增加一次确诊率，提高门诊质量和服务能级。

逐步建立专科护理门诊，培养包括ICU和DSA专业护士在内的各类专业专科护士19人。

母体医院重点学科及重点专科全部落户南院，如消化科、妇产科、心内科、风湿病科、神经外科等。通过整合医疗资源、优化学科布局，逐步形成与母体医院适度错位发展的格局。南院风湿科以风湿免疫性关节病为主（母体医院以红斑狼疮为主）；南院儿科以呼吸道疾病、过敏性为主（母体医院以小儿免疫疾病为主）；南院血管外科以糖尿病、血透通路治疗为主（母体医院以大血管常见病为主）。

鼓励中青年学科带头人和临床骨干出国访问交流，建立并保持良好的国际人脉关系，持续开展学术合作、人才培养等对外交流合作，提高学科的整体水平。开设管理培训课程项目，提升医院中层干部理论结合实际的能力，全面提升医院医疗管理水平和服务水平。

与闵行公安分局等机构建立定期联席会议机制，明确各类治安事件的应急处置流程，切实保障医务人员人身安全。投入120余万元完善医院技防设施，加强医院内部安全防范工作。

5月成立南院志愿消防队，邀请闵行消防支队和浦江消防中队的专家作为培训讲师开展定期培训，获上海市消防局颁发的卫生系统唯一一家多种形式消防队伍执勤岗位练兵先进单位称号。

借鉴母体医院后勤智能化管理平台模式，做好各类能源实时监控。全年单位面积能耗为166.1元/m^2，同比下降2.58%。争取区级财政资金180万元对屋顶绿化进行改建，自行投入近20万元，完成对门诊部、急诊部、住院部等进出口区域的绿化改建工作。开设智慧医院财务管理平台，建立医院预算管理体系，重点对预算的编制、分析等过程进行管理。配合相关职能部门拆分预算目标，及时跟踪预算的执行率，适时进行预算的调整。尝试行政预算二维管理，提高编制预算的科学性、准确性。提高全体职工的成本意识，剖析各科室成本状况，明晰盈亏的项目，找到成本控制点和控制方向。结合国家颁布的临床路径，年内共完成1 047个诊疗项目的成本核算，尝试5个典型病种的成本核算。持续打造“仁济关爱日”品牌活动，在医务处、护理部的协助下，结合各类“世界日”活动，下社区、学校、村镇等进行健康教育及各类咨询活动，全年共12次，涉及16个临床科室，服务百姓近万人次。建立志愿者服务体系，全年招募志愿者50余人，服务累计553小时，组织特色服务活动2次。

附属仁济医院南院党政领导名单：

院　　长	李卫平（兼）
党委书记	蔡秉良（兼）
常务副院长	狄　文（11月免）
常务副书记	程华丰（兼纪委书记）
副 院 长	沈　洁
	贾建德（6月免）
	陈尉华（6月任）
总会计师	周海平

（李 军）

【优化南院学科布局】 医院继续完善优化学科布局，与母体医院适度错位，建立风湿免疫性关节病为主的风湿科、呼吸道疾病、过敏性为主的儿科、糖尿病、血透通路治疗为主的血管外科。申报各级课题15项目，院内科研启动基金27项；通过上海交通大学医学院教学基地调研评估和住院医师规培基地教学点评估。启动学科人才专项预算300万元。

（李 军）

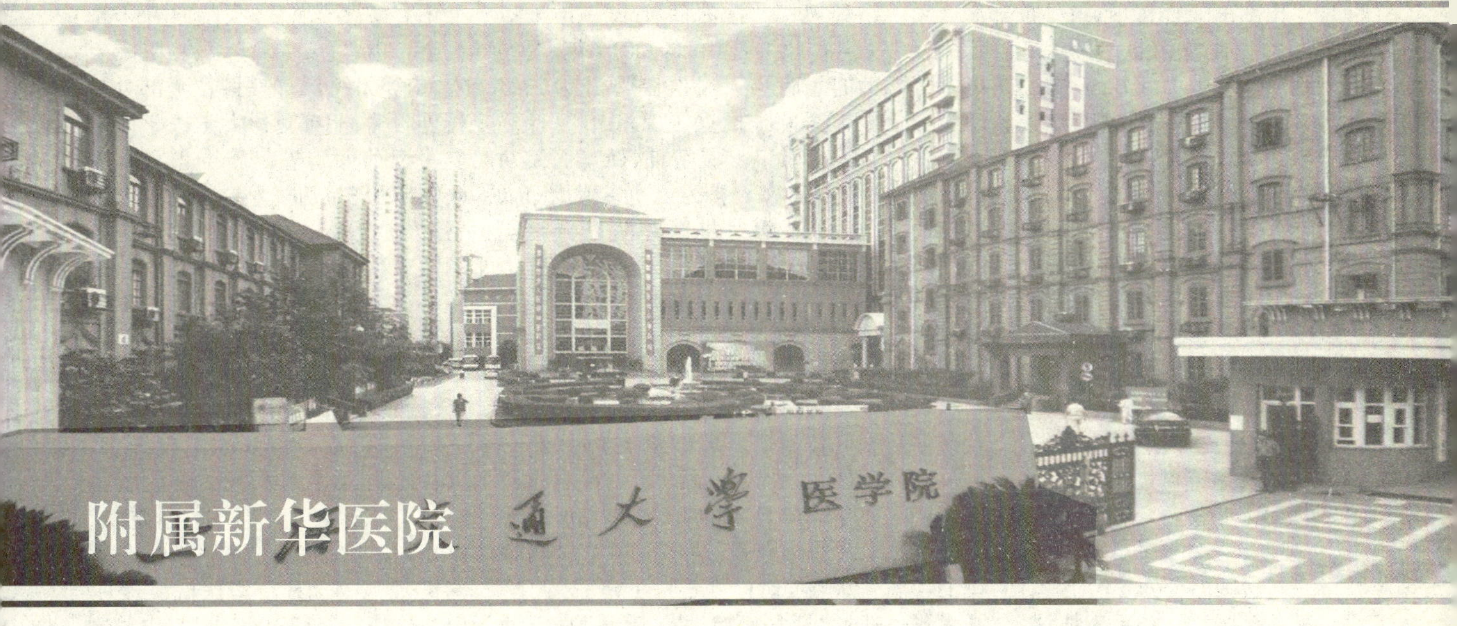

附属新华医院

【概况】 2014年,全院职工人数3 490人,其中在编医生932人,高级职称375人;在编护士1 665人,高级职称8人。

医院门急诊达413.48万人次,同比增加6.54%。,出院达9.75万人次,同比增长7.96%,手术7.42人次万,同比增长10.15%,平均住院天数为7.53天,同比下降2.71%。

制定《卫生专业技术人员医疗安全积分管理办法》与《突发公共事件应急预案》;将围手术期管理作为重点,多措并举,手术三方安全核查率由47%上升至96%;全年组织医疗事件讨论19场93起,对医疗过程进行评定、考核、落实奖惩制度,汇总全院医疗安全情况于每月《医疗质量简报》公示,促进医疗质量持续改进。全面推广电子病历应用,重点梳理知情告知书,做好病史书写培训,提高病案质量;临床路径实施获进展,已有30个科室51个病种,入径率约65%,入径病例完成率至90%以上,其中实施信息化临床路径的科室增加到14个,病种数增加到20个,每月入径数同比增长4倍。严格落实抗菌药物分级管理制度,通过信息化手段加强术前预防使用抗菌素管理,动态维护临床应用授权,促进抗菌药物合理使用。执行护理行业标准,利用进驻式质量检查、质控专家包干督查等方式,对护理质量进行监控。开展品管圈活动,有效解决部分护理质量问题。重视关键部门和环节的安全管理长效机制,围绕安全用药、规范输血、安全监控等核心质量,制定并落实重点部门、重点环节和重点患者的工作流程、应急预案和防范措施。

以改善患者体验为导向,不断改善医疗服务。移动医疗服务平台"新华E院"项目6月起正式上线,4.5万人次通过手机体验医疗服务。开设全市首条24小时医院咨询热线,全年无休为患者提供话务、门诊信息咨询、医疗健康咨询、门诊预约、报告查询、交通咨询、宣教、电话回访、意见建议受理等多项便民服务,日均接听量1 500余个。实现全方位分时段预约诊疗服务,预约比例持续上升,位居全市前列。医院结合杨浦区"双创"工作,创新精神文明考核工作,推行科室优化服务特色项目,发挥医务社工和社会志愿者的作用,2014年万人问卷调查新华医院综合满意度为95.34%。

上海市耳鼻疾病转化医学重点实验室获准立项建设,成为新华医院第三个省部级重点实验室。环境与儿童健康教育部重点实验室建设项目通过验收并挂牌。上海市耳鼻咽喉科临床质量控制中心、上海市结直肠肿瘤研究中心挂牌成立。10个专科跻身"国家临床重点专科"行列。

队伍建设。获国务院政府特殊津贴1项,国家百千万人才工程1项,上海市优秀学术带头人2项,上海市领军人才1项,启明星计划1项,上海市青年科技英才扬帆计划2项,此外,入选校局级各级各类人才项目28人。医院设立拔尖人才培育基金,首批5人入选。修订《境外人才培养计划》,共29人入选。

2014年获纵向科研项目167项,其中国家级项目59项。首获国家自然科学基金重大项目和科技部国际合作项目；科技部863项目立项；国家自然科学基金项目56项。获上海市科学技术进步一等奖1项、教育部高等学校科学研究优秀成果奖推广类（二等奖）1项、华夏医学科技奖三等奖1项、上海医学科技奖三等奖1项、上海市药学科技三等奖和上海市护理科技奖1项。全院被SCIE收录论文共274篇，其中表现不俗论文105篇，在全国医院中排名第22位。依托上海市专利示范单位建设项目，医院知识产权现状报告初步完成，获国内外专利共计25项。

世界癌症研究与治疗顶尖医院——法国居里研究所到院访问。与法国巴黎公立医院集团（AP-HP）签署国际合作框架协议，与渥太华大学医学院附属东安大略儿童医院签署合作协议。2014年医院因公出国（境）参加国际会议、培训或学术交流162批205人次。

医院获2014年度国家级精品资源共享课、上海市精品课程等各类教学项目及奖项共17项。在院学生共获5项集体奖、151项个人奖。获准成为"国家级住院医师规范化培训医院"，在培住院医师规范化培训人数236名。22个学科获批为市第二批专科医师规范化培训基地。申报国家级继续教育项目31项，国家级继续医学教育儿科学基地项目9项，举办各级继续医学教育项目66项。

医院成立法务部，与知名律师事务所合作，对医院的法律文本、协议合同和法律事件等提供专业意见，参与医患事件，改善医患关系、维护双方合法权益。举办"管理创新—新成长"项目，打破职能部门和临床科室的界限，形成创新团队，为医院发展发现问题、寻找方向，在充分调研的基础上形成策划方案并付诸实施。

开展医疗援助。经过两年对口援建新疆喀什第二人民医院，听力筛查、诊治、语训中心，以及心血管疾病、神经疾病、消化疾病、妇产科疾病和肿瘤等7个诊治中心已初具规模。援滇医疗队三年半以来共派出8批40名，2014年，受援助的龙陵县人民医院晋升为二级甲等医院。根据国家和市卫计委新一轮对口支援精神，新华医院对口支援对象调整为云南省保山市人民医院。第一批医疗队已派往当地。完成崇明分院的创建任务，以新华崇明分院为龙头，建立两个区域医疗中心、诊断中心作为支撑的崇明区域卫生规划"1+2+3"体系。

2014年，医院在国内各级媒体刊发新闻消息类稿件717篇，科普稿件373篇，配合广播电视制作科普专题节目41期。继续开展新华TV、新华春晚、新华大讲堂、"激情新华、感动你我"主题评选活动。通过"新华医院主题活动"官方微信订阅号和新华医院官方微博等新媒体优势，对院内医教研重要新闻、便民信息及时发布。2014年，医院获"全国优秀卫生计生机构"和"上海行风建设先进单位"称号。

附属新华医院党政领导名单：

院　长	徐卫国（8月免）
	孙　锟（8月任）
党委书记	孙　锟（7月免）
	吴　皓（7月任）
副院长	吴　皓（9月免）
	吴晔明
	周　斌
	李劲松
	吴　韬
	程　明（3月任）
	刘颖斌
	张金宁（挂职锻炼）
党委副书记	顾琦静（兼纪委书记，兼副院长，4月任）
	张　浩（挂职锻炼）

（邹丽萍）

【孙锟、吴皓分任院长、院党委书记】 8月20日，医院召开干部大会。市教卫工作党委书记陈克宏、市委组织部宣教科技干部处处长夏明林、上海交通大学医学院党委书记孙大麟等出席会议。院党政领导班子成员、科主任、党支部书记、护士长、党外人士代表、退休老同志代表等参会。会议由孙大麟书记主持。夏明林宣布关于孙锟担任新华医院院长、吴皓担任新华医院党委书记的决定。孙锟，男，1964年出生，中共党员，医学博士，主任医师，教授，博士生导师，国务院特殊津贴专家。历任新华医院超声诊断中心主任、副院长、党委副书记；上海儿童医学中心副院长、党委书记；新华医院党委书记。吴皓，男，1964年出生，中共党员，医学博士，教授，主任医师，博士生导师。历任新华医院耳鼻咽喉头颈外科副主任、主任、党委副书记、工会主席、副院长，援疆期间先后任新疆喀什地区第二人民医院副院长、代理院长（主持工作）、院长。

（邹丽萍）

【市结直肠肿瘤研究中心成立】 7月5日，上海市结直肠肿瘤研究中心在新华医院成立，中心将集中开展结直肠肿瘤相关研究工作，整合临床与基础研究资源，加快各类最新研究成果及关键技术的临床转化应用。

（邹丽萍）

【市耳鼻疾病转化医学重点实验室获批】 9月，上海市耳鼻疾病转化医学重点实验室获批，成为新华医院第三个省部级重点实验室。新华医院耳鼻咽喉-头颈外科近十年来发展迅速，从最初的十几张开放床位，发展到今天近百张床位，一跃成为"卫生部国家临床重点专科"、上海市"重中之重"临床重点学科及卫生部新生儿听力筛查专家组组长单位，同时还是上海交通大学医学院耳科学研究所、上海交通大学医学院耳鼻咽喉科学系、上海市听力障碍诊治中心、上海耳鼻咽喉科临床质量控制中心所在单位，2008年至今在基础研究方面共获得国家级项目 23 项，总研究经费超 4 000 万元。

（邹丽萍）

【环境与儿童健康教育部重点实验室揭牌】 11 月 30 日，在新华医院召开的“国际环境流行病学会亚洲分会 2014 年年会”开幕式上，举行了环境与儿童健康教育部重点实验室揭牌仪式，上海市卫生和计划生育委员会党委书记黄红，上海交通大学科学技术发展研究院常务副院长关新平为重点实验室揭牌。环境与儿童健康重点实验室于 2010 年底由教育部科技司立项作为重点实验室进行建设，并于 2014 年月通过验收。

（邹丽萍）

【《自然-遗传学》发表胆囊癌研究成果】 7 月 6 日，上海交通大学医学院胆道疾病研究所刘颖斌团队在原发性胆囊癌研究领域取得重大突破。国际顶级学术期刊《自然-遗传学》（*Nature Genetics* 影响因子 IF 35.209）在线发表了刘颖斌与复旦大学生物医学研究院刘赟、中科院上海生科院营养所王慧协作完成的最新研究成果——全基因组外显子和靶向测序揭示胆囊癌 ErbB 信号通路高频突变。这是目前全世界首个胆囊癌体细胞突变图谱、胆囊癌驱动基因和关键信号通路筛查研究，该项研究为胆囊癌病人临床早诊断、早治疗、早预测以及个体化医疗提供新靶点和新方案。这是新华医院在基础研究方面的首篇突破性文章。

（邹丽萍）

【医院法务部成立】 11 月 18 日，新华医院成立法务部，与国内大成律师事务所正式举行签约仪式，协议涵盖的法律服务内容除全面综合的日常法律服务，专业律师团队驻扎，还以项目小组形式，为医疗、合同管理、法律文件、信访与医患纠纷、廉政建设、劳动关系、财务税务、知识产权等各项工作提供全方位的法律保障。新华医院成为国内首家成立法务部的医院。

（邹丽萍）

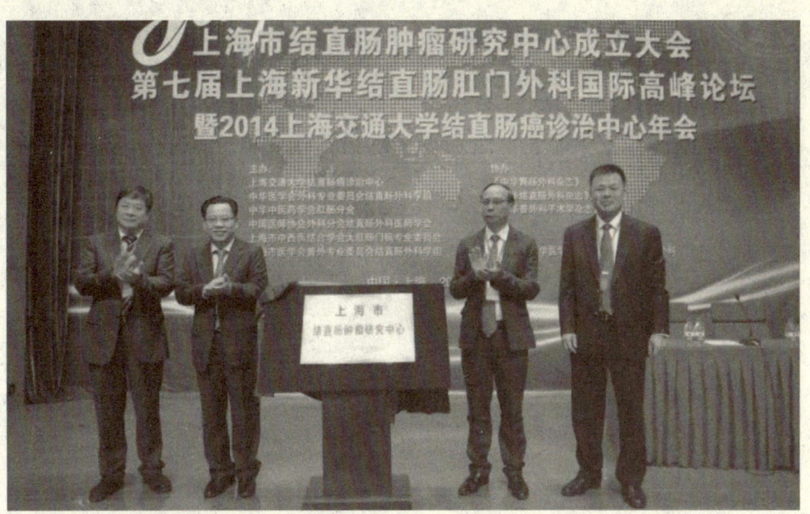

上海市结直肠肿瘤研究中心成立大会

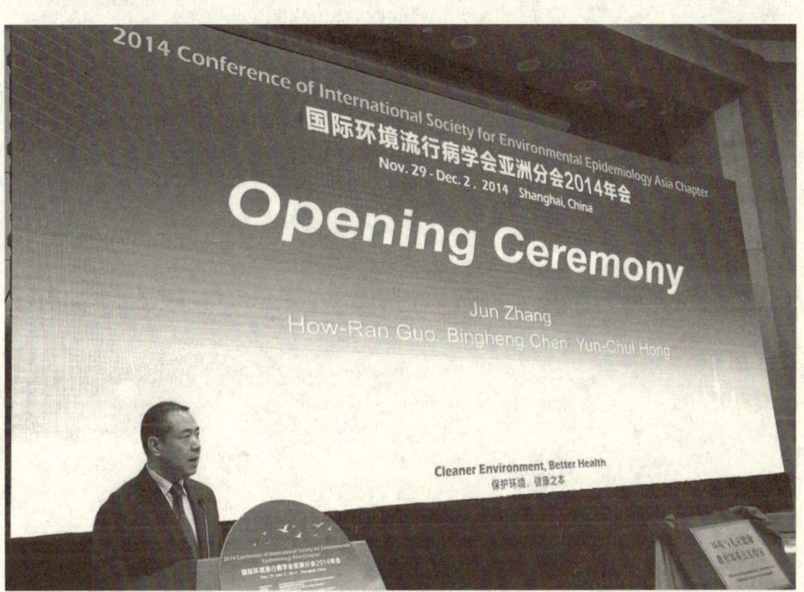

环境与儿童健康教育部重点实验室揭牌仪式

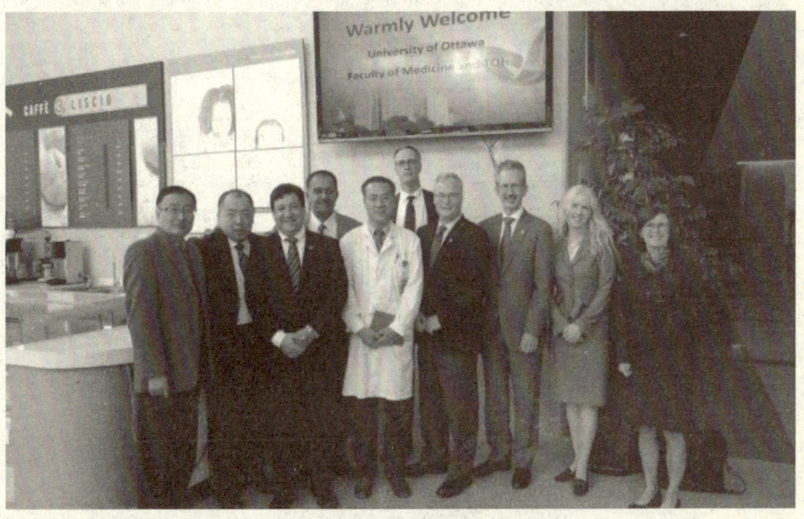

与渥太华大学医学院附属东安大略儿童医院签署合作协议

【与渥太华大学医学院附属东安大略儿童医院签署合作协议】10月28日，新华医院与渥太华大学医学院附属东安大略儿童医院签署合作协议。根据协议内容，双方计划开展国际合作的妇幼登记研究项目(BORN REGISTRY)，同时建立医教研的全方位合作，目标是在未来五年内使产妇—新生儿队列达到100万例，并打造一支国际领先的妇幼临床研究团队。

（邹丽萍）

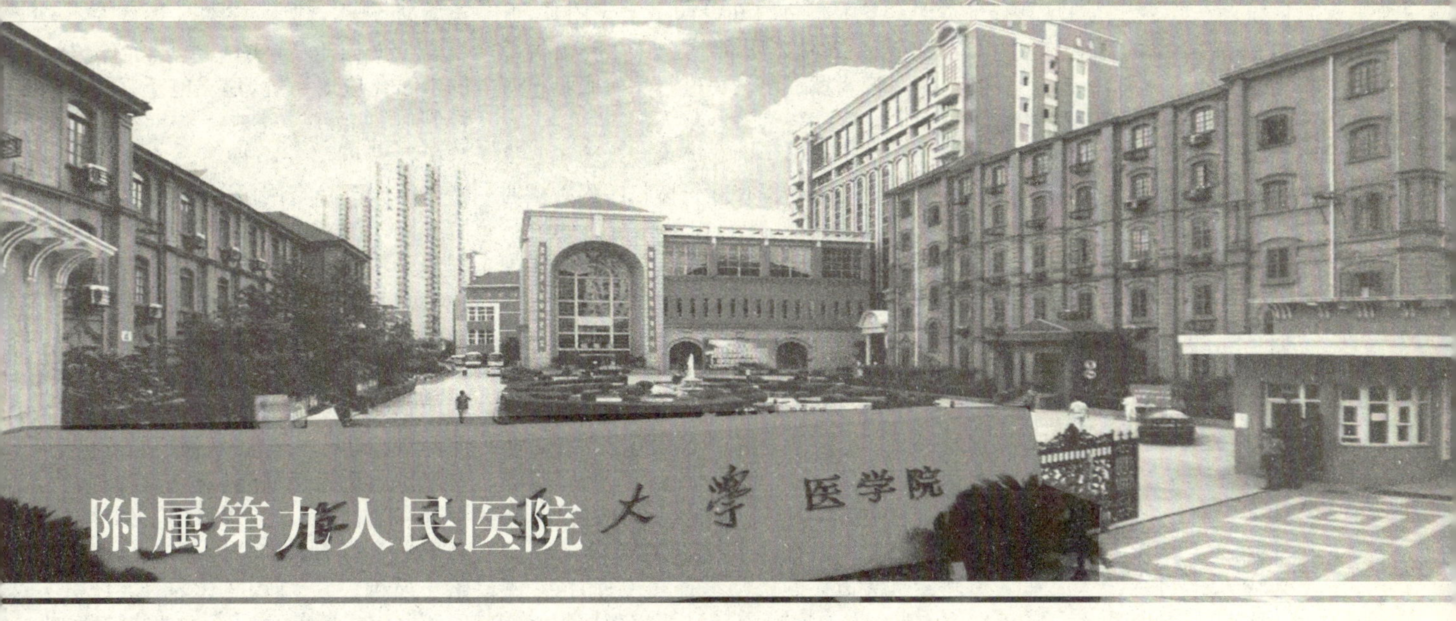

附属第九人民医院

【概况】 2014 年医院职工总数 2 589，卫技人员 2 272 人，其中在编医生 824 人，在编护士 528 人，医院职称比例：正高 142 人，占比 5.5%；副高 213 人，占比 8.2%；中级 573 人，占比 22.1%。

医院门急诊人次数 296.90 万人次，同比增长 10.81%。口腔、整形特色学科门急诊分别达到 95.40 万、20.65 万人次（分别增长 9.70% 和 22.03%）。住院 5.81 万人次，同比增加 4.47%；手术 4.68 万人次，同比增加 3.34%，出院 58 086 人次。平均住院日 7.22 天，同比缩短 0.15 天；床位周转率 57.00 床/次，同比增加 4.45%；床位使用率 110.43%，同比减少 0.05%。

严格执行医保政策，完成医保总额 99.18%，完成总额同比增长 9.41%，其中门诊 1 426 162 人次，同比增加 3.7%；住院 24 347 人次，同比增加6.82%。推进门诊预约诊疗服务，年底门诊平均预约率近 40%，同比增长 12%，月复诊预约率达到 60.97%，同比增长 22.58%。

优化门急诊环境和流程，完善医疗工作。实行“一站式”服务，年平均使用率 50.37%，与 2013 年相比上升 19.92%，月最高使用率 59.49%，扣费金额 6 778 多万元，充值金额 6 787 多万元。有效分流病人，改善患者就医体验。

开展“志愿服务在医院”活动，征集创新性志愿服务项目，探索志愿者服务理论知识的研究，获上海交大医学院人文社科创新研究培训项目 1 项，并发表相关研究论文。志愿者人数 130 余人，志愿服务时数累计 12 774 小时，志愿者累积服务人次已超过 10 万余人次。

提高医疗质量，保障医疗安全。每天上报的重大手术，对高风险手术医务处共同参与术前谈话。对于危重、疑难病人由医务处组织全院大会诊。医务处抽查出院病史和在院病史 4 000 余份。对发现的问题及时发出整改意见书，并跟踪检查。每月对每个门急诊科室按照病人数的百分比进行随机抽查病史。年内抽查处方 20 000 余张。

第三类医疗技术项目“口腔颌面部肿瘤颅颌面联合根治技术”及“颅颌面畸形颅面外科矫治术临床应用能力技术”，获国家卫计委审核通过。第二类医疗技术“先天性心脏病介入诊疗技术的临床应用”、“神经血管介入诊疗技术的临床应用”和“体外冲击波碎石技术的临床应用”获上海市卫生计生委准入。持续推进“临床路径”和“单病种”管理。新增病种 15 个，22 个科室 62 个病种开展临床路径，定期做好上报分析工作，完成例数 5 774 例，入组率 70.68%，完成率 99%。完成第一批单病种例数为 699 例，第二批单病种例数 1179 例。结合临床路径的实施与信息化进程，优先推进临床路径表单与电子医嘱的有机结合，目前已在 4 个科室进行试点。抗菌药物合理使用常态化管理。将抗菌药物合理使用纳入常态化管理，规范特殊类抗菌药物的使用，加强Ⅰ类切口抗菌药物的预防使用。2014 年九院抗菌药物使用率下降到 58.5%，使用强度为 51.2，Ⅰ类切口抗菌药物的预防使用率下降到 35%，Ⅰ类切口抗菌药物的预防使用天数为 1.6 天，病区抗菌药物占比为17.3%，Ⅰ类切口抗菌药物的预防使用合理性为95%。

加强护理队伍和护理学科建设，深化优质护理服务。全院100名护士长及护理骨干参加“基于胜任力特征的护士长岗位培训班”。成立九院护理学术委员会，进行了关于护理岗位管理和护理管理、疼痛管理和专科管理的护理院级基金申报，共有25个课题立项。

新九院建设，促进医院发展，进行新九院领导班子配备，启动两院整合实质性工作。深化内部绩效考核和分配制度改革，建立适合九院院情的分配制度和内部绩效考核方案，使医务人员收入与科室经济收入直接挂钩。实行工资总额预算管理，完成总控5.8%的预算增长目标。

对口支援工作。先后派出3批15人次医务人员执行对口支援任务，支援科室10个。在支持中华口腔医学会“口腔健康促进与口腔医学发展西部行”医疗帮扶活动中，医院派出团队支持继续教育学习班。选派李超伦医师前往喀什市第二人民医院担负医疗卫生援助工作。为云南省大理州祥云县人民医院开辟人才培养绿色通道，免费接收派出进修学习的业务技术骨干：半年以上进修学习5人，中层干部短期轮训15人。援滇专家在当地开展学科建设，新建EICU，推进急诊一体化建设。

推进医联体建设。开展业务骨干培训工作，接受黄浦区中心医院和上海第二人民医院2个学科共3名骨干医师到九院培训，实行导师制，医、教、研全面学习，参与科室管理工作。成立护理工作室专家组，研讨制定工作方案。合理布局黄浦医疗中心，论证与改进门诊科室布局、医疗设备配置、中心供应室和静脉配置中心的建设方案。与医联体内各社区卫生服务中心紧密结合，九院心脏内科、神经内科和急诊科专家到豫园、老西门、半淞园、小东门等社区卫生服务中心每周开设两个半天门诊；开展“九院光明行”活动，九院眼科专家为黄浦区居民进行免费眼科检查和眼病咨询500多人次，为83名黄浦区居民白内障手术减免人工晶体的费用。医疗联合体与区疾控中心共同开展H型相关高血压的流行病调查和防治工作。与老西门和豫园社区卫生服务中心签订全科医师规范化培训的教学基地合作共建协议。筹建医联体心电诊断中心、影像诊断中心、智能自助服务。

开展社会公益活动。2014年九院作为“亚信峰会”医疗保障定点医院之一，组建2组6名队员接受外派任务。参加“唯爱伴我行-上海市住院医师科普知识月月讲”活动。组织医务人员赴安徽凤阳大型义诊活动。医院30余名著名专家参加“第七届觉群公益慈善周——专家义诊”活动，为500多名老年人提供义诊服务。

加强住院医师规范化培训管理。按照上海市卫计委的招录计划，应招录住院医师111名，实际招录126名，完成率113.5%(2013年为95.7%)。其中博士学位29名，占23.0%；硕士学位60名，占47.6%；本科生37名，占29.4%(2013年博硕本比例分别为19.1%、53.6%和27.3%)。本科中“临-住”项目27名(2013年招录“临-住”项目22名)，占招录总数21.4%，占本科学历73.0%。接收安徽医科大学委托培养住院医师3名。经申报和认定，院眼科、放射科、神经内科(联合)、临床病理科(头颈方向联合)、儿童口腔科、口腔黏膜病科、口腔预防科、口腔正畸科、牙周病科、牙体牙髓科、口腔颌面外科、口腔修复科、口腔种植科共13个专科获第二批上海市专科医师规范化培训基地。2014年医院招录专科医师规范化培训人员98名。

信息平台渐趋成熟，建设数字化医院。建立医院大数据中心，建立运营、质控、绩效、科研等平台，加强手术级别、抗生素医嘱级别等各类资质的控制管理。确定主数据管理流程，建设主数据管理系统。全面实现EMR、CPOE和CP的电子化应用系统，建立电子病历控制管理系统。完成无线网络工程改造及网络安全设备与系统改造。迁移医院官网服务器，改版医院官网，建立微信就医导航、预约挂号及支付功能。建立移动电子化满意度测评体系。加强医院廉洁防控节点控制，在医院OA系统中增加功能模块完成干保二期接口的改造运行工作及医保、医联接口的调整。进行医联“银医通”功能改造增加自助服务机器，建立预约提前挂号功能，完成新门急诊大楼的大屏布局方案及部分硬件安装、网络交换机配置、新门急诊叫号系统的调试扩展医院预约服务功能，建立医院所有病员号统一管理及对外开放功能，建立多渠道的宣传及预约服务功能，开展网上挂号、收费确费功能。推行移动护理应用。

开展全院学科评估，加强学科建设。对46个临床学科进行学科评估分析，汇总医学院的客观打分和九院学科发展规划，向医学院上报优势学科、潜力学科和需求学科三类各5个学科。内分泌科获上海交大医学院首批临床潜力学科，获经费80万，连续资助三年；泌尿外科获2014年浦东新区重点学科群组长单位，获经费30万。完成上海市卫计委科教处对九院重中之重临床医学中心A类“修复重建外科”和临床重点学科A类“眼科”的中期评审工作，分别位列第6和第4。在实验室和平台建设方面，完成市科委平台年报的填报工作，完成上海交大医学院附设性科研机构的阶段考评。

获局级以上科研项目140项，科研经费6 021.04万元。其中国家自然科学基金项目59项，3 674万元，中标率28.2%。获多项省部级以上的重大重点项目，包括国家自然科学基金重点项目2项(宋怀东课题组、张志愿课题组)、科技部863项目1项(范先群课题组)、国家卫计委公益性行业基金1项(林晓曦课题组)。各级各类科研项目均按计划完成,34项市科委课题通过验收,26项国家自然科学基金结题。入选上海市“浦江人才”计划3名(刘晓兵、秦安、杨娅),上海市青年课题“扬帆计划”1名(夏伦果)。在科研奖项方面,共获局级以上科技进步奖9项,其中上海市科技进步奖一等奖1项(范先群课题组)、上海市科技进步奖二等奖1项(张如鸿课题组)、教育部奖一等奖1项(范先群课题组)、教育部奖二等奖1项(陈万涛课题组)、上海医学奖一等奖1项(范先群课题组)、上海医学奖二等奖2项(张如鸿课题组、陆颖理课题组)、中华口腔医学奖三等2项(何冬梅课题组、张萍课题组)。发表论文。科技论文产出保持增长势头,表现不俗的论文88篇,在全国医疗机构中排名第19位,国际论文被引用篇数953篇,在全国医疗机构中排名第20位,共发表国际论文334篇,其中,SCIE数据库收录论文获全国医疗机构第14位;Medline数据库收录论文获全国医疗机构第24位。国际专利授权数在全国医疗机构中位居第17位。共申请专利32项,其中发明专利10项,外观设计1项,授权专利13项。

研究生教育。新晋博导3人,硕导14人。新招硕士博士研究生146人。毕业硕士博士131人。7人获上海市优秀毕业生称号,23人获上海交通大学优秀毕业生称号。15名研究生获国家奖学金资助,1名博士获明治生命科学奖,优秀学生干部1人,三好学生11人。新申请继续教育项目36项,项目备案26项。获批准的继续教育项目55项,申请获批准比例98.2%,其中54项为国家级,1项为市级。51个项目顺利举办,4个项目因故取消,获批项目举办比例92.7%。参加学习班4000余人。

深入转化医学研究,探索3D打印临床转化。干细胞与再生医学转化基地中各子项目组开展工作。1个产品取得医疗器械注册证;1个项目进入产品注册申报阶段,6个项目通过医院的伦理审查,开始临床试验;1个标准已经进入上海市地方标准的最后审核阶段,执行与完善后申请成为国家标准。共建“再生医学产品临床应用转化GMP中试车间”通过验收。完善生物样本库的软硬件建设。筹建3D打印技术临床转化研发中心建立分析测试中心,借助导航技术,实现个性化术前规划、常规植入物的个性化植入和个性化植入物的精确安装。

对外交流与合作。主办2014上海国际骨科前沿技术与临床转化学术会议、2014上海优化的辅助生殖技术国际会议、第十三届国际整形美容会议等会议。英国皇家眼科医师学院代表团、比利时鲁汶大学牙医学院代表团和美国马里兰大学口腔医学院等来访,举行英国爱丁堡皇家外科学院全球首家头颈与颌面肿瘤培训中心揭牌仪式,并与台湾阳明大学牙医学院续签了合作备忘录。出国出境166人次,接待来访66批次171人次,接受国外短期进修20人次。

推进院务公开。完善院务公开的途径,加强对执业信息、服务价格、投诉管理机制、就医流程、门诊信息等医疗服务重点环节的公开;通过OA及时公开医院决策和涉及职工利益的改革措施、广泛听取职工意见。继续抓好医院财务管理审计和各类招投标审计,完成离任经济责任审计和财务收支等3项审计任务,审计各类合同报价139份。

加强设备管理采购流程和医用耗材管理招标流程,设备大购置预算160项,已完成157项。按季度分析和上报植入物材料的使用情况。通过该平台,对相关产品的价格进行梳理,对采购价格高于“全市平均采购价”的产品进行协商,九院进价总体下浮了9.01%。

文化强院,推进医院发展。推出“院士墙”、“九院院史陈列馆”、“九院精神”、“院歌”等一批标志性文化品牌。开展三“十佳”评选活动,评选出“十佳”医生、“十佳”护士、“十佳”服务标兵。在全院医务人员中启动以“厚德精医施仁术 爱岗敬业促和谐”为主题的核心价值观教育活动。

口腔病理科获“上海市五一巾帼奖”和上海市巾帼文明岗,《九院报》再次获全国优秀院报刊。中国工程院院士邱蔚六获中国口腔医学教育杰出贡献奖,中国工程院院士戴尅戎获2014年度吴阶平医学奖,张志愿获2014年度何梁何利“科学与技术进步奖”,张成平获第五届全国优秀科技工作者称号,范先群和刘慧林获上海市治安保卫先进个人,九院林晓曦获交通大学“校长奖”和第一届树兰医学青年奖,徐立群等获上海市医务职工科技创新“星光计划”一等奖,王旭东获上海市医务职工科技创新“星光计划”创新之星,陆颖理获第二十六届上海市优秀发明选拔赛优秀发明银奖。

2014年上海交通大学医学院附属第九人民医院党政领导名单:

院　　长	范先群(4月任)
	张志愿(4月免)
党委书记	沈国芳(3月任)
	范先群(3月免)
常务副院长	方　勇(11月任)
副 院 长	周礼明(9月免)
	曹谊林(6月免)
	张玲毅
	田卓平
	吴正一
	马廷斌(11月任)
	刘　艳(挂职锻炼)
党委常务副书记	罗　蒙(兼纪委书记,11月任)

党委副书记　　　沈国芳
（5月免）
蒋秀凤
崔　勇
（5月任；兼纪委书记，5月任、11月免）

（吴正一　戴　星）

【头颈与颌面肿瘤培训中心揭牌】 3月12日，举行英国爱丁堡皇家外科学院全球首家头颈与颌面肿瘤培训中心揭牌仪式。英国爱丁堡皇家外科学院院长 Ian K. Ritchie、香港正畸医师 Peter Chee Keung Chung，中国工程院院士邱蔚六，上海交通大学医学院副院长黄钢等出席揭牌仪式。英国爱丁堡皇家外科学院头颈与颌面肿瘤培训中心是院口腔颌面外科继国际口腔颌面外科专科医师培训基地和亚太培训中心之后，成立的第3个国际培训中心。

（费　斐）

【国际骨科前沿技术与临床转化学术会议举行】 5月17～18日，由中国工程院医药卫生学部、第九人民医院、上海市中国工程院院士咨询与学术活动中心共同主办的"第八届上海国际骨科前沿技术与临床转化学术会议"召开。本次大会主席由中国工程院院士戴尅戎和中华医学会骨科分会主任委员田伟共同担任，交大副校长、医学院院长陈国强、九院党委副书记蒋秀凤、副院长吴正一，以及来自于世界和全国各地约800余名专家学者参加开幕式。会上，大会主席、中国工程院院士戴尅戎，美国国家医科院院士胡流源，交大数字医学教育部王成焘，香港中文大学医学院矫形外科及创伤学系陈启明分别发表题为《3D打印在骨科转化研究的机会与挑战》、《骨科转化研究的现状与未来发展方向》、《云技术在骨科转化研究的机会与挑战》、《再生医学在骨科转化研究的机会与挑战》的主旨演讲。

（费　斐）

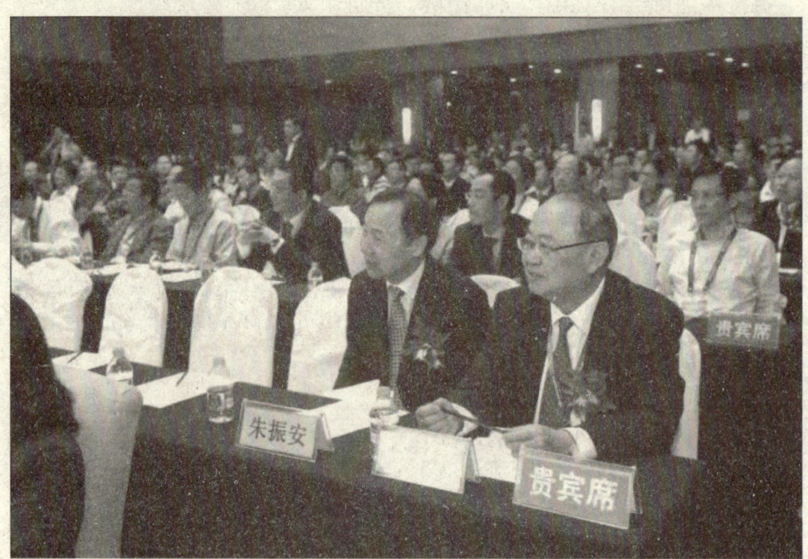

第八届上海国际骨科前沿技术与临床转化学术会议

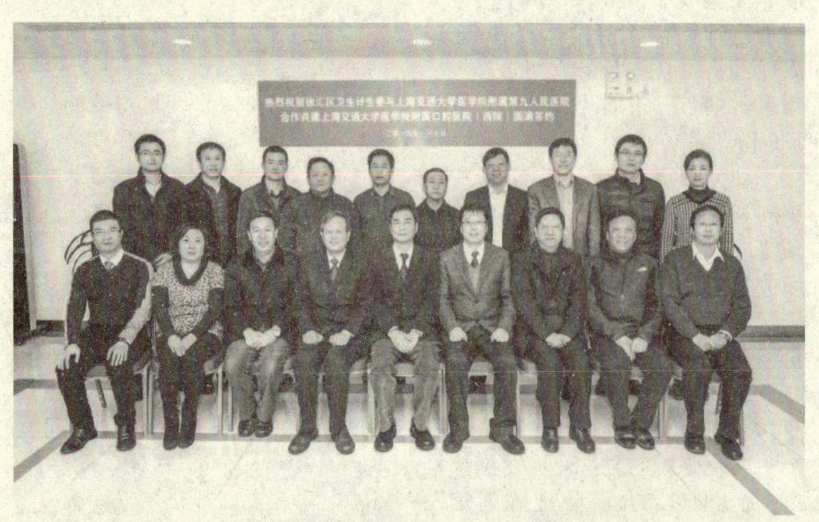
与徐汇区卫生计生委合作共建上海交大医学院附属口腔医院（西院）签约仪式

【与徐汇区共建口腔医院（西院）】 1月10日，九院与徐汇区卫生计生委合作共建上海交大医学院附属口腔医院（西院）签约仪式举行。按照双方协议，徐汇区卫生计生委与九院实行全面合作，在上海市徐汇区牙病防治所（第一冠名）基础上，合作共建作为第二冠名的上海交通大学医学院附属口腔医院（西院）。本次签约旨在通过双方合作，将医院建设成为布局合理、功能齐全、管理规范、技术先进的口腔专科医院。

（费　斐）

【张涤生整形外科发展基金会成立】 12月6日，在上海国际会议中心，院整复外科成功举办"张涤生整形外科发展基金会"成立暨揭幕仪式，以纪念张涤生院士从医执教70周年。张涤生院士是我国整形与修复重建外科创始人之一，揭幕仪式上播放了纪录片《大师，百年传奇》，以回眸张院士从医执教70周年的风雨历程。基金会特别设置张涤生优秀青年整形外科医师奖（每两年颁发一次），以及张涤生杰出整形外科医师奖（每四年颁发一次），面向全世界奖励整形外科青年才俊及杰出人才。

（费　斐）

【构建临床疾病常用诊断库】 院病案统计室经过历时1年多对现有全部的临床常用诊断与《中华人民共和国国家标准——疾病分

类与代码(GB/T 14396-2012)》比对,并根据《国际疾病和相关健康问题统计法(ICD-10)》进行关联匹配,建立起既符合国际疾病分类法则,又符合国家标准、能与现有收费代码匹配的临床疾病诊断库。此项工作涵盖全院临床所有的常见疾病,总数超过 4.5 万个名称,解决过去电子表单中诊断名称描述不全问题,使院走在本市市级综合医院的前列。目前,院信息科正在把新建立的临床疾病常用诊断库运用到最新开发建设的电子病历和电子医嘱中。

(费 斐)

【范先群获 APAO 杰出服务奖】 4月2日,九院范先群应邀出席世界眼科大会(WOC),传授研究成果与手术经验,并获 APAO(亚太眼科学会)杰出服务奖。该奖项是亚太眼科学会用于表彰为亚太地区眼科事业做出突出贡献的眼科工作者而设。

(费 斐)

【邱蔚六获中国口腔医学教育杰出贡献奖】 11月1日,由中华口腔医学会口腔医学教育专业委员会主办的 2014 年全国口腔医学教育教学模式研讨会在重庆举办。院中国工程院院士、口腔颌面外科专家邱蔚六获中华口腔医学会口腔教育专业委员会颁发的"中国口腔医学教育杰出贡献奖"。

(费 斐)

【戴尅戎获"吴阶平医学奖"】 11月29日,在广东省中山市举办的"第九届健康与发展中山论坛"上,中国工程院院士、院骨科专家戴尅戎获新一届"吴阶平医学奖"。

(费 斐)

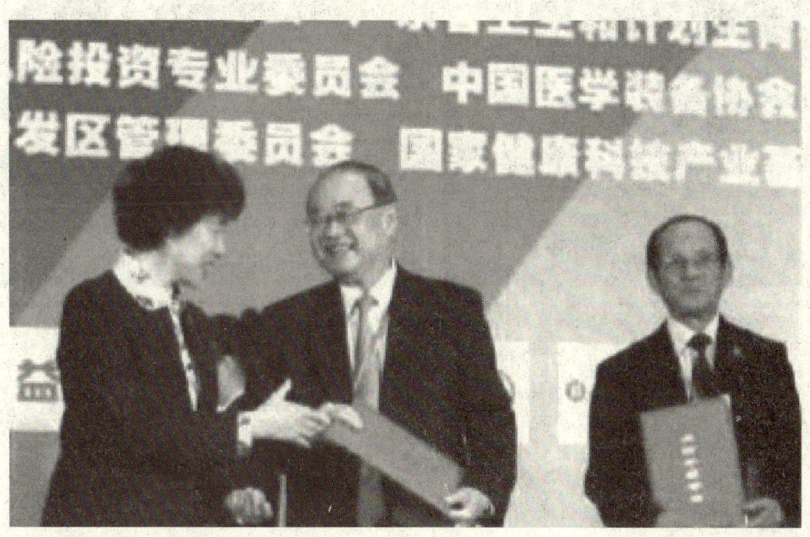

戴尅戎获"吴阶平医学奖"

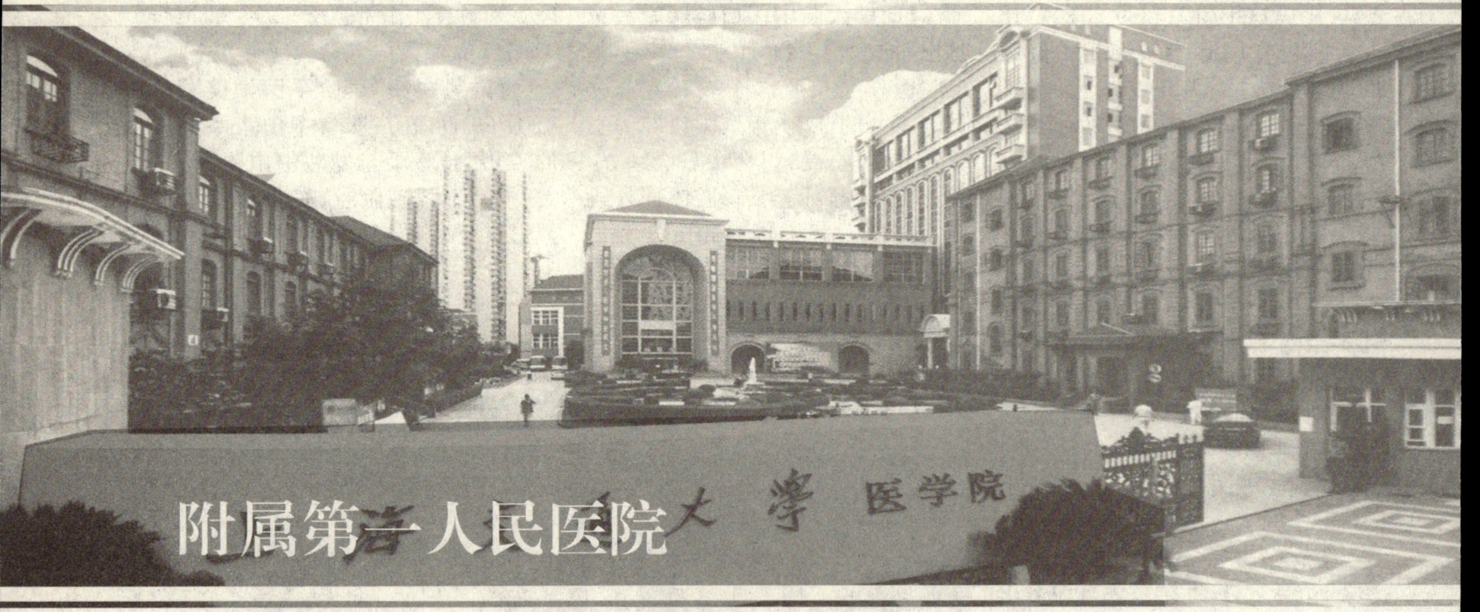

附属第一人民医院

【概况】 第一人民医院(以下简称医院)2014 年全院职工人数 3140 人,其中在编医师 741 人,在编护士 917 人;全院正高 199 人,副高 322 人。

2014 年,医院门急诊 336.85 万人次,同比增长 8.50%;出院 10.22 万人次,同比增长 16.70%;住院手术 7.11 万人次,同比增长 18.28%;其中日间手术 1.68 万人次,占总手术人次比重为 23.69%;平均住院天数 7.58 天,同比下降 0.62 天;药占比 37.91%,同比下降 0.38 个百分点;耗占比 19.58%,同比上升 1.20 百分点;药品及耗材费用总占比 57.49%。同时,疑难危重病收治率 7.41%,同比上升 4.02 个百分点;三四级手术率 73.33%,同比上升 10.23 个百分点;核心病种收治率 27.15%,同比上升 4.45 个百分点。2014 年住院病人治愈率 61.69%,好转率 35.16%,病死率 0.80%。

医院实施南北两部学科错位布局、重组学科框架、人员相对固化、绩效激励等举措,南部医疗服务数量在全院的占比日益增大。2014 年,南部的门急诊人次、出院人次、住院手术人次占全院比重分别为 43.44%、43.53%、44.65%。医疗服务质量趋向同质化。

重点学科持续发展。眼科中心成立交大医学院眼科及视觉科学系,医院托管的上海市眼防中心挂牌"上海市眼科医院"。泌尿中心开展铥激光临床转化上海多中心研究,合作主办《亚洲男科杂志》。消化中心开展消化内外科双镜联合手术治疗消化道肿瘤。肿瘤中心试行肿瘤 MDT 合作机制;牵头开展全市白血病造血干细胞移植多中心临床研究;开展全国首例核磁共振引导下超声共聚焦治疗子宫肌瘤和骨肿瘤。妇儿中心辅助生殖医学科通过上海市卫生计生委预审,开始试运营。5 个专科通过国家临床重点专科建设项目中期评估。

病种管理引导结构转型。医院以病种管理为切入口,建立 52 个病种为基础的全院各学科核心病种目录。申康季度病种绩效分析数据显示,医院四级手术例数排名市级医院第 1、三四级手术例数排名市级医院第 3;急性心肌梗死行支架术、白内障病例数排名市级医院第 1;急性胰腺炎病例数排名市级医院第 2;卵巢恶性肿瘤等 2 项手术例数排名市级医院第 4;肺部恶性肿瘤等 2 项手术例数排名市级医院第 5;此外,骨与软组织肿瘤、脑部肿瘤、肾脏移植、消化内镜下复杂性治疗、泌尿系肿瘤、复杂脊柱手术、疑难眼底病、造血干细胞移植等大型手术或高水平技术应用病例数提高。

质量控制落实患者安全,实施科主任领导下的医疗组长负责制。建立科室医疗安全专管员制,开展资深医疗专家医疗质量专项督导巡视工作,并常态化。南北两部急诊完成三区四级分区管理。

2014 年,获国家自然科学基金项目 51 项,其中国家杰青基金 1 项;获省部级课题 35 项,局级课题 44 项;获科研经费 5709 万元;发表 SCI 论文 248 篇,篇均影响因子 2.5 分;发表统计源期刊论文 438

篇;获上海科技进步奖二等奖1项、三等奖1项,中华医学科技奖卫生管理奖1项、三等奖2项,华夏医学科技奖二等奖1项、三等奖1项,上海医学科技奖二等奖3项。1人次获得教育部"长江学者"特聘教授;2人次获得上海市领军人才项目;1人次获"东方学者"称号。新增交大医学院博导3名、硕导11名、交大安泰经管学院博导2名。

提升培训水平和教学能力。整合系统疾病各学科内容,开展器官系统临床整合式教学。2014年住院医师结业一次性考试合格率达93%,新增11个专科医师规范化培训基地。临床技能培训中心初步建成。通过交大医学院临床教学认证评估。创建数字化网络培训学习中心。

颁布并推进《市一医院2014—2018人才发展规划纲要》,分类指导医院各级各类人才建设。完整规划医院各级各类人才培养体系,建立各级学科人才梯队及学科带头人梯队建设目标,颁布职能部门负责人任职条件。推行专业技术任职资格评定和岗位聘任评聘结合。

再造流程,优化服务模式。重新布局北部门急诊,新建南部妇儿中心门诊,实施儿科一体化门急诊服务模式。开展基于症状学或单病种多学科联合诊治门诊。实现挂号费用结算及医技报告手机推送。南北两部开设140张日间医疗病房,优化日间医疗流程,提升服务质量。相关研究成果获上海医学科技奖、获中华医学科技奖。

供应链管理革新保障运营。在南部创新引入SPD一体化供应链管理,实行门诊药房和住院药房合署作业。全面实施药品、耗材、试剂的库存、存储、流转、资金的可追溯化管理。严格物资采购质量和价格管理,降低采购成本。

预算管理深化绩效考核。以"转方式、调结构"为导向调整绩效考核,推进南北绩效考核同质化。启动以医疗组为考核单元的绩效考核和分配改革试点;开展以岗位责任、风险和考核相结合的护理绩效分配;在定岗定编的基础上实施行政职能部门绩效分配。启动并基本完成全院资产盘查清点工作。

管理研究引领医院变革。联合交大安泰经济与管理学院,成立上海交大公济-安泰全质量管理研究中心。联合上海医学创新发展基金会,成立上海医疗质量研究中心。选送4批中层管理干部赴台湾地区、新加坡的知名医疗机构跟班培训。主办主题为"医院全质量管理与患者安全"的上海医院发展高峰论坛。

应急响应强化紧急救援。2014年完成包括亚信峰会、中俄海军联合军演等重大活动医疗保障。"12·31外滩事件"中,接收处置伤员28名,应急响应与救治能力经受住考验。

创新基于信息化的网络院情民意途径。编撰"市一民情月报"12期,整理收集院情民意72条,解决落实干部职工提议60余项,初步形成基于数字化的院情民意长效机制,深化廉政风险预警防控机制建设,严格落实医疗卫生行风建设"九不准"规定,制定下发有关公务接待、公务差旅、各类会议、公务用车、因公出国出境、社会捐赠、对外协议合同等制度。严格控制会议经费。2014年,与虹口区检察院签订《为专家型人才提供法律服务的合作协议》、心内科与虹口区检察院职务犯罪预防科签订《反腐倡廉工作备忘录》、骨科与虹口区检察院职务犯罪预防科签订《反腐倡廉共建协议》;纪委监察处与信息处职工签《廉政保密协议》;结合医院基建工程,建立临时联合党支部,积极推进"创双优"工作;全院消耗品使用排名前10名的科室签订《拒绝商业贿赂、回扣》承诺书,构建全院"责任到人、层层落实"的院、科、组、岗位四级党风廉洁责任制和工作管理网络,推进党风廉政的长效机制建设。

推进干部队伍制度化、信息化建设。修订《上海市第一人民医院党政职能部门负责人年度绩效考核(综合测评)方案》,深化干部考核的科学化、规范化和精细化。严格干部聘任规范,2014年共招聘中层干部13名,按上级要求调整干部1名。加强中层后备干部选拔培养,建立科学规范的院级中层后备干部选拔培养工作机制。制定《上海市第一人民医院党政职能部门负责人后备干部选拔培养方案》(试行)。完成院内中层后备干部选拔推荐,并根据上级党委要求,规范、推荐、调整了院级后备干部5名,选派1名干部赴黔挂职锻炼(上海首批)。构建基于基本信息、心智模式、选任流程、使用管理及结构分析等五大板块的中层干部人才管理信息平台,不断深化干部培养、选拔、任用、考核及管理的动态管理考核机制。结合《上海市第一人民医院2014—2018年人才发展规划纲要》,建立了"1+X"多维干部培养模式,2014年开展两期中层干部培训班,选派中青年干部参加中央联系专家国情研修班、市干部选学专题培训班、高层次人才研修班、申康中青班、交大中青班、交大医学院临床科研骨干培训班及复旦EMBA班学习12人次,出国(境)管理培训30人(新加坡3人,台湾地区27人),选派2名援疆干部参加挂职锻炼。

国际合作战略全面展开。医院恢复英文冠名Shanghai General Hospital,重新定位国际合作战略,提升医院国际形象。2014年与墨尔本皇家医院、墨尔本大学医学院、法国马赛医疗集团、巴黎科尚医院等机构建立姐妹合作关系或签署合作备忘录。

党建研究。以项目问题为导向,围绕支部建设、深化细节服务和支部文化建设,组织开展市一首轮党建创新项目申报,评审课题37项,遴选重点、一般、支持等课题30项,推进支部在党的建设中的作用。完成37个党支部的公推直选换届工作,新一届党支部书记、副书记、委员183名,其中科主任兼任支部书记的比例达到69.7%,高级职称比例提高到72.72%，硕博导占48.48%；支委中的硕博士比例高达51.52%，较上一届增长8.52个百分点。修订完善党支部年度考核方案，制定《2014年各党支部量化考核指标分解表》，扎实推进党支部量化考核。

区域协作医疗稳健发展。委托管理市区四家医院各项工作均取得新进展。在虹口区卫计委指导下，合作建设区域影像会诊中心，并启动与社区卫生中心双向转诊工作；与松江区卫计委签署新一轮全面区域合作协议。市一医疗集团新成立肿瘤、心脏疾病临床诊治中心。与多个城市、多家医院签署医保定点协议或合作协议。成立上海市宋庆龄基金会—公济青少年骨癌公益基金。

医院提炼“公溥仁心、济世臻程”的院训及八大核心价值观，举办建院150年纪念日系列活动，开展“城市之巅·杏林春暖”慈善义诊活动。2014年共召开15场“公济”论坛。开展“循浦江之源，筑公济医魂”系列公益活动9次，受众居民1800人次。

附属第一人民医院党政领导名单：

院　　长	王兴鹏
党委书记	冯　运
党委副书记	杨新潮
副 院 长	彭志海
	许海凤
	许　迅
	潘常青
	夏术阶
	吴锦华
总会计师	夏培勇（4月任）

（陈　童　李　静）

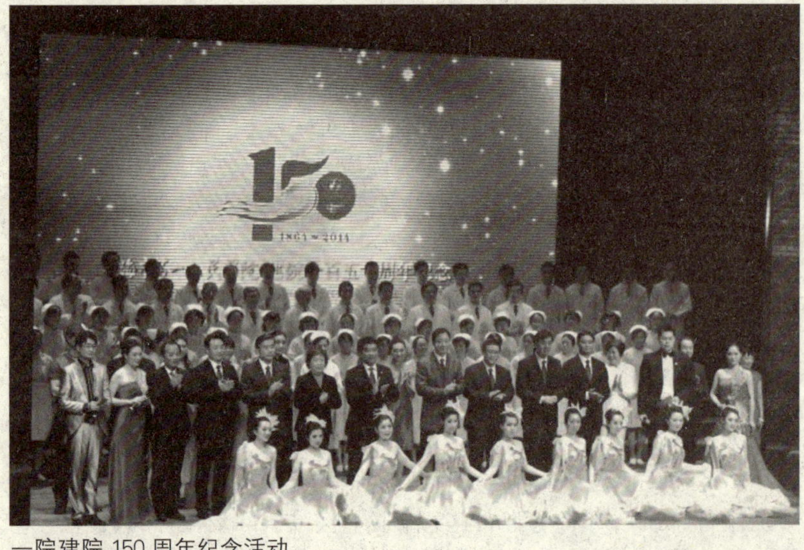

一院建院150周年纪念活动

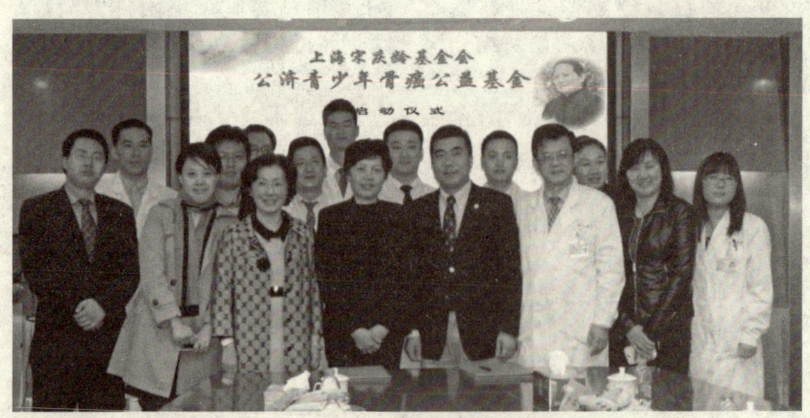

“上海宋庆龄基金会-公济青少年骨癌公益基金”启动仪式

【举办建院150周年纪念活动】 3月1日，一院举办建院150周年纪念活动。一院全体党政领导、部分老领导、集团医院代表及医职工代表出席纪念活动。会上，院长王兴鹏、党委书记冯运、老领导代表王道民、科主任代表孙晓东分别致辞。冯运宣读市领导及社会各界对医院建设发展的殷切期望。院长王兴鹏回顾了医院的历史，阐述了医院的现状，展望了医院的未来。

（胡　杨）

【王兴鹏受聘中国医师协会胰腺病专业委员会副主任】 中国医师协会胰腺病专业委员会成立，中华医学会消化病学会常委暨胰腺病学组组长、一院院长王兴鹏受聘担任第一届委员会副主任委员。一院消化疾病临床医学中心现为上海市胰腺疾病重点实验室、上海交大胰腺疾病研究所，同时是上海交大胰腺癌诊治中心挂靠单位。一院肿瘤临床医学中心是中国临床肿瘤学会(CSCO)胰腺癌专家委员会主任委员单位，并主导编写了2014版的《胰腺癌综合诊治中国专家共识》。

（胡　杨）

【举办“公济内科论坛”】 12月7日，2014“公济内科论坛”举办。600余名内科领域同道汇聚一堂，共同探讨医学专科化大潮流下如何建设发展大内科，使大内科重新承担起医院内科科研教学的一级管理职能。此次论坛共设专题讲座、学科进展、青年医师国外访学报告、学术壁报交流等环节。一院院长王兴鹏、副院长夏术阶出席论坛，大内科教研室主任彭永德致辞。论坛邀请内科多名科主任作专题报告阐述学科进展，还邀请交大医学院教授王一飞等专家对医学人文、医院管理、内科发展史、临床个性化治疗、感控与医疗安全等领域授课演讲。

（胡　杨　张　颖）

【“上海宋庆龄基金会-公济青少年骨癌公益基金”启动】 11月14日，市一医院和上海市宋庆龄基金会合作设立“上海宋庆龄基金会-公济青少年骨癌公益基金”。这是上海宋庆龄基金会首个与医院合作设立的公益基金项目。一院院长王兴鹏、骨科主任蔡郑东、上海宋庆龄基金会副主席邹蔚、基金会秘书长管建华等出席。院长王兴鹏与上海宋庆龄基金会副主席邹蔚签署了《“上海宋庆龄基金会-公济青少年骨癌公益基金”合作协议》。

（尹　飞）

【举办“公济骨科论坛”】 作为院庆150周年学术品牌系列之一，由一院骨科、创伤中心联合主办的第一届“公济骨科论坛”召开。大会特邀上海市第九人民医院院士戴尅戎，长海医院院士夏照帆，上海市卫生与计划生育委科教处处长张勘，哈佛大学麻省总院骨肿瘤科教授Hornicek，长征医院骨科医院院长袁文，北京积水潭医院骨肿瘤科教授牛晓辉等国内外专家出席此次会议，来自全国各地的400多名代表参会。上海市骨肿瘤研究所所长、一院骨科主任蔡郑东教授主持会议。一院院长王兴鹏为大会致开幕词。上海市卫生计生委科教处处长张勘宣读上海市骨肿瘤研究所的批文及学术委员会委员名单，并宣布研究所成立。戴尅戎、夏照帆、张勘、王兴鹏、袁文、牛晓辉、李济宇、Hornicek为上海市骨肿瘤研究所揭牌。

（尹　飞）

【改扩建项目联合党支部召开“创双优”工作座谈会】 为保证实现工程优质、干部优秀的目标，一院于4月与二建集团共同成立临时联合党支部。为了保障项目按时按质完成，项目联合党支部于12月3日在工地召开“创双优”工作座谈会。院党委书记冯运、副院长吴锦华、基建处处长顾向东、二建集团及其分公司党委领导、街道党工委书记等相关人员出席会议。书记冯运强调各部门要围绕中心，做到“创双优”工作全覆盖。副院长吴锦华要求各部门继续做好监督和制度建设，做好重要环节、重点岗位的风险防控。联合党支部书记朱峰、支部副书记、基建处处长顾向东、街道党工委代表在会上交流发言。

（吴明慧）

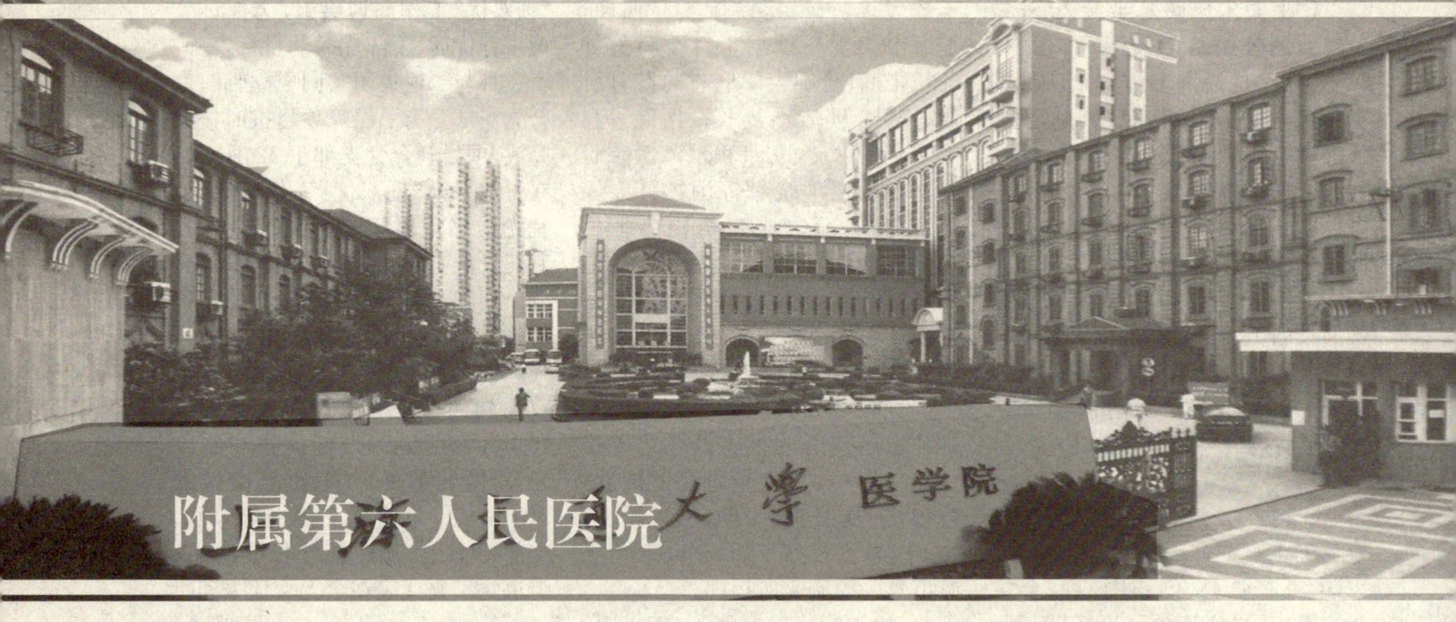

【概况】 2014年,附属第六人民医院(以下简称“六院”)职工总数2 890人,医生761人,护士1 361人,高级职称399人。

医院门急诊服务3 648 090人次(同比增长8.13%),其中门诊3 212 176人次(同比增长8.35%),急诊435 914人次(同比增长6.50%);出院病人93 129人次(同比增长8.29%);住院病人手术60 724人次(同比增长13.61%);平均住院日8.06天。

医疗工作。以“关爱老年人,友好更体贴”为宗旨,创建门诊“老年友好型”服务模式;对超声检查进行就诊流程再造;新建眩晕、骨与软组织肿瘤整合门诊。实时公示专家门诊号源;建立门诊医技预约项目全监控系统。开展“银医通”项目,实现诊疗预缴金可跨行跨院使用。开展门诊窗口工作人员沟通技巧培训及竞赛。调整急诊部归属管理,新订急诊部制度和流程,明确应诊医生管理要求。

强化科室、医院两个层面对病历质量关键指标监控;重点引导强化科室规范疑难危重病例管理;全院21个临床科室112个单病种实施临床路径管理;2014年上半年质控成绩在全市同级同类医院中排名第1名的占53.3%,前3名的占86.7%;基本实现全院手术申请、安排的电子化管理;完善周末手术室管理;建立并完善医疗安全与质量监控系统,召开医疗安全与质量控制工作会议6次;完善医院感染控制的标准化流程,实行院科两级管理,建立医院感染质量控制督查小组,完成3次全院督查;完成新的发热门诊的搬迁和模拟运行;组织完成医师定期考核工作。

创建上海市造口/伤口护理实训基地;新开设动态血糖监测护理咨询门诊,启动慢性肾脏病护理咨询门诊;制订《护理分级管理实施办法》;实现各类护理治疗、巡视、记录单电子打印;43个病区进行导管滑脱、跌倒、火灾应急预案演练。

切实做好危重孕产妇抢救会诊中心工作,救治213人次,组织全院大会诊16次,接受转院危重孕产妇38人次;完成亚信峰会医疗保障任务;与上海市第六人民医院东院联动救治“11.3车祸”伤员27名;启动新的发热门诊应急预案,在冬春季节对高度疑似甲流病例向疾控中心转送甲流标本共3例,其中确诊1例甲流H1N1病例;做好埃博拉出血热准备工作,参加院外培训和组织院内培训各4次;组织群死群伤的大规模应急抢救和处置演练2次;建设成立徐汇区社区卫生影像诊断中心,将区域内12家社区医院放射影像检查信息自动传输到六院建立的读片中心进行集中阅片,共计阅片38411人次;先后与宁夏吴忠市红寺堡区政府、云南西双版纳农垦医院签订帮扶协议和对口支援协议。“市民健康中心”成为上海市首批“推进公民科学素质示范项目”。

学科与人才队伍建设。根据《国家临床重点专科建设项目管理暂行办法》,确定医院领导组织架构,明确责任落实,制定管理办法。完成骨科临床重点专科验收数据上传和结题工作;完成内分泌代谢科和耳鼻咽喉科中期评估;完成急诊医学科、影像医学科和运动医学科的经费匹配。邀请由院外著名专家17人组成的评审团对六院国家临床重点专科、交大医学院重点学科和院级重点学科的实效进行评估并指导。在中国医学科学院发布的2014年度中国医院科技影响力排行榜中,六院获全国医院排行26名;骨科、内分泌代谢科分列学科排行第1名;耳鼻咽喉科、整形外科分列学科排行第7名。

2014年入选院外人才培养计划26人,其中省(市)部级12人、校(局)级14人。其中上海市优秀学术带头人1名、上海市领军人才1名、教育部留学回国人员科研启动基金1名、浦江人才计划4名、青年科技英才扬帆计划3名、晨光计划1名。选派12人参加市教委青年教师国外访学,选派13人公派出国深造,加强对出国留学人员跟踪考核。

科学研究。2014年以第一完成单位获院外纵向课题共145项,合同经费4 293.11万元。其中国家级课题41项,经费2 094.11万元;市部级课题41项,经费853万元;校局级课题63项,经费1 346万元。2014年发表SCI/EI论文430篇,影响因子5~10分的论著共计27篇,10分以上2篇。发表统计源论文580篇。根据中国科学技术信息研究所统计结果,2013年发表SCI论文381篇,居全国医疗机构第7位;其中表现不俗论文158篇,居全国医疗机构第9位。2014年以第一完成单位获院外奖项7项,其中国家科技进步二等奖1项、上海市科技进步一等奖1项、上海市科技进步二等奖1项、中华医学三等奖1项、中华中医药学会科学技术三等奖1项、上海市医学科技二等奖1项、上海康复医学科技二等奖1项。骨科联合申报"医用可吸收生物材料工程技术研究中心"获批;国家级代谢性疾病样本库建设顺利验收,通过交大医学院"985"样本库建设(代谢性疾病及骨病)验收,获追加奖励经费150万,医院生物样本库逐步拓展到肿瘤样本库。

"市民健康中心"获准成为上海市首批(25项)"推进公民科学素质百个示范项目"。

医学教育。新增交大医学院博士研究生导师2名、硕士研究生导师23名。2014年共招收博士研究生67名、硕士研究生127名,毕业博士研究生65名、硕士研究生143名。博士毕业生发表SCI论文人均2.83篇。1人获全国优秀博士论文提名,1人获上海市研究生优秀成果;8人入选上海市优秀毕业生,31人入选校优秀毕业生;1人获求是奖学金,17人获研究生国家奖学金。拓展模拟教学、虚拟教学等新的教学技术在临床教学中的应用;与医学院基础医学院、南方模式生物研究中心取得联系,为研究生提供科研轮训。完成住院医师规范化培训基地招录工作,共招录116名;聘请专职教师开设《医学统计学》、《临床研究设计与统计分析》、《医学文献检索》和《学术讲座》4门课程。扩大"名家论坛"规模和影响力,邀请9名国内外著名专家和院士来院讲课。

合作交流。主办第四届上海交大附属第六人民医院—美国匹兹堡大学医学院学术研讨会,着重在转化医学与再生医学、严重损伤炎症反应特征、吻合血管技术、创面愈合新机制与新方法、组织工程与再生等领域形成新的研究。

行政管理。完成院聘干部换届工作。在本轮换届工作中设置培养性岗位,选拔5名素质好、能力强、潜力大的青年人才走上管理岗位。以转变医院运行方式为主线,改革绩效考核与分配制度,深入探索"多劳多得、优绩优酬"的分配模式;重点向临床一线倾斜、向关键岗位、技术骨干倾斜,在分配中以职工绩效表现为基础,导向疑难危重和三四级手术,同时对一线护理人员予以适度倾斜。实施节能改造,利用智能化平台监测数据开展能耗分析,成为全国"第一批节约型公共机构示范单位"。完成植介入耗材全程管理"一平台,两试点"的数据统计、方案论证及上报,并对平台公示的骨科产品价格作全面比较和调研。

党建与精神文明建设。继续落实中央八项规定精神。精简会议17%,压缩"三公"经费50%,修订及新订各项规章制度累计30余件;制订《上海市第六人民医院领导干部联系点制度》,密切党群干群关系;组织医院干部前往钱学森图书馆进行参观学习;特邀著名制度反腐专家李永忠为全体干部作党风廉政建设专题报告;邀请上海市委党校副教授桂林对六院全体党群干部进行十八届四中全会精神解读。开展纪念建院110周年系列活动,举行座谈会、图片展,首发《上海市第六人民医院纪事1904—2013》。蝉联第四届全国文明单位和第十七届上海市文明单位。

附属第六人民医院党政领导名单:

院　　长	贾伟平
党委书记	方秉华
副 院 长	范存义
	殷善开
	陶敏芳
	张长青
	陈　梅
党委副书记	艾开兴
	(12月免,兼纪委书记)
总会计师	周建军

(曹建文　魏　伟)

【国家卫计委副主任王国强调研危重孕产妇会诊抢救中心】 2月14日,国家卫计委副主任、国家中医药管理局局长王国强来到六院调研上海市危重孕产妇会诊抢救中心。国家卫计委妇幼司司长张世琨、副司长秦耕、上海市卫生计生委副主任王磐石等领导参加调研工作。王国强等一行实地了解市危重孕产妇会诊抢救中心的工作运行情况,慰问了产科医护人员,探望了产妇并询问了新生儿的相关情况。在随后进行的座谈会中，院长贾伟平从加强组织体系建设、畅通会诊抢救通道、发挥多学科综合救治优势、加强区域内网络建设等方面介绍了危重孕产妇会诊抢救中心的建设与成效。

（魏　伟）

【副市长翁铁慧调研植(介)入耗材"一平台，两试点"工作】 8月11日，上海市政府副市长翁铁慧来到附属六院调研植(介)入耗材"一平台，两试点"工作情况。随同翁市长一同调研的还有上海市卫生计生委主任沈晓初、上海申康医院发展中心主任陈建平和书记赵伟星、上海市财政局副局长金为民、上海市人力资源与社会保障局副局长郑树忠、上海市发展改革委总经济师翁华健。

（曹建文）

【获3项上海市科技进步一等奖】 4月1日，2013年度上海市科学技术奖励大会召开。附属六院贾伟平领衔的《2型糖尿病遗传机制新发现与早期预警标记的系列研究和临床应用》、殷善开领衔的《感音神经性聋治疗技术优化及防治新策略》、张长青领衔的《股骨头坏死显微外科修复的新技术及相关研究》获上海市科技进步一等奖。

（徐建青）

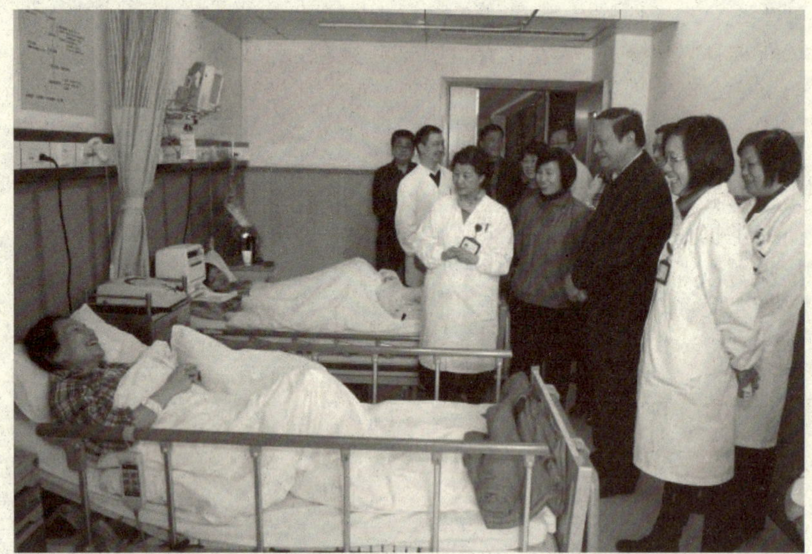

国家卫计委副主任王国强(右四)一行来院调研

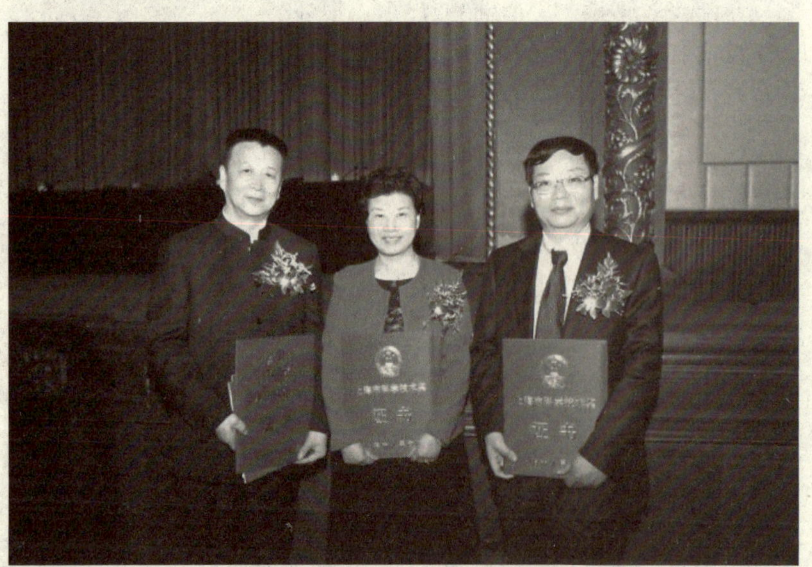

贾伟平、殷善开、张长青领衔的项目组获上海市科技进步一等奖

【附属六院—匹兹堡大学医学院学术研讨会举行】 9月10日，上海交通大学附属第六人民医院—美国匹兹堡大学医学院第四届学术研讨会举行。本次研讨会主题为"修复重建与再生"，会议由副院长殷善开主持，院长贾伟平、美国匹兹堡大学医学院外科主任Timothy R. Billiar及上海交通大学常务副校长林忠钦为会议开幕致辞。会议特邀中国工程院院士杨胜利就转化医学与再生医学进行专题发言，两百多名中外专家参加会议。医院党委书记方秉华致闭幕辞。美国匹兹堡大学医学院外科主任Timothy R. Billiar、上海"重中之重"创伤骨科临床医学中心顾问曾炳芳、美国匹兹堡大学医学院血管外科研究室主任Alex F. Chen以及上海创伤骨科临床医学中心主任张长青等就转化医学与再生医学、严重损伤炎症反应特征、吻合血管技术、创面愈合新机制与新方法、组织工程与再生等领域开展讲座。

（沈　艳）

【墨尔本大学医学院代表团来访】 11月29日，澳大利亚墨尔本大学医学院院长Stephen Smith等一行来到附属六院参访交流。临床医学院院长贾伟平、副院长邹扬等负责接待。代表团对糖尿病研究所、生物样本库、临床医学院模拟中心等部门所做工作给予认可。院长贾伟平与代表团就双方合作交流的可行性进行探讨，就互派优秀学生短期游学、全科医生培养和医学教育研究三方面进行合作达成共识。

（朱文君）

【举办庆祝建院110周年活动】 12月29日，附属六院庆祝建院110周年座谈会暨《上海市第六人民医院纪事1904—2013》首发仪式举行。院长贾伟平主持会议。出席座谈会的有六院的老领导、老专家，离退休老同志，各条线的劳动模范、三八红旗手、中年骨干和青年代表，各民主党派主委及代表人士。座谈会上，核医学科老主任马寄晓、骨科主任柴益民、内分泌代谢科主任助理周健代表老、中、青三代六院人发言。在随后的座谈交流中，原护理部主任陆冰、项坤三院士、原党委书记王淑琼、老院长林发雄、原党委副书记徐克涛先后发言，回顾在附属六院的工作经历和所思所感。在《上海市第六人民医院纪事1904—2013》首发仪式上，院领导为与会老领导、老专家赠送《纪事》，并陪同参观建院110周年图片展。

（魏　伟）

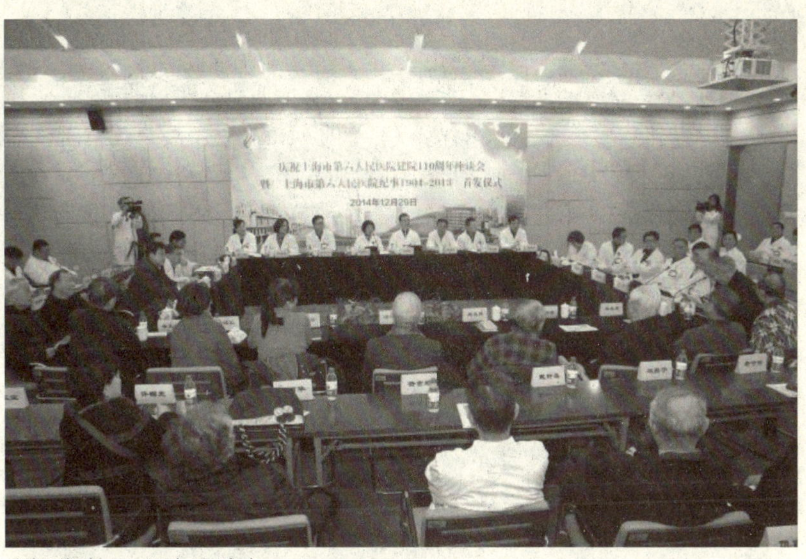

庆祝建院110周年座谈会

【“市民健康中心”入选市首批“推进公民科学素质示范项目”】 根据上海市公民科学素质工作领导小组办公室《关于开展“推进公民科学素质百家示范单位”和“推进公民科学素质百个示范项目”创建活动的通知》，经有关单位推荐申报、专家评议和公示，确定附属六院“市民健康中心”成为上海市首批（25项）“推进公民科学素质百个示范项目”。

（徐建青）

第六人民医院东院

【概况】 2014年上海交通大学附属第六人民医院东院（以下简称“市六东院”）医院工作人员1039人，其中医生180人，高级职称63人；护士260人；医技72人；机关、后勤管理人员31人；挂靠人员24人；后勤社会化人员400人。

门急诊总量达344707人次，其中门诊量268887人次，急诊量65820人次；出院患者11613人次，平均住院天数为9.13天。2014年总收入为39099万元（其中财政基本补助收入12286万元）。

市六东院建立以重点学科、特色学科、特色专业为梯度结构的学科建设基本框架。2014年以母体医院为依托获上海市科技进步奖一等奖1项、上海市浦东新区科学技术奖一等奖1项、1人次入选上海市优秀学术带头人、1人次入选上海市领军人才；获院外纵向课题共12项，其中国家级课题3项、市部级课题4项、校局级课题5项；以第一完成单位获院外纵向课题20项，其中市部级课题2项、校局级课题11项、区级课题6项、协会级课题1项。发表SCI/EI论文44篇，统计源论文76篇。

作为上海市公立医院改革试点单位之一，市六东院采取多种举措，探索公立医院综合改革试点工作。探索门诊标准化接诊路径。研究制定并实施《门诊医生标准化接诊路径》，路径包括详细问诊、仔细查体、耐心宣教、合理处置四个方面，一般每位患者的就诊时间能够保证在10分钟左右（“十分钟诊疗”）。此项工作从年初在专家门诊试点后，6月份推广至专病门诊，2014年底，实现覆盖全院普通门诊的所有首诊患者。

建立出入院服务中心。2014年出入院服务中心正式上线运行，为患者出入院提供入院登记、健康宣教、出院结账等一站式服务。

老年友好型医院建设初见成效。市六东院启动老年友好型医院建设，主要包括标识和设施的改进、就诊流程的优化和优质服务的提升。

继续完善各项便民利民举措。实施预约诊疗服务，按照分时段预约、预约优先的原则建立预约平台，采取电话、网络、现场、诊室等多种手段方便患者进行预约；深入开展“一站式”预交款服务，自助服务机增加新农合及小城镇患者使用功能，2014年市六东院共建“一站式”预缴款账户20952户，占同期诊量的7.79%；建设以患者为中心的疑难疾病联合门诊；同时完成诊区按器官系统分类调整工作，对12个临床科室开展以器官系统为单位的诊区整合调整；开展日间医疗工作，创建日间医疗病区，开展日间化疗、日间手术、日间核素治疗等，完成收治58人次。

加强药品管理，实现合理用药。根据临港地区疾病谱特点，按照“基本药物优先、国产药物优先”原则，对全院药品目录进行调整，提高基本药物使用比例，2014年全院基药占比达41%；实行药品分级管理，遵循《处方管理办法》，加强对自费药品的规范管理，严格贵重药物使用审批，按照“抗菌药物临床应用专项整治活动”要求，完善抗菌药物的信息化管理，2014年抗菌药物占比35.22%；建立药品使用监控机制，每月、每季度对药品按照使用量、使用金额进行排序，对医生按照人均费用进行排序，一旦发现异常情况，结合处方点评工作，及时核查并纠正，全院药占比为36%，四家新建郊区医院中最低；年内正式上线运行药品智能管理（SPD）系统，实现药剂科自动化管理，为实现药品零库存提供信息基础。

深入开展临床路径管理。通过提升信息化的建设，制定单病种质量管理指标，加强对单病种路径的监管，规范医师诊疗行为、转变医师的服务理念，持续改进医疗质量、降低医疗费用。

完善内部绩效考核，强化费用激励约束。医院注重从绩效考核方面对控费工作进行激励。制定合理的药占比、控费指标，将完成情况纳入到绩效考核体系中，通过绩效分配激发科室管理层及医生自发控制费用的动力；调整绩效考核方案，制定科室总量、药品、耗材、均次费用的控制目标，并在绩效考核体系中加大对均次费用、药品比例和耗材比例的指标权重；严格落实不合理费用处罚机制，遏制药费的不合理增长。

全面推进优质护理，不断提升患者满意度。开展特殊手术患者手术室与病房护士无缝隙交接、ICU护士下病区为危重患者做入室前宣教、急诊"绿色通道"患者实行无缝隙交接工作；在内分泌科、普外科等病区开展多元化的健康宣教。

强化管理机制，监督考核常态化。建立护理质控的长效、常态管理，每月按照《优质护理服务病区质量考核标准》，对全院各病区进行质量督查，年度平均成绩达93.96分。

建立良好的应急救治体系。实施急诊－急救－ICU一体化管理，建立良好的急救体系和高效的救治团队，保证应急救治的1小时"黄金时间"。2014年接纳120急救车1463台次，参与突发事件救治54次，各类急救患者的抢救成功率超过98%。

巩固并持续推进区域医疗联合体工作。拓展医联体外延范畴，与浙江省嵊泗县人民医院签约。

大力拓展健康宣教公益服务。建立市六东院健康大讲坛，完成各种类型的宣教活动19次，获益群众近1600人次。建立市六东院巡回医疗队，组织开展泥城镇、南汇新城镇、芦潮港镇的巡回义诊26次，获益群众1900余人次。建立社区志愿者队，与南汇新城镇团委合作完成社区志愿者的招募工作，新增加电机学院医疗志愿者服务队。强化区域合作共建，与浦东新区税务局临港分局、上海临港经济发展集团投资管理有限公司党总支、上海警备区南汇农副业基地、中航商发公司等单位签署合作共建协议，为周边单位提供医疗咨询和健康宣教。

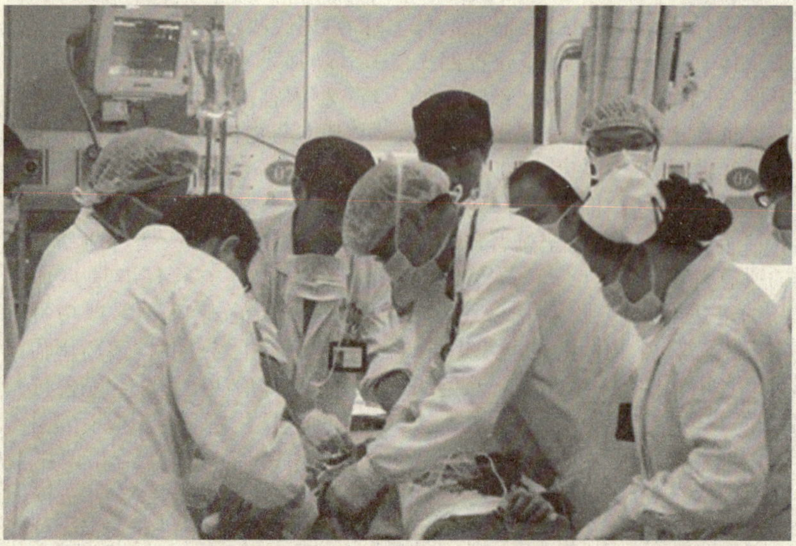

"11·3"重大事故抢救工作现场

附属第六人民医院东院党政领导名单：

院　　长	贾伟平（兼）
党委书记	方秉华（兼）
常务副院长	范存义
常务副书记	程英升
副 院 长	邓志锋
	孙永宁
副 书 记	叶　茂
总会计师	周建军（兼）

（刘金兰　于琳娜）

【完成"11·3"重大事故抢救任务】 11月3日，东海大桥洋山港一客车翻车，有27名伤员被送至东院。东院立即启动重大事件抢救应急预案，全院动员，按照既定的分级抢救标准和职责分工，迅速展开各项急救工作，至当天下午4点，所有伤员均得到及时有效救治。副市长蒋卓庆、市卫计委党委书记黄红、浦东新区副区长谢毓敏等到东院视察救治工作并看望部分伤员。

（马红丽）

【自动发药机和SPD系统上线运行】 11月10日，门诊药房自动发药机完成安装和调试工作，正式投入运行，为东院实现智能化药房奠定基础。12月11日，医院药剂物流管理系统（SPD系统）项目建设完成并投入使用。该系统借鉴药品GSP规范以及药品商业流通企业已成熟应用的冷藏设备故障及时报警系统，解决了冷藏设备温度不能实时监控的缺点。

（张益铭　韩永龙）

【获市医务职工文化艺术节团体奖】 11月2日，在上海市医务工会举行的上海市医务职工第八届文化艺术节闭幕式上，医院获团体总分第一名（丁组），并获优秀组织奖。2014年，医院组织广大职工开展和参加歌唱、戏曲、摄影等10余项文体竞赛活动，其中"热情工作　快乐生活"广场舞比赛获第八届文化艺术节"十佳"职工文化艺术活动。

（严叶霞　李利娟）

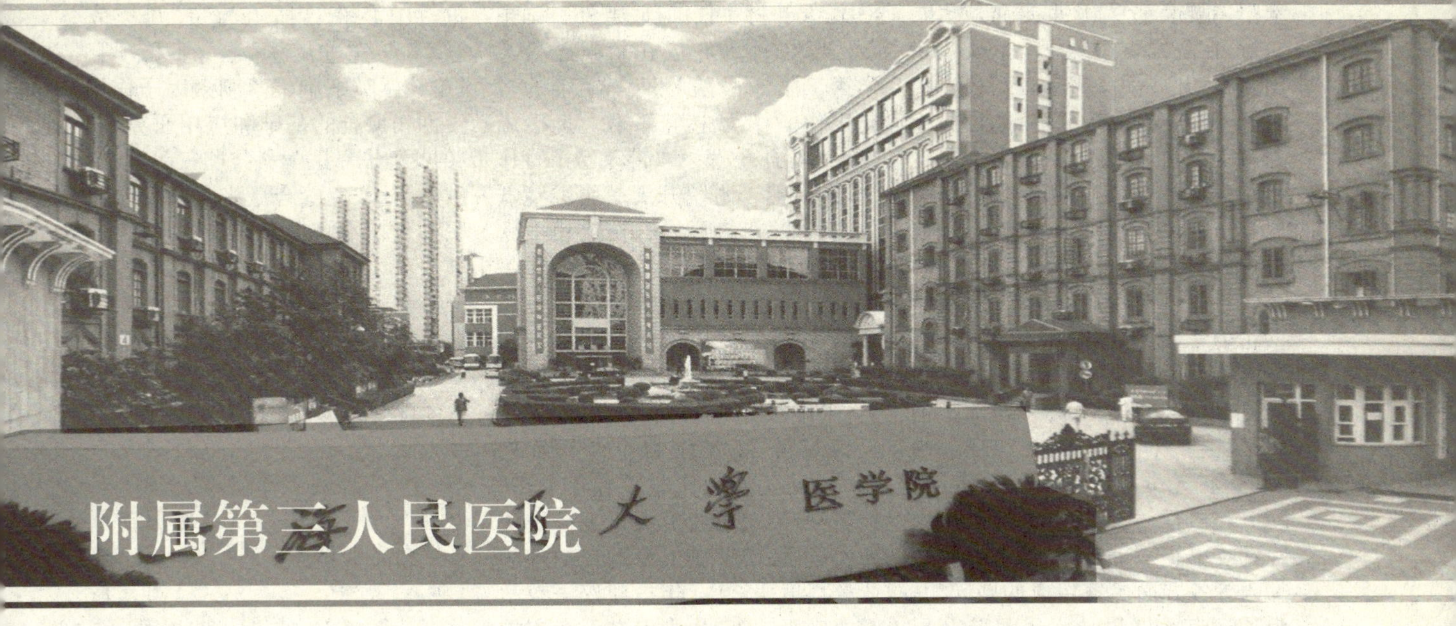

附属第三人民医院

【概况】 2014年，第三人民医院（以下简称“三院”）在职员工1104名，其中医生303人，护士486人。正高40人，副高74人，中级438人；博士50人，硕士162人，本科379人。现有硕士生导师37名，博士生导师9名；在读硕士研究生60名，在读博士研究生14名，硕士培养点20个，博士培养点6个。

全年医院门急诊量834799人次；年出院30027人次；手术人次13879人次，床位使用率105.32%；平均住院日8.45天。截至2014年底，医院有临床科室40个，核定床位502张，设置床位650张。

1月，为做好冬春季呼吸道传染病防控工作，医院召开紧急会议，部署近期禽流感防控工作。3月，启动2014年国家县级医院骨干医师培训项目，根据上海市卫计委相关文件精神要求，各部门组织落实国家县级医院骨干医师培训项目准备工作。3月，医院门诊便民服务中心实现功能整合，正式投入使用。新便民服务中心搬迁至门诊大厅中央，实现预约检查、事务办理、预约诊疗、导医服务等功能的一体化管理。同月，医院新版网站正式上线。4月，医院推出“双休日公益专家门诊”方案，升级原有双休日门诊医师的配置，增派各科副主任医师以上专家在双休日出诊，并维持普通门诊挂号费。医院对公益专家门诊的医保政策方面给予倾斜，为双休日来院复诊、配药的患者提供充裕空间。5月，医院组织召开主治医师查房质量督导专家座谈会，对前期工作进行总结并对后续工作做出安排。专家组坚持将医疗查房的规范性和临床思维的缜密性作为查房重点，通过对文明服务、查房质量、带教质量以及病历书写等方面的巡查，找出存在问题，总结查房缺陷，提出建设性意见。共组织完成督导主治医师74人。

科研教学。医院增加4名研究生导师。普外科罗蒙为外科学（普外）博士研究生导师兼任专业学位博士生导师，药剂科原永芳为药学博士研究生导师，妇产科程忠平为妇产科学硕士研究生导师兼任专业学位硕士生导师，普外科杨孙虎为外科学（普外）专业学位硕士生导师。7月，医院成立肿瘤研究室。2014年共发表论文144篇，其中SCI 21篇，获发明专利1项（《一种可控制内倾角度的开路器》）、实用新型1项（《凝胶电泳核酸标志物及其制备方法和应用》）。中标国家自然基金项目4项，神经外科、内分泌科、烧伤整形科、骨科成为获资助科室。肿瘤研究室高丰厚获市科委生物医药支撑项目资助，经费40万元；2014年市科委引导项目2项；申康新兴前沿技术项目1项；卫计委项目8项，其中，获面上项目资助5项，青年项目资助3项；区科委项目6项。

4月，召开2014年精神文明及行风建设大会，党委书记罗蒙作重要讲话，党委副书记王玉明作精神文明及行风建设工作报告。7月，医院第七届科技文化艺术开幕，特邀中国工程院院士巴德年为名师讲坛作《我的医学观》主题报告。7月，医院党政有关领导、部分职能部门主要负责人及重要岗位人员一行，在院纪委组织下参观上海宝山监狱，开展现场警示教育。9月，召开2014年度警示教育大会，上海市卫计委监察室主任廖会员受邀作《学科与企业相互支持与发展——警惕潜规则下的陷阱》专题报告。

对口支援工作。5月，医院第二轮第三批沪滇对口支援云南香格里拉人民医院工作启动，由骨科马捷、口腔科陈富民、护理部孙丽萍、病史室刘苏泰、康复科杨海霞5位医护人员组成的新一批医疗队踏上赴滇征程。7月，医院组织由院党委书记罗蒙带队，医务、科教、临床等各方面专家组成的慰问团，赶赴云南香格里拉人民医院开展为期4天的对口帮扶交流工作，专家团在云南香格里拉人民医院举办专题讲座6次，香格里拉人民医院和迪庆州有关医院医护人员约370余人次听课。专家组织查房4次，开设专家门诊2次，示范手术1例，服务病患79人次。7月，由交大医学院团委牵头，医院组建一支由急重症、呼吸疾病、感(传)染、心血管、普外、儿科6个学科的中青年骨干组成的专家团队，赴青海省互助县开展“生命之光”——乡村医生助飞项目，为西部乡村医生提供常见病、多发病诊治医疗培训。8月，大外科主任助理、普外科副主任医师杨孙虎完成在新疆医科大学第二附属医院为期一年半的援疆工作。作为中组部第七批援疆专家，杨孙虎发挥“带头人”的作用，在新疆二附院开展了腹腔镜低位直肠癌保肛根治术、腹腔镜甲状腺大部切除术等新手术。11月，医院第四批医疗队队员与第三批医疗队完成了交接换防工作。2014年，潘瑜获2014年“九龙奖”提名奖；张俊峰获2013年“上海市青年五四奖章”；张俊峰获“生命之光——上海交大医学院青年十杰”提名奖；吴超伦获上海市卫计委优秀团员；韩瑛婷获上海现代护理职业教育集团2013年护理双语教学能力比赛二等奖；党南在上海市护理技能竞赛技能操作个人赛中获“上海市护理技术能手”称号，党南、何海燕、韩瑛婷获团体赛小组第二的成绩，这是三院首次在市级护理技能竞赛中获奖；内分泌科朱思颖、护理部韩瑛婷在“第三届护理学院PBL案例大赛”中分获中文案例二等奖和英文案例二等奖，医院获单位组织奖；韩瑛婷、孟凡楚在第二届上海国际护理技能大赛中获医院组优胜奖；肿瘤科获2013年“上海市青年五四奖章集体”；泌尿外科和内分泌科分别获宝山区“品牌特色科室”；危重新生儿会诊抢救中心获首届上海市“母婴安全”工作先进集体；方勇主持项目《单核巨噬细胞集落刺激因子作用于创伤愈合的基础和应用研究》获2013年华夏医学科技奖三等奖；姚敏课题组“免缝合激光化学反应组织粘合技术修复皮肤及角膜损伤”项目获2013年度上海医学科技奖三等奖。

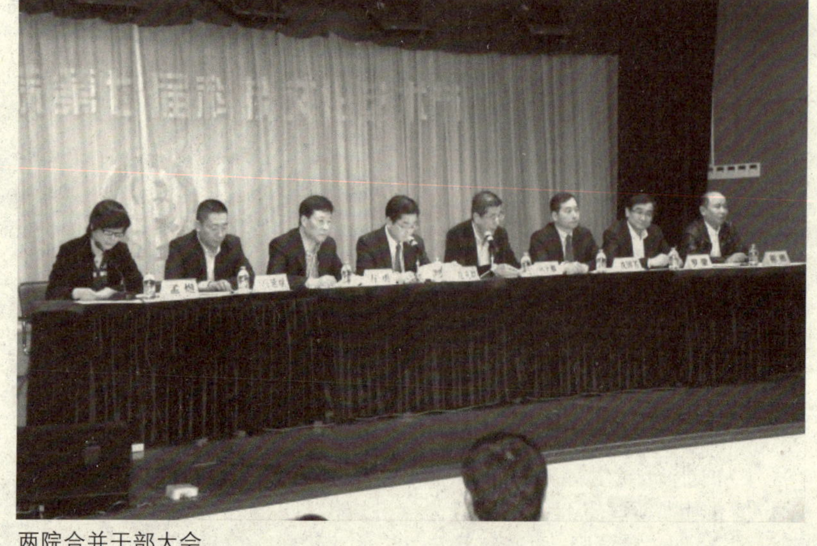
两院合并干部大会

附属第三人民医院党政领导名单：

院　　长	方　勇（11月免） 范先群（11月任）
党委书记	罗　蒙（11月免） 沈国芳（11月任）
常务副院长	马延斌（11月任）
常务副书记	崔　勇（11月任）
副 院 长	姚　敏 陈国强 张　彪
副 书 记	王玉明（兼纪委书记）

（虞雯鸥）

【与九院合并班子调整】 11月24日，医院召开干部大会，宣布医院干部任免事宜。上海交大医学院党委组织部部长孟煜主持会议，医学院党委书记孙大麟出席，医院全体中层干部、民主党派代表、老领导代表、离退休代表与会。孙大麟在会上介绍，为进一步贯彻上海市医改政策，根据《市政府专题会议纪要》精神，第九人民医院与第三人民医院实行资源整合，两院合并成为新九院。医学院党委对两院党政班子进行调整，任命第九人民医院院长范先群兼任第三人民医院院长；第九人民医院党委书记沈国芳兼任第三人民医院党委书记。方勇任第九人民医院常务副院长，不再担任第三人民医院院长职务；罗蒙任第九人民医院党委常务副书记、纪委书记，不再担任第三人民医院党委书记职务；马延斌任第三人民医院常务副院长，免去其仁济医院党委副书记、纪委书记职务；崔勇任第三人民医院党委常务副书记，免去其第九人民医院纪委书记职务。

（倪品菊）

【甄别医院首例器官捐献】 7月16日，院急诊科收治1名52岁的男性患者，因突发性大量脑出血，经急诊、内科和神经外科医护人员全力抢救，通过呼吸机和药物维持住了呼吸和血液循环，但是瞳孔已经散大，神志全无。患者被转送至华山医院中心ICU，OPO（人体器官捐献获取组织）协调员与家属谈话，完成《上海市人体器官捐献登记表》、《上海市人体器官捐献知情同意书》等全套文书的签署。这是上海第32例、华山医院第4例器官捐献，是上海第2例、华山医院第1例少数民族器官捐献，也是三院自加入OPO组织以来第一例成功甄别并完成移植的器官捐献。

（陆晓尉）

【开展重要活动保障工作】 5月，上海市宝山区委书记汪泓一行及上海市卫计委相关部门领导先后来院实地视察亚信峰会医疗保障准备工作，并对医院前期工作给予肯定。同期，医院完成中俄海上联合军事演习医疗保障任务。在为期12天的医疗保障工作中，医院为部分参加军演的官兵提供了医疗服务。

（周为民）

【联合培养示范基地揭牌】 4月15日，医院与蚌埠医学院产学研联合培养研究生省级示范基地举行揭牌仪式。院长方勇与蚌埠医学院副校长王俊和携手揭牌，副院长姚敏、科研部主任冯东福、蚌医研究生部书记钱志刚、周建美等出席仪式。

（王世婷）

【举办义诊活动】 3月5日，院团委组织肿瘤科、五官科、泌尿外科、中医科、儿科、烧伤整形等科室专家在友谊路文化广场参与义诊活动，共为150余名社区百姓答疑解惑；9月2日，沪上知名风湿免疫病专家大型联合义诊活动在院举行，来自全市三等医院的15名风湿免疫病专家参加此次义诊，共为300余名患者提供咨询；9月19日，医院联合三院医联体及宝山区杨行镇社区卫生服务中心举行“服百姓健康行动”大型义诊活动，提供免费诊询300人次、测量血压200人次、血糖检测200人次。医院派出不同专业医师到基层为社区群众进行健康讲座8次。

（团 委 医务部）

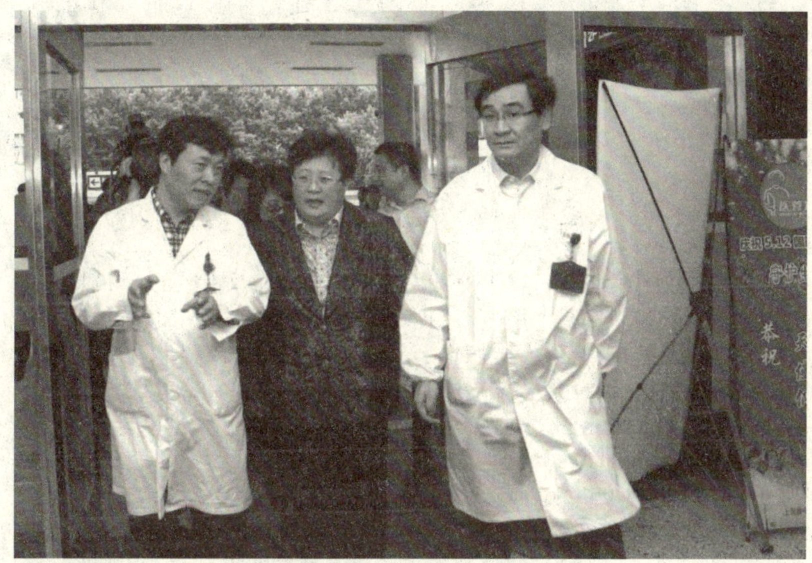

宝山区领导来院督查亚信峰会医疗保障工作

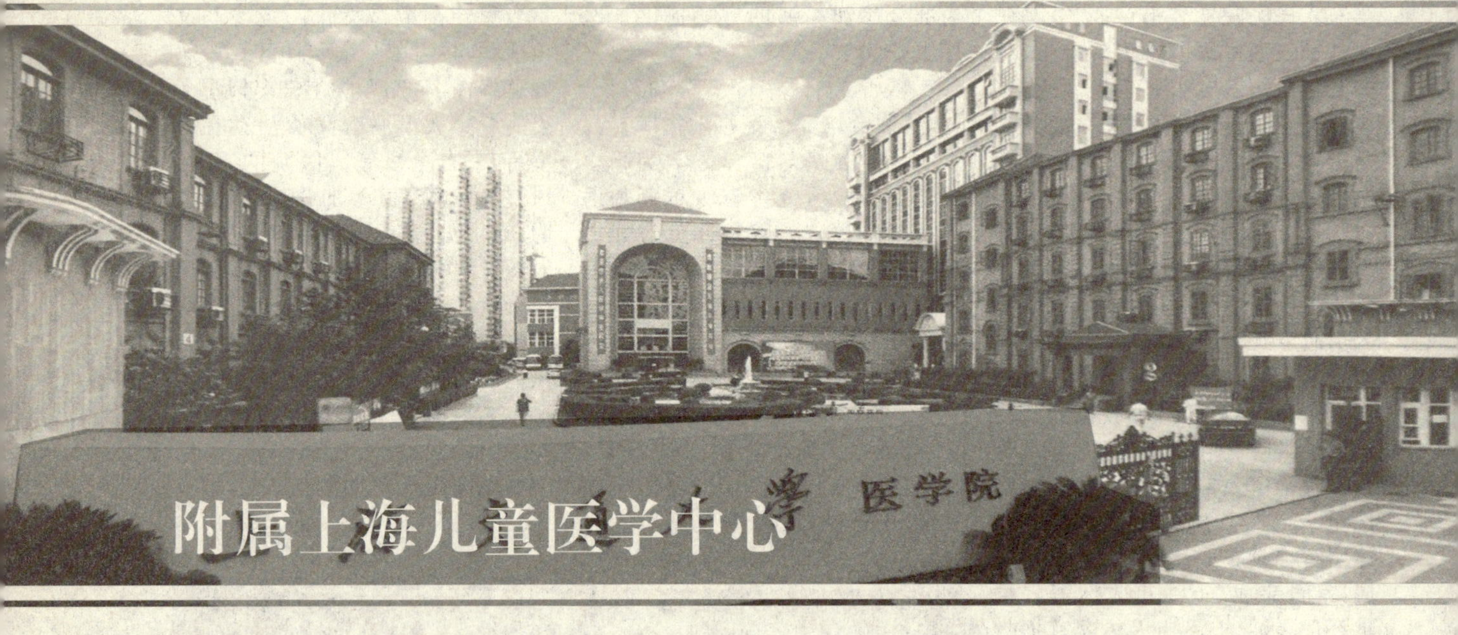

附属上海儿童医学中心

【概况】 2014年,附属上海儿童医学中心(以下简称“儿中心”)职工总数1 386人,卫技人数1 164人,其中在编医生270人,高级职称97人;在编护士325,中高级职称103人。

2014年门急诊总数约145万人次,与2013年持平;出院病人26 693人次,与2013年增加13%;住院手术病人14 209人次,较2013年增加9.8%;平均住院天数8.13天,较2013年下降0.22天;药占比36.15%,较2013年进一步降低。

优化门急诊管理机制,开设儿童睡眠障碍等8个多学科联合特色门诊。对各专病诊治中心的建设发展予以重点扶植。全面启动小儿外科国家临床重点专科建设工作,完善和推广先心病/气道狭窄一期联合纠治,开展肺动脉狭窄新型支架介入治疗并应邀向国际论坛实况演示,成功实施多例难治性癫痫岛周半球离断手术,在上海地区首次成功应用ECMO救治儿童爆发性心肌炎。组建由医务、质控、护理和相关临床科室组成的“3+X小组”,利用RCA、PDCA等现代质量管理工具,对典型案例评估分析,强化临床科室风险防范意识,不良事件发生率较去年同期下降16%;围绕医院年度工作主题,党政部门齐抓共管,在全院推行“质量与服务改善立功竞赛”活动,全院临床科室及服务窗口共开展质量与服务改进项目32项。

联合美国圣述德儿童研究医院以及内地/香港地区20家兄弟单位开展儿童ALL-2015方案多中心研究;牵头制定儿童“肾母细胞瘤”、“淋巴瘤”等诊治方案;儿童发育行为学科牵头8省市多中心研究,完成“中国0～3岁儿童发育现状图”;小儿外科入选国家临床重点专科,与仁济合作开展小儿活体肝移植项目荣膺教育部科技进步一等奖和上海市医学科技进步一等奖(第一合作单位)。

2014年,获国家自然科学基金面上项目8项,市、局级科研项目34项,纵向科研经费总计1 700余万元。发表SCI/EI论文55篇,较2013年增加67%,其中包括王剑副研究员发表于*New England Journal of Medicine*、*Clinical Chemistry*等期刊论文;发表于中文核心期刊和统计源期刊的论著102篇;获授权发明专利5项,授权实用新型专利5项。举办“第224期东方科技论坛”和“亚太先天性与结构性心脏病介入论坛(分会场)”以及“中国儿童肿瘤(白血病)临床多中心研究协作组(CCOG)研讨会”等一系列学术交流活动,提升学科国际合作与交流水平。

推动上海交通大学医学院儿科转化医学研究所的体系建设,联合新华医院、儿童医院等兄弟单位,主动肩负发展交大儿科发展使命,整合优势资源,创新工作机制,构建长效常态的所务联席会议制、生物样本信息共享平台和搭建“儿科转化医学论坛”,实现强强联合和优势互补,催生交大儿科转化医学不断发展发挥儿童健康管理研究所“智库”作用,主动对接国家卫生政策研究。相继中标并启动多个重要研究课题;上海市教委特约委托的“体育锻炼与儿童健康”循证研究取得阶段性成果。

主编“十二五”规划教材2本，副主编3本。承担儿科系《儿科学》、《儿童保健学》双语教学以及《医务社会工作》等多门课程的临床教学工作。接受儿科实习生250人次，招录规培医师29名，综合考核合格率达94%；举办年度最佳住院医师和最佳住院总暨“第二届Belfer-Shen优秀青年儿科基金”评选活动；新增硕士研究生导师4人，新招录硕士研究生25人、博士研究生8人；继续开展“西部培训”计划、“心心相印”计划等进修生培养项目，收录学员327名；AHA培训中心BLS培训班举办25期，培训人数283人，PALS培训班12期，培训人数133人。

“十二五医疗综合楼”项目获上海市发改委“可行性研究”和“扩初评审”批复，开工前期准备有条不紊向前推进。国家卫生计生委与上海市人民政府“委市共建”领导小组会议再次明确国家儿童医学中心依托上海交通大学，由上海儿童医学中心承建。主任李斌表示将全力支持上海建设国家儿童医学中心，力争项目2014年落地。上海市副市长翁铁慧组织推进工作专题会议，上海交通大学党委书记姜斯宪等一行来院进行筹建工作专题调研。上海市人民政府于年中正式向国家卫计委提交“国家儿童医学中心”建设方案。

分别与上海市对外协作办和团市委合作，为西藏日喀则先心患儿和遵义老去先心病患儿成功实施手术16人次；承担并完成“亚信峰会”和“国际少儿艺术节”医疗保障任务；援疆干部刘佳在喀什二院三甲医院评审过程中做出突出贡献，得到当地和上海援疆前线指挥部好评；在埃博拉出血热防控和培训等公共卫生重大工作中，广大医护人员展现良好风貌。

2014年共接待包括美国驻华大使、以色列驻上海总领事等在内的20余批近200名来院进行交流访问的国际友人和国外专家。医院选派28名医护人员赴美国、加拿大、德国、法国等国家进行培训。接受境外进修医生6名、进修护士43名。分别与美国国家儿童健康与人类发展中心和日本国家儿童健康与发展中心签署战略合作协议；与芝加哥Comer儿童医院、辛辛那提儿童医学中心等国际一流儿童医院再次续约；与洛杉矶儿童医院、法国Necker儿童医院达成合作意向。与辛辛那提儿童医院签署新一轮合作备忘录及“住院医师交换培训项目”协议。

附属上海儿童医学中心党政领导名单：

院　　长	江忠仪
党委书记	江　帆
（兼纪委书记，9月免纪委书记）	
党委副书记	季庆英
（兼纪委书记，9月任纪委书记）	
	赵列宾（9月免）
副 院 长	王　伟
	季庆英（兼）
	赵列宾（9月任）
	陆廷岚（挂职锻炼）

（姜　蓉）

【陈竺出席“中国儿童肿瘤（白血病）临床多中心研究协作组”成立仪式】 10月5日，由上海儿童医学中心卫生部儿童血液肿瘤重点实验室与中国抗癌协会儿童白血病专业委员会联合发起和组织的中国儿童肿瘤（白血病）临床多中心研究协作组宣告成立。该协作组由国内10个省市19家医院和香港地区威尔斯亲王医院共同加盟，并由美国St. Jude儿童研究医院专家团队、新加坡Viva基金会共同参与。全国人大常委会副委员长，中国科学院院士陈竺应邀出席成立仪式并讲话。

（姜　蓉）

【美国新任驻华大使来访】 10月9日，在美国驻沪领事的陪同下，美国新任驻华大使马克斯·鲍卡斯先生一行来访上海儿童医学中心。马克斯·鲍卡斯亲笔题词“上海儿童医学中心承载着国家儿童的未来，以最诚挚的景仰与感谢祝福医院的明天”。马克斯·鲍卡斯一行参观了心脏中心，探望先心病患儿，并代表美国发展总署海外学校及医院组织向上海儿童医学中心捐赠95万美元资金，用于心血管学科建设。

（姜　蓉）

【血液肿瘤科获“上海交通大学校长奖”】 4月，儿中心血液肿瘤科作为唯一一个医疗集体获“2014年度上海交通大学校长奖”。该学科是中国最早建立的小儿血液肿瘤专业学科。作为卫生部重点实验室、上海市医学重点学科、国家教委重点学科及211工程学科的重要组成部分，肩负着儿童白血病及各类血液系统疾病的诊断治

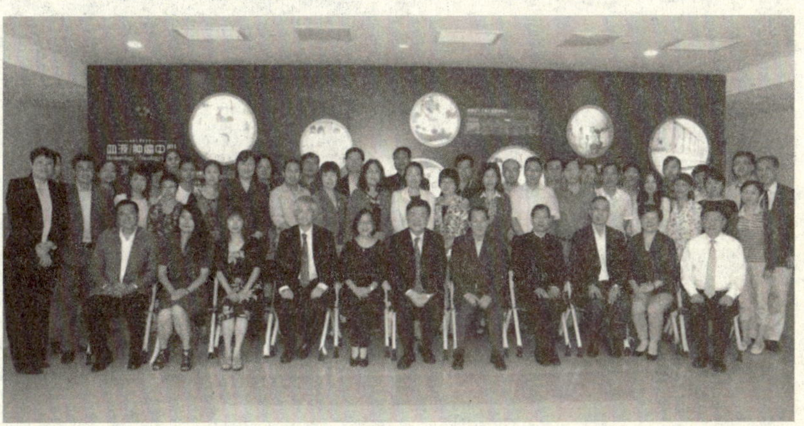

中国儿童肿瘤（白血病）临床多中心研究协作组成立仪式

疗和相关基础研究。科室多年来总结的儿童急淋治疗方案因“价效合理”成为卫生部建立“儿童白血病新农合项目”的可行性依据。科室曾先后获得“上海市五一劳动奖状”，“上海市工人先锋号”等荣誉。

（姜 蓉）

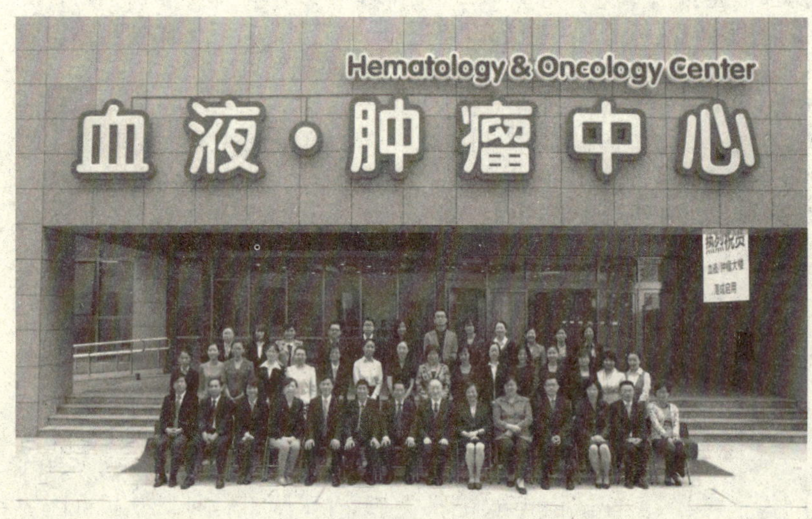

血液肿瘤科获“上海交通大学校长奖”

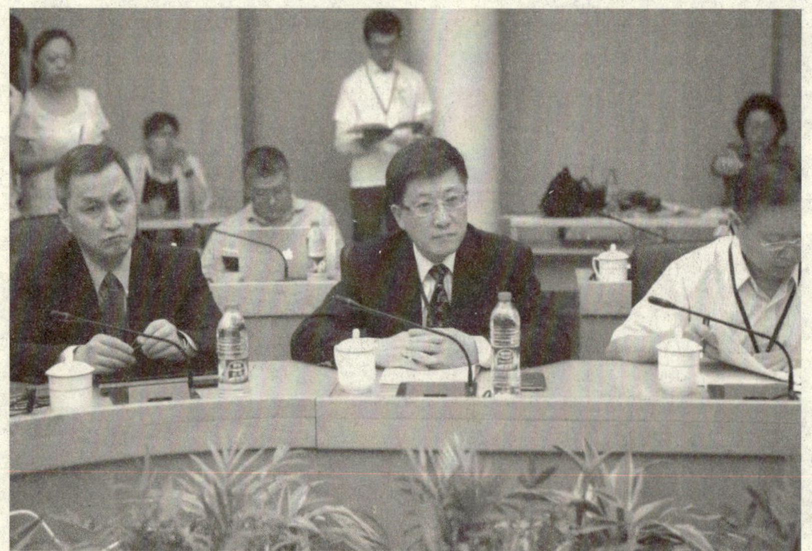

东方科技论坛第 244 期学术研讨会

【举办东方科技论坛学术研讨会】 9 月 21 日，由上海市人民政府、中国科学院、中国工程院主办，上海儿童医学中心承办的东方科技论坛第 244 期学术研讨会召开。中国工程院院士陈赛娟、詹启敏、中组部“千人计划”周斌兵担任会议执行主席。中国科学院院士强伯勤、赵国屏、刘新垣、中国工程院院士陈志南应邀出席研讨会。会议聚焦“基因损伤应答调控肿瘤可塑性机制及其应用”等议题，就“基因损伤”影响肿瘤耐药性的相关可塑性机制、肿瘤药物的治疗敏感性以及相关临床应用作了专题报告，并进行了同行间交流。

（姜 蓉）

【跻身中国最佳医院排行榜】 医院连续五年入选中国最佳医院排行榜，2014 年排名上升 9 位，其中科研学术得分上升 68.1%，再次位列全国儿童专科医院前 3 名。心胸外科、内科、外科同时入选“中国医院最佳专科声誉排行榜（TOP 10）”，是国内儿童专科医院中唯一有 3 个学科同时入选的单位。

（姜 蓉）

【《新英格兰医学杂志》刊登王剑研究论文】 3 月，儿中心副研究员王剑在哈佛医学院做访问学者期间，在波士顿儿童医院教授吴柏林和沈亦平的指导下，运用下一代测序技术及现代生物信息学方法，成功在 POI 病例中发现新的致病基因 HFM1，并以第一作者身份在世界顶级医学学术期刊《新英格兰医学杂志》发表题为“Mutations in HFM1 in Recessive Primary Ovarian Insufficiency”的研究论文。该研究成果在国际上首次证实减数分裂基因突变是女性“卵巢功能不足”的病因之一，HFM1 基因突变可以使卵子在发育成熟的过程中发生错误，从而导致女性过早闭经，引起不孕不育等。

（姜 蓉）

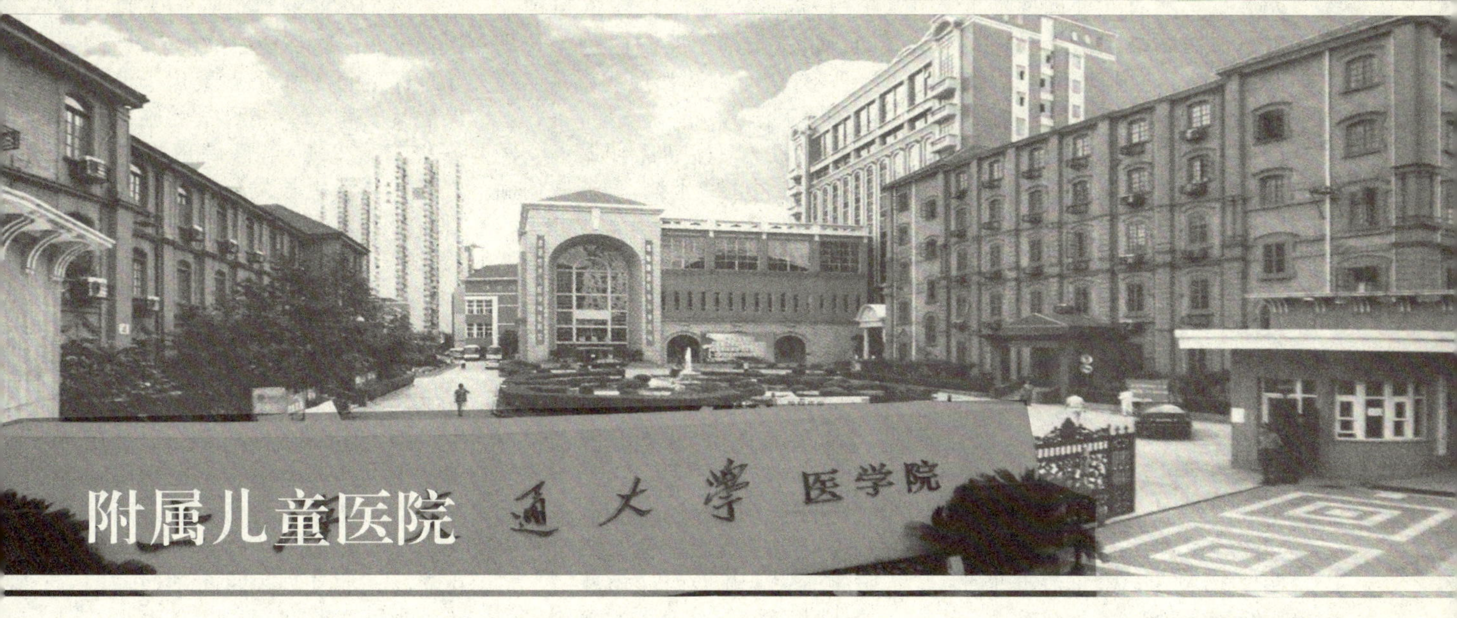

【概况】 2014年，附属儿童医院（以下简称“儿童医院”）职工人数1281人，卫技人员1048人，其中在编医生255人，高级职称101人，护士348人，高级职称6人。

2014年门急诊1724640人次，同比增长23.96%；出院28100人次，同比增长17.20%；住院手术量17201人次，同比增长3.36%。；床位使用率达109.05%（按实际开放床位计算），同比情况下降10.77百分点；平均住院日6.74天，较2013年下降0.06天，药占比39.70%，较2013年上升1.48个百分点。

“一院两区”协同发展。启动新院开办搬迁工作，不断细化医疗运营和人员调配方案，按照“先内科、后外科”、“先局部、后全面”的原则实施搬迁。3月5日，新院启用试运行，先期开放普通内科门诊及综合内科病区。试运行当天泸定路院区门诊量316人次，综合内科病房接收第一位住院患儿。6月1日，普陀新院试运行。医院整体规模扩大，核定床位数由300张扩展为700张，大型医疗设备从1829台增加到2359台，设备金额从1.948亿增加到2.825亿。信息系统完成升级改造。后勤保障部门做好各项服务工作。开通院区班车，落实衔接轨道交通的101路开通，争取公交739路线路改道，在新院附近增设站点。通过多种形式，落实宣传工作方案。下半年，北京西路院区大修改造项目启动。北京西路院区3号楼（急诊）于10月20日完成拆除施工作业；1号楼原骨科专科病区改建为门诊输液区。5号楼装饰装修项目进入招标阶段。自新院启用试运行至年底，泸定路院区日均门急诊量达到3500人次；北京西路院区日均门诊量维持2200～2500人次，形成“一院两区”协同发展的格局，无一例医疗安全事件。

深化改革，提高绩效。成立绩效管理改革工作小组，完善科室绩效考核指标体系和方案。对部分科室探索新的绩效措施，提升绩效管理适宜度，加强绩效分析能力，每季度出版绩效简报，对平均住院日、出院人次、出院病人疾病种类等问题进行深入挖掘，在医技科室试点探索运用RBRVS（相对价值比率法）测算工作量，试点门急诊护理垂直管理，调整外科周末加班手术绩效方案等。

做好全面预算和成本管理。贯彻“双控双降”要求，实施全过程管控，采用滚动预算法，及时调整医院收支预算。以科室成本核算为主要方式，把成本核算规则开发到业务软件中，自动分摊并转换会计凭证的方式分摊76个科室的成本；对照科室预算指标、科室绩效考核，实施科室预算成本管理。成为市级医院首批运用作业成本法核算医疗服务项目成本的单位。

2014年，设立“上海市儿童医院院长奖”，戎群芳等10人获得第一届院长奖，并将获奖者事迹、名单在医院网站、院报等平台上公布展示，记入医德档案。

提升科学管理水平。继续推进ISO9001质量管理体系建设，完成文件修订137项。组织内审员培训交流5次，通过ISO质量体系外部审核。检验科通过ISO15189：

2007版监督评审。继续推进并开展第二期品管圈活动，组织14人开展医院品管圈内训员培训，组织护理2个、行政1个团组共26人赴新加坡、台湾地区进行参访、培训。

提升人力资源管理水平。招聘新职工273名，其中医师38名，规范化培训医师26名，护理133名，医技28名，其他专业技术5名，科研10名，管理9名，其他工勤类24名。开展并推进岗位设置定岗定编工作，共完成人编人员214名。制定专业技术职务聘任方案，开展新一轮全院高级专业技术职务和中级专业技术职务的聘任工作。建立管理制度3部，完善医疗管理制度18部，形成《上海市儿童医院医疗管理制度》。加强对医务人员的"三基"培训，落实完成医师定期考核工作。落实医院安全管理目标，强化医疗安全意识，例行每月行政查房，督查核心制度落实情况，查找医疗安全隐患和薄弱环节，发现问题落实整改。对重大手术、风险治疗开展行政谈话12例，无1例医疗差错，无1例医疗纠纷。加强归档病例检查，改进病历书写质量。

着力建设电子病历集成平台，完成医院电子病历互联互通标准化改造。建立信息共享平台，提高后台数据处理能力，将各部门适宜公开和具有借鉴参考意义的信息数据进行共享和整合。建设完成药品安全警示、用血资质管理、危急值管理等辅助系统。建立医疗质量监控信息系统，开展智能化临床路径试点工作。制定《上海市儿童医院临床路径工作指南》(2014年版)，建立23条电子临床路径(注:包括10个入院检查路径)。建设完成抗菌药物管理系统，完成完善临床路径知识库。

调整科室设置，拓展服务能力。神经外科完成独立设科、独立核算。实践从以治疗为中心的疾病管理到以健康为中心的全程管理转变的健康服务策略，建立儿童健康管理部，负责开展儿童健康体检，儿童健康教育与健康管理活动。成立北京西路院区综合管理办公室，全面协调管理北京西路院区各项工作。

深化开展移动医疗服务。医院微信挂号正式上线，开通微信服务和一站式自助服务统一平台。借助物联、互联、智联的创新，改变传统就医模式。推出借助APP手机移动应用"掌上儿童医院"。用"儿童智慧就医服务"优化传统就医流程，缩短患儿就医时间。医院"掌上儿童医院"获上海智慧城市建设十大创新应用奖。

推进全院"一站式"服务。在新院拓展门急诊静脉输液一站式服务模式。开展门诊输液病人留置针服务项目，实现一次穿刺提供三天输液服务。建立门诊雾化中心，加强健康指导和微信服务能力，提供雾化病人"一站式"雾化治疗的居家服务。

调整门诊服务流程布局，在相对独立的诊疗区域内设置有相应的专科门诊、专家门诊、功能检查室和专科化治疗室，实现专科化诊疗的无缝衔接。对专科医生进行专业定岗，转变科室医生管理模式，做强专科门诊，全面推进临床专科化建设。制定《上海市儿童医院专病诊治中心建设方案》，组织专病中心评审工作。确定第一批3～5个专病诊治中心。

挂牌中国健康促进基金会上海儿童个体化药学中心。建设个体化药学信息服务系统，实现个体化药学临床信息方案制定和个体化药学临床功能，完成以药物基因组学理论为基础的"个体化药物治疗"信息化系统。建设由中国健康基金会挂牌的上海个体化药学中心，对9类药物风险基因开展监测。

新增嘉定、静安儿科医疗联合团队。推进普陀儿科联合团队建设，加强各科室与对应医院开展业务指导和强化联合团队医院内双向转诊运行。与嘉定区卫计委签约嘉定区儿科联合团队，与静安区中心医院建立静安区儿科联合团队。原儿童保健科(所)的公共卫生管理职能转移至妇幼中心，医院儿童保健科工作重点聚焦于儿童保健及发育行为儿科学的临床服务功能。2014年，医院申报的《3岁以下儿童生长发育综合评价项目》，创新以家庭为中心的儿童生长发育监测和评价模式，获2011—2013年度上海妇女儿童发展优秀研究成果奖二等奖。

2014年，引进呼吸科常务副主任1名，康复科副主任医师1名，血液科副主任医师1名，消化科科研人员1名。新申报交大医学院博导资格1名，硕导资格4名，教育部留学归国人才计划2项，入选上海市浦江人才计划项目1项，获"明治生命科学奖"1人。2名医师获市卫计委第二批青年医师培养资助计划，3名教学骨干获市教委"教师专业发展工程"，张育才获市专业技术"二级岗位"。

加强学科建设。组织国家临床重点专科(儿科重症和重点实验室)验收材料的网上申报，接受上海市卫计委组织的专家评审。按照医院学科建设规划，有的放矢进行扶持，充分利用各层次学科资源，开展学科间合作与特色发展。通过国家卫计委首批住院医师规范化培训基地认定；儿科和儿外科基地通过市卫计委专家组督导考核。

2014年，医院(含遗传所)获得批准资助项目47项(含子课题)，总经费1 444.38万元。其中国家自然科学基金5项，国家科技部863计划子课题1项、国家科技部重大专项1项、国家科技部公益性行业专项1项，市科委项目10项。立项后做好中后期检查工作，对在研的课题项目进行梳理，并跟踪督查其进展情况，保证按时按量完成课题结题，共发表SCI文章28篇，中文统计源期刊文章111篇。严格管理科研经费，梳理科研经费使用的各环节注意事项，优化报销流程，推进科研经费的网上管理系统，加强科研经费的预算、决算管理。

举办多场国际论坛。泌尿外

科、眼科、肾脏内科、重症医学科、护理部、伦理委员会等科室分别在院举办国际学术论坛，邀请行业著名外籍专家来院传经送宝，提升儿童医院国际交流水平和业内知名度。医院伦理委员会通过WHO关于医学伦理委员会国际认证的现场评估，得到认证专家组肯定，通过FERCAP/SIDCER国际认证并获证书。

暖心关爱办实事。2014年，医院75名员工成功入住馨越公寓公共租赁住房。组织开展“梦想从这里开始”系列报道，共组稿编发22篇次，阅读人数达到3 781人，分享转发人数达到145人。安排22:00班车接驳中夜班员工前往地铁站；组建“红丝带”微信群，鼓励爱心车主为同事提供短驳搭乘服务。仅开办2个月时间，互助搭乘超过1 500人次。

发扬志愿服务文化。组建阳光畅行志愿者联盟、开展藏语志愿者招募、组织音乐快闪、开展亲子公益等活动，招募志愿者237人、培养志愿者领队15人、新院老院同时开展服务、共服务1 536小时。与华东师范大学、上海第二工业大学达成共建协议，为大学生提供社会实践基地。完成上海市阳光爱心志愿者服务总队成立10周年系列活动。开办家长学校，开展系列中西医讲座，共计352名家长参与。加强分类指导，面向不同岗位开展文明服务培训和医患沟通技巧辅导。定期开展院级工休座谈会，试点设立护士长倾听日、病区主任接待日。每月开展两院区满意度测评工作(250份)，电话回访(200人次)，微信满意度在线测评。1人获“上海市杰出志愿者”、2人获“上海市优秀志愿者”、医院志愿者服务队获“上海市优秀志愿者服务集体”称号，沃奶奶工作室获“上海市志愿者服务优秀品牌”称号、“快乐一小时”获上海市教卫党委“2014年精神文明好人好事”提名奖。

开展公益活动。接待台湾地区周大观基金会一行，颁发抗癌圆梦助学金。参与东方绿舟植树季十周年“爱心定向跑”纪念活动。推动中国宋庆龄基金会“天使救助行动——戴尔筑梦成真”公益项目慈善基金的使用。重点推进中国社会工作协会“神华爱心行动”医务社会工作项目在儿童医院试点。接待以色列医疗小丑一行，和医护人员分享国外“医疗小丑”成功经验。组织医护人员开展多种形式健康知识科普活动，在新院举办大型专家咨询活动，定期在虹桥火车站候车大厅开展面向旅客的健康咨询。重点开展“藏地心希望”项目，为来自西藏日喀则地区萨迦县、江孜县、拉孜县共6批次26名患儿完成髋关节发育不良矫治手术。继续开展第四季“千里送医到遵义”活动，在前三季先心病种上新增斜视手术，为16名遵义贫困患儿进行慈善救治。配合市政府爱心工程，完成救治6名西藏先心患儿的任务。

深化慈善捐助服务。规范慈善基金的管理与使用。新增上海市儿童健康基金会“宝尊小叮当儿童医疗援助”、中国宋庆龄基金会“天使救助行动——戴尔筑梦成真”公益项目、上海慈慧公益基金会“外来务工人员子女意外医疗救助”、上海市儿童基金会“生命之花绽放”项目、中华少年儿童慈善救助基金会9958“钦达集团儿童医疗援助”公益爱心基金项目。全年共救助贫困患儿330人次，同比增长81.8%；募集使用慈善经费476万余元，同比增长53.7%。

构建反腐倡廉高压态势。组织多次主题党课教育、专题辅导报告、反腐教育参观等。加强对重点部门、重要岗位从业人员的事前介入和监督管理，加强对基建大修项目等制度执行情况的审计监督，参与基建项目、医用设备及物资采购等各类招投标会议50余次，审核合同、协议240份。扎实推进“制度加科技”廉洁风险防范工作，严格执行查信办案工作，做到查处率、结案率、回复率均为100%。

加强安保消防工作，开展节前安全维稳督察，组织消防安全检查，修订《上海市儿童医院信访管理办法》，加强对12345转办件的院内转办管理。强化安全培训和应急演练，开展安全培训29次，累计参加人数2 000余人次；组织医疗应急演练、信息安全演练、防恐治安应急演练、大型消防演练，累计参加人数达500余人次；组建医院第一支志愿者消防队，加强消防知识、应急处置和疏散逃生能力培训近900人，探索建立安全工作档案初步框架。

深化国内共建合作与平湖市第一人民医院和太仓市第一人民医院分别共建并挂牌“上海市儿童医院医疗技术协作医院”；与嘉定区卫计委、静安区卫计委建立儿科联合团队；建立安徽医科大学上海市儿童医院临床学院。帮助边疆少数民族地区、革命老区兄弟医院培养科研骨干，与宁夏回族自治区妇女儿童医院合作签约共建“上海市儿童医院宁夏分院”，接受该院挂职进修人员10人次。赴云南省曲靖市妇幼保健院、江西省于都市妇幼保健院、贵州省遵义市妇幼保健院、西藏日喀则地区人民医院开展医疗业务指导。

加强拓展国际交流。因公出国(境)团组共36个，共计73人次。其中包括选派32人次出国参加培训，办理25人次参加国际学术交流。加拿大多伦多儿童医院、以色列驻上海总领事馆、斯坦福大学露西尔帕卡德儿童医院、辛辛那提儿童医院及多伦多儿童医院分别来访。医院派员分别出访美国弗吉尼亚联邦大学里士满儿童医院、波士顿儿童医院学习，确定合作意向。9月，院长于广军参加由上海申康医院发展中心组织的上海医院管理代表团，访问以色列特拉维夫大学附属Sourasky医学中心，代表上海市儿童医院签署了上海市儿童医院与Dana-Dwek儿童医院间的医疗及科研合作备忘录。

2014年，中国工程院院士曾溢

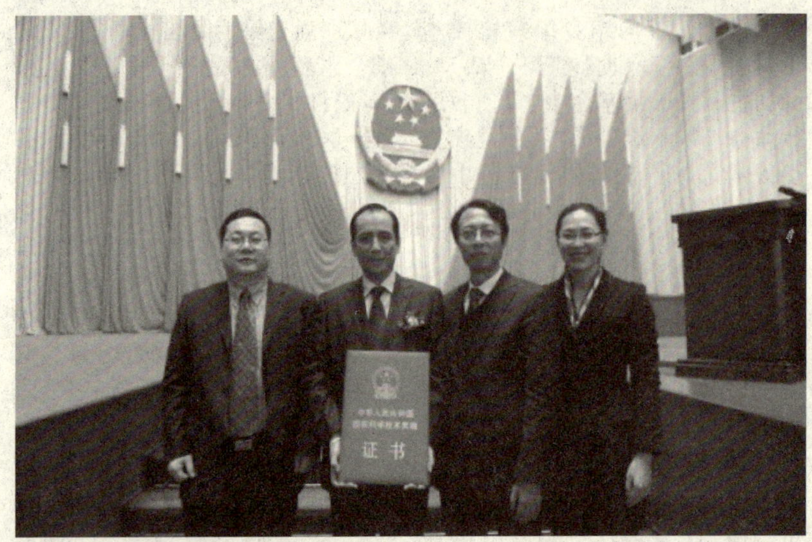
医联工程项目获国家科技进步二等奖

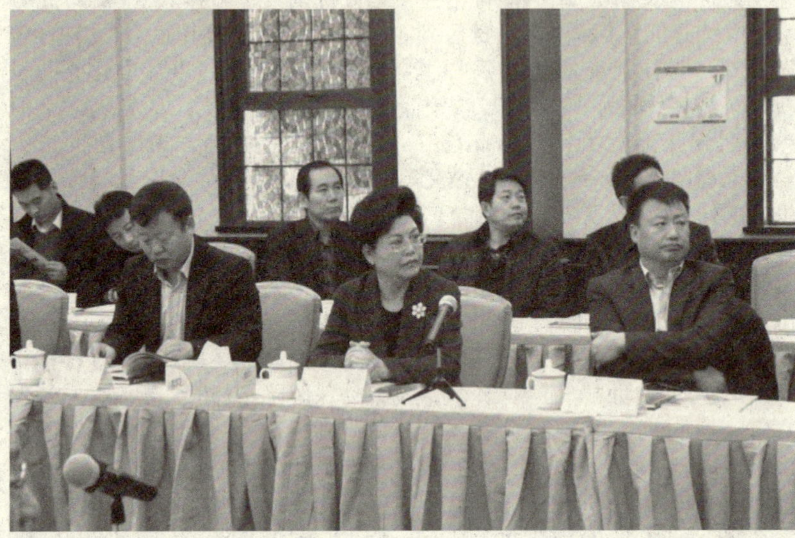
宁夏回族自治区主席刘慧一行来访

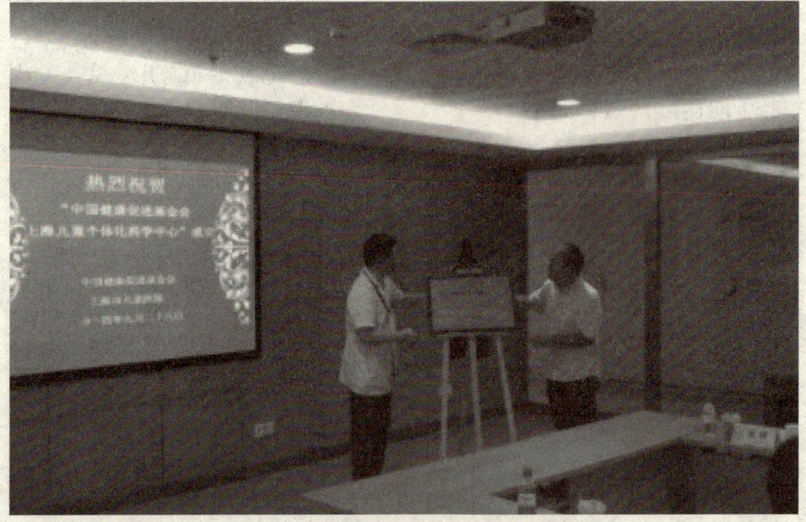
中国健康促进基金会上海儿童个体化药学中心挂牌成立

滔获“中国科学院杰出科技成就奖”；于广军、裘刚获“上海市母婴安全工作先进个人”称号；奚益群获“2014 年度全国十佳医院基建管理院长”称号；蒋慧获“上海市巾帼建功标兵”称号；钮骏获“2012—2013 年度上海市杰出志愿者”称号；杨晓东、李红获“2012—2013 年度上海市优秀志愿者”称号；胡祎静获 2014 年上海市卫生计生系统护理技能竞赛“能手”称号等。危重新生儿会诊抢救中心获“上海市母婴安全工作先进集体”称号；医院女工委获“上海市卫生系统优秀妇女组织奖”；耳鼻咽喉头颈外科获“上海市巾帼文明岗”；医院阳光爱心志愿者服务队获“上海市志愿服务先进集体”称号；共青团上海市儿童医院委员会获“2013 年度上海市五四特色团委”称号等。

附属儿童医院党政领导名单：

院　　长	于广军
党委书记	丁　俭
副 院 长	奚益群
	吕志宝
	刘海峰
党委副书记	黄　敏
	（兼纪委书记）

（王霞芬）

【医联工程项目获国家科技进步二等奖】 1 月 10 日，2013 年度国家科学技术奖励大会在北京人民大会堂隆重举行。由上海申康医院发展中心、万达信息股份有限公司、中国科学院上海技术物理研究所、上海卫生信息工程技术研究中心等单位联合完成、上海市儿童医院院长于广军为主要完成人的“医联工程——区域医疗信息共享及协同服务系统研发与规模应用”项目获国家科技进步奖二等奖。

（王霞芬）

【对口支援宁夏儿童医院】 1 月 13 日，宁夏回族自治区主席刘慧一行 8 人在上海市人民政府副市长翁铁慧、副秘书长宗明、卫计委主任徐建光、副主任黄红，申康医院发展中心主任陈建平等领导陪同下考察上海市儿童医院。上海市人民政府与宁夏回族自治区人民政府在沪签署医疗卫生合作协议，确定以上海市儿童医院为主对口支援宁夏儿童医院。6月10日，在宁夏回族自治区妇幼保健院举行上海市儿童医院和宁夏儿童医院合作共建签约仪式。

（王霞芬）

【中国健康促进基金会上海儿童个体化药学中心成立】 9月26日，中国健康促进基金会上海儿童个体化药学中心在上海市儿童医院揭牌成立。该中心将依托上海市儿童医院建立的以基因检测为基础的个体化药学实验室，不仅填补儿童个体化用药领域的空白，更将对上海市药学事业的进一步发展和个体化药物治疗的深入研究具有推动作用。中国健康促进基金会个体化医学委员会秘书长、临床药物基因学组中心主任、安全用药专家委员会主任委员王鹤尧与上海市儿童医院副院长刘海峰共同揭牌。

（王霞芬）

【中药全成分配方颗粒投入使用】 11月起，上海市儿童医院中药全成分配方颗粒正式供应临床，小病人服用中药的形式又多了一种个性化的选择，这是上海市儿童专科医院中使用中药全成分配方颗粒的第一家。

（王霞芬）

【伦理委员会通过FERCAP/SIDCER国际认证】 11月26日，在第14届“在国家卫生研究系统中纳入伦理学”为主题的FERCAP/SIDCER国际年会上，上海市儿童医院伦理委员会正式通过FERCAP/SIDCER国际认证，并获得奖杯证书。

（王霞芬）

【获上海智慧城市建设十大创新应用奖】 11月26日，上海市经济和信息化委员会为指导单位，新华通讯社上海分社联合上海市信息服务业行业协会、上海信息化发展研究协会、上海市软件行业协会共同主办的“心茗杯”2014“上海智慧城市建设十大优秀应用”评选活动在沪揭晓结果。上海市儿童医院“掌上儿童医院”获“2014年上海智慧城市建设十大创新应用”称号。

（王霞芬）

【曾凡一获“中国科学院杰出科技成就奖”】 1月20日，上海市儿童医院医学遗传研究所副所长曾凡一因在“干细胞多能性调控机理与转化研究集体”中作出重要贡献，获2013年中国科学院杰出科技成就奖。

（王霞芬）

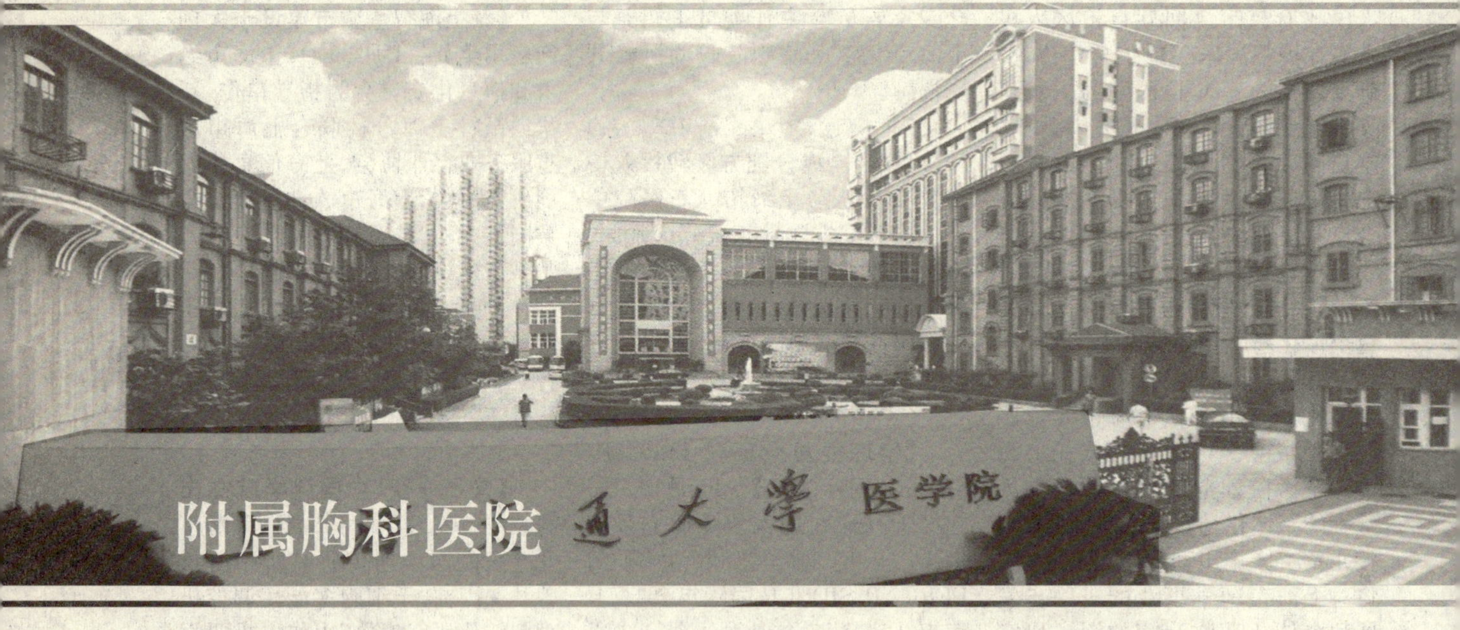

【概况】 2014年附属胸科医院(以下简称“胸科医院”)职工总数1 065人(在编人员838人),卫技人员901人,其中,医生210人,护士515人,高级职称111人,床护比1∶0.67,医护比1∶2。

2014年门急诊人次数达470 240人次,同比增长12.96%;出院人数48 661人次,同比增长16.29%,心胸外科大手术7 375例,同比增长19.24%;平均住院日降至5.72天;门急诊均次费用、平均住院费用控制在合理范围内。2014年总收入14.83亿元,同比增长18.07%。

进一步完善“一站式”就医服务流程,医院预约号统一管理,门诊分时段预约,专家特需门诊预约率达65.66%,同比提升25.50%;完善便民服务中心“一站式”服务功能,集合预检分诊、预约检查、取阅报告、便民举措、大病医保登记、注射审核、专家门诊预约等服务,制作《门诊就医服务指南》手册,更新、完善各类标示,引导患者有序就医;完成一站式付费(诊间确费),简化患者门诊就医付费流程;实现放射科CT、MRI等影像报告的按需打印;完成门诊电子住院单的开发和应用,规范入院登记流程,合理调配医院床位资源。推出以疾病为核心的特色专题与整合门诊。医院专题门诊新增至23个、整合门诊4个(肺癌多学科诊疗门诊、肺内小结节诊疗门诊、胸痛门诊、肿瘤术后门诊),涵盖各专业,为患者提供明确的个性化治疗方案。

“提高质量、控制费用”。组织申报心、肺移植联合移植技术;通过第二类医疗技术5项;组织审核第一类医疗技术11项。初步构建医疗考核评价体系。规范医师定期考核工作,完成2012—2013年度执业医师定期考核工作。执行医保总量预付政策,调整医保管控方案,明确医保患者优先服务。医保住院及门诊服务人次占比51.29%,服务总人次同比增加9.8%;门诊医保均次费用同比减少1.4%;保持医保联合零投诉。利用信息化手段进行管控和监测,加强出院带药管理,人均带药金额下降到400元以内。依托抗菌药物信息管理平台对临床应用各个环节的严格动态监管,进一步促进合理用药。年内,门诊抗菌药物处方比例17.3%,住院抗菌药物使用率28.61%、抗菌药物使用强度为43.37,同比分别下降0.06%、0.65%、0.46。运用“品管圈”手法、加强宣教及临床督导提高临床血培养送检率,临床血培养送检率达到100%,新建“洁手圈”提高ICU手卫生依从性;加强环境微生物、医疗废物、手卫生、ICU导管相关感染、住院病人耐药菌等监测工作,加强对院感重点部门、重点项目、重点环节的感控管理,耐药菌监测数据在院内网及医务简报定期汇总公示,全年无院感重大事件发生,现患率为3.31%,稳定在5%以下;传染病防控及肿瘤传报及时性、准确性均为100%。护理质量满意度达98.99%。规范信访OA流程,加强初次信访事项办理;深入贯彻病房排摸巡访制度,对全院危重患者、高费用及住院时间较长的患者进行实时监控,完善医疗纠纷预警流程;加强医疗风险防范和告知，进行重症谈话和风险评估，共进行重症手术谈话313例。重大医疗纠纷新发率同比下降28.57%，纠纷赔偿费用同比下降37.21%。

建立健全医院内部运行机制。全面实施内部绩效管理考核分配方案，实现“两切断、一转变”，即切断医务人员个人收入与科室收入挂钩的关系，切断医务人员个人收入与处方、检验、耗材收入直接挂钩的关系，彻底转变以科室经济收支结余为基数的分配模式。建立健全以岗位工作量、服务质量、服务效果、患者满意度、岗位风险、科研产出等为主要考核要素，以绩效考核结果为导向的分配体系，转变医院运行机制，规范绩效分配内部制度和流程。提高医用耗材风险防范能力，扎实推进设备和植介入类医用耗材管理，完成供应室物资管理流程调整、全院科室(包括二级库房)耗材网上申领，制定医院心内科植介入类医疗耗材集中管理方案，完成心内科起搏器类医用耗材的招标采购工作，采购价平均降幅10%，收费价平均下降334元，心内科介入耗材占比(同比去年)下降0.77%。2014年完成48个项目61台(套)、2 743.93万元的医疗设备采购，院外招标或集中采购率100%。做好10项干保项目申报，共计5 328万元(免税价)，完成1项高端设备的采购工作，计58万美元。建立“院领导巡视制度”、“院领导对口联系科室和党支部制度”。院领导带领部门下临床一线54批次，听取意见或发现问题48项。运用OA平台建立督办事项环路，运用“制度＋科技”理念与技术，规范督办工作流程、及时跟进督办事项的落实情况，建立督办情况反馈制度，加强督办工作考核，提高督办事项“应答率”、“完成率”，年内督办事项31项，3天应答率100%、完成率80%。、大修修缮项目“创双优”工作、医疗考核评估体系、亚专科建设等2014年度领导干部调查研究课题相关内容，开展2014年度19个管理项目申报、评审，完成2013年度21个管理项目的结题考核，9个项目获评优秀、良好。加强财务管理，规范现金报销、资金审批及审核报销、退费管理等制度，健全医院资产管理，将成本核算细化至各医疗组和护理组。年内，收支结余7 565.21万元，同比增加12.71%。加强对零星工程、专项工程的事前、事中、事后审计，完成零星、专项工程13项的审价，送审金额1 684.60万元，核减金额109.23万元。依托后勤一门式服务热线1 111平台，加强维修质量和及时性以及病区满意率的监督，在市卫生计生委组织的用电管理比赛中，获高压倒翻闸单项第一名、团体第二；深化绿色医院建设、能源成本、维修成本和采购成本的控制和管理，“医院合同能源管理项目”获第二十六届上海市优秀发明选拔赛职工技术创新成果银奖。完善外包公司考核制度，加强对外包公司的考核与管理。将安全维稳、治安防范、综合治理工作列入长效常态管理。组织全院性安全检查、亚信峰会安全专项检查等15次，组织保安队员进行应急和登高演练2次、消防专项训练2次；与公安、消防、派出所、交警、人防、保安公司等单位建立联谊制度和互访。获2014年徐汇区消防安全生产先进单位。

围绕基于电子病历的临床系统、基于绩效的医院资源管理系统、基于信息安全的医院网络建设等开展建设规划。重新规划医院外网、内网、PACS网、无线网四套网的组成关系，消除多套网络造成的应用障碍；推进病区移动推车部署及系统上线、科研随访数据库(肺癌信息库、胸外科专病数据库)建设、门诊挂号管理系统服务提升(分时段预约、加号管理)、门诊电子病历系统、门诊药房双屏划卡发药系统上线使用、中医电子病历模板建设、重症监护临床信息系统完善、病理质控系统建设、气管镜报告系统升级改造、物资管理系统上线等信息化建设；实现3号楼无线网络覆盖；完成手术转播示教系统改建；通过市三级等安全测评。

加快推进医院基础建设。“十二五”科教综合楼获立项；完成杂交手术室、一体化手术室、磁导航手术室建设；完成2号楼病区修缮、中心广场绿地和道路建设、科教综合楼项目配套电扩容、智能化平台三期建设招标等项目；启动门急诊医技楼大修；完成饲养场动迁工作；完成零星工程项30项，预算金额35万元。

强化“科教兴院”主战略。开展亚学科调研，制定建设方案；设立院级重大与重点项目科技发展基金，培育胸部肿瘤和心血管疾病诊治优势学科群；打造上海市重点实验室为目标，推进中心实验室建设，投入2000万；借助交大医学院“985”生物样本库建设资助和市科委项目资助，推进生物样本库建设，收集样本近3 000例，初步建成医院科研技术平台；推进国家重点专科、中心建设，“胸痛中心”获中国心血管协会胸痛中心的首批认证；胸外科、心血管内科完成国家卫计委中期评估汇报；启动大血管外科专业重点专科建设项目；交大医学院食管疾病诊治中心完成3年周期建设，评定为良好，获交大医学院的10万元经费资助；积极推进心理护理、重症监护护理、静脉输液与PICC、营养护理、疼痛管理护理等护理亚专科建设；完成各类国家级继续教育项目9项，接收全国各地进修人员136人。修订科研经费管理和奖励制度，加大科研奖励力度，获国家级课题9项，省部级课题17项，校局级课题30项，横向及其他课题10项，院外经费1 158.5万元；发表SCI 65篇、核心期刊论文74篇、论著3本；获2014年中华医学科技奖二等奖1项，第四届上海市医务职工科技创新“星光计划”一等奖、三等奖、入围奖各1项，2014年度市教卫党委系统党建研究课题成果一、三等奖各1项，市教卫党委老干部党建研究成果一等奖1项。

初步构建各级各类人才培养体系的框架形成有特色的分层次(高、中、低)、分系列(医生、护理、技术、研究、管理),涵盖全院的人才培养体系,并将人才培养工作纳入科主任绩效考核。持续深化干部队伍系统培训,完成了"复旦-胸科管理高级研修班"十期管理知识培训、以"品管圈、平衡计分卡、巴林特"为主题模块制专题培训;探索以"中层干部"为主讲团,以"管理沙龙"形式的教育培训方式;组织安排2名中层干部到申康中心、交大医学院和华山医院对口部门的挂职锻炼;组织护士长10人、职能部门负责人9人赴台湾地区学习,职能部门负责人赴上海中山、肿瘤医院、北京阜外、安贞、中科院肿瘤医院等专题学习。

加强导师队伍建设,新增博导1人,硕导7人,招收研究生21名,其中三年制硕士生12名,博士生5名,同等学力硕士生4名。医院导师人数达46人,博导9人。引进肿瘤放疗科、食管微创外科人才2人。2014年,获2014年度上海交通大学晨星计划(B、C类)3人,获上海交通大学医学院第二届"青年十杰"1人,九龙奖提名奖1人,获"科技创新之星"荣誉称号1人,入选青年医师培养计划2人,上海市人才发展基金1人。

开展学术交流。制定并实施《学术合作人管理制度》,胸外科、肿瘤科、呼吸内科、检验科等与加拿大多伦多大学附属多伦多总院、美国德州大学 MD. Anderson、上海交通大学、上海市肿瘤研究所、中科院细胞生化所建立学术合作关系。修订《公派出国(境)管理规定》、制定《因公出国(境)经费管理办法》、《会议费管理实施细则》等。公派出国(境)27批次79人次,其中8人为3个月以上中长期出国研修;接待外宾来访23批次43人次。举办"2014上海瓣膜成形技术研讨会"、第八届全国气管外科学术研讨会、第四届中国胸痛中心高峰论坛、第四届国际肺癌诊治和呼吸内镜大会;承办"第六届 CSCO-上海国际肺癌论坛"、"上海交通大学-耶鲁大学生物统计合作中心研讨会"、2014年上海医学会麻醉学分会心胸麻醉学组活动等。与宁波市明州医院、扬中市第一人民医院、靖江市人民医院、余姚市人民医院、华东疗养院、上海国际医学中心、嘉定区安亭医院等医疗机构建立合作关系。加强党风、行风和廉政建设。做好群众路线教育实践活动总结工作,推进突出问题的整改落实,强化"督办事项确认-推进落实-反馈评估-考核挂钩"的管理环路机制,完成22项整改举措。接受申康　领导专项督查获肯定。申报2014年度上海卫生系统党建研究专委会课题1项。制定《胸科医院建立健全惩治和预防腐败体系2013—2017年工作规划》,完善权力规范运行监控平台建设,加强高值耗材监管。制定并实施《胸科医院关于组织开展迎接上级"九不准"、"十项不得规定"专项督查的工作方案》,开展学习教育和宣传,开展"红包、回扣"等专项治理的自查自纠,加强接受社会捐赠资助、规范服务收费管理。党政班子带头强化"一岗双责"。明确要求每季度至少开展联系工作一次。召开2014年党风廉政建设大会加大宣传上级重大反腐倡廉部署、医院开展廉政工作情况、典型案例等。

加强文化建设,关注职工身心健康。举办系列文娱体育活动,鼓励职工创办兴趣社团。与上海群众艺术馆开展共建合作,举行"关注心肺健康　领跑美好生活"义诊宣讲活动。做好职工《上海市在职职工住院互助保障计划》续保、医务职工的意外人身伤害保障项目;慰问"六一"职工子女、送上职工生日面、慰问患病、家庭困难职工。召开第六届三次职工代表大会、职代会主席团联系会议。审议通过5项制度。开展民主测评,党委领导班子的整体满意率、院务公开工作满意度、工会工作满意度均为100%。获上海市卫生和计划生育系统退管工作先进集体、"2014年上海市医务职工桥牌团体升级赛"甲组第1名、"中华人民共和国老年人权益保障法知识竞赛"三等奖;获上海市卫生和计划生育系统支持退管工作好领导、先进退管工作者、退休职工先进块组长、退休职工文体活动积极分子、上海市医务职工第八届文化艺术节主题活动征文比赛一等奖、戏曲比赛三等奖等。

坚持公益办院,组织推选第八批援疆干部赴新疆喀什二院开展为期一年半的援疆任务;接受安排为期半年的新疆喀什二院2名医生来院进修。与各临床科室、党支部合作,开展了《春季呼吸道疾病防止》、《冠心病的预防与治疗》的专题讲座,与徐家汇街道"聋人沙龙"合作,为全市聋哑人进行《血压的喜怒哀乐》的专题讲座和义诊活动。健全《医院社区志愿者的考核奖励制度》,配合医院中心工作和文化建设,开拓新型的志愿者活动项目,现有50余名志愿者在院服务,累计500小时。推进"爱未来·心希望—贫困先心患儿慈善救助"活动,募集善款20万;举办"患儿回家暨上海市红十字胸科医院冠名十周年纪念活动";建立"爱心助学基金";成为上海市慈善基金会"美滋润心专项基金"、"搜狐焦点爱心基金"定点医院;3次组建医疗队分赴喀什二院、云南腾冲等地开展公益手术,捐赠医疗设备,并在两地建立上海市红十字胸科医院志愿者服务基地;43名患儿成功获得救治,1人次获"2012—2013年度上海市优秀志愿者"称号。医院获"上海市文明单位"八连冠。

创新宣传模式,提升医院形象和知名度。加强主流媒体宣传,加深与《名医大会诊》、《名医话养生》、《新闻坊》、《活到100岁》等品牌电视广播栏目的合作,策划"肺癌关注月"、"肺癌早期筛查"、"红十字医院冠名十周年"、"新年快闪"等项目。完成媒体宣传127次,较同期增长35.1%;与《解放日报》健康版合作举办“肺癌不怕”健康宣讲活动，推出“肺癌不怕”活动；改版官网首页，开设医院官方微信、微博，发起“肺癌关注月微门诊”活动，邀请专家与病人通过微信视频进行远程会诊。推出“新媒体健康宣传”项目，以肺部肿瘤和心血管疾病为主题推出医院专家健康专题节目。

附属胸科医院党政领导名单：

院　长	高　文（9月免） 陈海泉（9月任）
党委书记	郭永瑾（1月免） 郑　宁（兼纪委书记，1月任）
副院长	余　雷 范小红 韩宝惠

（朱金燕）

【陈海泉任医院院长】 9月18日，医院召开全院干部大会。出席会议的有上海申康医院发展中心党委书记赵伟星、组织人事部主任胡敏芳等100余人。胡敏芳宣读申康中心关于陈海泉同志任上海市胸科医院院长的干部任职决定。陈海泉，男，1963年1月出生，医学博士、主任医师、教授、博导，上海市优秀学科带头人、上海市领军人才，曾获上海科技进步二等奖两项、军队医疗成果二等奖一项、上海医学科技二等奖一项，任美国胸外科学会会员、美国胸外科医师协会会员及国际关系部委员、欧洲胸外科医师协会会员、美国胸科医师学院资深会员、中国医师协会胸外科分会常委、上海胸外科学会副主任委员，上海市抗癌协会胸部肿瘤委员会主委等国内外学术职务，历任复旦大学附属肿瘤医院副院长。

（朱金燕）

【韩宝惠团队获中华医学科技奖二等奖】 胸科医院副院长韩宝惠领衔团队获2014年中华医学科技奖二等奖。这是胸科医院首次获此项殊荣。此次获奖项目“晚期非小细胞肺癌的个体化治疗的临床研究”，以上海市科委登山计划课题为基础，由上海市胸科医院牵头，联合复旦大学遗传学研究所、市一医院、瑞金医院、市六医院、华山医院等单位共同承担的多中心合作研究。

（朱金燕）

【陈海泉受邀在美国纪念斯隆-凯特琳癌症中心做主题演讲】 10月3～4日，美国纪念斯隆-凯特琳癌症中心（Memorial Sloan-Kettering Cancer Center）举办首届“胸部肿瘤外科治疗新进展研讨会”。大会云集近200名来自美国、英国、意大利等国胸部肿瘤学领域的专家学者，在国际范围内推进前沿胸部肿瘤诊治及研究进展的展示及交流。胸科医院院长陈海泉作为国内唯一代表受邀参加会议，并做专题演讲及手术录像演示。陈海泉报告以303例多发性肺癌病例的诊治为基础，对多发性肺内GGO（肺部磨玻璃影，groud-glass opacity）分期标准进行了重新界定，打破传

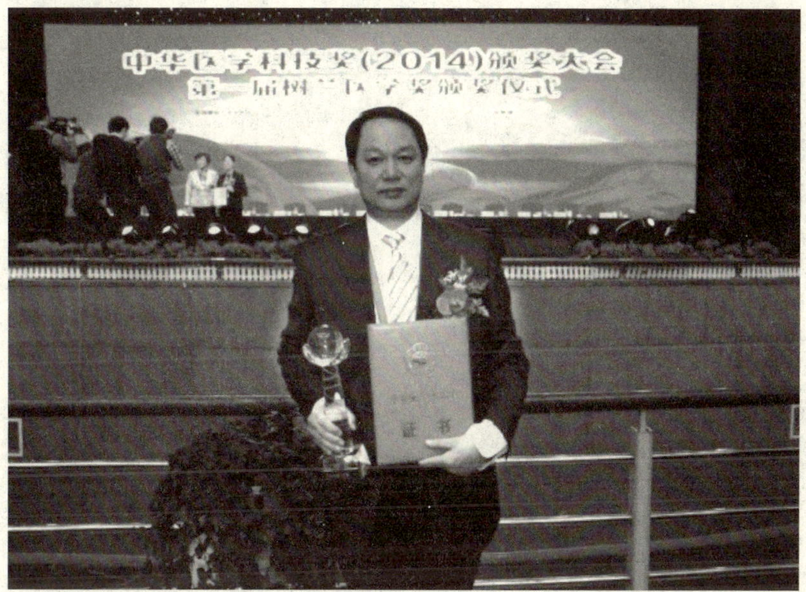

韩宝惠领衔团队获2014年中华医学科技奖二等奖

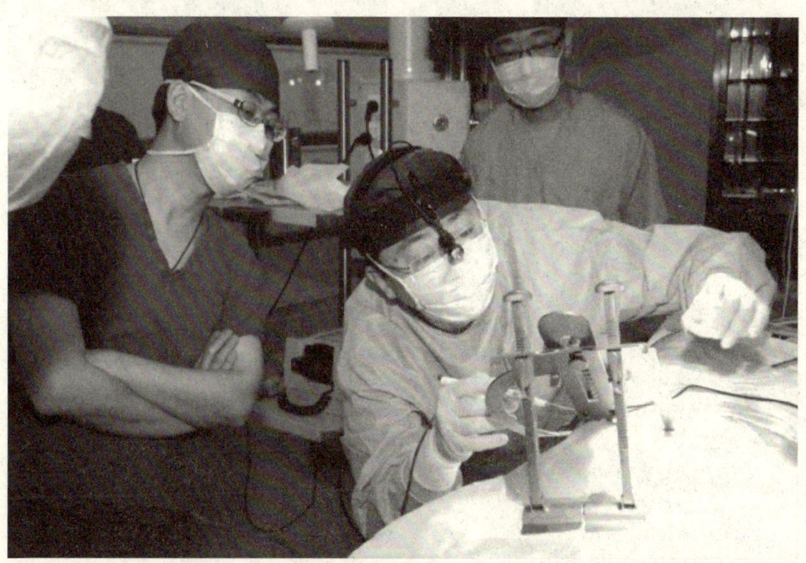

“一站式心脏冠脉血运重建”杂交手术成功施行

统以肺内转移表现为标准进行分期及治疗的观点，提出以肺癌在肺内多原发状态为分期标准，革新多发性肺GGO的处理原则。

（朱金燕）

【率先在国内开展肺部微小病变胸腔镜术前虚拟支气管镜定位】 9月12日，由胸科医院胸外科、内窥镜室、放射科、病理科等多科室合作，共同完成国内第一例肺部微小病变胸腔镜术前虚拟支气管镜定位，并成功施行胸腔镜下病灶切除手术。

（朱金燕）

【施行“一站式心脏冠脉血运重建”杂交手术】 胸科医院于6月成功施行复杂冠心病患者的“一站式杂交手术。手术由心外科主任孔烨和心内科副主任曲新凯率团队共同完成，将“微创小切口冠状动脉搭桥”与“冠状动脉介入治疗”相结合，为患者重建心脏冠状动脉血供“通道”。

（朱金燕）

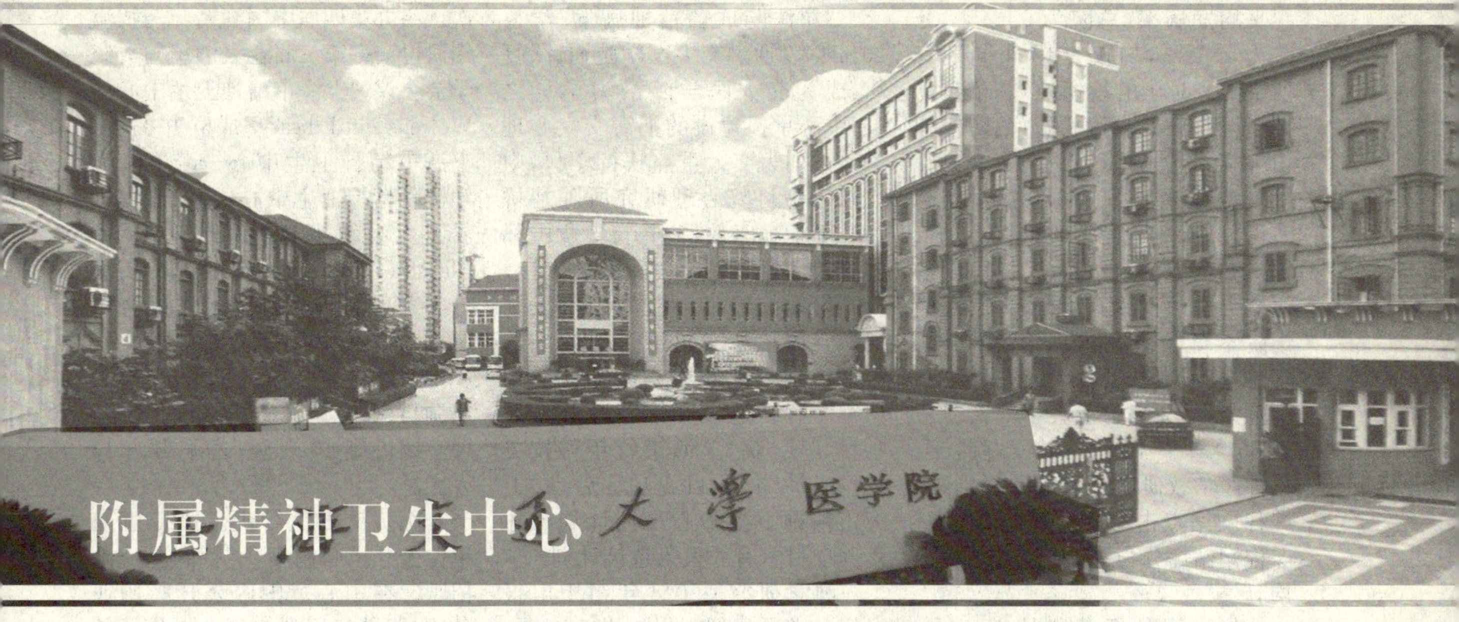

附属精神卫生中心

【概况】 2014 年，中心共有职工 1 304 人，其中正高 42 人，副高 76 人，中级职称 341 人，博士生导师 12 名，硕士生导师 24 名，享受政府特殊津贴专家 19 人。

全年中心门急诊 702 373 人次，同比增长 9.78%；收治入院 5 647 人次，同比上升 19.54%，出院病人 5489 人次，同比上升 15.78%；平均住院日 81.44 天(小于 2 000 天者)，周转率 2.60 次/床，床位使用率 112.64%。2014 年业务总收入 6.53 亿元。

加强监督管理，完善医疗质量管理制度。结合国家《精神卫生法》的实施，修订、优化相关医疗服务制度及流程，并组织医务人员学习相关制度流程，保障新制度有效落实。完善和调整医疗质量督查小组，建立多部门医疗质量管理协调机制，定期进行指导、监督、检查、考核和评价医疗质量管理工作。定期进行全院医疗质量和安全教育。建立医疗风险防范、控制机制，规范医疗纠纷处理程序。2014 年共发生医疗纠纷 8 起(无重大医疗事故)，其中 5 起处理完毕，3 起尚待处理。

完善电子病历，优化服务流程。利用局域网功能，加强对运行病历的监控，并进行跟踪整改效果和意见反馈。病例质控检查获全市专科医院第 1 名，病史首页填写获全市医院第 1 名。

开展预约挂号服务，简化门急诊和入、出院服务流程，推行"先诊疗，后结算"模式，设置自助终端系统提供检查结果查询服务。制作国内第一款精神疾病相关专业手机应用软件——"心情温度计"，具有情绪问题筛查、随访、疾病知识宣传、就医指南等功能。新增患者精神症状电子自评系统，供候诊患者进行免费的疾病严重程度自评。设计开发的国内首个精神科门诊结构化电子病历系统并已投入使用。落实抗菌药物分级管理制度，2014 年抗菌药物使用基本合理。配合做好吸毒人员吸毒成瘾认定工作，鉴定 1 992 人次。

开展优质护理服务评价工作，实施护理质量持续改进。修订完善各类规章制度、预案流程共计 13 章 226 项。组织进行护理质控抽查共 80 余次，夜间护理质控检查 730 余次，检查结果全部合格，平均达 95 分以上。护理差错及事故为零。

引进电子化护理管理系统。建立风险评估预警，降低意外风险。深化细节服务，展示护理风采。制作《护士健康宣教指导手册系列》，为夯实优质护理、落实健康宣教工作提供参考；制作《口服药品鉴识图册》，提高用药安全；开展"用手创造细节服务，用心设计人文之美"护士创意设计比赛，提升护理品质；制作外送病人识别牌，提高患者身份识别；设计制作"多功能移动生活医用护理架"，方便长期卧床患者随手取物，同时简便护理操作。做好做强"心灵驿站"，为每名护士提供心理减压，并进行针对性心理辅导。

重视医院感染管理与持续改进，指导临床工作。完善、修订医院感染管理的相关规章制度，继续做好手卫生监测工作。2014 年院感平均发病率：总院为0.34‰、分院为0.63‰，均较2013年同期有所下降。对于的埃博拉、登革热疫情，学习相关流行病、诊疗、防控知识并做好全院职工的知识培训。院检验科通过ISO15189医学实验室认可2014年监督评审。

教育教学。2014年共完成上海交大医学院及复旦大学上海医学院本科及研究生理论授课870学时，实习带教643人。完成华东师范大学、上海师范大学等实习带教56人次。上海交大医学院社会精神医学教研室开通的课程网站，课程网站点击率6 600次，学生对课程网站评分为73.1，超过全校平均分。

住院医师规范化培养工作。2014年招录36名住院医师，在培总人数82名。组织住院医师出科考核172人次，完成住院医师年度考核1次。先后派出39名精神科住院医生至外院轮转，接受84名外院住院医生轮转培训。成为首批国家住院医师培养基地，招录12名专科医师，累计在培专科医师24人。

进修及继续教育工作。2014年接收全国精神科进修医师109人；举办两期全市心理咨询师的职业培训，招收学员171人。完成各类继续医学教育项目及对外交流23项，其中国家级继续医学教育项目19项，招收学员2 671人次，组织申报国家级继续医学教育项目9项，备案项目12项。完成华东六省一市《重性精神疾病防治培训项目》14期，培训精神科医师1 200余人。

学科与人才队伍建设。对上海市重性精神病重点实验室和上海市精神疾病临床医学中心进行过程管理，其中重点实验室积极参与上海市研发公共服务平台管理中心组织的上海科技活动周对外开放工作，以加强重点实验室科研创新能力建设。临床医学中心以“解决临床问题”为导向，实施重大项目和培育项目筛选。

“司法与成瘾精神病学”学科2014年度通过交大医学院初评、复审，成为交大医学院潜力学科之一；中心承担建设的上海交大心理学科被列为交大重点扶持学科，中心引入中科院心理研究所陈楚桥为心理学客座教授，并与多所国际知名大学建立心理学科合作。

启动与国际一流的中科院神经所合作共建，在重性精神疾病的早期识别与诊断等方面开展系列研究工作。选拔和推荐各级人才项目5项，获“上海市青年科技英才扬帆计划”项目1项。启动“上海市精神卫生中心飞翔计划人才培养项目”，有5人入选该计划。

科学研究。2014年组织申报各级各类项目30批次，共103项。各来源项目立项44项，科研经费847.31万元。完成各类项目中期和年度报告33项。完成各类课题鉴定、验收、结题共81项。发表论文登记数160篇，其中SCI收录文章48篇。中心获国家科技进步二等奖1项；上海市科技进步二等奖1项，上海市明治生命科学奖1项。授权实用新型专利2项，申请专利7项(其中发明专利6项，实用新型1项)。《双相障碍抑郁发作诊治质量控制和焦虑障碍诊治质量控制》获上海市卫计委作为地方卫生标准预研制项目立项。

研究生培养。2014年，精神病与精神卫生学招收博士研究生10名、硕士研究生14名。获交大医学院研究生思政教育课题资助1名、医学院“博士创新基金”项目资助1名、研究生国家奖学金2名，交大“求是”奖学金1名，交大医学院研究生奖学金一等奖3名、二等奖8名，1名学生获上海市高等学校优秀毕业生，3名学生获上海交通大学优秀毕业生，2名学生获上海交通大学“三好学生”。心理学专业招收6名推免硕士研究生。

对外交流与合作。2014年度中心接待来自美国、德国、英国、澳大利亚、芬兰、法国、日本、印度等9个国家的来宾共37批次、134人次。举办第四届中国酒精与药物滥用研讨会暨第三届亚太酒精与成瘾学会会议、“上海市精神卫生中心—Wolfenstein Library”成立并揭牌、上海市精神卫生中心—诺丁汉大学国际精神卫生中心成立、参加世界卫生组织ICD-11(International Classification of Diseases，国际疾病分类)，现场研究协调工作组会议及国际顾问组会议、与美国Palo Alto大学签署合作备忘录，还参与协调与国际SOS的联络工作。开展专题讲座10余次，公派出访13人次。

医院精细化管理。执行事业单位公开招聘制度，实行网上公开招聘。在中心范围内公开聘用业务、职能科室正副主任。强化绩效考核与管理，调整医、药、护、技及其他专技各系列的岗位数，优化专技岗位结构和比例。开展预算管理和内部审计，对17个招标采购项目监督工作的情况进行检查，审核金额合计1 710.5万元。

加强院务公开。徐汇院区节能改造工程共节约能源费用333万元，节约标准煤量约为527.45吨，改造范围内的节能率约为50%，节费率约为68%；闵行院区合同能源管理等一系列节能改造项目共节约能源费用226.83万元，节约标准煤量约为339.73吨，改造范围内的节能率约为54.96%，节费率约为61.7%。

加强平安医院建设，获2014年“上海市治安安全合格单位”及闵行区“治安保卫先进集体”荣誉。

基础建设。中心徐汇院区完成心理咨询楼大修工程；闵行院区中心科研楼工程总体竣工结束，推进住院医师宿舍大修工作。

信息化建设。完成护理管理、院感管理、门诊、住院结构化电子病历、LIS系统(Laboratory Information System，实验室信息系统)升级、心理咨询楼叫号、药物咨询及用药安全监控等系统项目。微信平台、掌上医院预约挂号系统功能开发，并进入测试阶段。规范统计网络直报流程，准确、及时上报各类法定报表和检查统计任务。

医疗服务与援助。规范重性精神疾病管理治疗。全市在访患者病情稳定率99.24%。参与修订《上海市精神卫生条例》。开展公众精神卫生知识普及和心理健康教育。“上海市精神卫生中心——飘扬的绿丝带”公众微信上线运行。完成中央补助地方“精神卫生机构人力资源培训项目-重性精神疾病防治培训”，培训精神科医生288人。完成第三轮公共卫生三年行动计划“重点人群心理健康服务”和“社区精神康复机构内涵建设”项目终期评估。做好亚信峰会精神卫生保障任务。

中心获准成为“全国性社工示范单位”。打造“促进精神病患者社会功能恢复”为服务宗旨的医务社会工作模式，成为复旦大学、上海师范大学社工专业实习基地，社工开展个案工作服务共100人次，小组工作服务150人次，参与团体心理治疗30次，其他参与各种治疗和社区工作30余次。

精神文明建设。中心编写完成2013年度上海市文明单位社会责任报告，申报上海市第十七届文明单位。倡导和推广第二批卫生系统人文关怀细节服务举措，做好持“爱心书屋”工作。中心主页进行全面更新，主页形式采用视觉VR系统的元素，体现文化内涵。启动院庆80周年纪录片及医院宣传片的拍摄工作，推动医院核心价值观教育和文化建设。

中心获全国教科文卫体系统模范职工之家、上海市模范职工之家、上海市医务职工第八届文化艺术节丙组团体总分第一、上海市医务职工第八届文化艺术节优秀组织奖、上海市医务职工第八届文化艺术节“双十佳”；徐一峰获“2012—2013年度上海市职工信赖的经营管理者”；蒋清获上海市医务工会“心系女职工好领导”；获第四期上海市医务职工科技创新“星光计划”三等奖1名；获第二十六届上海市优秀发明选拔赛职工技术创新成果铜奖1项；获第九届上海交大医学院比翼双飞模范佳侣2项。

附属精神卫生中心党政领导名单：

院　　长	徐一峰
党委书记	谢　斌（9月任）
副 院 长	宋立升
	黄继忠
	李春波
党委副书记	赵　敏（9月任）

（谢　飞）

【精神卫生国际中心成立】 7月2日，上海市精神卫生中心—诺丁汉大学精神卫生国际中心成立。上海市精神卫生中心院长徐一峰与英国诺丁汉郡国民保健协会总裁Michael John Cooke共同签定合作备忘录。上海市卫计委副主任肖泽萍、上海交大国际合作处处长张伟民、上海交大凯原法学院副院长林彦、诺丁汉大学精神卫生研究院院长Nick Manning及其精神卫生团队成员出席仪式。上海市精神卫生中心谢斌主持签约仪式。中英双方将在博士生教育、战略研究、服务重整、专业培训、健康技术5个方面进行全面合作。

（谢　飞）

【获上海市科学技术二等奖】 4月1日，2013年度上海市科学技术奖励大会在上海市展览中心召开，市委书记韩正出席大会并发表讲话。市委副书记、市长杨雄主持会议。市领导殷一璀、吴志明、李希等出席会议，并为获奖代表颁奖。2013年度上海市科学技术奖共授奖298项，其中中心副院长赵敏主持的“海洛因依赖者心理行为干预模式的建立及其应用”项目获上海市科学技术进步奖二等奖。赵敏课题组聚焦海洛因依赖及复吸的临床干预，与公安、司法、戒毒机构、社区等相关部门合作，研发一系列对海洛因依赖的心理行为干预方法，并建立社区综合戒毒康复模式，有效降低戒毒后复吸率。同时，研究中所建立的系列心理行为干预方法得到国内相关戒毒机构广泛认可，预防复吸干预被写进我国阿片类药物依赖治疗指南，并在全国12家戒毒相关机构应用。

（谢　飞）

【中心宣传片在美国精神病学会年会播放】 5月，记录上海市精神卫生中心医教研、国际合作与交流的5分钟宣传片在美国纽约召开的2014年美国精神病学会（American Psychological Association，以下简称APA）年会播放，中心首次亮相于全球的精神卫生最高“舞台”。美国精神病学会在每年的APA会议上介绍15个美国国内精神卫生机构。2014年，APA对7～8个非美国本土的精神卫生机构进行介绍，其中包括上海市精神卫生

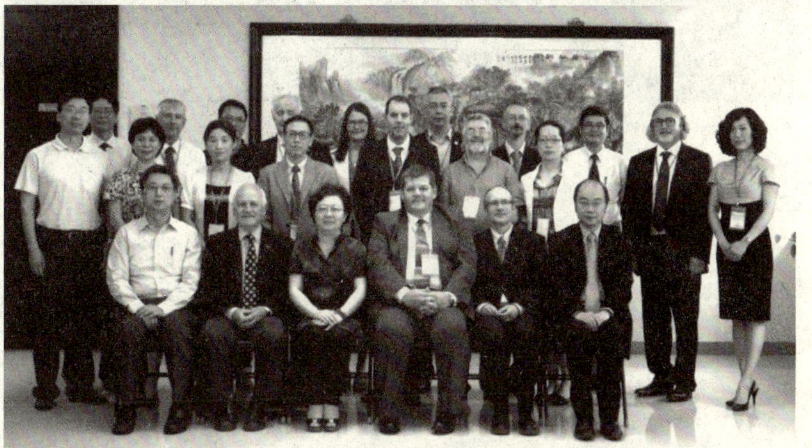

上海市精神卫生中心—诺丁汉大学精神卫生国际中心成立签约仪式

中心。这是中国首家也是唯一被APA介绍的精神卫生机构。此次宣传片利用场景拍摄配合人物专访的方式分别从临床医疗工作、参与国内精神卫生活动、心理健康研究、国际合作交流、《上海精神医学杂志》的创办等方面介绍中心在精神卫生领域的突出成绩。

（谢　飞）

【入选首批“国家级住院医师规范化培训基地”】 9月，国家卫生计生委公布首批住院医师规范化培训基地名录，上海共有24家，中心荣登榜单。中心自2010年8月成为首批上海住院医师规范化培训基地以来，在中心领导的关心支持下，探索创新，形成精神科特色的住院医师培训模式，在招录、培训、医师考核督导和带教教师绩效考核等方面积累丰富经验，培训质量不断提升。培训几年来，上海市统一组织的住院医师结业综合考核中，中心的通过率始终保持在100%。

（谢　飞）

【与中科院神经科学研究所启动战略合作】 上海交通大学医学院附属精神卫生中心院长徐一峰，中国科学院神经科学研究所所长（中科院脑科学创新卓越中心）蒲慕明分别代表上海市精神卫生中心、中国科学院神经科学研究所签定全面战略合作协议。双方将在原有合作方式的基础上，朝着“团队—团队”合作创新模式发展，将以解决具体科学问题为导向，双方投入“主要力量”以团队合作方式，围绕重性精神分裂症、孤独症、阿尔茨海默病、情感障碍、强迫症、物质滥用等精神疾病的早期乃至超早期诊断和早期干预治疗，开展基础-临床协同创新的转化研究，以解决包括疾病标记物精神疾病的早期诊断指标、如针对特定神经环路的新型干预、技术研发和临床验证等，为即将开始的国家脑计划做前期准备。

（谢　飞）

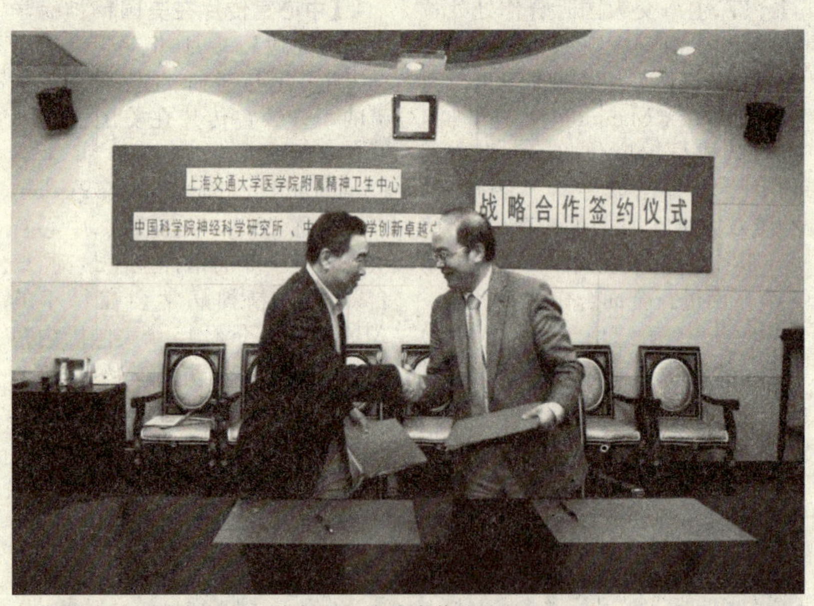

与中科院神经科学研究所签定全面战略合作协议

【成为“社会工作服务示范单位”】 1月，经民政部审核，被评为“全国首批社会工作服务示范单位”。中心自2012年确立社工管理部，招入医务社会工作者，制定医务社工管理制度，开展临床社会工作，成为复旦大学、上海师范大学社工实习基地，初步确立精神卫生医务社工服务模式雏形。

（谢　飞）

【市女医师协会精神卫生中心分会成立】 3月6日，上海市女医师协会上海市精神卫生中心分会成立仪式举行。上海市女医师协会会长孙斌、秘书长张敏洁，中心院长徐一峰、书记蒋清，全体女医师协会会员出席。仪式上，副院长赵敏作《上海市女医师协会上海市精神卫生中心分会筹备工作报告》，介绍分会的组建情况、工作职责和会员组成。中心分会有会员25人，分布于医务、护理、医技、管理等各部门。会上审议通过精神卫生中心分会会长、副会长名单：副院长赵敏担任会长，临床心理科副主任陈珏、科研科副科长杨卫敏担任副会长。上海市女医师协会成立于1988年，作为中国女医师协会的组成部分，是上海从事医务工作的高层次知识女性自愿组成的专业性非营利性社会团体法人组织。

（谢　飞）

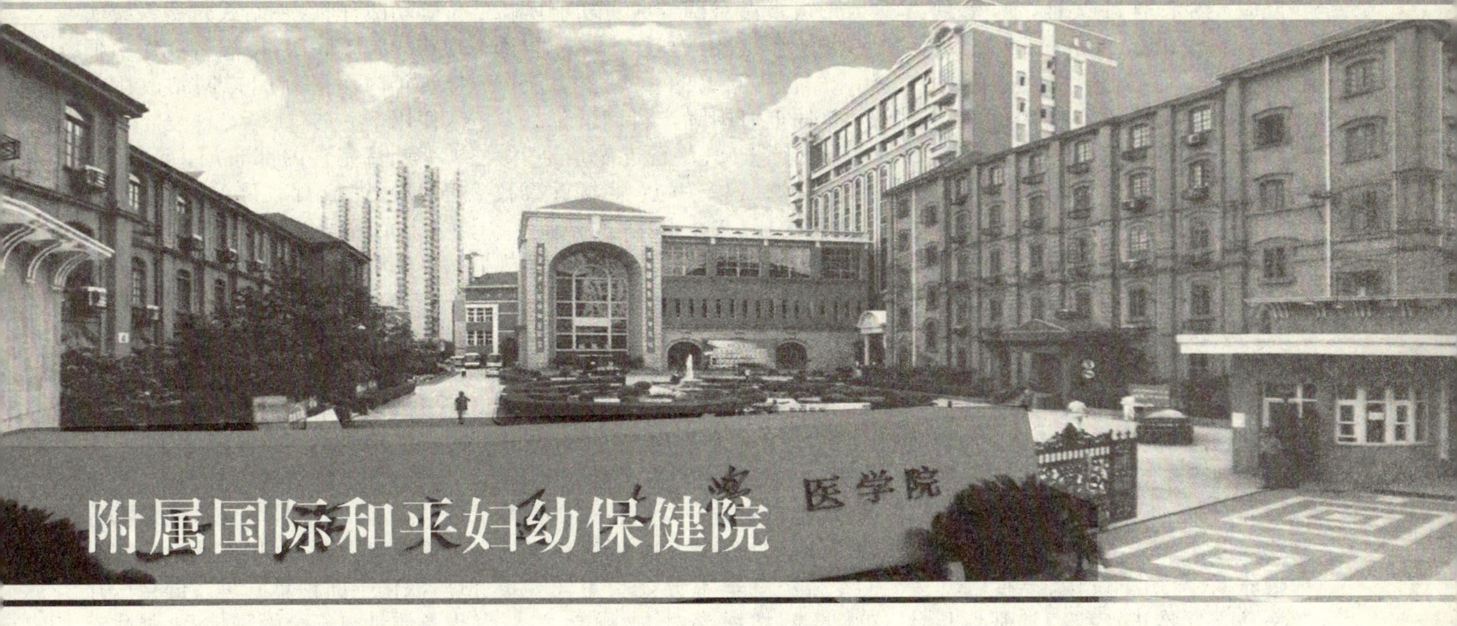

附属国际和平妇幼保健院

【概况】 2014年完成院领导换届工作，组建新一届领导班子，对班子成员分工进行重新调整，明确管理职责。完成新一轮中层干部聘任，新设生殖遗传科。全院在岗人员940名，高级职称90人，其中医生306名、护理人员440名。

医院门急诊1138448人次(同比增长4.37%)、出院38779人次(同比增长14.27%)、总手术数23949人次(同比增长18.97%)、分娩数16687人次(同比增长7.09%)、床位使用率98.79%、床位周转率77.56、平均住院日4.65天、围产儿死亡率2.4‰、无孕产妇死亡。

引进7名高级人才，招录27名规培医生，录用本院规培合格人员7人、外院规培合格人员5人。博士后流动站招录3名博士后。2人入选上海市卫计委优秀青年医师培养计划，1人入选交大医学院九龙青年医学杰出人才。3名医务人员获交大医学院教师国外访学计划资助出国学习。获上海市领军人才计划1项。

以核心制度落实为主线，加强对医疗服务过程中重点环节、重点区域、重点人员管理，严格规范诊疗服务行为，持续改进医疗服务，保障医疗安全。继续落实手术分级管理授权与手术授权管理制度，完善医生手术权限管理，完成2014年住院手术医师能力定期评价与再授权工作，增强手术风险防控管理能力。继续加强临床路径管理，开展的有10个临床路径，入组率≥50%，完成率≥70%，变异率≤30%，病种覆盖率约30%。做好疑难危重患者的收治及专科手术的开展工作。规范病历书写，强化病历书写培训与检查，加强对疑难、危重病史的督查。严格处方管理，加强抗菌药物使用情况监控。推进临床药师工作制，加强用药安全。

组织开展孕产妇抢救和产科服务能力培训，健全诊治规范，提高救治水平。促进自然分娩，剖产率控制在50%以内，开展限制性会阴切开技术，会阴侧切率大幅下降。以加入WHO上海健康教育科普教育基地为契机，充分发挥健康教育在孕产期管理中的作用，建卡孕妇健康教育覆盖率95%以上。

加强专科专病平台建设，完善专科团队，继续做好围产会诊、产前诊断、宫项疾病诊治、胎儿发育异常诊治等专科项目，以及妊娠糖尿病、母乳喂养指导、助产士咨询门诊、PICC(Peripherally Inserted Central Catheler，经外周静脉穿刺中心静脉置管)门诊、PAC(Post-Abortion Care，流产后关爱)门诊等各类专病门诊建设，进一步提高国妇婴专科专病门诊的知名度。

优化就诊流程，开展便民利民、自助服务等措施，缩短患者就医等候时间，提高患者满意度。加强对志愿者及门诊导医培训。6月启用微信平台，通过现场、网上、电话、诊间和手机微信多渠道预约方法，门诊预约率近50%，较上年增长15%，并采取措施有效降低失约率问题。

开展新项目、新技术。获准开展人类辅助生殖技术胚胎植入前诊断技术(PGD)项目，PCR(Polymerase Chain Reaction，聚合酶链反应)技术通过认证，获得 DSA (Digital Subtraction Angiography，数字剪影血管造影设备)配置许可，3D腹腔镜设备首次试用。检验科通过医学实验室 ISO15189 现场评审。与上药集团合作开展药品供应链改进项目，提升药品库存管理效率。门诊药房安装使用自动发药机，增设2个发药窗口、设立药物咨询台，为病区提供无间隔送药服务。

提升优质护理和责任制整体护理，开展优质护理专题培训，规范护理服务行为，床旁护理开展率95%。加强母乳喂养宣教与指导，建立母乳库，提高产妇住院纯母乳喂养率，产房早吮吸、早接触开展率90%。推进产科实训基地和母乳喂养实训基地建设，完成首批11名母乳喂养指导师临床实训和产科护士实训20人次，被授予"母乳喂养指导健康教育基地"和"上海市社区糖尿病护士培训基地"，并获"全国助产士规范化培训基地"资质。

围产医学入选交大医学院临床潜力学科，成立交大医学院胚胎源性疾病研究所，通过国家药物临床试验机构资格认定复核。交大医学院新成立专科医院学位评定分委会，医院任主席单位。

申报各类各级课题158项，获局级及以上立项42项。其中，国家级15项，均为国家自然科学基金项目；省部级项目立项10项；局级项目17项。获发明专利授权1项，实用新型专利授权3项。发表论文63篇，其中SCI为23篇，专著3本。完成药物临床试验4项，新增1项，在研1项，均为三期临床试验。

承办"全国中西医结合学会生殖医学专业委员会成立大会暨首届学术年会"。举办国家级继续教育学习班8项、市级2项。举办"Death survival: roies of apoptosis and autophagy in placenta"、"Navigating The Manuscript Submission Process"、"早产临床处理进展"、"骨形成蛋白对调节卵巢功能所扮演的角色"、"压力性尿失禁的诊治"、"卵巢组织的结构和功能"、"第六届上海国际产科麻醉论坛"，"母乳喂养知识及新进展培训"等多场学术会议。举办48场健康教育大型讲座，共计1 988人参加。

成为第一批国家住院医师规范化培训基地之一。完成全市妇产科专业规培生结业综合考点工作，接受市卫计委规培生专项督导，完成14名规培生培训(合格率100%)，17名专培生培训(合格率100%)。成为中国临床营养师(围产)示范基地之一，开展围产营养师培训。成为交大医学院新成立的专科医院学术分委会主任委员单位。新增博导2人、硕导2人。完成硕士、博士的招生工作，共招收4名博士生、16名硕士生(含8名临住项目)。毕业博士4名、硕士13名(含同等学力4名、"临-住"项目4名)。首次获交大医学院教学改革项目1项。首次获交大医学院研究生课程建设项目1项。获交大医学院本科生 PBL 教学课题2项，完成医学院教学项目验收2项。开展上海市首次定期医师考核工作，共260名医生参加。接受全国各地来院进修生86名，结束进修82名。

参与国家科技部、卫计委与上海市科研发展规划工作。牵头制定国家 NSFC(国家自然科学基金委员会)"十三五"发展纲要的编制，参与科技部国家重大研究计划"十三五"发展纲要的编制，牵头制定上海市科委"十三五"科技规划编制并负责妇产科的规划编制，参与制定国家卫计委 ART 培训基地标准、ART 及 PGD 临床实验室规范撰写，参与人类辅助生殖技术法规修订，参加国家自然科学基金委员会生命科学部、医学部与政策局联合举办的"生殖生物学研究的挑战和对策"双清论坛。

推进数字化医院建设。微信版"国妇婴掌上医院"上线，集合预约、挂号、查询、咨询、健康知识宣传等功能，门诊一站式付费系统实现跨行跨院联用，使患者就医更便捷。年内医院新门户网站改版投入使用。

调整完善内部布局。5-6-7号楼启用，完成行政部门、中心实验室、广元路宿舍、门诊手术室、特需门诊的搬迁工作。完成产前诊断中心、检验科、药库、门办、病史室、2号楼7楼、中心手术室及 ICU 病房及院内通道路面的内部改建工程。门诊手术室启动，中心手术室改造工程实施，项目基本完成。

结合申康绩效考核要求，突出"双控双降"目标，配合医联数据信息系统建设，深化收支核定预算管理，深化全面预算管理。健全医疗设备质量与安全管理体系，强化二级库管理，加强耗材成本控制。

学术合作与交流。成立上海交通大学-香港中文大学人类生殖及相关疾病联合研究中心、上海交通大学-加拿大不列颠哥伦比亚大学妇产科学合作研究中心，与加拿大 UBC 大学妇产科系签订合作备忘录，建立姐妹医院。接待来自于美国、英国、加拿大、澳大利亚、日本、法国、瑞士等国外来访者26批，54人次。组织出国访问共23批，29人次，其中参加国际学术会议20人次，6人在大会上发言、交流访问6人次、短期培训3人次，派遣医务人员赴美国、加拿大、日本等国家进修17人次。

国内合作与医疗援助工作。接待来自于中国医科大学附属盛京医院、陕西省西安市第四医院、海南省妇保院、安徽省妇保院等单位参观交流44批，1 149人次。继续做好对外合作项目，推进美兰湖分院建设。组织专家赴金山亭林医院、松江妇保院开展业务指导与培训。赴宁夏泾渭县参加上海交大医学院组织的"乡村医师助飞"支教，完成上海市卫计委沪滇合作项目。继续做好援疆工作，选送第八批援疆干部参加援疆任务。

加强平安医院建设。定期开展消防安全与治安检查，召开安全、应急工作例会，确保医院安全。建立医警联动机制，形成定时定点治安巡视制度。开展现场急救模拟训练、传染病应急预案演练、消防实战演练与培训、与警方联合开展医患纠纷突发应急演练等各类各级应急实战演练，增强突发事件处置能力。

迎接上海市第17届文明单位创建终期考核，完成海市卫生计生系统文明单位考核。医院作为徐汇区属单位之一，参与徐汇区“创建全国文明城区活动”，开展“美丽窗口”行动，获中央文明办督察组的好评。年内医院获“2014年全国五一劳动奖状”。

开展各类志愿者服务工作：“亚信峰会”平安志愿者活动；参加“上海市医苑新星大型义诊”、“徐家汇地铁站义诊”、“多彩晚霞”老年义诊、“母婴健康驿站”义诊活动；参加上海市宣传系统志愿者服务工作展评会、徐家汇社会“爱在徐家汇·公益来联盟”志愿者活动。以肿瘤病人为对象，开展心理减压活动，发挥医务社工服务功能。继续开展为市级女劳模免费体检服务，提升社会公益形象。

附属国际和平妇幼保健院党政领导名单：

院　　长　　黄荷凤（1月任）
　　　　　　程蔚蔚（1月免）
党委书记　　舒　敏
副 院 长　　程蔚蔚（第一副院长，正处级，1月任）
　　　　　　胡修全
　　　　　　林　羿
　　　　　　王玉东
党委副书记　程蔚蔚
　　　　　　刘志伟（兼纪委书记）

（魏　婷）

【黄荷凤任医院院长】 1月7日，医院干部宣布会召开。出席会议的有中国福利会副主席、党组书记王禄宁，上海交通大学党委副书记、交大医学院党委书记孙大麟，中国福利会秘书长赵丹妮等60余人。中国福利会秘书长赵丹妮代表中国福利会党组宣读了关于黄荷凤担任医院院长的任职决定。黄荷凤，女，1957年9月6日出生，曾任浙江大学医学院副院长，浙江大学科学技术研究院副院长，浙江大学医学院附属妇产科医院院长，浙江大学医学部副主任。主任医师，教授，博士生导师，浙江大学求是特聘教授，澳大利亚Adelaide大学客座教授。国家重大研究计划首席科学家，“十二五”国家科技支撑计划项目牵头人，“863”项目负责人，国家自然科学基金委二审专家。教育部长江学者和创新团队发展计划——生殖安全转化医学研究负责人，教育部生殖遗传重点实验室主任，中华医学会生殖医学会副主任委员，中国中西医结合学会妇产科学会副主任委员，中国中西医结合学会生殖医学会主任委员。国家重点（培育）妇产科学学科带头人。全国“三八”红旗手，全国女职工建功立业标兵，卫生部有突出贡献中青年专家，浙江省有突出贡献中青年专家。

（魏　婷）

【医院获全国五一劳动奖状】 4月24日，上海市总工会宣布，通过单位推荐，民主评选，本市2014年全国和上海市五一劳动奖状、奖章、工人先锋号揭晓，国际和平妇幼保健院获“2014年全国五一劳动奖状”，成为2014年度上海唯一一家获此集体殊荣的医疗卫生单位。

（魏　婷）

【入选国家住院医师规范化培训基地】 9月29日，国家卫生计生委发布第一批住院医师规范化培训基地名录。在第一批认定的450家培训基地中，上海共有24家医院入选，国际和平妇幼保健院名列其中。

（魏　婷）

【获批开展胚胎植入前诊断技术项目】 5月6日，国际和平妇幼保健院获上海市卫计委批准，开展人类辅助生殖技术胚胎植入前诊断技术（PGD）项目。PGD技术俗称为第三代试管婴儿技术，是指在胚胎植入母体前，先做遗传学诊断，筛选出没有遗传病的胚胎植入母体。第三代试管婴儿技术超越前两代技术之处，在于它可以在治疗不孕症的同时达到优生的目的，帮助有染色体异常或遗传性疾病的高危家庭诞下健康婴儿。

（魏　婷）

【与加拿大不列颠哥伦比亚大学医学院妇产科系展开合作】 6月19日，国际和平妇幼保健院与加拿

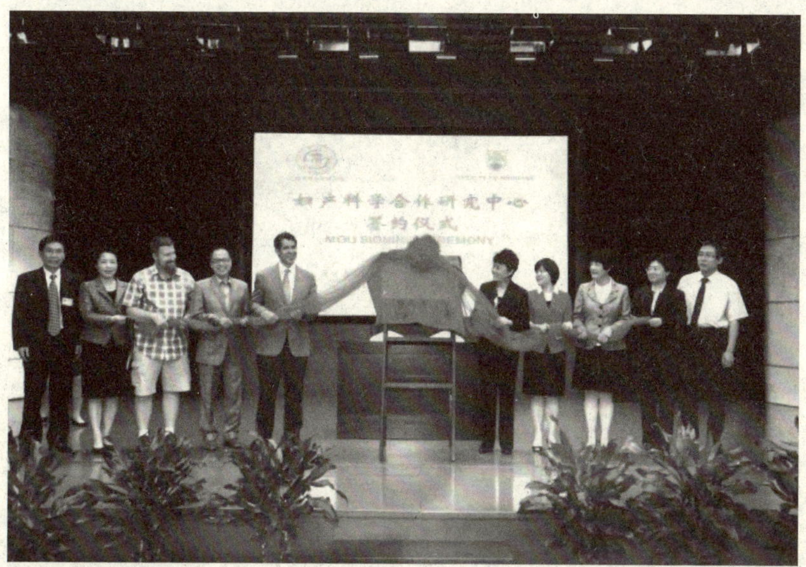

与加拿大不列颠哥伦比亚大学医学院妇产科系签订合作谅解备忘录仪式

大不列颠哥伦比亚大学(UBC)医学院妇产科系签订合作谅解备忘录仪式举行。中国福利会党组书记、秘书长赵丹妮、上海交通大学医学院副院长郭莲出席签署仪式。UBC医学院妇产科主任Geoffrey W. Cundiff与国际和平妇幼保健院院长黄荷凤代表双方在备忘录上签字。

(魏　婷)

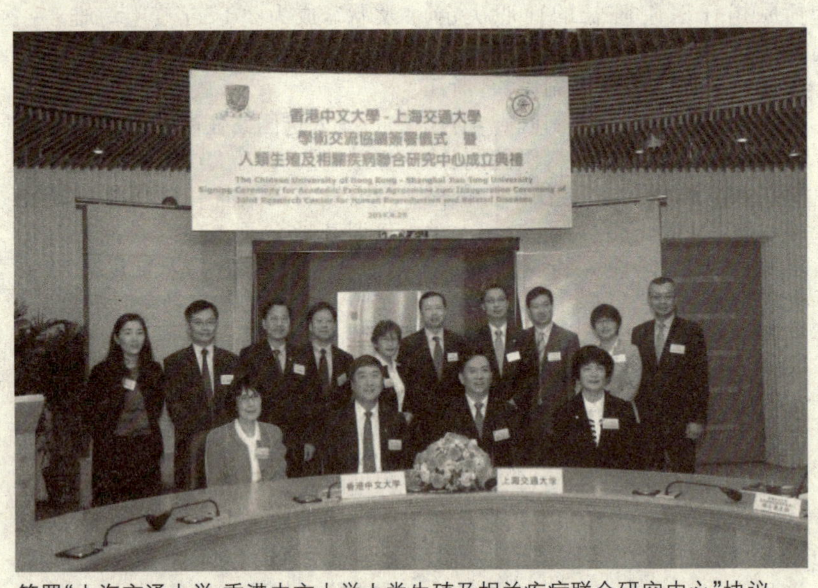

签署"上海交通大学-香港中文大学人类生殖及相关疾病联合研究中心"协议

【签署"上海交通大学-香港中文大学人类生殖及相关疾病联合研究中心"协议】　4月25日,上海交通大学党委书记姜斯宪、国际和平妇幼保健院院长黄荷凤等与香港中文大学校长沈祖尧在香港中文大学举行会谈,双方就进一步深化两校交流与合作达成共识,并共同出席"人类生殖及相关疾病联合研究中心"成立典礼,签署"上海交通大学-香港中文大学人类生殖及相关疾病联合研究中心"协议,并为中心揭牌。该联合研究中心中方设立点在国际和平妇幼保健院。

(魏　婷)

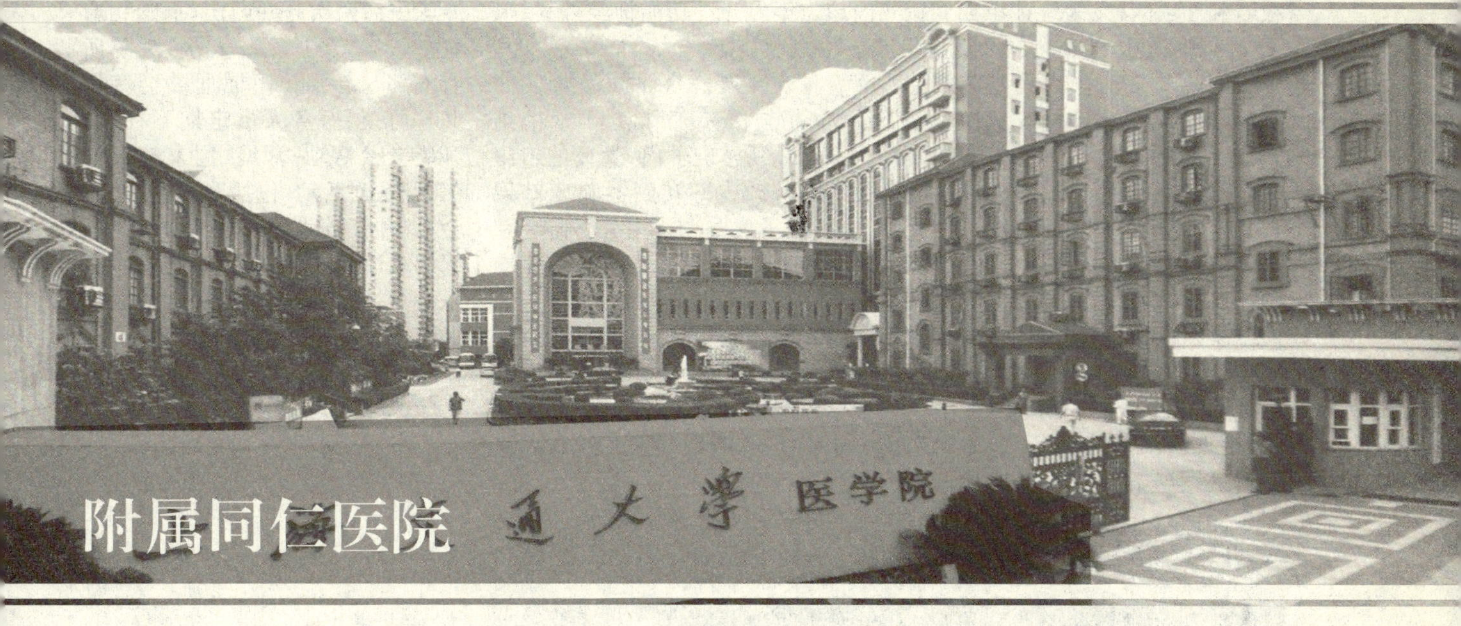

附属同仁医院

【概况】 2014年，医院继续深入推进公立医院改革，围绕基建改造、两院整合和创建三级综合性医院展开工作。至2014年底，全院职工2013人，医院卫生技术人员总数1740人，其中高级职称267人，博士25人，硕士162人，医生高学位比例超过28%。

医院门急诊总量216.70万人次，同比下降4.07%，其中急诊约40.38万人次，同比下降13.82%；出院病人37541人次，同比增加4.55%；手术病人19358人次，同比增加26.56%；平均住院天数10.74天，同比下降0.5天；床位使用率90.22%，同比下降1.17%；2014年业务收入14.35亿元，同比增加18.5%。

整合东西两院，注重人文服务。东、西两院整合进入全面实施阶段，两院职能科室与绝大多数科室完成整合，医生两地轮岗，主任统一管理，尚未整合的科室则从门诊互通做起。

注重流程的优化和环节的便捷，通过启用集预约、咨询、健康宣教、患者回访等功能于一体的400-920-9995同仁热线电话、拓展预约渠道、扩大宣传覆盖面等举措，使专家门诊预约率提升至40%；通过提高一站式自助机的使用，减少病患排队与在医院各窗口逗留时间；采用文员与志愿者相结合的导医、导诊服务。在便民服务中心电子屏滚动播放就诊患者排队信息；在门诊按色彩区分标识系统；免费发放专家专科门诊时间一览表等。急诊与病房护理把“防跌倒”作为年度工作重点；工勤人员配备对讲机并使用耳机，降低噪音。

完善科学管理。明确创建三级综合性医院的目标，制定三年行动计划和创建实施方案，与各临床医技、职能科室等46个部门签订目标管理责任书。定期开展专题督查，集中整治，营造全院工作氛围。以医疗质量和医疗安全为目标，强化临床科室对医疗核心制度的执行力度以及职能科室的监督考核力度。加强对手术科室的管控力度，实行手术权限准入，重点监控非计划再次手术；连续开展处方点评，规范抗菌药物使用，严格杜绝不合理用药和不合理补液。护理部继续健全三级质量管理网络，组织“军规——营造服务品牌”、学习虹桥航站楼管理、“品牌服务建设”等99场专题培训。结合《培训章程》要求，开展覆盖全院中层以上管理干部大培训，打造学习型组织。围绕《上海市同仁医院信息化建设三年规划2014—2016》，对医院的信息系统进行全面改造，医院的综合运营平台、药房信息管理系统以及医院综合业务办公平台相继上线，实现东、西院间PACS数据共享。

人才充实学科，科教提升能级。2014年医院共引进高级职称8人，其中学科带头人7人，住院医生规范化培训出站人员27人，其中博士1人，硕士25人。年内3项课题获国家自然科学基金立项，实现医院在该领域零的突破。获市科委、局级课题中标12项，区级课题中标28项，六院集团课题中标2项，吴阶平课题1项，上海市医学会课题中标3项；专利申报2项，授权专利3项，共发表统计源期刊论文148篇，其中SCI论文32篇。

医院与5所国内大专院校建立教学关系，接收上海交大医学院15名临床医学专业第五年毕业实习(肿瘤科、胸外科、普外、儿科)。至年底在院实习生共44名。

学科分层建设，打造诊疗品牌。2014年初邀请上海交大医学院专家团，对东西两院同步开展学科评估，兼顾两院原有学科优势，将现有的临床学科分为"重中之重、重点、重点培育和一般专科"，进行分层级建设。根据现代医学对多部门合作和个体化诊疗的要求，开展胃肠疾病MDT多学科协作门诊。年内开设功能神经外科、风湿免疫科。

深入开展群众路线教育实践活动，并与医院工作实际紧密结合。党政领导班子内，党员的组织关系由行政支部转到各临床基层支部，班子成员与3～5个临床和医技科室结对。班子成员在各支部及联系科室主动听取、收集支部和科室职工的意见、建议并及时反馈，加强对科室管理、建设、发展的指导。定期开展精神文明查房和工休座谈会，听取临床一线与病患的意见和建议。

开展各项公益性活动。在"全国义诊周"的活动中，共组织10余名专家先后两次赴井冈山，捐赠相应医疗设备，义诊200人次；医院所有支部与新泾镇下属居委会签订共建协议，医务人员定期下社区，开展义诊活动；开展"周末健康同仁行"系列活动，包括肾友会、血友会、白领营养课堂、"幸孕妈咪"准妈妈联谊会、"金色孕律"准妈妈音乐会等；医院作为亚信峰会的医疗保障单位，完成相关保障任务。

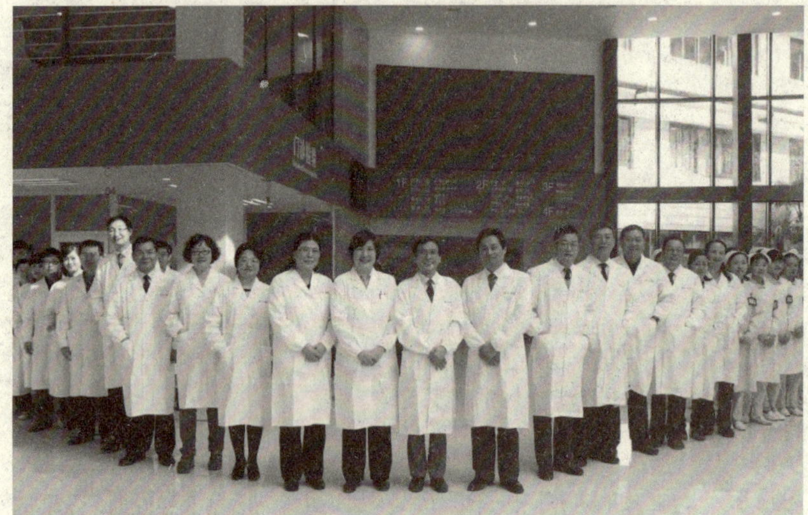

胃肠道MDT门诊成立

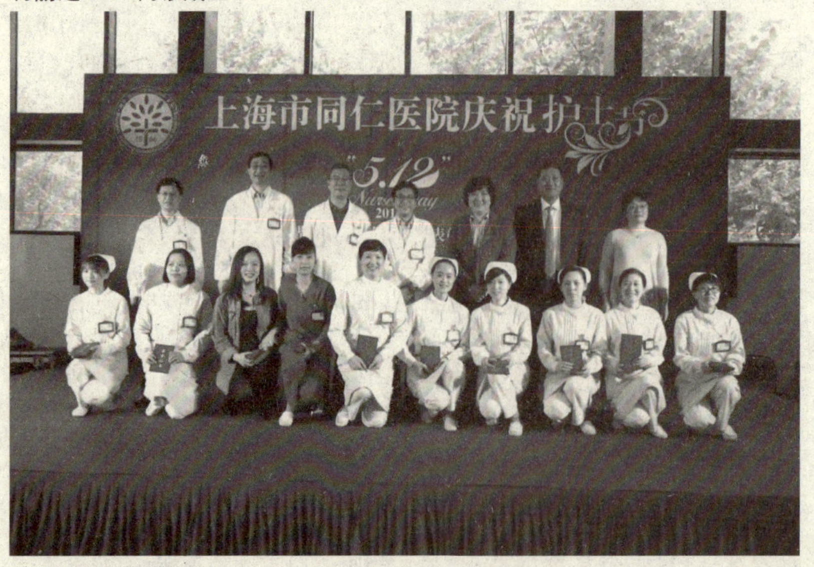

首届"十佳护士"评选

医院党政领导名单：

院　长	马　骏
书　记	蔡家麟
副院长	蒋　利
	郑　涛
	杨　军
	孙　斌
副书记	陶　琨
院长助理	章劲夫
	茅爱武
	费民毅

(范晓彧)

【胃肠道MDT门诊成立】 4月，同仁医院利用消化道疾病诊治方面的传统优势，汇集消化内科、胃肠外科、肿瘤科、影像科、内窥镜室、病理科、麻醉科的业务经营，成立胃肠道MDT门诊。由分管院长亲自指挥，参考多家三级甲等医院多学科交叉协作诊治团队的经验，摸索出一套适合医院多学科合作发展的新路子。由普外科主任医师孙鹏牵头，邀请相关专科加入，成立普外消化学科群，为每一名进入MDT门诊的患者提供规范、合理、最优化的诊疗意见。

(范晓彧)

【"长宁区脑卒中临床救治中心"成立】 8月30日，由同仁医院牵头建设的"长宁区脑卒中临床救治中心"揭牌。中心旨在打造长宁区"脑卒中60分钟黄金救治圈"，让区域内病人第一时间得到规范治疗，降低致死率、致残率。新成立的临床救治中心，将完善"社区预防干预—医院救治—社区康复"的网络体系。急性脑卒中病人将在60分钟内送达同仁医院，随即启动脑卒中救治绿色通道，最大程度缩短流程时间，力争使发病4.5小时内的病人及时得到溶栓治疗。

（范晓彧）

【虹桥国际医学论坛召开】 10月10～11日，由同仁医院主办、长宁区医学会协办的第三届虹桥国际医学论坛召开。虹桥国际医学论坛是同仁医院举办的每年一届的学术盛会，本届主题是危重心血管疾病诊疗的热点问题和前沿技术。论坛邀请国内外著名的心血管病专家进行学术讲座和病例讨论，分享心血管疾病诊治的最新技术和理念，就慢性心力衰竭疾病管理展开深入探讨。

（范晓彧）

【开展首届“十佳护士”评选活动】 在“5-12”国际护士节前夕，医院举办首届“上海市同仁医院十佳护士”评选。一改以往院内推荐与选拔的形式，将前期病区内产生的35名温馨护士的照片和事迹上传到医院官方微博，吸引10余万网民参与投票。活动最终产生的20名候选人，在护士节庆典上，以演讲形式打擂台，由十余名评委当场评选出“十佳护士”。

（范晓彧）

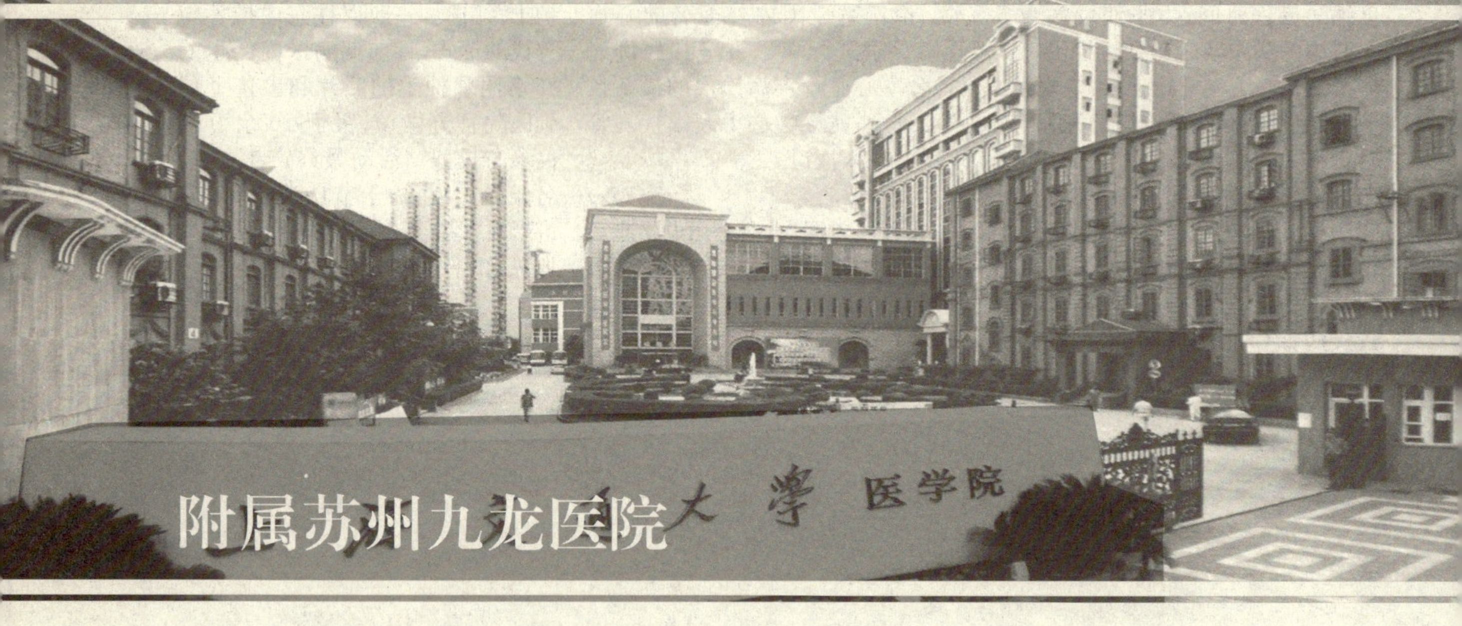

【概况】 2014年，附属苏州九龙医院（以下简称九龙医院）职工总数1486人，医生424人，护士506人，医护人员中高级职称394人。2014年医院门急诊112.46万人次，同比增长15.41%；出院33286人次，同比增长15.96%；手术13313例次，同比增长17.78%。床位使用率84.7%，同比增长3.8%；平均住院日8.4天，同比下降0.38天；药占比45.11%。

完善修订医疗制度，深化核心制度执行。注重围手术期、疑难危重病人、各诊疗环节、高危药品、急救器材等管理。改进不良事件上报软件系统。完善病区院感控制设施，加强重点部门管理，控制院内感染发生率。实施以病人为中心责任制优质护理模式，护理岗位分级管理。医院承担昆山"8.2事故"伤员救治3名，受到苏州市委市政府好评。

加强学科建设，设立学科建设引导基金。引进消化科、神经内科等学科带头人5名。添置医疗设备2086万元。10月，肿瘤科被苏州市卫生局核准为"苏州市临床重点专科"。12月，胸痛中心通过中华医学会心血管病学分会、中国胸痛中心认证委员会认证，成为江苏省首批、苏州市首家国家级胸痛中心。心血管内科新增血管内超声技术，消化内科新增胃镜下食管静脉曲张硬化剂套扎治疗术。

推进绩效改革，实行院长、科主任KPI（Key Performance Indicator，关键绩效指标）考评，考核内容包含医疗业务数据、医疗质量、病人满意度、人才梯队、科研教学等多项指标。引进北京保诚医院管理有限公司绩效软件，以医务人员工作量、工作质量为基础，并将各项成本纳入核算，结合质量考核建立绩效分配方案。继续实行培养为主、引进为辅的人才建设战略。2014年，16名医务人员通过评审晋升高级职称。2名科主任学术休假，10名医疗骨干进修，18名中青年医疗骨干进入医院"双百人才工程"定向培养，16名护理骨干参加省市级专科护士培养。2014年奖金发放总额较上年增加3124.5万元，增幅89%。发放各类人才补贴100万元。

鼓励强化科研立项。骨科周耀东、肿瘤科张凤春分获苏州市科技计划立项各1项；神经外科万意获苏州市卫生局"科教兴卫"青年基金1项。年内，医院所获江苏省自然科学基金1项、市科技计划2项结题验收中。刘峰、沈海林、向春燕主持的项目《640层动态容积CT对冠状动脉狭窄和斑块的检测》获苏州市卫生局医学新技术项目二等奖。2014年九龙医院发表论文102篇，其中SCI 8篇。医院心血管内科、肿瘤科、呼吸科、肾内科、神经外科、骨科、放射科7个专业通过省药物临床试验机构年度检查，开展各项临床试验31项。医院获批江苏省全科医师规范化培训基地，并签约成为江苏大学教学基地。全年医院规范化培训医师209人，带教临床实习生251人。

完善服务设施，改进服务流程。开展第三方门诊及住院患者满意度调查。妥善处理各类投诉161起，重大医疗纠纷争议52起。

为患者新增手机预约、诊间预约功能，实现分时段预约。新增家庭化产房床位 22 张，新增专病门诊 5 个。门诊新增电子显示屏 4 台，多功能自助服务机 4 台，检验报告自助打印机 2 台，影像报告自助打印机 5 台。6 月，九龙医院手机端就医软件上线。12 月与苏州麦迪斯顿医疗科技股份有限公司签订“863”课题与智慧医院建设项目。

3 月，与中茵股份有限公司签订战略合作协议，双方在养老产业领域共同发展。6 月，医院二期建设工程主楼封顶。

2014 年，九龙医院被中国医院协会评为“中国百姓放心百佳示范医院”。在香港艾力彼医院管理研究中心和香港《医院观察》杂志社联合发布的 2013“中国民营医院竞争 100 强”排行榜中，医院列第 6 位，在 2013“中国民营医院竞争力排名”原创型民营医院十强子榜单上，列第 3 位。心内科常晓佳因在京沪高铁途中抢救病人，被誉为“高铁最美苏州女护士”，获苏州市“十佳白衣天使”称号，丁玲获苏州市优秀护士，蒋栋毅被评为苏州市“卫生系统医德医风标兵”。

附属苏州九龙医院领导名单：

董事长	孙　曦
副董事长	沈美英
院　长	刘　峰
党委书记	朱旭明
副院长	朱旭明（兼） 程志辉 王之敏 赵惠君
党委副书记	黄正国
财务总监	彭进军

（沈　贤）

【苏州九龙医院理事会成立】 1 月 4 日，九龙医院理事会成立，并举行第一次理事会会议。理事会由上海交大医学院、苏州工业园区管委会、苏州市卫生局以及九龙医院主要领导组成，对九龙医院经营管理层行使监督权。第一次理事会由交大医学院副院长章雄主持。理事们确定九龙医院理事会工作章程，并对九龙医院医疗服务和学科建设的改进提出建议。

（沈　贤）

【获批江苏省全科医师规范化培训基地】 1 月 23 日，按照《江苏省全科医师规范化培训基地管理办法（试行）》，经实地考察和书面评审，九龙医院被江苏省卫生厅同意增设为全科医师规范化培训基地。

（沈　贤）

【国务院侨办主任裘援平来院视察】 7 月 10 日，国务院侨办主任裘援平来院视察，江苏省侨办、苏州市侨办领导陪同。医院董事长孙曦、副董事长沈美英、院长刘峰、书记朱旭明陪同视察。裘援平参观了医院基础建设和二期工程，听取了关于医院经营建设发展的情况汇报。她对医院发展战略、设备配置、人才培养、学科建设等给予肯定，并勉励大家大胆创新，争取创造更多辉煌，为民众提供更优质的医疗服务。

（沈　贤）

【通过中国胸痛中心认证委员会认证】 12 月 12 日，九龙医院胸痛中心通过中华医学会心血管病学分会、中国胸痛中心认证工作委员会认证，获准成为全国第三批，江苏省首批，苏州市首家国家级胸痛中心。

（沈　贤）

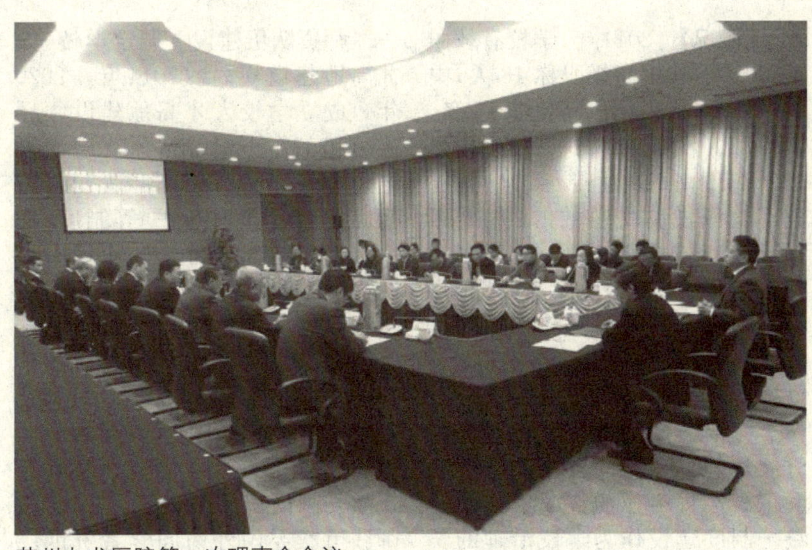

苏州九龙医院第一次理事会会议

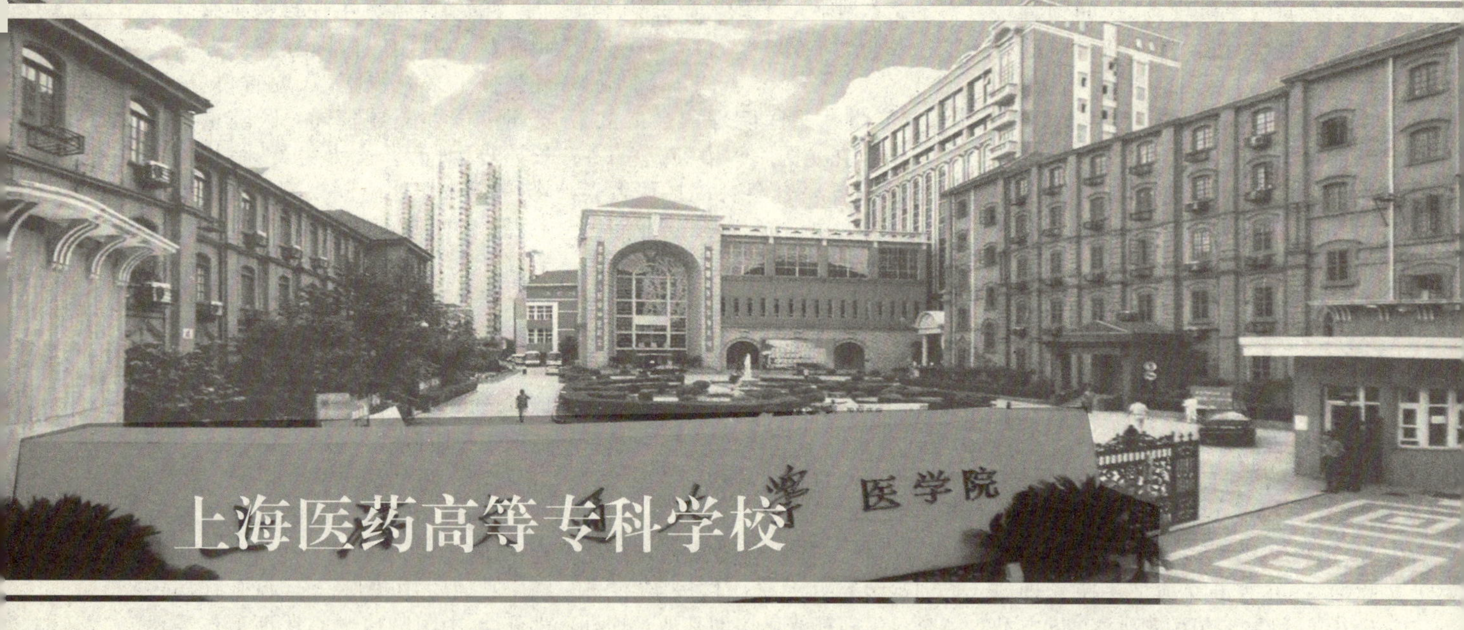

上海医药高等专科学校

【概况】 2014 年，学校有教职工 185 人，其中高级职称 18 人，中级职称 68 人。招收新生 2015 名，其中自主招生 406 名，三校生招生 133 名，中高职贯通转入 214 名，外省市生源占新生总数的 46.7%，14.74%来自西部地区。全日制在校生为 5 483 人，夜大学在校生 610 人。2014 届毕业生总计 1 556 人，就业率为 98.71%。4 名男生和 1 名女生夏季征兵入伍。

完善学校制度建设。在深入开展党的群众路线教育实践活动和市委巡视工作的整改工作中始终把制度建设作为学校治理的长效机制加以深化和落实，完成章程上报核准工作，加强内部控制中的沟通协调和联动机制，完善议事决策机制、岗位责任制、内部监督等机制，加强审计监督，对国有资产、专项建设、重要岗位加强监管监控，开展“管理岗位及关键岗位人员内部控制规范管理”专项培训。完善学校《学术规范及违规处理办法》等 8 个科研管理制度，规范经费使用，理顺科研管理流程。

师资队伍建设。制定学校《人才高地建设规划》(2014 年—2020 年)，成立学校人才高地建设领导小组和工作小组，出台《高层次人才引进工作暂行管理办法》和《特聘岗位暂行管理办法》等制度，加大引进领导型人才—专业带头人的力度。依托教委“教师专业建设工程”平台，共有 18 名专任教师赴美国、澳大利亚等医学高等院校学习医学核心课程；25 名专任教师及管理人员赴香港中文大学学习 PBL 教学技能及实践；4 名专任教师获市教委国内访问学者资助；2 名教师获市教委国外访问学者资助；2 名教师获市教委“教师产学研实践”资助。护理系 5 名教师、人文社科部 1 名教师获第二批校国际化人才培养计划资助。

提升学生工作管理质量。开展心理健康教育(3～4 月)、诚信教育(5～6 月)、文明修身月(9～10 月)、学生职业素养提升(11～12 月)主题教育月活动，编写《大学生职业素养教学大纲》、《职业素养引领人生——大学生智慧训练营活动教材》、德育读本《做一个优雅的女大学生》，进行职业素养教育效果调研等活动；完成上海市心理中心达标建设工作。张梅、叶绮霞获“上海市育才奖”，辅导员集体获“第三届上海高校辅导员团队拓展活动三等奖”。2014 年，学生接受来自政府、学校、社会及企事业单位的各类资助金额达 981 万余元，受助学生 7 280 人次。1 名学生获全国职业院校关工委组织的“诚行天下”演讲总决赛三等奖。1 名学生参加上海市“感恩成才资助圆梦”演讲比赛入围上海市 20 强，获优胜奖。

拓展培养模式和教学科研成果。开展上海高职院校综合试点改革项目重点专业建设项目“飞跃计划”第三期建设验收，研究制定“飞跃计划”第四期建设方案。开展新设康复治疗技术、护理(老年护理方向)新专业或专业方向调研与可行性研究；引进美国全美急救体系项目教学模式；设立基础联合实验室。口腔医学技术专业教学团队获第四届上海市高职院校重点专业建设教学设计比武竞赛三等奖。《医学影像诊断学》、《中医药基础》获评市级精品课程。董文哲获首届上海高校青年教师教学竞赛自然科学应用学科组二等奖。获国家级教学成果(职业教育)一等奖1个,上海市级教学成果奖特等奖1个、一等奖1个、二等奖3个。评审校内教学成果特等奖3个、一等奖6个、二等奖6个。获上海市教育委员会第十一届教育科学研究优秀成果奖2项,1篇论文获中华医学会医学教育学会和中国高等教育学会医学教育专业委员会优秀论文三等奖。护理专业学生获全国职业院校技能大赛一等奖1个、二等奖1个;口腔医学技术专业学生获"日进杯"全国口腔工艺展评个人一等奖1个、二等奖1个、三等奖6个、学校获团体冠军;1名学生获2014登士柏亚洲学生瓷粉技术竞赛亚洲区决赛第二名。护理专业获上海市高职院校护理技能大赛一等奖2个。

国际交流与合作。与比利时鲁汶大学养老护理专业师资建设培养合作,与美国查塔姆大学合作培养21名护理专业教师并开展上海现代护理职教集团临床兼职教师护理专业硕士学位培养工作;与芬兰SAVONIA大学合作开展师生互换交流学习,获交换学分;与丹麦VIA大学启动养老护理专业建设与课程设置专家咨询工作,本校教师接受专业课程培训;与法国蒙彼利埃第一大学药学院开展双文凭医药营销行业健康专业本科文凭项目。全年共接待国际代表团37个,计151人次;接收来自芬兰、荷兰、挪威、丹麦、美国等国短期国际交流学生85名。组织8批次、140名高年级学生海外游学进行临床见实习;共计派出16批次,66人次教师赴海外开展合作交流洽谈、交流讲学、专业课程培训;邀请8批次,15名海外行业专家、教授来校讲学、培训;接受85名欧洲、北美学生来校进行传统医学专题学习等。

上海医药高等专科学校(附属卫生学校)党政领导名单:

党委书记	唐国瑶
校　　长	唐红梅(兼)
副书记	唐红梅
	朱文娟
	郑忆文
副校长	朱文娟(兼)
	沈岳奋
	施晓谋
	汤　磊

(张毅婷)

【新增临床教学基地】 2014年,先后与瑞金医院北院、新华医院、上海市浦东新区周浦医院等三家单位签订建设临床教学基地,培养专业人才协议。通过院校相互依托,在教学、管理、保障等方面有机融合,达到汇聚优质资源,开创"校院合作、工学结合"的办学模式新局面。

(张毅婷)

【与杉达学院合作专本贯通项目】 12月2日,学校与上海杉达学院签订专本贯通(高职-本科贯通)项目合作框架协议,在护理、临床医学(学校卫生保健方向)专业建立高等职业教育与应用型本科教育的培养模式、课程设置和学制贯通的"立交桥",为技能型人才打通纵向发展和学业深造的渠道。

(张毅婷)

【举办上海国际护理技能竞赛】 11月8日,由上海现代护理职业教育集团主办,学校承办的2014上海国际护理技能竞赛决赛暨上海国际护理教育论坛召开。大赛以国际通用的护理行业岗位标准为指导,本土化设计竞赛项目,上海22所医院、11所职业院校和7个国际组80名护理行业精英和学生参加比赛,学校代表队获护生组第一名。

(张毅婷)

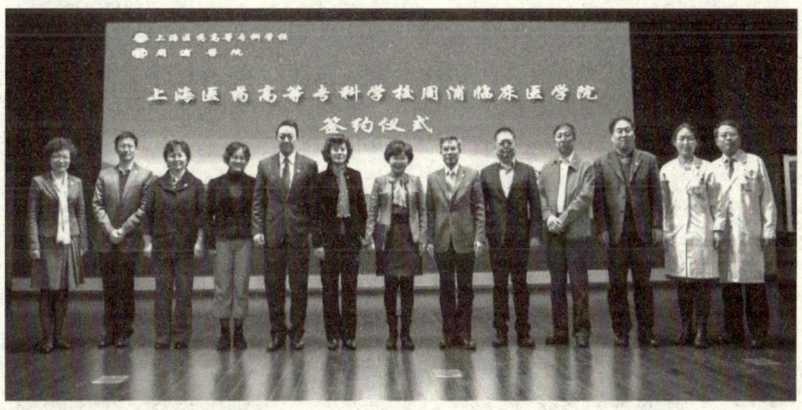

周浦临床医学院签约仪式

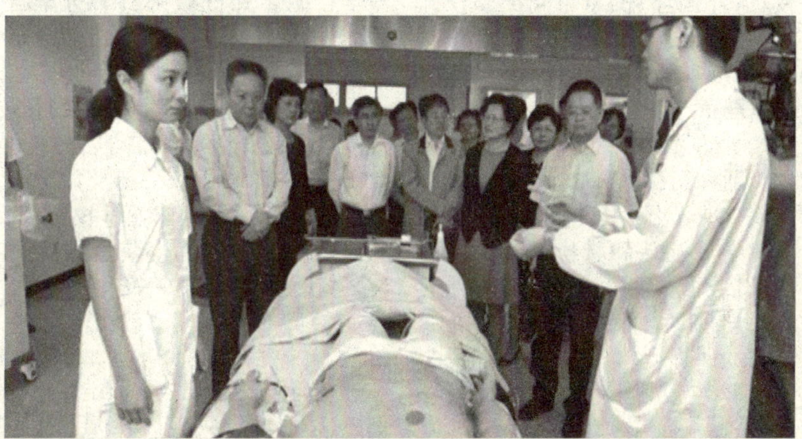
上海市委常委、浦东新区区委书记沈晓明(左二)等一行来校调研

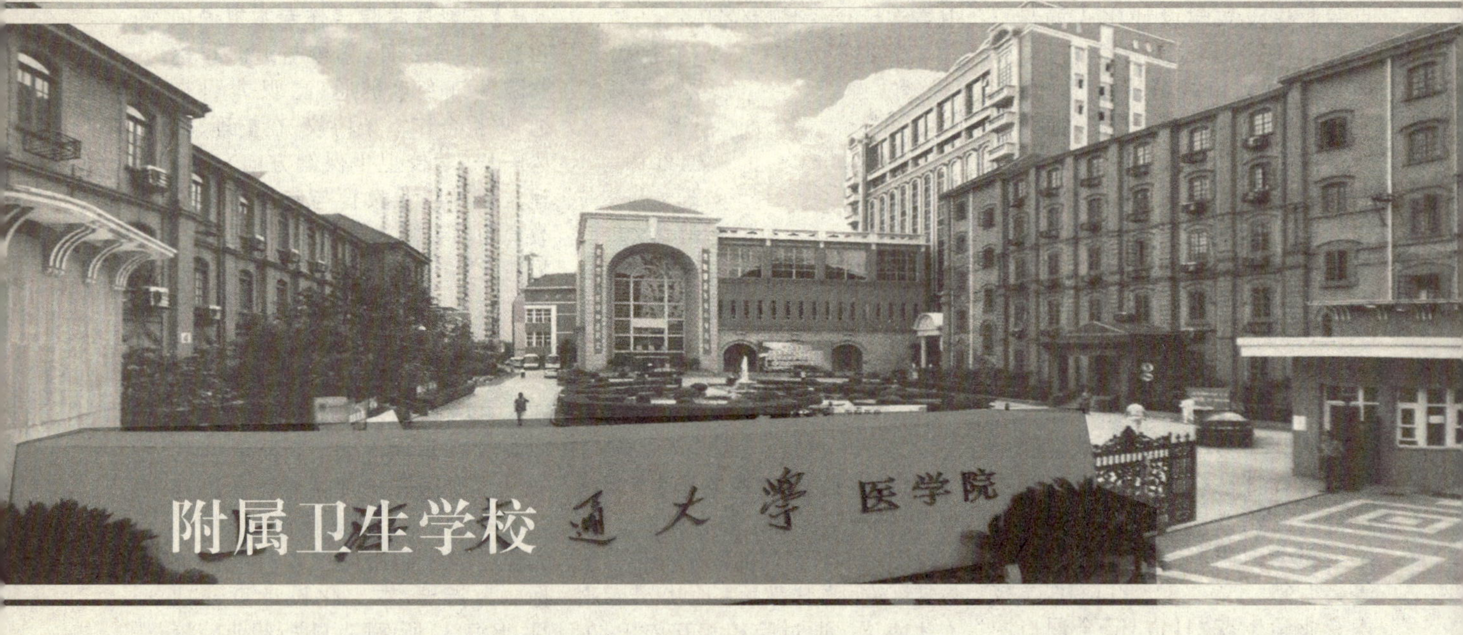

附属卫生学校

【概况】 2014年,学校有教职工196人,其中高级职称31人,中级职称61人。招收新生679人,其中中高职贯通班学生320人,舟山班40人,对口西藏班50人,并首次招生随迁子女录取18人。在校生数为2 005人,毕业生共计1 243名,就业率为96.86%。

教学改革与学科建设。护理、口腔修复等2个专业经评估被认定为上海市中等职业学校精品特色专业。制定药学专业中高职衔接"体外循环"的全市同类学校开展招生办法及管理规定,吸引优质生源,推动试点工作;完成与上海中医药大学的护理专业中本一贯制培养方案申报工作。完善中高职贯通和衔接人才方案制定,包括护理专业学制"六改五"模式、药学专业学分互认和转换衔接的中高职衔接模式、医学检验技术专业的贯通培养。开发适用于学生在线学习的课程,整合中职课程建设与信息化建设,推动优质课程资源共享。

口腔技术系教师董晛获上海赛区特等奖,进入由教育部主办的全国职业院校信息化教学大赛全国决赛,获中职组医药卫生类的信息化教学设计比赛三等奖。护理专业学生获2014年全国职业院校技能大赛护理技能赛项中职组一等奖、三等奖。口腔修复工艺专业获"日进杯"全国口腔工艺展评团体第三名。采用理论学习与实操练习等形式授课,为本市卫生系统的5所中等职业学校的26名医学类专业骨干教师进行培训,为中小学学校卫生保健教师"AED(全自动体外除颤仪设备)"培训900余名。完成"中职德育三年目标建设"专项评估。组织学生开展行为规范主题教育活动,2名学生在"金点子"征文比赛中获一等奖。组织学生参加全国中等职业学校"文明风采"竞赛,2名学生获全国优秀奖,另获上海市复赛一等奖2个,二等奖2个,三等奖3个,优胜奖2个。

通过"六个确保"使国家的资助政策落到实处,先后开展诚信教育月、自强之星风采展示、上海市"感恩成才 资助圆梦"演讲比赛等活动。学校被评为2014年"心理健康教育先进集体","第六届心理健康教育活动月"获上海市心理健康活动月评比"优秀组织奖",心理协会获上海市中职心理特色社团二等奖,6名学生获全国职业院校关工委组织的"诚行天下"征文、演讲比赛"优秀征文奖"。1名学生获演讲比赛"中职组总决赛二等奖"。完成上海市资助工作特色项目"七位一体慈善义工队建设助困难生成长",为学生搭建"受助-自助-助人"的成长轨道。编撰《学生成长背后的故事——优秀家庭教育案例故事汇编》,开展"教育者走进家庭,家长走进学校"活动,在中职校合力育人方面发挥示范作用。《书香满园区》获上海市中职校特色文化项目。1名班主任获上海市中职校优秀班主任称号;1名班主任获上海市金爱心教师称号。

以坚持国际化办学为目标,通过完善专业结构布局,搭建学术交流合作平台。举办上海国际护理技能竞赛,举办上海国际护理教育论坛。

以校园信息化管理作为创新、开放型校园建设的基础，为全员师生提供更加安全、节能现代化校园环境和完善的服务设施。完成校园内无线网接入，改善学校网络环境；更新学校官网首页布局；建立《货物、工程、服务项目采购流转会签系统》，招投标操作流程已进入学校OA系统。试点开展“节能型校园”建设，完成照明节能、食堂节能炉灶改造。基本完成嘉定校区的基建工程。

（张毅婷）

【全国政协教科文卫调研组来校调研】 4月16日，全国政协科教文卫体调研组一行，在市教委相关领导陪同下，以“深化产学融合、校企合作，加快现代职业教育体系建设工作”为主题，来校实地调研，听取校领导汇报，重点走访了学校护理实训中心、涉外护理实训中心和口腔创新实验室，询问护理系参加技能竞赛的备赛选手、正进行实训的外籍教师和学生及内地西藏班学生，了解他们的教学与生活体验情况。

（张毅婷）

【承办“首届学生职业体验日”活动】 4月13日，由上海市教委主办，学校承办首届学生职业体验日，针对中小学生的特点，从体现职业性、趣味性和科普性出发，设计“美丽的白衣天使”、“探索血液的奥秘”、“做颗完美的假牙”和“争做光明守护者”四大板块共14个项目，有189名中小学生参加。活动主题为“体验职业，发现自己，启迪未来”，旨在让中小学生“走进一所学校，体验一个项目，了解一门职业，感受一种文化”，加强职业启蒙，促进普职融通。

（张毅婷）

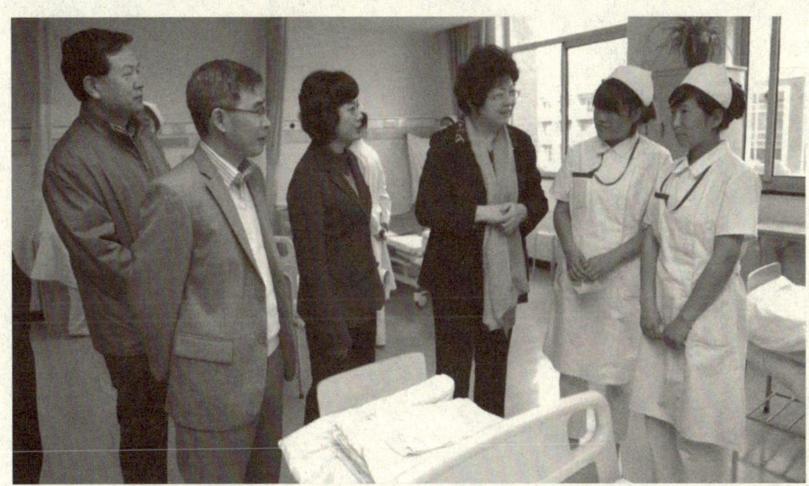
全国政协教科文卫调研组来校调研

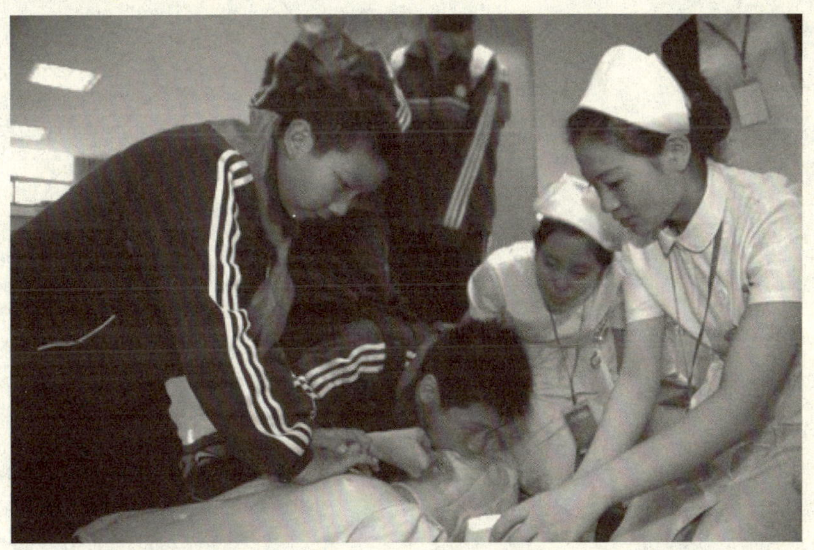
“首届学生职业体验日”活动现场

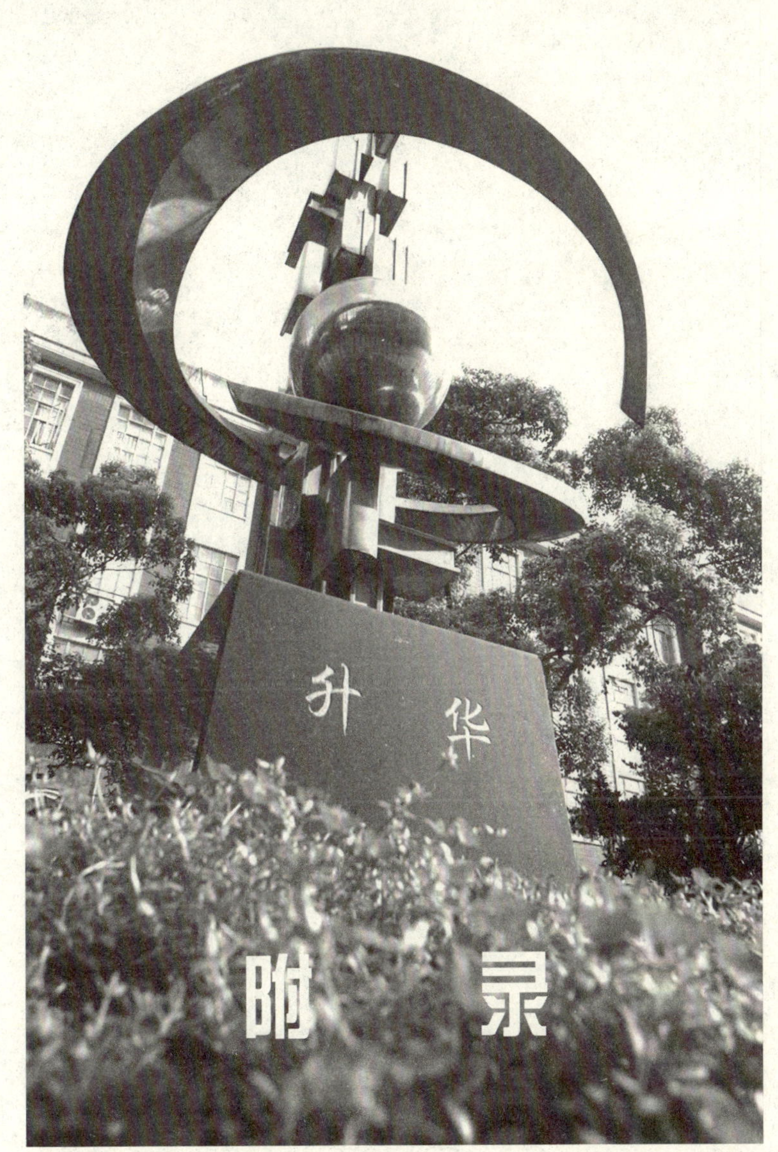

附录

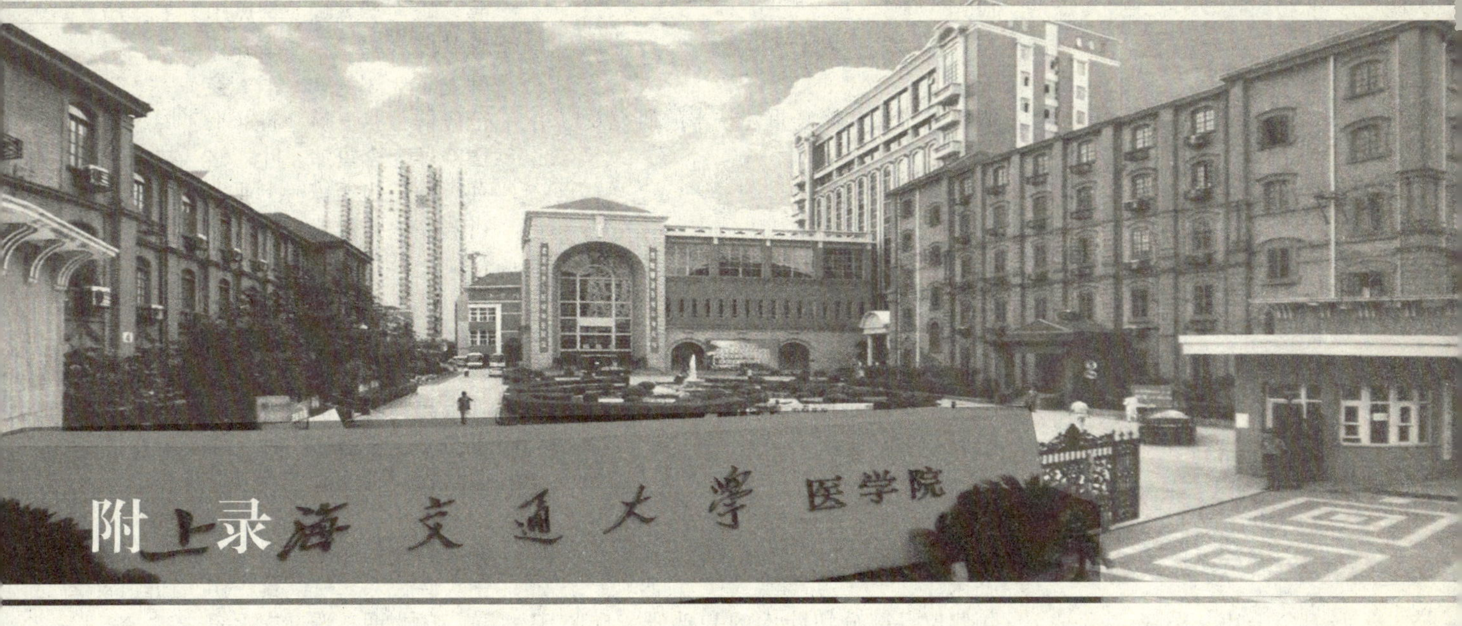

附1 医学院2014年科技成果统计

一、科技荣誉

市九医院	张志愿	2014年何梁何利科学与技术进步奖
瑞金医院	赵维莅 谢静远	第七届上海青年科技英才
仁济医院	李宗海	第七届上海青年科技英才(成果转化类)
市九医院	戴尅戎	2014年吴阶平医学奖
瑞金医院	宁 光	2014年吴阶平医药创新奖

二、各类获奖科研成果

国家科技进步二等奖(1项)

市六医院	脑动脉瘤及相关血管无创成像和微创治疗新技术的研究及其临床应用	李明华 程英升 王建波 李跃华 朱悦琦 谢志永 顾斌贤 李永东 李文彬 王 武

高等学校科学研究优秀成果自然科学进步二等奖(1项)

市九医院	口腔颌面部鳞癌诊断和治疗靶点的基础与临床应用	陈万涛 徐 骎 张志愿 严 明 张陈平 曹 巍 张 萍 张建军

高等学校科学研究优秀成果科技进步一等奖(3项)

瑞金医院	膀胱癌发生发展机制研究及诊断治疗新方法创建和临床推广	沈周俊 薄隽杰 金晓东 黄翼然 朱照伟 杨国良 钟 山 刘定益 张敏光 陈海戈 何竑超 何 威 张小华 许天源 张连华
仁济医院	小儿肝移植关键技术的建立及其临床推广	夏 强 张建军 陈小松 张 明

	应用	薛峰 奚志峰 李凤华 王祥瑞 陈其民 王莹 李齐根 徐宁 韩龙志 沈丛欢 王鑫
市九医院	眼眶骨再生和修复重建技术的研究及应用	范先群 张赫 谷平 周慧芳 毕晓萍 李寅炜 叶铭 林明 孙静 施沃栋 王业飞 王春慧 肖彩雯 陆琳娜 邓远 季雍容

高等学校科学研究优秀成果推广二等奖(1项)

新华医院	危重新生儿营养支持基础研究与临床应用	蔡威 吴江 王莹 汤庆娅 冯一 陆丽娜 陶晔璇

中华医学科学技术二等奖(1项)

胸科医院	晚期非小细胞肺癌的个体化治疗的临床研究	韩宝惠 沈洁 顾爱琴 高志强 王慧敏 姜丽岩 钟华 施春雷 张伟 钟润波

中华医学科学技术三等奖(5项)

瑞金医院	肝炎病毒感染相关肝病疾病进展的基础和临床	谢青 韩泽广 项晓刚 黄健 王晖 邓庆 蔡伟 桂红莲
市一医院	额侧位喉部分切除术的基础研究和临床应用	董频 谢晋 李永团 高尚 王国良 陈歆维 张佳 王果
	视网膜脱离视觉功能保护策略研究与应用	孙晓东 汪枫桦 宋正宇 刘海芸 宫媛媛 董凯 王雯秋 冯竞仰
	代谢性炎症调控对糖尿病β细胞功能保护和血管并发症防治作用	彭永德 刘志民 丁晓颖 石勇铨 王育璠 钱镭 邹俊杰 陈向芳
市六医院	应用组织工程技术修复下尿路疾病的基础研究与临床应用	徐月敏 傅强 张耀鹏 王华平 冯超 邵惠丽 陈仕艳 张炯

中华医学科学技术卫生管理奖(1项)

市一医院	日间手术中心的规范化建设与管理	王兴鹏 程南生 钟力炜 唐国春 马洪升 刘国华 许迅 万国华

中华口腔医学科技三等奖(2项)

市九医院	髁突囊内骨折及其并发症的综合诊治新技术	陈敏洁 张善勇 张晓虎 邱亚汀 冯志强 姜滨 王保利 白果
	口腔鳞癌顺铂耐药相关基因表达谱鉴定及靶向CCND1/cIAP1/xIAP的增敏效果	张萍 陈万涛 徐骎 张志愿 周晓健 严明

上海市自然科学特等奖(1项)

瑞金医院	髓系白血病发病机制和新型靶向治疗研究	陈赛娟 陈竺 王月英 沈杨 诸江 胡炯 毛建华 许捷 颜晓菁 张小伟

上海市科技进步一等奖(5项)

瑞金医院	肥胖与2型糖尿病的危险因素、发病机制及防治	宁光 王卫庆 毕宇芳 洪洁 王计秋 顾卫琼 徐瑜 徐敏 刘瑞欣 陆洁莉 张翼飞 王天歌 崔斌 张志国 马勤耘
仁济医院	增殖相关信号通路和表观遗传修饰与胃肠癌的发生、预警和预防	房静远 陈萦晅 许杰 洪洁 熊华 高琴琰 陆红 王震华 陈豪燕 苏文雨 陈慧敏 杜婉 孔炫 王吉林 唐洁婷
市九医院	眼眶外科修复材料和关键技术的研发和应用	范先群 周慧芳 毕晓萍 李寅炜 叶铭 林明 张赫 谷平 孙静 施沃栋 王春慧 肖彩雯

		陆琳娜 邓 远
新华医院	听神经瘤治疗策略的基础研究与临床应用	吴 皓 黄 琦 杨 军 张治华 汪照炎 杨 涛 吕静荣 向明亮 贾 欢
市六医院	肢体创伤后组织粘连的发生发展机制及治疗策略	范存义 刘 珅 蒋协远 崔文国 金 拓 阮洪江 黎逢峰 王 伟 欧阳元明 张 扬 公茂琪 吴 飞 袁伟恩 张 弛 魏良明

上海市科技进步二等奖(4 项)

瑞金医院	动态血压监测的临床应用	王继光 李 燕 朱鼎良 黄绮芳 盛长生 李利华 魏方菲 刘 鸣 邹 军 范红旗
	膀胱癌发生发展机制研究及诊断治疗新方法的创建和临床推广	沈周俊 薄隽杰 金晓东 黄翼然 朱照伟 杨国良 钟 山 刘定益 张敏光 陈海戈
市一医院	分子影像学技术对脑及脑膜转移瘤的早期检出及在临床诊治中的价值	张贵祥 王 悍 李康安 赵京龙 郑林丰 张 皓 王夕富 权启萌
市六医院	运用组织工程技术行下尿路重建的实验研究与临床应用	傅 强 徐月敏 张耀鹏 李 超 冯 超 张 扬 邵惠丽 王坤杰 宋鲁杰 李鸿宾

上海市科技进步三等奖(2 项)

仁济医院	高灵敏快速时间分辨免疫分析技术与试剂的研发和临床转化	黄 钢 赵卫国 黄 飚 盛世乐 张向辉
市一医院	肝纤维化的发生机制和非创伤性诊断研究及临床应用	陆伦根 徐铭益 曲 颖 曾民德 茅益民

华夏医学科技一等奖(1 项)

仁济医院	儿童肝移植关键技术的建立及其临床推广应用	夏 强 张建军 陈小松 张 明 薛 峰 奚志峰 陈其民 王 莹 顾莉红 李齐根 李凤华 徐 宁 韩龙志 沈丛欢 王 鑫

华夏医学科技二等奖(3 项)

瑞金医院	胃腺癌的重要功能基因及分子干预研究	于颖彦 张 俊 计 骏 朱正纲 张佳年 郭晓波 蒋金玲 支巧明 陈雪华
市一医院	纳米粒包封雷公藤红素偶联抗 FcεRⅠα 抑制尘螨过敏性哮喘	李 莉 崔玉宝 彭 霞 蔺丽慧 王 娟
肿瘤所	上海市区居民癌症发病率与生存率的分析及应用	项永兵 高玉堂 金 凡 张 薇 高 静 李泓澜 谭玉婷 孙 璐 高立峰 周淑贞

华夏医学科技三等奖(7 项)

瑞金医院	小肠疾病规范化诊治流程的临床研究和推广应用	钟 捷 缪 飞 胡伟国 王正廷 程时丹 尹 路 许春娣
仁济医院	治疗相关的肝脏结构成像与功能影像分析技术	许建荣 钱黎俊 顾力栩 徐宇虹 夏 强 翟 博 庄治国 朱 炯
	肾脏纤维化的发病机制及中西医结合干预的转化应用	倪兆慧 牟 姗 王 玲 顾乐怡 王 琴 张敏芳 车霞静 戴慧莉
新华医院	帕金森病运动并发症的认识与实践	刘振国 袁伟恩 杨新新 周明珠 干 静 万 赢 宋 璐 巴茂文
市九医院	髁突骨折及其并发症关节强直的诊治新	何冬梅 杨 驰 陈敏洁 张善勇

	技术	张晓虎 邱亚汀 冯智强 姜 滨
市一医院	代谢性炎症调控对糖尿病β细胞功能保护和血管并发症防治作用	彭永德 刘志民 丁晓颖 石勇铨 王育璠 钱 镭 邹俊杰 陈向芳
儿童医学中心	新生儿复杂先心病围生期诊断和治疗关键技术的建立和应用	刘锦纷 仇黎生 徐志伟 陈会文 王 伟 张海波 洪海筏 张玉奇

上海医学科学技术一等奖(3 项)

瑞金医院	肥胖与 2 型糖尿病的危险因素、发病机制及防治研究	宁 光 王卫庆 毕宇芳 洪 洁 王计秋 顾卫琼 张翼飞 徐 瑜 徐 敏 陆洁莉
仁济医院	婴幼儿肝移植关键技术的建立及其临床应用推广	夏 强 张建军 陈小松 张 明 李齐根 薛 峰 陈其民 王 莹 李凤华 顾莉红
市九医院	眼眶外科修复材料和内镜导航手术系统的研发和应用	范先群 周慧芳 毕晓萍 李寅炜 叶 铭 孙 静 张 赫 谷 平 王春慧 李政康

上海医学科学技术二等奖(9 项)

瑞金医院	精确麻醉管理在术后认知功能障碍防治中的应用及机制研究	于布为 罗 艳 薛庆生 陶国荣 张富军 董 榕 金善亮
仁济医院	高灵敏快速时间分辨免疫分析技术与试剂的研发和临床转化	黄 钢 赵卫国 黄 飚 盛世乐 张向辉 谢敏浩 张晨鹏
市九医院	先天性小耳畸形临床诊疗技术的改进与基础理论应用	张如鸿 张 群 许志成 许 枫 李大涛
	雄激素对糖代谢和血管调控机制研究及其临床应用	陆颖理 沈周俊 夏芳珍 翟华玲 姜博仁 王宁荐 李 琴
市一医院	日间手术的规范化建设及其手术排优化管理研究	王兴鹏 刘国华 钟力炜 许 迅 缪传文 王理伟 郑亚群
	视网膜脱离视觉功能保护策略研究与应用	孙晓东 汪枫桦 刘海芸 王雯秋 宋正宇 宫媛媛 孙 涛
	额侧位喉部分切除术的基础研究和临床应用	董 频 於子卫 孙臻峰 金 斌 祝江才 谢 晋 李大伟
市六医院	可降解医用金属镁合金骨内植物的生物相容性研究	何耀华 蒋 垚 陈道运 沈 继 陶海荣 张 岩 王勇平
肿瘤所	上海市区居民癌症发病率与生存率的分析及应用	项永兵 高玉堂 金 凡 张 薇 李泓澜 高 静 谭玉婷

上海医学科学技术三等奖(7 项)

瑞金医院	胃腺癌的重要功能基因及分子干预研究	于颖彦 张 俊 计 骏 陈雪华 张佳年
	慢性肾病心血管损害的基础和临床研究	张瑞岩 张 奇 陈晓农 朱政斌 沈 迎
	原代弥漫大 B 细胞型淋巴瘤小鼠移植模型的建立和靶向治疗研究	李军民 赵维莅 沈 杨 王 黎 李啸扬
仁济医院	淋巴管、结磁共振成像新技术及分子影像学开发与应用	许建荣 路 青 吴连明 李玉来 钱黎俊
新华医院	综合影像新技术的前列腺癌优化穿刺方案及其侵袭预测的临床推广应用	陈亚青 戚庭月 朱云开 蒋 珺 王立峰
市三医院	免缝合激光化学反应组织粘合技术修复皮肤及角膜损伤	姚 敏 方 勇 俞为荣 王 莹 顾 钏
公共卫生学院	上海市家庭医生制度研究	鲍 勇 杜学礼 张 安 梁 颖 王甦平

上海医学科学技术推广奖(1项)

瑞金医院	小肠疾病规范化诊治流程的临床研究的推广应用	钟　捷　缪　飞　胡伟国　王正廷　程时丹　尹　路　许春娣

中华中医药学科技三等奖(2项)

瑞金医院	地参祛风合剂治疗变应性鼻炎和寻麻疹的临床和实验研究	沈小珩　朱伟嵘　郑　岚　夏　翔　郭元彪
市六医院	中医药适宜技术社区推广与应用	吴耀持　张峻峰　张　蓉　单宝枝　刘　静　黄承飞

中国营养学科学技术三等奖(1项)

肿瘤所	蔬菜水果对癌症、糖尿病、心血管病保护作用的前瞻性队列研究	项永兵　李泓澜　张　薇　吴琪俊　高玉堂

中国抗癌协会科技二等奖(1项)

肿瘤所	城市居民癌症发病率和生存率的分析及应用	项永兵　高玉堂　金　凡　张　薇　高　静　李泓澜　谭玉婷

上海妇女儿童发展研究成果奖二等奖(1项)

儿童医院	3岁以下儿童生长发育综合评价项目	于广军　姚国英　陈津津　魏　梅　张　晶　王　瑜　何　琳　田　园

三、各类科研项目获得者

科技部“973项目”负责人(首席科学家)

瑞金医院	宁　光	中国人代谢综合征的分子营养机制及干预研究

科技部“973/重大科学研究计划”课题负责人

基础医学院	陈国强	代谢应激过程中蛋白质修饰相关的生物标志物和潜在靶点的发现
基础医学院	姚玉峰	表观修饰与病原细菌适应性进化
仁济医院	覃文新	癌前病变发生发展过程中上皮细胞与微环境的交互作用

科技部“863计划”课题负责人

新华医院	崔　龙	结直肠癌疗效与预后判断相关免疫细胞亚群及免疫因子的筛选与干预研究
市一医院	彭志海	结直肠癌早期诊断关键技术研究

科技部国际合作专项项目负责人

新华医院	王伟业	多中心临床研究信息共享平台的中加合作研发

国家自然科学基金创新研究群体科学基金项目负责人

仁济医院	房静远	肠稳态影响慢性重大肠肝疾病的发生与预防

国家自然科学基金杰出青年项目负责人

市一医院	孙晓东	眼科学-视网膜脱离后视觉功能损伤分子机制研究

国家自然科学基金重点项目负责人

基础医学院	苏　冰	外周免疫失衡与炎症性自身免疫病相关疾病发生发展的细胞分子机制
基础医学院	陈国强	Cbx4经SUMO化修饰增强HIF-1a转录活性的分子机制与肝癌发生发展
基础医学院	程金科	SUMO特异性蛋白酶3调控细胞分裂的作用及与肿瘤发生的关系
瑞金医院	诸　江	急性髓系白血病细胞干性维持及分化促进干预机制研究
瑞金医院	陈生弟	散发性帕金森病中DJ-1表达异常的机制及在早期诊断中的应用
瑞金医院	王铸钢	三种睾丸特异性丝氨酸蛋白酶家族成员的生理功能、在男性不育症发病中的作用及其分子机制研究
市九医院	张志愿	颌骨组织“仿生理性”再生的调控及其机制研究
市九医院	宋怀东	环境中碘摄入增加与遗传因素相互作用在自身免疫性甲状腺疾病发生中的作用机制探讨

国家自然科学基金重大项目课题负责人

仁济医院	陈子江	复发流产和子痫前期的遗传和表观遗传标记挖掘及鉴定

国妇婴　黄荷凤　胚胎着床过程中母-胎互作关键调控通路的生理和病理作用机制

国家自然科学基金重大研究计划/重点支持项目负责人

新华医院　刘颖斌　LncRNA-LINC01133 作用机制以及在胆囊癌中功能研究

国家自然科学基金国际组织间合作研究项目负责人

基础医学院　徐天乐　酸敏感离子通道 ASIC1a 和线粒体钠钙交换体 NCLX 联合介导神经元缺血性死亡的机制研究

瑞金医院　陈赛娟　发育相关造血转录因子在急性髓细胞中作用的研究-小鼠模型和人类白血病

国家自然科学基金优秀青年项目负责人

基础医学院　李福彬　基于抗体 Fc 的分子靶向治疗

基础医学院　郑俊克　造血干细胞和白血病干细胞生物学

儿童医学中心　江　帆　妇幼健康

国家自然科学基金重大研究计划/培育项目负责人

基础医学院　陈国强　腺花素清除白血病起始细胞的分子机制

基础医学院　徐天乐　酸敏感离子通道在糖脂代谢失衡相关神经疾病中的作用及其机理研究

基础医学院　刘俊岭　血小板内皮聚集受体 1 调控血管稳态作用机制研究

基础医学院　洪登礼　白血病骨髓免疫豁免微环境的组成和形成机制

基础医学院　康自珍　多发性硬化的神经免疫网络调控机制研究

瑞金医院　沈伟利　线粒体介导的 NLRP3 炎症小体活化在高血压血管外膜重塑中的作用

瑞金医院　郑　捷　表皮微生态调节皮肤免疫系统在银屑病中的机制与临床干预的研究

仁济医院　赵爱民　髓系抑制细胞对蜕膜免疫细胞网络的调控作用及分子机制

国家自然科学基金联合基金/培育项目负责人

市九医院　葛盛芳　lncRNA-29314916-CCNB2 通路在重离子放疗中的辐射增敏机理研究

国家自然科学基金面上项目负责人

基础医学院(20 项)　Man Mohan　何　平　贺　明　黄功华　黄　雷　金　颖
康自珍　廖　兵　邱　瑜　沈　瑛　苏　冰　童雪梅　王纪武
王兆军　肖泽宇　徐　晨　易　静　余健秀　张　健　赵　倩

瑞金医院(53 项)　毕宇芳　卞留贯　蔡　伟　陈　冰　陈　冰　陈　皓　陈克敏
陈　曼[#]　陈永熙　丁凤华　洪　洁　郇京宁　解学乾　金　奇
李　彪　李　燕　刘　军　马勤耘　倪语星　潘　萌　彭承宏
沈帆霞　沈坤炜　沈　玺　沈周俊　时国朝　孙伯民　孙苏亚
孙晓建　童建华　涂水平　王立顺　吴立群　吴哲褒　夏　璐
夏振炜　谢经武　徐　敏　杨国源　杨　克　杨　颖　叶　静
曾丽莉　詹维伟　张　琳[#]　张　奇　张　文　张一帆　张翼飞
周建桥　周丽斌　周　同　朱　军

仁济医院(42 项)　卜　军　曹　卫　陈　斌　陈芳源　陈胜良　戴继灿[#]　狄　文
段友容　扶　琼　华　静　黄　钢　黄翼然　贾　锋　江基尧
姜　萌　鞠　强　李　海　李锦军　李圣贤　李宗海　林厚文
林　勇　刘建军　刘培峰　刘　伟　沈　骏　宋建钢　宋少莉
田　华　王　坚　吴　霞　夏　强　薛　峰　严玉澄　姚　明
翟　博　张　丛　张　明　张晓华　张志刚　周　敏　庄光磊

新华医院(27 项)　陈　洁　陈书艳　杜志勇　范建高　郭雪君　郝思国　何　斌
李华斌　李　明　刘振国　潘　勤　彭　清[#]　钱林溪　沈　超
沈成兴　司　逸　徐雷鸣　颜崇淮　杨　军　姚志荣　袁向亮
张拥军　张跃辉　张治华　赵培泉　郑永华　仲　骏

市九医院(33 项)　毕晓萍　蔡　鸣　陈福祥　陈万涛　崔　磊　丁　峰　冯希平
顾　岩　何冬梅　胡镜宙　黄　慧　赖红昌　刘　凯　刘　伟

	阮敏	沈刚	孙皎	陶晓峰	汪云#	王长谦	吴颖为#
	肖彩雯	胥春	徐骎	徐袁瑾	袁捷	岳冰	昝涛
	张赫	张建军	郑翠侠	郑家伟	钟来平		
市一医院(18 项)	丁雪鹰	李凡	李继坤	李莉	刘堃	陆伦根	沈兵#
	汤静	唐华美	宛新建	万小平	汪枫桦	王瑞兰	王晓亮
	王毅	郑志	周新	朱英坚			
市六医院(20 项)	邓志锋	傅强	李春燕	李明华	李晓	李跃华	刘丽梅
	刘渊	沈灏	汤正好	田恒力	汪泱	吴强	杨治力
	叶海波	于栋祯	张长青	张先龙	周祖彬	邹德荣	
儿童医学中心(4 项)	陈静	李奋	李彦欣	王剑			
儿童医院(3 项)	陈方	颜景斌	于广军				
胸科医院(3 项)	姜丽岩	杨奕清	钟华				
精神卫生中心(2 项)	陈兴时▲	张晨▲					
国妇婴(4 项)	范建霞	黄荷凤	王丽#	徐晨明			
公共卫生学院(1 项)	栾洋						
健康所(1 项)	万兵						
同仁医院(1 项)	王玉刚						

注：# 小额资助项目　▲精神卫生中心独立申报

国家自然科学基金青年项目、外国青年等项目负责人

基础医学院(8 项)	金惠	李伟广	刘畅	刘坚华	刘志睿	孙雪青	王家敏
	杨扬						
瑞金医院(36 项)	蔡洁	陈静	陈秋静	樊星	方娟	方微园	顾晨鹃
	黄俊	黄绮芳	黄锐敏	贾慧英	姜秀丽	李彬寅	李卫侠
	梁茜	凌天佑	刘 jie	潘斯俭#	沈迎	盛长生	石国军
	宋小星	孙晶	汤葳	王晓群	王歆琼	夏燕	许捷
	许人超	闫小响	杨龑	应海峰	张宇超	周薇薇	周晓艺
	周增丁						
仁济医院(45 项)	Sebastian Schmull※		陈雪梅	戴岚	丁嵩	范维	房静远#
	何康	黄吉炜	黄燕平	康瑜	孔炫	李林凤	李琼
	李望	林艳伟	林盈盈	刘斌	刘云	刘昀	钱黎俊
	曲波	上官文姬	唐茹琦	汪宁	王海	王及氓	王淑萍
	王伟	王瑶	王苑	翁玉蓉	吴连明	吴亮亮	肖洁
	谢月霞	徐丹	徐影	杨维维	杨中伟	杨自强	张斌
	张晨鹏	张军峰	张卫▲	赵辉林			
新华医院(28 项)	陈丹	陈寒蓓	陈惠	丁国栋	丁雯瑾	冯方	干静
	花晓琳	黄丽素	姜峰	蒋荔	李磊	李茂岚	林宁
	刘功禄	刘乾	马婧	石翠翠	孙昱	卫婕	武志祥
	肖冰	肖永陶	许宇	张皓	周迪	周韵斓	朱晋
市九医院(23 项)	陈伟	储沨婷	崔国红	段惠川	贺捷	黄筱琳	蒋永康
	李琴	刘菲	刘玉	陆海霞	潘红芽	曲新华	王宇峰
	吴岚	夏伦果	袁瑛	张振	郑蕊	郑岩	周娟
	朱海男	朱煜					
市一医院(31 项)	Denada Dibra※		蔡晓波	陈松文	陈晓悦	范能光	顾海涛
	何鲜桂	胡华	胡剑麟	金慧昳	金利芳	荆翌峰	连保峰
	梁冬雨	蔺丽慧	刘怡洁	陆雯	倪建波	孙搏	孙婵
	谈鸣岳	王轩	伍均	伍洲炜	邢岩	薛丽琼	尹嘉晶
	郑颖	周静	朱鸿	卓见			
市六医院(18 项)	白文坤	杜珊珊	范瑛	傅国香	胡伟伟	陆家瑜	莫一菲
	魏平	谢雪涛	徐才祺	杨翠霞	姚晨	岳小芳	张昕

张　增　　张　征　　赵佑山　　周慧群

市三医院(4 项)　　傅智轶　　刘卉芳　　倪　涛　　杨西涛

儿童医学中心(3 项)　　王飞飞　　吴巾红　　游国岭

儿童医院(2 项)　　康郁林　　赵利华

胸科医院(6 项)　　李若谷　　李子明　　叶　波　　叶翔赟　　张　伟　　仲晨曦

国妇婴(10 项)　　鲍　伟　　陈一飞　　黄荷凤#　　刘晓瑞　　吕明丽　　孙　笑　　谈雅静

田福举　　杨泽勇　　张军玉

公共卫生学院(1 项)　　朱静芬

同仁医院(2 项)　　魏　珏　　张　敏▲

注:海外及港澳学者合作研究基金　※外国青年学者研究基金　#应急管理项目　▲同仁医院独立申报

国家社科基金项目负责人

公共卫生学院(1 项)　　施莉莉

四、其他科技奖和先进

获奖人	单　位	奖　项
张翼飞	瑞金医院	2014 年度明治乳业生命杰出奖
王月英	瑞金医院	2014 年度明治乳业生命优秀奖
杨　涛	新华医院	2014 年度明治乳业生命科学奖
张文杰	市九医院	2014 年度明治乳业生命科学奖
杨卫敏	精神卫生中心	2014 年度明治乳业生命科学奖
王卫庆	瑞金医院	2014 年度全国优秀科技工作者
张陈平	市九医院	2014 年度全国优秀科技工作者
赵　任	瑞金医院	2014 年嘉定区科技领军人才奖
万欢英等	瑞金医院	2014 年嘉定区科技进步奖

附 2　医学院 2014 年度本科教育各级各类奖项

一、教学成果类

国家级教学成果奖

二等奖(1 项)

模拟医学平台结合示范病区,构建全面提升学生临床能力的新教学模式

完成人:黄　钢　　张艳萍　　富冀枫　　陆斌杰　　梅文瀚　　邵　洁　　邵　莉　　张　浩

李鸣燕　　段宝华　　张美娇　　浦川海　　王　慧　　马　骏　　李春红　　沈　理

杨　云　　李小波　　夏　蕙

上海市级教学成果奖

一等奖(2 项)

基于卓越医学教育理念构建能力为本的 PRICE 综合教学改革模式

完成人:黄　钢　　陆斌杰　　梅文瀚　　富冀枫　　李鸣燕　　马　骏　　张美娇　　浦川海

王　慧　　夏　蕙

模拟平台结合教学病区,提高临床教学质量的探索与实践

完成人:张艳萍　　段宝华　　张　浩　　李春红　　沈　理　　黄　钢　　邵　洁　　邵　莉

李小波　　杨　云

二等奖(6 项)

创新卓越护理本科人才培养模式的探索与实践

完成人：章雅青　张　莹　高　红　吴觉敏　朱卓非
高素质儿科人才培养—基于新型教学模式的儿科多元化英语教学平台构建和实践
完成人：孙　锟　钱继红　朱建幸　薛海虹　鲍一笑
构建理学学位的医学检验专业人才培养模式
完成人：樊绮诗　倪培华　丁　磊　胡翊群　富冀枫
基于国际医学教育标准的卓越医师序贯培养的改革与实践
完成人：陈芳源　邵　莉　冉志华　金玉华　许建荣
以学生创新能力培养为核心的基础医学实践教学模式的构建与应用
完成人：丁文龙　郭晓奎　郁　松　张　勇　李　稻
住院医师规范化培训与临床医学硕士专业学位衔接的创新培养模式
完成人：陈红专　富冀枫　汤　磊　王雄国　邵　洁

二、教学改革类

2014 年上海高校本科重点教学改革项目(2 项)

基于 His 系统的实习医师电子病史模块的创建及实时管理	金　玮	（瑞金临床医学院）
我国北美医学培养模式的毕业生就业情况调查与教育质量优化的研究	陆斌杰	（教务处）

2014 年度医学院本科教学改革立项项目(12 项)

MDT 形式的外科 PBL 整合教学探索	李勤裕	（瑞金临床医学院）
实习医生电子病历书写模块的创建及应用	顾　倩　许　恩	（瑞金临床医学院）
基于认知理论的消化疾病见习模式改革	乔宇琪	（仁济临床医学院）
八年制临床医学教学督导体系建设和探讨	邵新华	（新华临床医学院）
医学模拟教学在肾内科临床教学中的应用	卢建新	（九院临床医学院）
医学生职业规划教育评价研究	张丽莉	（九院临床医学院）
融合慕课与 PBL 的临床教学方法研究	薛　勤	（六院临床医学院）
临床肿瘤学整合式课程建设	王春刚	（一院临床医学院）
临床整合课程的师资培训与考核体系初建	周　栩	（一院临床医学院）
精神科人文教学模式的探索	吴　彦	（市精神卫生中心）
PBL 教学法在医学生妇产科学通科实习中的实施	黄荷凤	（国际和平妇幼保健院）
以操作实践为导向的教学方法探寻	朱建征	（团委）

2014 年上海交通大学医学院优秀临床教学示范病区(8 项)

内分泌代谢病区	瑞金临床医学院	消化内科病区	仁济临床医学院
儿内科病区	新华临床医学院	妇产科病区	仁济临床医学院
口腔颌面外科病区	口腔医学院	儿内科病区	儿童医学中心
眼科病区	九院临床医学院	神经内科病区	瑞金临床医学院

三、教学课程类

教育部第六批"精品视频公开课"(1 项)

医学检验技术导论	樊绮诗	（检验系）

2014 年度上海市级精品课程(3 项)

口腔组织病理学	李　江	（口腔医学院）
小儿外科学	吴晔明	（新华临床医学院）
内分泌代谢病学	宁　光	（瑞金临床医学院）

2014 年上海市教委体育和健康教育精品课程(1 项)

成人护理学(常见慢性病的健康管理)	章雅青	（护理学院）

2014 年度医学院课程建设基金资助项目一览表(18 项)

机体防御与免疫	陈广洁	（基础医学院）
医学化学实验	刘慧中　陆　阳	（基础医学院）

医学形态学实验考核测评的数字化平台建设	王　莉　陈荪红	（基础医学院）
分子生物学技术虚拟实验、视频实验制作	许伟榕	（基础医学院）
成人护理学	章雅青	（护理学院）
循证医学	仇玉兰	（公共卫生学院）
医学生职业素质养成课程建设	吴　平	（瑞金临床医学院）
临床消化系统整合式课程建设	夏　璐	（瑞金临床医学院）
血液系统——虚拟血液学实验室	丁　磊　胡翊群	（医学检验系）
内科系统疾病整合课程	陈芳源	（仁济临床医学院）
消化系统疾病（整合性课程）建立 PBL 全英语教学案例库	薛惠平	（仁济临床医学院）
女性生殖系统临床整合课程	狄　文	（仁济临床医学院）
情景模拟教学法在耳鼻咽喉科学教学中的运用	向明亮	（耳鼻咽喉科学系）
口腔黏膜疑难病例数字化素材库的建立	唐国瑶	（口腔医学院）
指尖动画演示在口腔预防实习教学中应用	陶丹英	（口腔医学院）
临床医学全日制本科神经病学中英文电子多媒体教材	刘建仁	（九院临床医学院）
模拟手术室在外科基本技能教学中的应用	王　洪	（六院临床医学院）
整合式临床检验主题教学实践课	李　莉	（一院临床医学院）

四、全英语课程类

2014 年度上海市级高校示范性全英语教学课程（3 项）

循环系统疾病 Cardiovascular diseases	何　奔	（仁济临床医学院）
消化内科 Digestive Disease	陆　红	（仁济临床医学院）
人体寄生虫学 Human Parasitology	王兆军	（基础医学院）

2011 年度上海市级高校示范性全英语教学课程验收通过项目（2 项）

外科学 General Surgery	陶　然	（瑞金临床医学院）
口腔黏膜病学 Oral Mucousal Disease	蒋伟文	（口腔医学院）

2014 年度上海交通大学医学院示范性全外语教学课程建设基金资助项目（6 项）

内科学（内分泌代谢病）Endocrine and Metabolic Disease	顾卫琼	（瑞金临床医学院）
正颌外科学 Orthognathic	沈国芳	（口腔医学院）
临床核医学 Clinical Nuclear Medicine	宋少莉	（仁济临床医学院）
中医学 Traditional Chinese Medicine	史永奋	（仁济临床医学院）
口腔临床免疫学 Oral Clinical Immunology	张　萍	（口腔医学院）
麻醉学 Anesthésiologie	严　峻	（瑞金临床医学院）

五、教材类

第二批"十二五"普通高等教育本科国家级规划教材（9 项）

医学遗传学（第 2 版）	人民卫生出版社	陈　竺	（基础医学院）
妇产科学（第 2 版）	人民卫生出版社	丰有吉　沈　铿	（一院临床医学院）
实验诊断学（第 2 版）	人民卫生出版社	王鸿利	（检验系）
精神病学（第 2 版）	人民卫生出版社	江开达	（市精神卫生中心）
预防医学（第 2 版）	高等教育出版社	施　榕	（公共卫生学院）
影像核医学（第 2 版）	人民卫生出版社	黄　钢	（仁济临床医学院）
影像核医学习题集	人民卫生出版社	陈　跃　黄　钢	（仁济临床医学院）
影像核医学典型案例精选图谱	人民卫生出版社	左书耀　黄　钢	（仁济临床医学院）
临床微生物学检验（第 5 版）	人民卫生出版社	倪语星　尚　红	（检验系）

2014 年度医学院教材建设基金资助项目（12 项）

医学遗传与胚胎发育	顾鸣敏	（基础医学院）
病原生物学实验教程	赵　蔚　吴健桦	（基础医学院）
病理学与病理生理学总论讲义	陈国强	（基础医学院）

临床消化系统疾病整合教材	邓　漾　朱　坚	（瑞金临床医学院）
医学 PBL 教学教师培训教材	沈柏用　刘　艳	（瑞金临床医学院）
循环系统疾病案例精粹	何　奔	（仁济临床医学院）
神经系统疾病整合课程教材	冯智英	（仁济临床医学院）
围产医学	杨祖菁　钱继红	（新华临床医学院）
口腔黏膜病学	周曾同	（口腔医学院）
糖尿病肾病	汪年松	（六院临床医学院）
内科临床思辨能力培训教材	彭永德　方　芳	（一院临床医学院）
关爱生命-急救与自救技能	陆斌杰	（临床教学实训中心）

六、优秀教师类

第四届医学(医药)院校青年教师教学基本功比赛三等奖	黄心智	（基础医学院）
中华医学会医学教育分会第四届医学院校青年教师教学基本功比赛三等奖	张　旻	（一院临床医学院）

2014 年医学院优秀教师奖(10 人)

李　江	口腔医学院	吴　彦	市精神卫生中心
王兆军	基础医学院	徐　云	护理学院
卜　军	仁济临床医学院	鲍一笑	新华临床医学院
王瑞兰	一院临床医学院	陈海冰	六院临床医学院
蔡　泳	公共卫生学院	沈南平	市儿童医学中心

第二届医学院青年教师教学基本功竞赛(31 人)

一等奖	蔡　鸣(口腔医学院)	优胜奖	徐吉雯(仁济医院)
二等奖	熊　瑛(新华医院)	优胜奖	芮碧宇(第六人民医院)
二等奖	任　宏(儿童医学中心)	优胜奖	朱丽敏(儿童医学中心)
二等奖	陈　晟(瑞金医院)	优胜奖	胡莺燕(精神卫生中心)
三等奖	张文豪(口腔医学院)	优胜奖	赵　洁(新华医院)
三等奖	蔡　蓉(基础医学院)	优胜奖	葛　新(新华医院)
三等奖	潘伟华(新华医院)	优胜奖	王　琳(护理学院)
三等奖	孙　涛(第一人民医院)	优胜奖	谢利剑(儿童医院)
三等奖	张丹丹(国妇婴)	最佳人气奖	蔡　鸣(口腔医学院)
优胜奖	胡　韵(护理学院)	最佳教案奖	张文豪(口腔医学院)

2014 年 PBL 案例大赛优秀案例(31 个)

中文特等奖	何　斌	毛燕飞	陈　红	（新华医院、基础医学院）
中文一等奖	何征宇	金舒宣	皋　源	（仁济医院）
中文一等奖	傅　毅	周伟君	陈　红	（瑞金医院、基础医学院）
中文一等奖	臧敏华	毛家亮	陈　红	（仁济医院、基础医学院）
中文二等奖	金　艳			（仁济医院）
中文二等奖	薛海虹			（新华医院）
中文二等奖	王传舜			（第一人民医院）
中文二等奖	王文姬			（第九人民医院）
中文二等奖	刘大力	凌月华	束　蓉	（口腔医学院）
中文二等奖	纵　亚	谢　青	崔立军	（瑞金医院）
中文三等奖	徐玉敏	周惠娟	谢　青	（瑞金医院）
中文三等奖	张　颖			（第一人民医院）
中文三等奖	王莉君			（第一人民医院）
中文三等奖	金　迪			（仁济医院）
中文三等奖	梁而慷			（仁济医院）
中文三等奖	邓　漾	赵　任	何　琳	（瑞金医院）

中文三等奖　蔡　宏　倪兆慧　（仁济医院）
中文三等奖　向明亮　焦　宇　（新华医院）
中文三等奖　房　兵　沈国芳　杨　筱　（口腔医学院）
中文三等奖　胡　韵　孙林利　（护理学院）
英文特等奖　罗　艳　严　俊　（瑞金医院）
英文一等奖　袁晓玲　章惠英　杨屹嵘　王　彩凤　（护理学院）
英文一等奖　步　军　（儿童医学院中心）
英文二等奖　梁璆荔　（瑞金医院）
英文二等奖　葛勤敏　（新华医院）
英文二等奖　马　珺　（仁济医院）
英文三等奖　周力恒　（仁济医院）
英文三等奖　陈　杰　杭　瑛　陈婉君　（仁济医院）
英文三等奖　邱永明　沈　霖　（仁济医院）
英文三等奖　夏　强　邢天宇　（仁济医院）
英文三等奖　赵　晖　李　萍　王智煜　（仁济医院）

2014 年医学院优秀教学团队(8 个)

1. 消化内科学教学团队　（首席教师房静远　仁济临床医学院）
2. 机体防御与免疫教学团队　（首席教师陈广洁　基础医学院）
3. 内科血液学教学团队　（首席教师赵维莅　瑞金临床医学院）
4. 儿外科学教学团队　（首席教师吴晔明　新华临床医学院）
5. 普外科学教学团队　（首席教师彭志海　一院临床医学院）
6. 医学影像学教学团队　（首席教师严福华　瑞金临床医学院）
7. 内分泌代谢学教学团队　（首席教师陆颖理　九院临床医学院）
8. 诊断学教学团队　（首席教师陈芳源　仁济临床医学院）

七、教学研究类

2014 年全国高等医学教育学会教学管理研究会优秀论文(3 项)

美国本科护士入职培训项目的认证标准在中国的文化调试性研究　胡　韵(护理学院)
医学模拟教学对临床医学专业学生学习效果的 Meta 分析　张　浩(教务处)
国内外大学教师发展的回顾与展望　夏　蕙(教务处)

2013 年度高教协会教育研究论文项目验收(2 项)

大学生学习投入与专业认同关系的研究　二等奖　汪年松(六院临床医学院)
上海市全科医师规范化培训效果评价研究　三等奖　施　榕(公共卫生学院)

全国高等医学院教育学会 2014 年医学教育科学研究项目
二等奖　张浩等(教务处)

2014 年度研究项目上海市高等教育学会(5 项)

综合性大学医学院教学医院 MOOC 建设的探索　王春刚(一院临床医学院)
基于数据挖掘技术的医学继续教育需求有效性的研究　胡慧明(仁济临床医学院)
应用视频教学建立临床技能评价标准提高医学本科阶段临床实践教学质量　段宝华(交大医学院)
临床医学八年制学生提高教学质量监控机制探讨　邵新华(新华临床医学院)
执医考引领下的医学院校实践技能教学及评估体系的优化　李萍(六院临床医学院)

2014 年度中华医学会医学教育分会优秀论文(4 项)

Improvement in Critical Thinking Dispositions of Undergraduate Nursing Students Through Problem-Based Learning: A Crossover-Experimental Study　一等奖　章雅青(护理学院)
3C3R modified PBL Pediatric Teaching of Chinese medical students　二等奖　薛海虹(新华临床医学院)

PBL教学在医学教育中的应用与前景　三等奖　刘　军(瑞金临床医学院)
案例和问题为导向相结合的教学查房模式与传统教学查房模式对照研究　三等奖　王　韵(精神卫生中心)

上海市教育科学研究项目(1项)

基于路径依赖理论的上海市医学院校教师发展的开发研究　夏　慧(教务处)

上海市医学会优秀论文奖(4项)

临床医学本科生PBL学习评分结果的比较分析　马　骏(教务处)
继续医学教育真实需求的研究　胡慧明(仁济临床医学院)
研究生教育和住院医师规范化培训的接轨研究　柳　红(瑞金临床医学院)
精神护理学实习中护生的积极体验及影响因素的研究　李从红(护理医学院)

2014年度医学院医学教育研究项目(重点项目10项)

TPACK框架下临床教师教学能力培养的研究　陈　燕(仁济临床医学院)
临床医学整合课程的研究与实践　刘　玮(一院临床医学院)
能力本位导向的儿科护理实训体系构建研究　沈南平(儿童医学中心)
大规模开放式教学在《成人护理学》教学中的研究　章雅青(护理学院)
国际交流对我院医学生培养质量的影响调查　王　慧(教务处)
医学形态学实验课程计算机考核的可行性研究　陈苏红(基础医学院)
关于外科临床带教单元培训体系整合评价系统完善的探索　李勤裕(瑞金临床医学院)
概化理论在儿内科临床技能考核中的应用研究　包　军(新华临床医学院)
消化科学实习教学体系创新优化的研究　顾文君(九院临床医学院)
录播反馈用于临床案例教学法的探索与实践　张　锋(六院临床医学院)

2014年度医学院教育科学研究优秀成果奖

基于临床教学规程的组导师制带教模式的研究　一等奖　邵　莉(仁济临床医学院)
交大医学院PBL教学的研究与实践　一等奖　夏　蕙(教务处)
BLOOM立体教学体系在妇产科教学中的应用　二等奖　李卫平(仁济临床医学院)
医学临床教学优化体建设的研究与实践　二等奖　张　浩(教务处)
网络文化对医学院学生价值取向的影响研究　二等奖　赵庆华(一院临床医学院)
全方位教学与实训安排提升医学影像技术学生素质与能力的新尝试　二等奖　赵江民(三院临床医学院)
医学临床技能模拟教学体系的研究　二等奖　陆斌杰(教务处)
基于医学院校不同专业的本科生“第二课堂”差异化教学模式探索和实践　三等奖　王　颖(基础医学院)
基于“PRICE”理念的卓越医学人才培养新体系　三等奖　郁　松(基础医学院)
PBL模式在神经病学教学中的应用　三等奖　刘振国(新华临床医学院)
构建消化系统整合型PBL全英文教学模式　三等奖　薛惠平(仁济临床医学院)
CPBL教学模式结合可视化技术在临床教学中的应用　三等奖　刘　军(瑞金临床医学院)
急诊见习提高医学生临床综合能力的探索　三等奖　周　栩(一院临床医学院)

附3　医学院2014年对外交流统计

一、医学院与国外(或地区)大学/机构签署的合作协议

序号	签署日期	协议名称	合作单位	合作方方签署人	我方签署单位	我方签署人	有效期限
1	1.1	技术合作协议	蒙纳西大学IVF、澳大利亚澳华超联有限公司(澳大利亚)	James Thiedeman 董方明	国际和平妇幼保健院	黄荷凤	2014.1～2015.12

（续表）

序号	签署日期	协议名称	合作单位	合作方方签署人	我方签署单位	我方签署人	有效期限
2	1.31	全面合作备忘录	国家卫生研究院儿童健康和人类发展研究所(美国)	Alan Guttmacher	儿童医学中心	江忠仪	2014.1～2017.1
3	2.14	泌尿外科合作备忘录	全北国立大学医院(韩国)	Park Jong Kwan	仁济医院	黄翼然	2014.2～2019.2
4	2.17	全面合作备忘录	国家儿童健康与发展中心(日本)	五十岚隆	儿童医学中心	江忠仪	2014.2～
5	2.21	上海交通大学医学院与帕坦健康科学院合作备忘录	帕坦医科大学(尼帕尔)	Jay Narayan Shah	医学院本部	黄　钢	2014.2～
6	3.1	法语项目第34号备忘录	法方协调员	Guy Vincendon Marc Delpech	医学院本部	黄　钢	2014.3～
7	3.7	上海交通大学与加拿大渥太华大学合作举办医学本科英文班项目协议	渥太华大学(渥太华大学)	Allan Rock Christian Detellier Jacques Bradwejn	上海交通大学/医学院本部	张　杰 陈国强	2014.3～2023.3
8	4.1	上海交通大学医学院与美国天普大学医学院合作协议	天普大学医学院(美国)	Jaison G. Kurichi Larry R. Kaiser	医学院本部	黄　钢	2014.4～
9	4.2	上海交通大学医学院与世界健康基金会合作协议书	世界健康基金会(美国)	John Howe	医学院本部	陈国强	2014.4～2019.4
10	4.3	全面合作备忘录	芝加哥COMER儿童医院(美国)	David Gozal	儿童医学中心	江忠仪	2014.4～2017.4
11	4.7	上海交通大学医学院与首尔大学医学院学生交流协议	首尔大学医学院(韩国)	Daehee Kang	医学院本部	陈国强	2014.4
12	4.26	上海交通大学与香港中文大学成立人类生殖及相关疾病联合研究中心协议	中文大学(中国香港)	沈祖尧	上海交通大学/国际和平妇幼保健院	姜斯宪	2014.4～2019.4
13	5.19	合作备忘录	国立癌症中心(日本)	Yasuaki Arai	胸科医院	高　文	2014.5～2019.5
14	6.1	上海交通大学医学院与美国威斯康星医学院合作谅解备忘录	威斯康星医学院(美国)	Joseph E. Kerschner G. Allen Bolton	医学院本部	黄　钢	2014.5～2019.5
15	6.12	上海交通大学医学院与高雄医学大学学术交流合作协议书	高雄医学大学(中国台湾)	刘景宽	医学院本部	陈国强	2014.6～
16	6.19	国际和平妇幼保健院与加拿大不列颠属哥伦比亚大学医学院妇产科学系合作谅解备忘录	英属哥伦比亚大学医学院(加拿大)	Gavin C. E. Stuart Geoffrey W. Cundiff	医学院本部/国际和平妇幼保健院	陈国强 黄荷凤	2014.6～2019.6
17	7.2	上海市精神卫生中心-英国诺丁汉大学合作备忘录	诺丁汉大学(英国)	Michael John Cooke	精神卫生中心	徐一峰	2014.7～
18	7.8	上海交通大学医学院与悉尼大学医学院学生海外游学项目合作协议	悉尼大学医学院(澳大利亚)	Bruce Robinson	医学院本部	黄　钢	2014.7～2015.7

（续表）

序号	签署日期	协议名称	合作单位	合作方方签署人	我方签署单位	我方签署人	有效期限
19	7.23	上海交通大学医学院与加拿大英属哥伦比亚大学暑期学校项目合作协议	英属哥伦比亚大学（加拿大）	Mark Crosbie David Farrar	医学院本部	黄　钢	2014.7～
20	8.16	国际合作框架协议	巴黎公立医院集团（法国）	Martin Hirsch	新华医院	徐卫国	2014.8～2017.8
21	9.11	肾脏病领域长期的临床和科研合作以及继续教育项目	San Bortolo 医院肾脏透析移植中心（意大利）	Claudio Ronco	仁济医院	倪兆慧	2014.9～
22	9.15	以色列特拉维夫大学附属Sourasky医学中心Dana-Dwek儿童医院合作备忘录	特拉维夫大学附属Sourasky医学中心Dana-Dwek儿童医院（以色列）	Gil Fire、Dror Mandel	儿童医院	于广军	2014.9～2017.9
23	9.22	有关心脏体外循环手术输血指征（TRICSⅢ）的研究	圣麦克尔医院心脏中心（加拿大）	David Mazer	仁济医院	薛　松	2014.9～2015.12
24	9.25	合作备忘录	布拉格大学医院（捷克）	Mgr. Dana Jurásková	胸科医院	韩宝惠	2014.9～
25	10.6	皇家墨尔本医院与上海市第一人民医院合作协议	皇家墨尔本医院（澳大利亚）	Gareth Goodier	第一人民医院	王兴鹏	2014.10～
26	10.23	上海交通大学医学院与悉尼大学医学院英语与公共卫生海外游学项目合作协议	悉尼大学医学院、公共卫生学院（澳大利亚）	Bruce Robinson Glenn Salkeld	医学院本部	陈红专 郑志杰	2014.10～
27	10.27	上海交通大学医学院与麦吉尔大学医学院谅解备忘录	麦吉尔大学医学院（加拿大）	Philippe Gros	医学院本部	黄　钢	2014.10～2019.10
28	10.28	上海交通大学医学院与加拿大多伦多大学医院联盟合作备忘录	多伦多大学医院联盟（加拿大）	Christopher J. Paige	医学院本部	陈红专	2014.10～
29	10.28	合作协议	东安大略儿童医院（加拿大）	Jacques Bradwejn Alexander Munter	新华医院	孙　锟	2014.10～2019.10
30	11.13	上海市精神卫生中心-美国帕拉奥图大学合作备忘录-全球心理咨询硕士	帕拉奥图大学（美国）	William Froming	精神卫生中心	徐一峰	2014.11～
31	11.19	中法泌尿外科中心	Cochin医院（法国）	Bernard Debri	第一人民医院	王兴鹏	2014.11～
32	11.19	全面合作备忘录；住院医师联合培养备忘录	辛辛那提儿童医院（美国）	Michael Fisher	儿童医学中心	江忠仪	2014.11～2019.11
33	12.23	谅解备忘录	高等精神运动康复学院（法国）	Jose Soubiran	第一人民医院	王兴鹏	2014.12～

二、国际会议和大型会议统计

序号	会议名称	举办日期	外宾人数	中宾人数	主办单位/承办单位
1	亚太地区左心耳封堵术高峰会	4.18	20	150	新华医院、德国Frankfurt心脏中心、香港心脏病学会、德国Coburg医院/新华医院

（续表）

序号	会议名称	举办日期	外宾人数	中宾人数	主办单位/承办单位
2	第四届中国酒精与药物滥用研讨会暨第三届亚太酒精与成瘾学会会议	4.24～4.26	55	41	中国药物滥用防治协会(CADAPT)、亚太酒精与成瘾研究学会(APSAAR)/精神卫生中心
3	第四届东亚耳科会议	5.9～10	120	400	新华医院、北京解放军总医院/新华医院
4	SUMO第七届国际会议	5.10～13	20	300	美国MD Anderson癌症中心/医学院
5	2014上海国际骨科前沿技术与临床转化学术会议	5.17～18	10	1000	中国工程院医药卫生学部/第九人民医院
6	2014上海国际神经疾病学术研讨会	5.23	12	260	瑞金医院
7	上海国际骨科康复学术会议	5.25～27	20	200	上海市康复医学工程研究会/第九人民医院
8	慢性病研究和预防国际研讨会	5.28～31	36	270	上海市肿瘤研究所、仁济医院
9	第九届慢性肾脏病国际研讨会	6.30	11	280	瑞金医院
10	精神卫生立法相关问题国际研讨会	7.2～7.3	15	40	精神卫生中心/英国诺丁汉大学精神卫生研究所
11	血研所中法交流50周年庆	7.5	12	250	中国生理病理学会/瑞金医院、上海血液学研究所
12	第六届上海瑞金医院呼吸疾病国际论坛	7.18	15	320	瑞金医院
13	第七届上海国际消化病学会议	8.29	18	800	仁济医院、上海市消化疾病研究所、美国Johns Hopkins大学医院
14	第三届上海国际消化系统疾病会议	9.11～13	19	600	新华医院、美国克里夫兰医学基金会、中国工程院医药卫生学部/新华医院
15	2014上海优化的辅助生殖技术国际会议	9.6～7	80	200	第九人民医院
16	第二届上海国际护理大会静脉输液论坛	9.26	10	350	上海市护理学会/新华医院
17	亚太先天性与结构性心脏病介入论坛实况演示	10.1			香港亚太先天性与结构性心脏病介入论坛/儿童医学中心
18	第五届Cell Death & Disease免疫、干细胞与疾病国际研讨会	10.12			健康科学研究所、Cell Death & Diseases杂志、Cell Death & Differentiation杂志、上海细胞生物学学会、英国医学研究理事会/常州市第一人民医院
19	第二届国际实验生物学和医学论坛(IEBMC)	10.15～17	11	150	美国实验生物学和医学学会(SEBM)、医学院、仁济医院、上海市肿瘤研究所/SEBM/EBM中国办公室
30	21世纪医学学术研讨会	10.17	12	200	仁济医院、美国temple大学医学院
21	第七届中澳论坛	10.23～24	12	10	上海交通大学医学院
22	中印精神卫生联盟上海会议	11.3～11.5	22	30	精神卫生中心
23	2014国际环境流行病学会亚洲分会年会	11.30	100	300	国际环境流行病学会亚洲分会/新华医院
24	上海市免疫学研究所举办与希伯莱大学哈德萨医学院首届双边学术研讨会	12.9～10	15	200	医学院、上海免疫学研究所
25	第八届亚洲远程医疗视频研讨会之亚洲定级医院管理者研讨会分会场	12.12	20	22	第一人民医院

三、医学院授予国外(或地区)专家、学者荣誉称号统计

序号	姓　名	申请单位	申请称号类别	国家/地区	单　位
1	程世源	仁济医院	客座教授	美国	美国西北大学范伯格医学院
2	Claudio Ronco	仁济医院	客座教授	意大利	意大利 San Bortolo 医院
3	Wanchun Tang	仁济医院	顾问教授	美国	Weil Institute of Critical Care Medicine
4	Philip J. Rosenfeld	第一人民医院	顾问教授	美国	迈阿密大学 Bascom Palmer 眼科中心
5	张　康	第一人民医院	顾问教授	美国	美国加州大学圣地亚哥分校
6	黄金月	护理学院	客座教授	中国香港	香港理工大学
7	Jensen Michael	第九人民医院	客座教授	美国	美国梅奥诊所内分泌中心
8	Philip S. Li	仁济医院	客座教授	美国	美国康奈尔大学维尔康奈医学院
9	上岛通浩	公共卫生学院	客座教授	日本	名古屋市立大学
10	袁志民	基础医学院	顾问教授	美国	哈佛大学公共卫生学院
11	Yung-fu Chang	基础医学院	客座教授	美国	康奈尔大学
12	Francis Hornicek	第一人民医院	客座副教授	美国	哈佛大学附属麻省总院
13	Kian Fan Chung	第一人民医院	顾问教授	英国	ImperialCollege
14	Geoffrey William Cundiff	国妇婴	客座教授	加拿大	加拿大不列颠哥伦比亚大学
15	Peter Chung Kwor Leung	国妇婴	客座教授	加拿大	加拿大不列颠哥伦比亚大学
16	任卫平	仁济医院	客座副教授	美国	Wayne State 大学
17	王志尧	新华医院	客座教授	中国台湾	国立成功大学
18	杜明清	基础医学院	客座教授	英国	英国剑桥大学
19	Yinon Ben-Neriah	基础医学院	客座教授	以色列	希伯来大学
20	庄　原	基础医学院	客座教授	美国	杜克大学医学中心
21	Florent Ginhoux	基础医学院	客座副教授	法国	新加坡免疫学联网
22	马　楠	第一人民医院	客座教授	德国	德国柏林自由大学
23	Francis Hornicek	第一人民医院	客座副教授	美国	哈佛大学附属麻省总院
24	吕志民	第一人民医院	客座教授	美国	美国德州大学 MD 安德森癌症中心
25	华　佳	第一人民医院	客座教授	英国	英国伦敦大学骨科研究所
26	王　洲	第一人民医院	客座教授	美国	美国匹兹堡大学医学中心
27	Philip S. Li	第一人民医院	客座教授	美国	美国康内尔大学
28	Gareth Goodier	第一人民医院	顾问教授	英国	皇家墨尔本大学
29	Aldons Jake Lusis	基础医学院	客座教授	美国	美国加州大学洛杉矶分校
30	Ulhas P. Naik	基础医学院	客座教授	美国	托马斯杰斐逊大学西德尼金尔医学院
31	Edward Yeh	基础医学院	顾问教授	美国	美国德州大学 MD 安德森癌症中心
32	Andrew Christian Larson	第一人民医院	客座教授	美国	美国西北大学
33	Jan Olof Lotvall	第一人民医院	客座教授	瑞典	瑞典哥德堡大学
34	张作风	公共卫生学院	客座教授	美国	加州大学洛杉矶分校

（续表）

序号	姓　名	申请单位	申请称号类别	国家/地区	单　位
35	上山纯	公共卫生学院	客座副教授	日本	名古屋大学
36	Sarah Anne Robertson	国妇婴	客座教授	澳大利亚	阿德莱德大学
37	俞　和	公共卫生学院	客座教授	美国	夏威夷癌症中心
38	傅良雄	新华医院	客座教授	瑞典	瑞典哥德堡大学
39	林　曦	第六人民医院	客座教授	美国	Emory 大学
40	Chao-ling Yang	新华医院	客座副教授	美国	俄勒冈大学
41	Chen Peng-sheng	新华医院	客座教授	美国	印第安纳大学
42	黄曙云	新华医院	客座教授	美国	美国德州大学 MD 安德森癌症中心
43	何　卡	新华医院	客座教授	美国	美国印第安纳大学
44	Richard J. Sakvi	第六人民医院	顾问教授	美国	纽约州州立大学布法罗分校
45	Guido Barbagli	第六人民医院	客座教授	意大利	Center for Reconstructive Urethral Surgery
46	王　坚	第六人民医院	客座教授	加拿大	达尔豪斯大学
47	谢　峰	仁济医院	客座副教授	加拿大	McMaster 大学
48	黄柏兴	医学院	客座教授	马来西亚	罗氏诊断产品有限公司

四、与医学院开展学生交流活动院校一览表

国家/地区	接收我院学生的机构	选派学生前来我院的机构（部分）
美国	贝勒医学院、罗切斯特大学、密歇根大学、内布拉斯加大学医学中心、德州大学健康科学中心、加州大学洛杉矶分校、Temple 大学、马萨诸塞大学医学院、美国范登堡大学流行病研究中心、芝加哥城市学院、美国威斯康辛医学院、爱荷华大学、托马斯杰斐逊大学、梅奥医院	密歇根大学、密歇根大学、内部拉斯加大学医学中心、Toledo 大学医学院、辛辛那提儿童医院、俄亥俄州立大学、Virginia Commonwealth 大学、美国弗吉尼亚联邦州立大学、美国威斯康辛医学院、美国圣路易斯华盛顿大学、Rutgers University
加拿大	多伦多大学、UBC	蒙特利尔大学、渥太华医院、University Laval
法国	巴黎笛卡尔大学、巴黎第十二大学、斯特拉斯堡大学、鲁昂大学、里尔第二大学、格勒诺布尔第三大学、里昂第一大学、格勒诺布尔大学	巴黎笛卡尔大学、巴黎狄德罗大学、巴黎玛丽居里大学、斯特拉斯堡大学、里尔第二大学、鲁昂大学、里昂东部医学院、里昂第一大学、D'Auvergne 大学
英国	英国帝国理工学院	英国医学研究理事会、University of Bedfordshire
德国	海德堡大学、德国汉堡大学	海德堡大学、慕尼黑大学 grosshadern 医院
西班牙		LehighUniversity
匈牙利	萨莫威尔斯大学	萨莫威尔斯大学
比利时	自由大学、鲁汶大学	自由大学
意大利		St. George's University Caribbean Medical School、Campus Bio-Medico di Roma
芬兰	Ylivieska 职业学院、Savonia 应用技术大学、芬兰北中部应用技术大学	芬兰大学、芬兰 Savonia 应用技术大学、芬兰约奇拉科索特地区联盟、芬兰北中部应用技术大学
瑞典	林雪平大学、瑞典哥德堡大学	林雪平大学
丹麦	丹麦 VIA 大学	丹麦大都会大学学院

（续表）

国家/地区	接收我院学生的机构	选派学生前来我院的机构(部分)
荷兰	鹿特丹 Zadkine 职业教育集团	鹿特丹 Zadkine 职业教育集团
挪威		奥斯陆-阿克胡斯应用科技大学
希腊		Evagelismos 综合医院
澳大利亚	悉尼大学、西澳大学、阿德莱德大学、昆士兰大学	悉尼大学、西澳大学、墨尔本大学、University of New South Wales、阿德莱德大学、University of Newcastle
孟加拉国		Shaheed Suhrawardy 医学院、Dhaka 医学院
以色列		Hebrew 大学
日本	三重医科大学、名古屋大学、东京女子医科大学、宫崎大学、浜松大学、横浜市立大学	东京女子医科大学、三重大学、九州大学
韩国	忠南大学、首尔大学	忠南大学、Seoul Asan 医学中心、Yonsei 大学、首尔大学
新加坡		Khoo Teck Puat 医院
缅甸		Myeir 总医院
马来西亚		马来西亚卫生局
中国香港	香港中文大学	香港理工大学
中国台湾	台湾国立清华大学、慈济大学、阳明大学	阳明大学、台北医学大学

附 4　2014 年度医学院教职工获奖情况统计

一、2014 年度医学院教职工所获奖项

先进称号	先进集体及个人
上海市教育系统“校训指引我成长”征文比赛二等奖/演讲比赛三等奖	黄　荣
上海市教育系统“校训指引我成长”征文比赛优秀奖	金　颖　王文进
2010—2011 年度上海市教育系统优秀职工代表	黄　雷
2010—2011 年度上海市教育系统教职工代表大会优秀提案	陆勤《关于网络中心全程参与校园网络建设的建议》
2009—2011 年度上海市教育系统模范教工小家	公共卫生学院联合工会
上海交通大学 2011—2012 年“三育人”先进个人	刘　军　丁之德
上海交通大学 2011—2012 年“教学新秀”	周与华　梅文翰
上海市第七届教工运动会优秀组织奖	方佳园
上海市第七届教工运动会女子老年组 50 米蝶泳第二名	徐汝明
上海市第七届教工运动会女子中年组 100 米自由泳第一名/中年组 50 米自由泳第三名	王　芳
上海交通大学 2012 年教职工运动会最佳组织奖	医学院工会
上海交通大学 2012 年教职工运动会入场式三等奖	医学院
上海交通大学 2012 年教职工运动会广播操比赛二等奖	医学院
上海交通大学 2012 年教职工运动会太极拳比赛二等奖	医学院

二、医学院2014年“三八”妇女节先进表彰名单

上海市巾帼创新奖提名奖	王卫庆		（瑞金）
	江　帆		（儿中心）
上海市巾帼文明岗	院本部宣传部		
上海市教育系统巾帼文明岗　院本部档案馆	院本部财务处		
上海市教育系统巾帼建功标兵	陈广洁		（院本部）
第九届上海市教育系统比翼双飞模范佳侣	于颖彦	张　伟	（瑞金）
第九届上海交通大学比翼双飞模范佳侣	王　泓	邵堂雷	（市一）
	吴良霞	臧国庆	（六院）
	任　宏	史　霆	（儿中心）
	李爱求	张育才	（儿童）
	唐　华	赵春民	（院本部）
第九届上海交通大学医学院比翼双飞模范佳侣	陈哲颖	梁　卫	（仁济）
	徐　健	杨　波	（新华）
	王　健	盛　净	（九院）
	侯瑞礁	周为民	（三院）
	何桂春	方唯一	（胸科）
	陶凤瑛	项纫毅	（精中）
	陈勤芳	钟春玖	（国妇幼）
	吴红宇	周　嘉	（卫校）

附5　医学院教职工文体社团负责人一览表

社团名称	负责人
合唱团	方佳园
摄影协会	张旦昕
书友会	黄　荣
篮球协会	张利公
足球协会	武剑华
乒乓球协会	郝旻罡
飞镖协会	张根全
游泳协会	罗亭绮

附6　2013—2014学年医学院学生获校级“先进集体”、“先进个人”名单

一、“三好学生”标兵(1名)

口腔、九院临床医学院(1人)

叶周熹(F0970020)

二、“优秀学生干部”(24名)

瑞金临床医学院(2人)

许　洋(F1170810)　　高燕婷(F1170040)

仁济临床医学院(1人)

王　宸(F1070012)

新华临床医学院(1人)

彭　婕(F0718311)

口腔、九院临床医学院(1人)

师佳君(F1170020)

六院临床医学院(1人)

吴　凡(F1170013)

一院临床医学院(1人)

张永兴(F1070016)

医高专(1人)

唐谢婷(G120101047)

本科生团总支(7人)

姜梦迪(F1270811)　姚淑娴(F1170040)　潘慧颖(F1270012)

耿　岩(F1270016)　田　津(F1370012)　许凯婕(F1370050)

马大骅(F1270811)

研究生团总支(9人)

蔡　力(B1270091)　顾　磊(A1270092)　谭永昶(B1270092)

谢可炜(B1270093)　赵艳君(A1270094)　周宇宁(B137009L)

马宇航(A1370096)　袁子茗(A1270096)　王先进(A1270092)

三、"三好学生"(236名)

瑞金临床医学院(16人)

童一苇(F1070810)　陆君涛(F1070811)　齐　家(F1070811)

朱子璇(F1070011)　游　凯(F1070011)　刘一飞(B1003291)

程天宇(F1070011)　赵展琳(F1170810)　谢晓玲(F1170040)

张　婷(F1270040)　陈　铖(F1270040)　洪　进(F0718313)

谢　运(F0718314)　虞文嫣(F0870810)　刘　药(F0970811)

琚卉君(F0970810)

仁济临床医学院(10人)

吴　姗(F1070811)　虞思祎(F1070811)　孔令璁(F0970811)

金海姣(F0970811)　金　是(F0718312)　倪其泓(F0718312)

丁　婕(F1170012)　徐　朔(F1170012)　李　梦(F1070012)

张　赫(F1070012)

新华临床医学院(7人)

李明阳(F1170014)　高　源(F1170014)　费聿东(F1070014)

田沃土(F1070014)　于　童(F0970811)　黄秋婧(F0870812)

陈　帆(F1170050)

口腔、九院临床医学院(10人)

庄　艾(F0718313)　黄　筠(F0870812)　张艺凡(F0870812)

张新宇(F0870020)　华　欣(F0870020)　李光辉(F0970020)

叶周熹(F0970020)　李一棵(F1070020)　沈　曦(F1070015)

孙婷也(F1170015)

六院临床医学院(6人)

李星玮(F1070013)　祝有位(F1070013)　韩晓珺(F1070811)

高　超(F0970811)　周　易(F0870812)　郁诗阳(F0718310)

一院临床医学院(3人)

江明杰(F1170016)　成　璐(F0970811)　陈　翀(F0718313)

医高专(11人)

万思贝(G120101045)	张　鸿(T100103003)	张　磊(G120106057)
王　旺(T100201042)	陈诗忆(G121101027)	高新颖(G120401013)
陈天霞(G130503023)	程　诚(G120801040)	郝艳艳(G121001045)
朱洵萍(G121404022)	沈毅超(G121402056)	

本科生团总支(70人)

丁子川(F1370015)	杜常欣(F1370020)	付铭洲(F1270013)
韩启新(F1270810)	江晟瑜(F1370070)	李　睿(F1170031)
李天骄(F1370011)	李勇君(F1270014)	刘弘励(F1170811)
刘家兵(F1270811)	刘　瑾(F1270011)	刘衍哲(F1370810)
刘　洋(F1370015)	刘怡杉(F1370031)	吕　尤(F1370811)
马佳莉(F1370070)	全心馨(F1170811)	孙丹丹(F1370013)
孙　乐(F1270010)	汪　楠(F1370811)	王澄仪(F1270020)
王　珏(F1170070)	王　硕(F1370811)	王汐蕊(F1270017)
王彦君(F1370010)	王　莹(F1270070)	吴念轩(F1270015)
吴怡媚(F1270811)	肖晓宇(F1370070)	谢璐遥(F1370050)
徐森琳(F1270012)	姚　谦(F1270031)	于佳希(F1370017)
余鼎业(F1370011)	岳　婷(F1370012)	翟　玥(F1370016)
张珊珊(F1370040)	赵子龙(F1070031)	郑窑文(F1270070)
郑　重(F1270011)	周　晗(F1370014)	邹广琛(F1170811)
何翌晨(F1270811)	陈力嘉(F1270811)	施　晴(F1270811)
余维君(F1270020)	胡光奕(F1270017)	王喜益(F1170070)
郑火亮(F1270017)	黎　爽(F1270017)	李俊杰(F1370810)
王沪雯(F1370031)	翟元琦(F1270040)	曾琬琴(F1270811)
胡　玥(F1370010)	黄家语(F1270811)	谭玲敏(F1370070)
薛锦慧(F1270811)	张嘉莹(F1170811)	俞之希(F1370810)
郑舒颖(F1370810)	傅　娆(F1370811)	许雅芊(F1370811)
何韵婷(F1370031)	王　轶(F1370070)	马国珺(F1270012)
张翌婕(F1370020)	洪秀韬(F1270015)	黄　昕(F1270010)
李　霖(F1370811)		

研究生团总支(99人)

宋　韵(A1370091)	樊雪梅(A1270091)	孙　浩(A1170091)
齐渊元(A1270091)	马春敏(A1370091)	王丽娜(A1370091)
唐双奇(B1270091)	孔彭成(A1370091)	宛宝山(A1270091)
梁　辰(B1270091)	戚　倩(B1270091)	闫子勋(A1270092)
徐佰慧(A1270092)	朱　沂(A1270092)	张彦洁(A1270092)
张保贵(A1270092)	吴　菁(A1270092)	周尘飞(A1270092)
焦　阳(B1270092)	臧明德(B1270092)	史　册(B1270092)
蒋梅花(B1270092)	陆　军(B127009L)	熊　杰(B1270092)
贾宛儒(B127009L)	董昉奕(B127009L)	蔡宏霞(B1270092)
章黎华(B1270092)	赵声远(B1270092)	蔡　强(B1270092)
罗　凯(F0718311)	庄　淳(F0718312)	陈　皓(A1370092)
张振洲(B1270092)	张晓燕(A1370092)	刘　巍(B1270094)
孙甜甜(A1270093)	王晨曦(A1270093)	郭茹茹(B1270093)
杨建宇(B1270093)	胡　媛(B1270093)	窦林斌(B127009L)
朱琴玲(A1370093)	陈　洁(A1370093)	姚晨成(B1370093)
孙宇珺(B1370093)	徐东伟(B1370093)	杨太华(B137009L)
张　力(A1370093)	陈　昱(A1270094)	王　晖(A1270094)
马琪超(B1270094)	蒋　聪(B1270094)	李永盛(B127009L)

王光辉(A1370094)　王　丽(A1370094)　董文培(B1370094)
张　爽(B1370094)　王一玮(B137009L)　司家文(A1270095)
肖　璇(A1270095)　刘序强(A1270095)　翟赞京(A1270095)
谢芙蓉(B1270095)　刘忠龙(B1270095)　倪　妮(B1270095)
徐欣晨(B1270095)　崔迎慧(B1270095)　丁昂昂(B1370095)
高　宇(B1370095)　柳　超(A1370096)　车　祺(A1270096)
焦　峰(A1270096)　张　健(A1270096)　张　萌(B1270096)
王惠惠(B1270096)　王　頔(B1370096)　朱行伍(B1270096)
彭丹凤(A1370096)　赵世昌(A1270096)　黄建文(A1270096)
关俊杰(A1270096)　唐珊珊(A1270096)　刘　敏(B1370097)
李　昆(B1270097)　卓　萌(B127009L)　张龙丹(B127009L)
简咏梅(B1270097)　赵倩倩(B1270094)　孙　蕾(B1270094)
李珊珊(B1270094)　张道良(A1270093)　高可润(A1370093)
李传威(B1270093)　王亚欣(B1270094)　邢晓宇(B1270094)
杨　静(A1170091)　王诗韵(B1370097)　于媛媛(2012 级 4+4)
王虁懋(B1270097)　蔡宗烨(B1370093)　于　平(B1370091)

精神卫生中心(1人)

李梦瑶(F0718311)

四、校先进集体(11个)

瑞金临床医学院(1个)

F1170810 班

仁济临床医学院(1个)

F1170012 班

新华临床医学院(1个)

F1070014 班

口腔、九院临床医学院(1个)

F1170015 班

六院临床医学院(1个)

F1170013 班

一院临床医学院(1个)

F1170016 班

本科生团总支(2个)

F1003012 班　F1003021 班

研究生团总支(3个)

2010 级基础医学院硕博研究生班　2012 级仁济医院研究生班　第九人民医院 B1270095 班

附 7　2014 年度医学院团委系统受表彰情况

一、2014 年度上海市青年文明号(共青团号)(23个)

附属第九人民医院口腔颅颌面科　附属第九人民医院口腔综合科
附属第九人民医院门急诊挂号收费处　附属第三人民医院门急诊收费处
附属仁济医院急诊护理组　附属仁济医院手术室护理组
附属瑞金医院乳腺疾病诊治中心　附属上海儿童医学中心外科一支部
附属新华医院耳鼻咽喉头颈外科　附属新华医院麻醉与手术护理班组
附属上海市儿童医院门诊化验窗口　附属上海市儿童医院门急诊
附属上海市第六人民医院妇产科　附属上海市第六人民医院门急诊药房

附属上海市第六人民医院门急诊收费处
附属上海市第一人民医院北部外急诊护理组
附属上海市第一人民医院眼科
附属上海市胸科医院心内科
附属上海市胸科医院 ICU 护理组
附属上海市第一人民医院 ICU 医护组
附属上海市第一人民医院儿科
附属上海市精神卫生中心三病区
附属上海市胸科医院急诊科

二、上海市五四特色团委(1个)

附属第九人民医院团委

三、第十八届中国青年五四奖章(1人)

附属上海儿童医学中心　　江　帆

四、上海市青年五四奖章(4个)

附属上海市第三人民医院"癌肿健康卫士"青年工作组
附属新华医院青年志愿者服务队
附属上海市第一人民医院眼科青年团队
附属上海市第六人民医院上海市糖尿病临床医学中心青年团队

五、上海市青年五四奖章"(3人)

上海交通大学医学院　　张　健
附属瑞金医院　　罗　艳
附属上海市第三人民医院　　张俊峰

六、第十七届上海十大杰出青年(1人)

附属瑞金医院　　方　琼

七、上海市优秀团干部(1人)

附属第九人民医院　计　菁

八、上海市优秀团员(3人)

附属仁济医院　　李　娟
附属国际和平妇幼保健院　　郑　轩
上海医药高等专科学校　　万思贝

九、第三届上海市科普教育创新科普贡献奖三等奖(1人)

附属上海市儿童医院　　陈津津

十、上海市优秀青年志愿者(7人)

附属瑞金医院　　赵菊平
附属上海市精神卫生中心　　蒋春燕
附属上海市第一人民医院　　谈鸣岳
瑞金临床医学院　　王亦舒
新华临床医学院　　费聿东
附属国际和平妇幼保健院　　郑　轩
上海医药高等专科学校　　张　瑾

十一、上海市志愿者工作优秀组织奖(1个)

附属上海儿童医学中心

十二、上海市青年文明号(23个)

附属第九人民医院口腔颅颌面科
附属第九人民医院口腔综合科
附属第九人民医院门急诊挂号收费处
附属第三人民医院门急诊收费处
附属仁济医院急诊护理组
附属仁济医院手术室护理组
附属瑞金医院乳腺疾病诊治中心
附属上海儿童医学中心外科一支部
附属新华医院耳鼻咽喉头颈外科
附属新华医院麻醉与手术护理班组
附属上海市儿童医院门诊化验窗口
附属上海市儿童医院门急诊
附属上海市第六人民医院妇产科
附属上海市第六人民医院门急诊药房
附属上海市第六人民医院门急诊收费处
附属上海市第一人民医院 ICU 医护组
附属上海市第一人民医院北部外急诊护理组
附属上海市第一人民医院儿科
附属上海市第一人民医院眼科
附属上海市精神卫生中心三病区
附属上海市胸科医院心内科
附属上海市胸科医院急诊科
附属上海市胸科医院 ICU 护理组

十三、上海市卫生与计划生育委员会优秀团干部(5人)

附属新华医院崇明分院　丁培源
附属上海市第六人民医院　江潮胤
附属上海市第一人民医院　王文婕
附属仁济医院　陆　麒
附属瑞金医院　汪敏娴

十四、上海市卫生与计划生育委员会优秀团员(11人)

附属上海市精神卫生中心　程呈斌
附属上海市第一人民医院　吴霏霏
附属上海市胸科医院　陈仲林
附属上海市儿童医院　陈　凯
附属第三人民医院　吴超伦
附属儿童医学中心　金琳菲
附属国际和平妇幼保健院　骆　菲
附属第九人民医院　黄　栋
附属仁济医院　支　楠
附属瑞金医院　李超飞
附属新华医院　陆敏达

十五、医学院"五四评优获奖情况

五四红旗团委(2个)

附属瑞金医院团委　新华临床医学院团总支

五四特色团委(3个)

附属上海儿童医学中心团委　仁济临床医学院团总支　闵行分团委

校级优秀团员(168名)

瑞金医院(8名)

衡妍妮　王俊祺　章翊钟
宣呈杰　马嫣琼　张嘉琪
陈禾凤　张小小

仁济医院(8名)

陈晓青　吴芳芳　王　岚
潘佳妮　黄净珏　蒋君唯
褚丽琼　张　飞

新华医院(8名)

罗文弢	苏文君	郑书辰
王海城	喻　健	陆　秉
马辰璐	谈佳寅	

第九人民医院(8名)

张楚楚	刘　婷	陆　玮
吴怡文	苏伟杰	葛珮君
杨　桢	倪　佳	

第三人民医院(4名)

朱　莉	钱　雯	邹　璨
王　蕾		

上海儿童医学中心(4名)

董　卫	柳立平	吴雯瑾
张　鹏		

瑞金临床医学院(14名)

琚卉君(09级法文班)	余敏华(10级英文班)	孙　汀(10级中文班)
王　浙(06级英文班)	李　清(10级检验班)	沈嘉斌(11级检验班)
谢丹庶(09级英文班)	吕慧颖(11级检验班)	翟元琦(11级检验班)
刘　禹(11级检验班)	杜　君(11级检验班)	齐　昕(11级检验班)
张斌斌(12级检验班)	姚淑娴(11级检验班)	

仁济临床医学院(4名)

陶泠烨(10级临五二大班)	崔　然(11级临五)	丁　婕(11级临五)
奚倩雯(10级临八)		

新华临床医学院(4名)

高　翔(09级临五)	王继凡(11级营养班)	费聿东(10级临五)
王　鉴(07级八年制)		

口腔、九院临床医学院(4名)

郝　敏(10级临五五班)	王惠学(10级临五五班)	张一帆(10级口七)
李一棵(10级口七)		

六院临床医学院(3名)

陈　曦(F0970811)	高彦淳(F1070811)	刘伯伦(F1170013)

一院临床医学院(3名)

赵　圣(F1070016)	张致庆(F1070016)	蔡　赟(F1070016)

闵行校区(8名)

余鼎业(F1370011)	岳　婷(F1370012)	柴景秀(F1370015)
杨　朝(F1370020)	许梓枫(F1370811)	林晨阳子(F1730014)
桑怡菲(F1370014)	李淑婧(F1370017)	

上海医药高等专科学校(10名)

许雪勤(G120101)	朱林蔚(G120202)	王澄珺(G130301)
龚蓓澜(G120501)	朱　敏(G120601)	牛　培(G120801)
黄文静(G121002)	朱洵萍(G121404)	胡嘉颖(T110101)
吴　萍(上海医药高等专科学校)		

基础医学院(1名)

潘　祎(基础医学院)

本科生团总支(33名)

王琰琳(10级护理班)	石超逸(11级临八班)	肖煜吟(11级护理班)
黄　楠(12级临八班)	韩　宇(12级临八班)	周卓超(12级临八班)
陈嘉雯(12级临八班)	任　泰(12级临八班)	吴宜凡(12级临八班)
蔡玲莉(12级临八班)	池慧慧(12级临八班)	冯　硕(12级法八班)

彭芳芳(12级法八班)　黄露克(12级法八班)　李奇航(12级法八班)
陈依明(12级法八班)　左亦攸(12级法八班)　陈姝安(12级英五班)
商傅伟(12级英五班)　赵珂晗(12级英五班)　邬艾佳(12级英五班)
胡晓珺(12级英五班)　吴　萍(12级临五一班)　倪　博(12级临五二班)
白书维(12级临五三班)　刘泽阳(12级临五五班)　邱　雨(12级临五六班)
黄溢群(12级临五六大班)　万孟夏(12级临五六大班)　李步霄(12级临五六大班)
董艺蕾(12级预防班)　吴　美(12级护理班)　杨　琦(13级法八班)

研究生团总支(17名)

宋大龙(B1370092)　刘惠东(B1370094)　乔　涵(B1370095)
于　洋(B1370096)　沈晨天(B1370097)　王一玮(B137009L)
韩艳平(B137009B)　蔡宗烨(B1370093)　王彦卓(B1370091)
钱天威(B137009B)　戴道鹏(B1370092)　游文栋(B1370093)
裴　庆(B1370092)　楼方舟(B1370091)　周孙海(B1370093)
毛　乐(B137009L)　余梦思(B1270097)

直属机关团总支(3名)

吉　励(物资中心)　王　忧(国际交流处)　颜家瑜(科技处)

综合事务(2名)

徐永春(档案馆)　孙正超(动科部)

第一人民医院(4名)

智　琳(特需病房)　黄爱莉(急诊)　周　潜(手术室日间)
叶博闻(外科规培)

第六人民医院(4名)

舒麟渊　刘　星　朱文君
费伟伶

上海市精神卫生中心(3名)

季曹珺　徐初琛　丁燕莉

儿童医院(3名)

徐婷婷　姚剑杰　王　震

胸科医院(3名)

潘璐意　叶翔赟　董海洋

国际和平妇幼保健院(3名)

施浩帆　翁雯婧　李　璟

校级优秀团干部(49名)

瑞金医院(3名)

苏征佳　陈　怡　陈　玮

仁济医院(3名)

李振元　陈婉珺　李　杨

新华医院(3名)

王　为　朱　晋　陆一闻

第九人民医院(4名)

朱　惠　袁　灏　廖　骞
朱　琼

儿童医学中心(1名)

王轶波

第三人民医院(2名)

陆靓斐　黄俐敏

第六人民医院(1名)

程　雪

瑞金临床医学院(2名)
鲁双双(10级中文班)　　方　杰(11级检验班)
仁济临床医学院(1名)
吴　姗(10级临八)
新华临床医学院(1名)
李明阳(11级临五四大班)
口腔、九院临床医学院(1名)
童　倩(10级口七)
六院临床医学院(1名)
祝有位(F1070013)
一院临床医学院(1名)
张永兴(F1070016)
闵行校区(2名)
许雅芊(F1370811)　　刘　东(F1370016)
上海医药高等专科学校(2名)
朱　榕(T120103)　　傅　宇(上海医药高等专科学校)
基础医学院(3名)
钮晓音　　王甦平　　范嘉盈
公共卫生学院(1名)
徐　秀(公共卫生学院团支部)
本科生团总支(4名)
吴　晗(11级临八班)　　徐菲菲(12级临八班)　　张平辰(12级法八班)
纪丽轩(12级临五儿科班)
研究生团总支(3名)
武　帅(B1270091)　　于　平(B1370091)　　孙宇珺(B1370093)
直属机关团总支(4名)
许文斌(财务处)　　殷　悦(组织部)　　沈　莹(成教学院)
顾　倩(团委)
综合事务(1名)
封栋燕(图书馆)
第一人民医院(1名)
王　寅(急诊病房)
上海市精神卫生中心(1名)
张　俊
儿童医院(1名)
李　燕
胸科医院(1名)
姚　君
国际和平妇幼保健院(1名)
王　佳
校级"五四红旗"团支部(10个)

瑞金临床医学院	11级医学检验班级
仁济临床医学院	10临八仁济班
新华临床医学院	11级临五四大班
九院临床医学院	11级口腔七年制
六院临床医学院	F1170013
一院临床医学院	10级临五六大班
本科生团总支	12级口腔医学七年制班

本科生团总支　　12级临床医学五年制英文班
研究生团总支　　B1370091
闵行校区　　F1370011

青年岗位能手(6名)

上海交通大学医学院附属瑞金医院　　靳远萌
上海交通大学医学院附属仁济医院　　许　杰
上海交通大学医学院附属新华医院　　袁向亮
上海交通大学医学院附属第九人民医院　　张　赫
上海交通大学医学院上海儿童医学中心　　王坚敏
基础医学院(教工)　　高小玲

"共青团号"(6个)

上海交通大学医学院附属瑞金医院超声诊断科
上海交通大学医学院附属仁济医院神经内科
上海交通大学医学院附属第九人民医院普外科
上海交通大学附属第一人民医院康复医学科
上海交通大学附属第六人民医院耳鼻咽喉科
上海交通大学医学院附属国际和平妇幼保健院产房护理组

附8　2014年医学院暑期社会实践优秀项目、优秀教师、优秀个人获奖名单

一、暑期社会实践优秀项目

奖　项	推荐单位	项目名称
市级奖项	研究生团总支	四轮"区"动·知行合"医"
市级奖项	本科生团总支	基于创建和谐医患关系的上海公立医院文化体系建设及相关政策建议
市知行杯	医高专团委	上海120资源使用情况的调查
市知行杯	研究生团总支	农村社区高血压免费给药政策系列调研
校一等奖	本科生团总支	医学助跑项目
校一等奖	本科生团总支	上海初中生视力不良现状及影响因素初探——基于嘉定、闵行分团委调查数据
校二等奖	本科生团总支	山山圆梦义工社
校二等奖	闵行分团委	上海市松江区120急救创伤应急的现状调查
校二等奖	医高专团委	上海市农村地区独居老人生活状况调查
校二等奖	本科生团总支	上海交通大学本科生寝室内人际关系分析
校三等奖	本科生团总支	偏远地区小学生的教育发展与短期支教供需调研
校三等奖	本科生团总支	上海市高校医学生性观念及性安全知识现状调研
校三等奖	本科生团总支	上海市非医学类大学生营养成分标签知识态度行为研究
校三等奖	瑞金临床医学院团总支	关于女大学生痛经的影响因素及处理方式的分析和探究
校三等奖	口腔、九院临床医学院团总支	乳恒牙替换年龄和饮食因素分析报告
校三等奖	闵行分团委	上海市中老年聋哑人就医现状分析及建议
校优胜奖	本科生团总支	上海市黄浦区学龄前儿童家长对儿童肥胖知识的认知现状调查

（续表）

奖　项	推荐单位	项目名称
校优胜奖	本科生团总支	上海老年人养老意向及现状的调查与研究
校优胜奖	本科生团总支	湖南张家界塞家坡小学儿童对健康知识的了解程度
校优胜奖	闵行分团委	临终关怀事业的现状与发展的研究
校优胜奖	仁济临床医学院团总支	上海部分高校医学生对于慕课(MOOC)的认识及参与情况的现状调查分析
校优胜奖	新华临床医学院团总支	七地居民对医疗急救知识的认知和干预
校优胜奖	一院临床医学院团总支	辽宁省辽阳市高中生择校观调查
院级优秀	本科生团总支	上海市黄浦区居民对医学健康网站使用情况的调研
院级优秀	本科生团总支	上海市居民抗生素的认知与使用情况调查分析
院级优秀	本科生团总支	关于交大本科生团总支本科临床医学专业学生课余体育锻炼情况现状与其认知与行为相关性的研究
院级优秀	本科生团总支	黄浦区轮椅使用者公共场所无障碍建设的现况调查研究
院级优秀	本科生团总支	上海市黄浦区六岁及以下儿童手足口病的生活习惯因素及家长认知的情况调查与分析
院级优秀	本科生团总支	“框架效应”对孕妇家庭认知决策的影响
院级优秀	本科生团总支	上海市普陀区社区居民对社区医院的信任度及就诊意愿调研
院级优秀	本科生团总支	上海交通大学医学院留学生园区生活情况的调查与研究
院级优秀	本科生团总支	上海市黄浦区学龄期儿童用眼习惯及用眼知识知晓度的调研
院级优秀	仁济临床医学院团总支	医学生院前急救认知度调研
院级优秀	闵行分团委	贵阳市的高中生,大学生,中年人关于死亡态度的调查
院级优秀	闵行分团委	医学生志愿服务现状及思考——关于建立志愿者服务反馈—奖励机制的研究探讨
院级优秀	闵行分团委	江苏省阜宁县农村居民医疗支出及农村合作医疗现状研究
院级优秀	闵行分团委	上海交通大学学生常见病调查与干预
院级优秀	医高专团委	本市部分区县医患双方对医患关系的认知分析
院级优秀	医高专团委	关于老年人骨质疏松护理干预的调查研究与探索——以浦东新区金色港湾老年公寓为例
院级优秀	医高专团委	上海浦东周康地区父母对婴幼儿知识了解程度的调查研究
院级优秀	医高专团委	调研居民对安全用药了解程度以及有效途径

二、暑期社会实践优秀教师

奖　项	优秀指导教师	推荐单位
市级优秀教师	翁律侃	研究生团总支
校级优秀教师	鲍　勇	本科生团总支
校级优秀教师	富冀枫	本科生团总支
校级优秀教师	何亚平	本科生团总支
校级优秀教师	杨学渊	本科生团总支
校级优秀教师	汪　方	闵行分团委

（续表）

奖　项	优秀指导教师	推 荐 单 位
校级优秀教师	秦建晔	医高专团委
校级优秀教师	王　芳	本科生团总支
校级优秀教师	李从红	本科生团总支
校级优秀教师	丁之德	本科生团总支
校级优秀教师	祝　捷	本科生团总支
校级优秀教师	陈　怡	瑞金临床医学院团总支
校级优秀教师	陶丹英	口腔、九院临床医学院团总支
校级优秀教师	周　卿	闵行分团委

三、暑期社会实践优秀个人

奖　项	优 秀 个 人	推 荐 单 位
市级优秀个人	董艺蕾	本科生团总支
校级优秀个人	王先进	研究生团总支
校级优秀个人	何白慧	本科生团总支
校级优秀个人	李俊杰	本科生团总支
校级优秀个人	王虹舒	本科生团总支
校级优秀个人	周宇坤	闵行分团委
校级优秀个人	蒋晓楠	医高专团委
校级优秀个人	赵铭哲	本科生团总支
校级优秀个人	赵　莹	本科生团总支
校级优秀个人	黄　楠	本科生团总支
校级优秀个人	朱雨晗	本科生团总支
校级优秀个人	王思敏	瑞金临床医学院团总支
校级优秀个人	薛姣姣	口腔、九院临床医学院团总支
校级优秀个人	朱茂林	闵行分团委
校级优秀个人	韩　宇	本科生团总支
校级优秀个人	杨嘉怡	本科生团总支
校级优秀个人	徐　晨	本科生团总支
校级优秀个人	王　硕	闵行分团委
校级优秀个人	王苗妙	仁济临床医学院团总支
校级优秀个人	杨泽政	新华临床医学院团总支
校级优秀个人	许跻耀	一院临床医学院团总支
院级优秀个人	王　轶	本科生团总支
院级优秀个人	于正麟	本科生团总支
院级优秀个人	高　悦	本科生团总支

（续表）

奖　　项	优秀个人	推荐单位
院级优秀个人	胡亚男	本科生团总支
院级优秀个人	罗　婷	本科生团总支
院级优秀个人	徐亦文	本科生团总支
院级优秀个人	王　鑫	本科生团总支
院级优秀个人	徐淑桦	本科生团总支
院级优秀个人	戴　燕	本科生团总支
院级优秀个人	林其圣	仁济临床医学院团总支
院级优秀个人	陈泰中	闵行分团委
院级优秀个人	朱　洁	闵行分团委
院级优秀个人	周　坤	闵行分团委
院级优秀个人	包满辰	闵行分团委
院级优秀个人	顾丹慧	医高专团委
院级优秀个人	张　鸿	医高专团委
院级优秀个人	吴园园	医高专团委
院级优秀个人	吴连英	医高专团委

四、暑期社会实践优秀组织奖(3个)

本科生团总支　　闵行分团委　　上海医药高等专科学校团委

附9　2014年度医学院研究生教育获奖情况

研究生国家奖学金(博士53名)

病原生物学	庄绪冉	2010级博士
病原生物学	王砚春	2010级博士
儿科学	赵艳君	2012级博士
儿科学	张彦洁	2012级博士
耳鼻咽喉科学	庞秀红	2012级博士
耳鼻咽喉科学	许华俊	2013级博士
骨科	翟赞京	2012级博士
骨科	田　波	2013级博士
基础医学	徐汪洋	2014级博士
基础医学	汪　津	2014级博士
精神病与精神卫生学	高可润	2013级博士
口腔临床医学	朱东旺	2012级博士
口腔临床医学	张文杰	2013级博士
口腔临床医学	吴玉琼	2012级博士
免疫学	赵晓楠	2010级博士
内科学	吴绍辉	2014级博士
内科学	邓儒元	2014级博士
内科学	闫子勋	2012级博士

内科学	徐佰慧	2012 级博士
内科学	张晓燕	2013 级博士
内科学	刘冬梅	2013 级博士
内科学	马宇航	2013 级博士
内科学	陈　淼	2013 级博士
内科学	陈晓庆	2013 级博士
内科学	曾　静	2011 级博士
内科学	胡　靥	2012 级博士
内科学(消化内科学)	钱　缙	2013 级博士
内科学(消化系病学)	任琳琳	2012 级博士
内科学(心血管病学)	王玉强	2012 级博士
生物化学与分子生物学	张　力	2013 级博士
外科学	吴传龙	2014 级博士
外科学	段衍涛	2013 级博士
外科学	朱　沂	2012 级博士
外科学	许天源	2013 级博士
外科学	陈　健	2013 级博士
外科学	姜士超	2012 级博士
外科学	秦　晖	2012 级博士
外科学	马尘超	2012 级博士
外科学	杨西涛	2013 级博士
外科学	马　瑞	2012 级博士
外科学	王许安	2013 级博士
外科学(骨外)	王　晖	2012 级博士
外科学(普通外科学)	占　明	2012 级博士
外科学(普通外科学)	万　平	2013 级博士
外科学(普外)	马明哲	2012 级博士
细胞生物学	樊雪梅	2010 级博士
细胞生物学	刘科家	2010 级博士
细胞生物学	王传东	2013 级博士
眼科学	张　健	2012 级博士
药理学	栾　鑫	2011 级博士
药理学	张吉刚	2012 级博士
影像医学与核医学	潘　昱	2013 级博士
整形外科	薛　珂	2013 级博士

研究生国家奖学金(硕士 70 名)

病理学与病理生理学	钟霜霜	2012 级硕士
病理学与病理生理学	张　萌	2012 级硕士
病理学与病理生理学	赵倩倩	2012 级硕士
儿科学	王　琛	2012 级硕士
儿科学	杨　鑫	2012 级硕士
儿科学	宋沅瑾	2012 级硕士
耳鼻咽喉科学	张晓曼	2012 级硕士
妇产科学	胡　媛	2012 级硕士
妇产科学	王惠惠	2012 级硕士
妇产科学	李　骋	2013 级硕士
护理学	钱　艳	2012 级硕士
基础医学	商佳琳	2014 级硕士

精神病与精神卫生学	赵　雪	2012 级硕士
康复医学与理疗学	李　超	2012 级硕士
口腔临床医学	王飞宇	2014 级硕士
口腔临床医学	曾　丽	2012 级硕士
口腔临床医学	马海龙	2012 级硕士
口腔临床医学	吴千驹	2012 级硕士
口腔临床医学	黄林剑	2012 级硕士
口腔医学	郑吉驷	2012 级硕士
老年医学	杨　铭	2014 级硕士
临床检验诊断学	赵声远	2012 级硕士
临床检验诊断学	史　册	2012 级硕士
临床检验诊断学	潘　芬	2012 级硕士
临床检验诊断学	张晓青	2012 级硕士
麻醉学	马霞青	2012 级硕士
泌尿外科	肖冬冬	2013 级硕士
免疫学	陈呢喃	2012 级硕士
免疫学	刘　菲	2012 级硕士
内科学	叶婷婷	2012 级硕士
内科学	贺思佳	2012 级硕士
内科学	焦　阳	2012 级硕士
内科学	熊　杰	2012 级硕士
内科学	吴嘉钏	2012 级硕士
内科学	琚丽萍	2012 级硕士
内科学	刘　欢	2012 级硕士
内科学	张清清	2012 级硕士
内科学	孙　雪	2012 级硕士
内科学	张　菁	2012 级硕士
内科学(消化系病学)	朱凌音	2012 级硕士
内科学(心血管病学)	徐龙伟	2013 级硕士
内科学(心血管病学)	孙宇珺	2013 级硕士
社会医学与卫生事业管理	张　哲	2012 级硕士
社会医学与卫生事业管理	崔迎慧	2012 级硕士
神经病学	蔡宏霞	2012 级硕士
神经病学	冯　娅	2012 级硕士
生物化学与分子生物学	何　平	2012 级硕士
外科学	周怡雯	2014 级硕士
外科学	王艳青	2014 级硕士
外科学	李怀峰	2013 级硕士
外科学	相闪闪	2013 级硕士
外科学	卢娇阳	2013 级硕士
外科学	李灿波	2012 级硕士
外科学	夏磊磊	2012 级硕士
外科学	吴绍汉	2013 级硕士
外科学	任　烨	2013 级硕士
外科学	杨海堂	2013 级硕士
外科学(泌尿外科学)	陈　翔	2013 级硕士
外科学(普通外科学)	徐　明	2012 级硕士
细胞生物学	刘婷婷	2013 级硕士

眼科学	贾　琰	2012 级硕士
药理学	郑兆浠	2012 级硕士
药理学	王玉珠	2012 级硕士
遗传学	路兆宁	2012 级硕士
影像医学与核医学	诗　涔	2012 级硕士
影像医学与核医学	刘雪松	2012 级硕士
影像医学与核医学	孟哲颖	2012 级硕士
影像医学与核医学	沈晨天	2013 级硕士
中医骨伤科学	刘秀丽	2012 级硕士
中医骨伤科学	薛　彬	2012 级硕士

宝钢教育奖优秀学生奖(2 名)

仁济　孙甜甜　　瑞金　章黎华

罗氏奖学金(4 名)

新华　陈　惠　　瑞金　陆秋涯　　瑞金　顾飞飞
仁济　王亚楠

求是奖学金(6 名)

基础　王球玉　　精中　吴志国　　健康　杨　静
瑞金　周尘飞　　六院　张佳胤　　九院　程丽英

金正钧奖学金(2 名)

基础　孙　浩　　基础　宋　韵

凯原励志奖学金(5 名)

市一　马明明　　九院　吴祥冰　　瑞金　张步升
仁济　姚冬婷　　瑞金　李　阳

附 10　2014 年医学院长学制、本科生毕业名单

临床专业(八年制)120 人

谢　静	江　淦	周　夷	李丁峰	郭　上	夏苏云	沈　赟
袁敏杰	钟文翔	唐怡云	何　劲	赵宇阳	夏丽琼	董敏杰
翁昊	陈晓宇	李化国	闫　泉	赵　晏	徐　舟	王　伟
王超杰	乔羽飞	张梦茵	薛　佩	杨心蕊	金　锐	陆晟迪
刘宇鹏	周　雯	李抒薏	杨　希	杨　雪	张　翠	徐佳明
沈　立	纪晓宁	冯宪煊	张经纬	陈小溪	梁中林	金　迪
高卫奇	张文俐	张颖瑛	张祥铭	肖　潇	丁　健	徐季超
李　政	王　瑶	翟淼淼	黄川培	殷　露	龚　如	祝华婧
赵乃时	许诗琼	李　浩	张　帆	祝洪明	陈晓峰	袁宇雯
张舒宜	李怡然	丁　倩	潘召城	徐　莹	王伟珅	张晟婷
刘敏琦	赵　欧	廖　芸	周申元	赵绚璇	倪泓阳	孙靖雯
孙晓远	林　晗	蔡　璇	宋　颖	俞　芳	杨天阳	沈胤忱
陈　旼	秦　臻	何　苗	阮鹏飞	童迪夷	周彦萍	孙力菁
陆秉文	何文野	王　浙	李海洲	王晶芸	王　真	华子辰
胡云华	龚　帅	倪莉莎	赵舒霖	高琛妮	李婉钰	钱竹韵
朱晓璐	翁原驰	刘玉梅	蒋毅弘	杨丽雯	陈利红	朱思吉
顾　晶	浦晓琪	李意源	黄燕华	蔡昊旻	王贞贞	胡娴亭
邱美婷						

口腔临床医学(七年制)40 人

肖　超	应王君子	笪东欣	吴开柳	魏亭亭	沈宇清	薛　绯

张潇潇	谈亦然	张 旸	卓子昂	杨 安	王 洁	陈晓丽
谢俊良	史俊宇	苏庭舒	王 猛	胡琮佼	李 祎	杨礼安
朱敬炜	杨 嵘	蒋雨楠	谭 宇	杨 旭	潘加新	方 早
王知俊	孙 凯	陆 川	姚政铎	赵怡维	陶 丽	刘 菁
张 羽	朱陈元	史伊林	朱雨晴	杨 雪		

临床医学(五年制)274 人

王艳青	陈雪亭	章艺群	谢玮岳	郭亚楠	田 沛	李 越
朱晓中	李 冰	陈 铖	魏怡然	林燕莺	黄彬晓	黄蓉双
陈 梁	李 田	张琪瑶	李 慧	刘丹凌	钱晓青	朱晗婷
宋 佳	杨 觅	林晔喆	李佳洁	许钦瑜	陈潇潇	汤稚骏
熊长贵	刘 笛	李一涵	邓 燕	张 娅	张 爽	金衍丰
胡 阳	谢首昱	刘辉庆	张丽琳	李一涵	卜时夏	竺 越
陈伟圣	蒋 昊	郑天逸	杨 刚	朱碧君	徐毅超	董骏峰
丁骁杰	彭 芃	乔 允	李俊杰	倪剑书	张天遨	沈佳俊
张天伟	张 文	朱 迪	盛王涛	陈思平	张阳洋	周 炜
张 帆	高天岱	高灵辰	孙清磊	黄立轩	王安肯	王文嘉
卢 阳	赵倞轲	高云鹤	张 宁	周 裕	戚宇岸	杨 溢
李仕维	向柄全	李梦新	慕逸飞	卢嘉文	宗文儒	高 翔
姜 帅	顾 昊	李 栋	洪志丞	杨子江	诸一为	周 颖
刘 畅	王陈汉	刘宝山	翁维吉	王禹能	沈施耘	林天烨
丁雨润	吴 凡	秦绍岚	夏泽阳	吴 昊	江慧洪	魏兴梅
朱冠宇	黄少中	彭 鼎	刘 辉	李嘉贝	沈 涛	郭碧莹
齐心一	庄佳璐	柴 文	鲁鉴达	史浩骏	何 樨	王姝玥
汪 洋	屈 媛	熊孟能	祁 洋	李亚民	崇艳霞	王静怡
罗 毅	郭琰娇	郎冠天	孙若易	唐 诗	朱 崟	于晓宇
范 骎	秦 懿	诸伊凡	郑佼皎	夏凌凯	徐茅蕾	田苡箫
钱 焱	胡婧怡	杨 淏	江珍敏	谢申琦	张天月	季泽宇
林 洁	李 尚	杨思敏	金越兰	杨叶萍	高彦定	陈恩丽
杨诗垠	王佳怡	黄菁菁	金 悦	王伊伦	谢嘉旻	邢 茜
倪婷	姜鹤宇	卫 昕	应佳昳	李 舒	徐启明	曹 珊
顾春婷	谭 丹	李斯蓓	杜庆慧	王 红	郭 岑	尹 靓
倪仲馨	刘 凡	张 放	夏莉莉	魏 哲	李春晓	陈淑贤
黄慜璐	李银娇	姜金星	杨 璐	黄冰雪	黄怡文	陆江雯
徐 玮	郭方方	赵亚梅	陈 莫	王 譞	沈毓琪	何 璐
曲 艺	金慧英	罗诗雨	倪梦凡	邹玉珍	林 娟	秦 梦
叶 乔	张遥远	孙 祎	罗继航	林 玉	许媛媛	何雨舟
宋忠亚	潘 璠	杨青男	曾华甦	袁宇翔	袁 帅	尹东明
杜 通	胡 杰	陈鹏辉	陈 骋	卢勇舟	丁 伊	庄怡富
袁崇泽	田 园	刘荻菁	付 什	林孝威	许永之	高泰弘
李茂群	李湘平	沈淳风	张绮婷	陈 佳	陈羿丞	姚谢怡
夏 玮	蒋玮欣	张伟杰	王小蕾	郭家贤	韩 露	孙朱洁
徐 言	于和美	史明婧	朱卓婷	朱慧娴	王雪姣	刘枫荻
刘 浏	周怡雯	姚 前	黄越英	黄轩珺	才 众	杨天页
董 辰	冉安然	沈怡佳	宋明睿	张德韦	王思晨	唐维清
丁周莉	刘珺玲	赵 宇	郧思远	娜迪拉·迪力夏提		
玛伊努尔·阿卜拉		菲尔东·阿布力孜		塔拉提百克·买买提居马		

预防医学(五年制)36 人

滕 胤	丁呈怡	孙双圆	崔 琛	石大可	季 麟	庄雪雁

夏明康　杨珺　万千　王洁　朱晨迪　周鑫　娄洁琼
徐灏　龚睿婕　徐晓玉　张梦琪　周静哲　王舒琪　杨倩
陈思奇　沙天宇　王菲　许言午　蒋徐丰　蒋倩倩　刘畅
郎冬晨　王鹰　王变　曹志钦　金姝青　陈紫旖　唐杰琼
黄珍茹

医学检验(四年制)61人

梁怡　曹旻璐　范亚玲　侯睿　陈文霓　禄梦笛　高骅
卢煌莹　田园　张红菊　方治翔　夏雯莹　包玮乔　朱巍巍
谢潋滟　王钰箐　陈曦　冯一阳　龚一帆　赵诗旋　董航筠
周宏鑫　俞佳莉　张小语　刘巍　蒋婕　滕济森　邹琛
顾俊义　沈嘉　陈佳　王洁　刘德婧　刘凯　胡玉懿
喻成飞　赵真臻　刘昌颀　金丽兰　刘影　张宇航　张驰
陈昌明　司晨晨　于恒　田伊人　胡翩翩　孙志夫　朱倩如
方杰　康兰　郏国庆　项瑾　周娜　张辉　戴颖欣
李清　薛雅方　吴迪　孟庆慧　何一川

护理学(四年制)49人

张颖　万圣嘉　黄雨沁　黄珏　王燕萍　常青　黄倩雯
宓龢卿　崔明青　徐元雪　马晶郁　倪佳璐　陆洁　黄冰菁
陈菊红　蔡珺　孔炜　奚静　孙颖佳　陆佳婷　曹莎莎
倪伟清　曾倩　王燕　卿阳洋　陈梦圆　朱珠　李婧熙
刘盛怡　朱梦迪　张媛媛　王雪阳　顾依帆　郑佳丽　张剑书
黄诗安　陈蓄　陈琦　李旭　王亚峰　高倩　权雯洁
成舒眉　陈琳　徐未　王琰琳　姚漪蔚　阮海珊
阿丽亚·艾尔肯

营养学(四年制)17人

朱俊孙　陈斐然　俞沈彧　王咏梅　刘畅　赵辛宇　许颖
沈超　范霞　高润颖　戴青青　罗梦云　罗梦云　李下蹊
茅晓蒙　李方颐　徐佳依

口腔临床医学(五年制)2人

马庭筠　任笑威

留学生45人

余承晏　钱怡廷　赖冠儒　林杰颖　陈可威　上原容子　金星镜
温载根　彭美君　杨芝祐　金中山　权又奕　郭馨郁　朴胤
萨格　刘会勤　黄俞惠　陈理扬　吴瑞妍　吴恩添　刘敏
梅西　近藤大佑　安吉拉　张茵然　闵相元　甘穆莱　许诗珺
查明　森田俊树　谈景元　林鑫毅　黄彩麟　阿苏妮　包优绘
欧利维　西川五郎　王梓桦　朴玄　金大玹　谢维凯　曾冠棋
马尼斯　季子扬　张力互

附11　2014年医学院研究生毕业生名单

博士

瑞金医院(24人)

叶柏新　段才闻　王琪　许朝　龚玲　郝旭　刘威
石娟　王岚琦　张贝　陈超　陈金梅　李易真　金润森
张步升　杜涛　潘胜利　钟志宏　赵冰　杨子建　赵雪松
胡春　王天歌　左贵来

仁济医院(16 人)

周翔　王西　秦晓黎　刘存飞　朱建军　李奇为　郭烈美
李萍　马铭泽　李荣坤　鲍春旸　李焱　夏苏华　张琳
吴育锋　何泽来

新华医院(17 人)

耿姗姗　常国营　蔡世忠　何亚芳　赵大航　马周瑞　胡守森
刘文静　彭晓华　陈江伟　刘云　何晓光　左斌　杨木清
张明迪　费萍　柴永川

第九人民医院(42 人)

夏荣辉　胡宇华　胡铮　马刚　鄂佳　范佳燕　储沨婷
吴祥冰　崔志滨　李辉　江龙　张凌　吕明明　朱凌
桂海军　卢境婷　杨丞喆　郁婷婷　张瑛　胡蓉　杜世春
陈侃　韩志华　曹嘉添　孙伟　蔡斌　张凯　何涛
秦金保　黄如　林廉洁　杨晓楠　盛玲玲　闵沛如　周佳
孙文涛　朱月倩　周双白　魏皎　邵春益　邓远　周逵

第一人民医院(26 人)

肖辉　邱郁薇　张鹏宇　范能光　刘衡　齐保振　邵珊
程进　俞俊杰　刘志宏　吴泽华　姜韬　陈达伟　李恩惠
陆吉麟　马明明　王莉莉　冯竞仰　姚远　何莹　王钟晓
王航辉　邱海峰　杨婷婷　许琰　王小杰

第六人民医院(34 人)

陈虹　姜杉　乐维婕　朱奕　王帅　文善云　杨翠霞
张俊峰　鲍育华　林紫薇　吴振添　窦建新　李永光　陈义钢
阎钧　朱庆超　赵松　朱晨　沈灏　周剑　刘骥
翟启麟　邵俊杰　闫合德　张雄良　丁军　谢敏凯　张增
石忱长　丁浩　王晓刚　徐卫平　沈艳　陈豪

第三人民医院(2 人)

胡小磊
傅秀军

上海儿童医学中心(6 人)

何晓敏　王浩　朱华　顾洪斌　郑昭璟　耿娟

儿童医院(1 人)

盛庆丰

精神卫生中心(5 人)

王文政　江文庆　李婷　江海峰　李冠军

基础医学院(9 人)

刘东海　刘丰　刘建兵　张鹏　张道祥　刘炳婷　田兆峰
严莎　孙凡

健康科学研究所(3 人)

刘永锋　韩晓燕　蒋敏

硕士

瑞金医院(212 人)

梅竹　杨鹏鹏　雷锦堂　王海宁　邹清平　王朝　赵玲玲
任建敏　李彩霞　殷荣坤　刘柯慧　莫瑞东　蓝孝斐　陶连琴
张秋蕊　邓欣如　董文丽　李丽　刘醒　林琳　黄凤姣
钟旭　郁静嘉　卫旭宇　王海郦　刘倩　徐敏　张小杰
李曼　左曹建　王敏　吴琼　盖东征　郁聪　张汝
李阳　罗柳飞　高雯慧　曹阳　郑重　杜圣红　秦雪艳

王红艳 赵宗波 沈宇斐 张淋源 刘敏 魏明 汪洋
刘艳群 苗莹 李智慧 张琰琰 贾晓红 刘欢欢 肖淑珍
迟昆 魏冰 黄宝星 廖炯博 朱奇 姜敏 刘学谦
李超 赵敬坤 张家强 付志平 张钰梓 胡磊 李科
石海龙 杨沛瑯 李志超 王亚娜 王国宝 孟莹 宋小芹
魏波华 刘晓雪 黄菁菁 邓儒元 吕鹏飞 曾伟芳 张璐
亢园园 宋蓓 王振飞 葛文涛 张会志 全应军 周景昕
陆熊熊 陈江枝 张小华 房佳柱 郑芳芳 王芃 王晓丽
杜娟 孙嘉腾 应晨 皮劲江 杨钊 杨洋 陈鑫
胡凯 王维杰 李程 崔胜勇 张陈诚 陈晓 王光演
蓝海珍 李雅利 张琳 张海燕 梁惠欣 何玉虎 赵潇然
黄沛 贺娜英 李星辰 章倩莹 严富洪 徐岚 陈晟
顾志冬 孙贻娟 陶国荣 范嵘 张凝 周薇薇 郭斯敏
戴芹 周瑜琳 徐子真 李文毅 张晓洁 徐玮 黄欧
谢俊杰 王益林 黄洁 尚寒冰 詹茜 李伟纯 王剑
胡佳佳 黄蔚 司明珏 李利华 黄绮芳 张凌 陈浩田
于一飞 凌云 徐婧 李建芳 王锐 宋玉洁 魏月
涂东雁 王方梅 李芹芹 周珊珊 虞美玲 胡增艳 贾辰飞
瞿晴 王建章 NG HOW TSEUNG YAN THIAM 章立 孙振
李咸洋 熊雪莲 张伟 李明蔚 沈力韵 王丽玲 吴丽
庄立琨 郭翠翠 赵红超 施敏 张芳 程磊 王群
丁梦蕾 曾维芳 盛丽娟 宋志群 石宝玉 张娟娟 汪娥
章晓芳 魏薇 王筱婧 章晓炎 秦溶 柳韶华 徐欣
谭珏玲 杨宛霖 王雪萍 王文涵 陈旭 董丹凤 吴希
黄傲 吕卓辰 唐红菊 MIN LIU

仁济医院（150 人）

谢磊 刘晓蕾 宋洋 周盈盈 王海婷 姜冬冬 杨晓晓
魏凯 郑冬霞 常欣蓓 钱盈盈 王二嫚 孙贝贝 王敏玉
赵会君 武睿 许春梅 隋永恒 李淑婷 康海锋 吴江红
宋磊 童欢 于瀛 周凌云 李晓丽 吴萌萌 常燕燕
李佳津 王翠薇 张腾 林世龙 朱宏 胡超 宋佳佳
刘宇飞 张岷 陈昊 陈一帆 华相伟 卢军 张健健
黄伟彬 徐志明 高阳 孟玮 王欣然 史丽娟 马宁
徐海静 张越 公跃华 郭艳靓 殷文 李媛媛 孙玉姣
郭靖 张宇 徐英倩 林龙龙 罗琴 方芳 付莹
吴丽霞 高琳 董琼娜 赵芝梅 吴燕 崔永奇 余涛
于亚男 封明轩 吴建国 迟秀婷 高桂荣 车琳 苏大芝
汪清源 戴茜茜 靳丽丽 丁伟娜 陈小豹 王贵阳 孙晓飞
王正实 曹铖 朱庆伟 侯国强 赵长义 宗雨 吴生红
林姿均 徐维佳 赵卫秀 王晖 邵莉 张晓欣 幺天保
乔宇琪 陈朝飞 苗琪 张成刚 张子臻 吴连明 丁圣豪
乔良 苏爱萍 徐铭泽 王诚洁 马骏 宋子珺 俞劼晶
范逸辰 祝丽莉 杨文慧 秦凤 李若雪 刘亮贤 耿小川
高英健 丁华峰 周金华 秦慧 徐巳奕 陆虹旻 刘炜
沈秋瑾 王云飞 徐欢 严青然 王吉林 聂鹏 罗旋
郭品 李玉来 廖宇 沈玥 刘青 艾罗燕 杨淑殷
李海燕 蔡招华 董荃 俞小凤 邹沙沙 姚冬婷 戴晨阳
季晓微 周雅琪 徐秀

新华医院(121 人)

武锃	方绍海	许艳春	栾春雨	程意	刘冲霄	陈小静
于霞	黄方舟	安培	胡晓锋	董一文	金震	辛甜甜
熊前卫	毋盛楠	唐利芳	张会平	李一帆	陆德云	徐冬青
杨蕊	孔艳婷	姜梨梨	李健辉	张凯	桑甜甜	林静雅
严嘉仪	王子豪	江翰	吴庭玉	贾谊君	马秋峰	神雪
牛宗镇	陈洪赛	聂琛	丁文评	华红伟	习攀	董文文
陈冲	刘宣	纪小艺	颜伟慧	吴向嵩	黄超	高双
王丽平	王位苹	李娈娈	韩沐	谢威	张尊胜	李国伟
王永楠	蒋连勇	陈飞	郑丽华	陈俊文	蔡昀庭	李京阳
杜磊	沈晓伟	陈家慧	刘逦玮	张玲雪子	胡吉梦	汤梦婕
李晓萌	马辰凯	窦宁宁	贺影忠	丁晓东	叶秀霞	李心远
黄丽素	王晓芳	徐国锋	胡凌翔	周韵斓	谭弘	沈峰
王飞	于瀛	应黎	李晓永	干静	陈科	穆嘉盛
王旭辉	李轶	顾欣	谢晓	许宇	傅宏亮	汪希珂
江帆	孙夏烨	沈恺	瞿梦媛	徐琳	智佳俊	虞思伊
张维文	张涛	范晓理	袁晓菲	安霞	罗懿	李倩倩
万华俊	马淑巍	赵娣	俞继卫	倪斌斌	田野	
KIM SUNG KYOUNG		RAMPHUL KAMLESHUN			杨周晶	

第九人民医院(136 人)

张晓云	曹爽	林绍慧	李聪颖	毛震扬	林文韬	王德志
袁君杰	周哲	刘棚越	刘辉辉	宋立伟	姜陶然	陶然
侯亦康	涂峻	胡丽	傅士博	周显玉	孙楠	沈聪聪
孙晓明	殷宗琦	吴丝	段菲	车欣	余婧爽	隋佰延
张晓梦	王玉霞	张晨洋	冉淑君	姜梦雨	王畅	孙敏敏
傅润卿	赵晶蕾	刘广龙	陆伟	沈佩	刘术利	张茂林
刘莹	刘炯	汪艳	王桂芳	金玉琴	杨瑞	孙健
吴祥冰	张凯	黄如林	周佳	王苗	李佳	杨功鑫
何雯	胡春敬	赵冬菊	蔡叶	陈琳	朱文婷	江晓菲
韩一峰	石欢	黄家亮	陈嘉珮	许祐荣	陈思绮	吴捷能
康嘉晏	樊奇	胡宇华	胡铮	马刚	储沨婷	江龙
朱凌	郁婷婷	张瑛	杜世春	陈侃	蔡斌	邵春益
朱惠	钱立	吴俊逸	温从吉	龚仪雯	韩超楠	张俊杰
张凌	张媛媛	黄琼	张紫旻	朱晨辰	李伦昊	张佳凤
顾青	李文佳	蔡怡华	盛恺	章筱悦	冯晓燕	姜梦达
徐亚利	胡文斌	何芳邻	王芳	陈佳伟	董海平	吴洪
鲍新莲	彭万静	胡蓉	马祎文	周卓君	周达	
PARK YUN		AASHWINI LAMICHHANE			夏荣辉	范佳燕
鄂佳	崔志滨	桂海军	卢境婷	杨丞喆	曹嘉添	朱月倩
周双白	魏皎	邓远	王钰钢	苏成锴	曲淼	施琼玲

第一人民医院(76 人)

胡冉	王荣花	陆苏	刘海霞	苏静	黄娟	宋允娜
田晓慧	韩彩萍	刘静	王晶	李飞	戴慧蓉	王倞
毕春	邹翔宇	郭峰	柳双	陈露露	熊淑毓	朱邵品
李美丽	周文萍	孟潇潇	王莉	刘苗苗	张舒雅	赵松柏
吕杰	梁鹤	梁胜杰	魏海彬	琚官群	董煜	刘源
李婷	邱郁薇	张鹏宇	范能光	刘志宏	余亦南	姜韬
敏思聪	莫仁	刘文瑞	刘慧	陶星光	林霏开	瞿秋月

何霏　张怡　张媛　孙榕榕　方明双　别立展　马卫宁
姜乐　祝铭　王均芬　周瑞　谢书浓　谢芳　厉坤鹏
王慧娟　赵晓　王涛　程进　李恩惠　陆吉麟　何莹
王钟晓　杨婷婷　韩杨　吴梦竹　王书艺　陈彬彬

第六人民医院(85人)

吴曼　徐泽全　夏震　邱满乐　程冬冬　周鼎　杨冉星
高仁元　伍雯　孙东梅　史泽良　周琰　李萍　徐昊
陈锐　杨开超　房良　季赢　花紫菱　易东　徐周伟
李菁　胡传真　易新成　徐海涛　丁政　赵一军　顾航超
游锦　韩国英　刘溪　周慧轩　于佳　沈俊　徐佩君
乐维婕　文善云　杨翠霞　张俊峰　阎钧　沈灏　邵俊杰
闫合德　徐卫平　沈艳　陈豪　蒋菲　李逸明　屠闻雯
徐申超　木塔力普·斯拉木江　崔辰尉　张熠　朱昕文　段莹星
范宏佳　韩兆辰　朱丹　周天骄　邵静雯　潘梦之　沈芸乐
何辰菲　邵斐　焦瑒瑒　程玮　梁欣　熊成　史娜娜
熊芬　李睿　CHIA WEE KAI　姜杉　李永光　谢敏凯
张增　石忱长　丁浩　倪洁　伍鹏龙　徐莲　何宁
徐正良　杨智　吕成奇

第三人民医院(14人)

朱建兵　朱优龙　卢化祥　冯冬梅　孔飞飞　袁凤　温明哲
李聪　蔡健玉　周莉　陆庄　柳新燕　苏潇　赵亮

上海儿童医学中心(24人)

王燕　袁芳　高莉　徐小娟　欧阳荣珍　沈杨　沈丽媛
刘春晓　李菁菁　王珊珊　许震宇　施国丞　谢周龙龙　顾洪斌
郑昭璟　陈长城　单怡俊　谢晨捷　张静　孙洋　张清清
耿娟　孙莞绮　胡仁杰

儿童医院(16人)

刘红花　许全梅　刘华杰　张开创　刘浏　张斯敏　于瑶
包杰文　陈伟　龚艳　董晓艳　缪惠洁　屈伟　朱光耀
孙会振　任晓叶

胸科医院(6人)

李营　葛晓晓　吴绍辉　王琳　蔡明辉　钟润波

上海精神卫生中心(20人)

丁文华　李焱　和申　赵姗姗　程艳　刘凤菊　樊梅
赵燕　刘文敬　齐雪君　万玉美　潘胜珂　王文政　江文庆
李婷　江海峰　李冠军　卓恺明　王颖婵　董淑慧

国际和平妇幼保健院(10人)

邹应芬　刘斌雅　张楚悦　何晓萍　鲍伟　韩密　李佳
董佳倩　李娜　KHOR SHU ZIN

基础医学院(64人)

宋利利　孙敏　栾春杰　周涛　罗新龙　彭仲　渠颖颖
孙攀　章琪　潘帮芬　薛珂　黄晓婉　王慧宇　殷勤勤
张晨星　张晗　徐志弘　宇小婷　李少波　王波　贺薇
涂瑶瑶　张景苗　王智鹏　于丰祥　谢文娟　沈健　陈燕
薛峰　钱柳　王慧　祝先进　华来庆　肖洋炯　李杰
叶辉　颜晓霜　王铭　杨凯　温冬华　谭永聪　张秋芬
沈益行　饶威　阳成　周舟　孙浩　成广存　崔泽林
朱威南　陈雪　姚磊　颜君杰　崔恒菁　朱后保　崔晓芳

赵　晴　　周　琳　　周晓薇　　叶　露　　周向成　　殷　莎　　颜颖慧
管滢芸

公共卫生学院(9 人)

张　隽　　段慧钧　　胡庆亮　　侯　彬　　王　盟　　张传政　　唐文静
王甦平　　袁素维

护理学院(4 人)

赵俊杰　　张婷婷　　唐珊珊　　王皓岑

健康科学研究所(12 人)

张　宁　　刘建胜　　詹　誉　　陈　思　　刘兰兰　　陈　斐　　朱文敏
刘永锋　　韩晓燕　　陈意雄　　蒋　敏　　杨　雪

附 12　2014 年医学院重要文件选载

关于下发《上海交通大学医学院骨干教师教学激励计划实施方案》的通知

沪交医人〔2014〕21 号

院本部各部、处(室)、学院、系:

根据市教委有关文件精神,医学院制定了《上海交通大学医学院骨干教师教学激励计划实施方案》,现将该方案下发给你们,请认真学习领会,切实贯彻落实。

上海交通大学医学院
2014 年 11 月 26 日

上海交通大学医学院骨干教师教学激励计划实施方案

根据国家和上海市“中长期教育改革发展规划纲要”和“人才发展规划纲要”以及“教育部关于全面提高高等教育质量的若干意见”和“关于上海高校骨干教师教学激励计划的实施意见”精神,落实教育部“卓越医生教育培养计划”、以及上海市教育委员会“关于开展市属本科高校骨干教师教学激励计划试点工作”的要求,经过集思广益、反复讨论和市教育委员会组织的多次论证,结合我院教学改革的实际,决定制订《上海交通大学医学院骨干教师教学激励计划实施方案》。

本方案以本科教学团队建设为主体,提高学生专业教学质量和创新能力,辅以思政育人队伍建设以完善学生人格养成。其目的和核心内容包括:(1)为提高教学质量和深化教学改革,培养卓越医学创新人才,促进医学院学科、人才队伍建设可持续发展,建设一支“有理想信念,有道德情操,有扎实知识,有仁爱之心”的高素质、专业化、具有国际视野和创新能力的卓越师资队伍。实现“将一批今天优秀,极具创新潜质的学生能够和不断超越自己,极具创新思维的优秀老师在一起相互激励,共同超越,使我们的学生更加优秀,使我们的老师更加卓越,产生使学生和老师都终身受益的创新能力和智慧”的教育理念。(2)构建“团队牵引、首席负责、全程激励、制度保障”的本科教学激励体系,建设和激励首席教师负责的教学团队,激励专任教师,特别是教学名师、学科领军人才、高层次人才及骨干教师更积极地投入本科教育教学及教书育人,通过对中青年教师多层次培养,激发全体教师的教学热情和教学积极性;通过首席教师、教学名师引领和带动教学团队建设,切实提升教学能力和师资水平;让有创新能力的教师与有创新精神的学生密切互动,教学相长,促进教学改革,全面提高教学质量。(3)为保证教学秩序,做到全员育人、全过程育人、全方位育人,推动学生全面发展,同步强化思政育人队伍建设，进一步加强和改进大学生思想政治教育工作，提高思政工作实效，深化思政教师、班导师双师联动的育人模式，提升学生的综合素养。

总体实施方案如下：

一、教学团队建设

我院在2006年开展了第八次教育思想大讨论，厘清了办学思想，开展了系统的整合课程教学改革。医学专业课程设置打破传统的医前教育、基础医学和临床医学三段式分割教学局面，通过系统整合的课程体系，使基础临床教学交错融合。将医学导论（即健康与疾病导论）、以器官系统为基础的整合课程、临床医学整合课程三者进行有机整合，建立起"以器官系统为主线，淡化学科，融形态与功能、基础与临床、医学与人文为一体"的系统整合式课程体系。理顺相关专业将课程进行横向整合，调整为正常人体学和疾病学基础两门主干课程（组）。将相应专业课程也进行了优化组合。

五年来的实践表明，这一系列改革效果明显。医学院拟通过组建由教学名师、学科带头人、PI和Co-PI、中青年教师、临床教师或临床教学顾问等组成与此课程体系相适应的跨学科教学团队，以保证这一教学成果的推广和教学质量的稳步提高。

根据医学院教学发展规划和教学管理改革的实际情况，本着优先整合课程体系建设兼顾稳定教学秩序的原则组建25个理论教学团队（见表1）和9个实践教学团队（见表2）。

表1　理论教学团队名称

人体构造	循环系统
分子、细胞与组织	神经系统
代谢与能量	消化系统
医学遗传与胚胎发育	呼吸系统
机体防御与免疫	内分泌系统
病理与病理生理学总论	泌尿系统
病原生物学	生殖系统
药理学总论	血液系统
正常人体学	疾病学基础
医用化学	护理基础
护理临床	社区健康与全科医学
流行病学与生物统计学	环境健康学
卫生政策与管理学	

表2　实践教学团队名称

医学形态学实验	医学功能学实验
病原生物学实验	化学生物学实验
细胞与分子生物学实验	人体结构实验
公共卫生实践教学	医学模拟教学
护理学实践教学	

理论教学团队和实践教学团队实行首席教师负责制，原则上每位首席教师负责一个教学团队。团队成员必须是具有高校教师资格和相关的专业技术任职资格的上海交通大学医学院及所属学院的在职人员。理论教学团队和实践教学团队必须相互交流合作，协同提高教学质量。

（一）教学团队的任务

在师资队伍建设方面，激励高级职称教师投入本科教学，强化对青年教师的培养，引导临床教师和科研人员更多地参与本科教学，保证授课数量、质量上符合卓越医学创新人才的培养要求；在教学内容方面，处理好传统与现代、理论与实践的关系，在注重基础知识，基本理论和基本技能培养的基础上，更加重视培养学生的创新能力；在教学条件方面，重视优质教学资源的建设和完善，加强课程网站的辅助教学功能；在教学方法与手段方面，灵活运用多种教学方法，调动学生学习积极性，促进学生学习能力发展，协调传统教学手段和现代教育技术的应用，整合好相关课程内容。

（二）首席教师和教学团队的要求

1. 理论教学团队

(1) 理论教学团队首席教师

首席教师经公开遴选产生，应品德高尚，治学严谨，具有团结、协作精神，较好的组织、管理和领导能力；首席教师还应具有较深的学术造诣和创新性学术思想，拥有高级职称；长期致力于相关课程建设，坚持在教学第一线为本科生授课。

首席教师必须担任课程的主讲之一，建议总教学工作量大于108学时/每学年。首席教师负责教学团队的建立及日常管理，高度重视师资队伍建设，特别是青年教师培养，活跃教学氛围。具体工作包括：①根据教务处和相关二级学院下达的教学任务，组织和协调实施教学团队的教学任务，确保授课数量和授课质量；②规划、组织并主导教学内容、课程体系、教学方法和手段的改革，提高课程教学水平；③全面负责与团队相关的课程、教材、课件和实践教学体系建设，有效组织开展教学研究，改进教学方法，组织教学研讨、集体备课及预、试讲等活动；④重视网上精品课程、共享资源课程等教学网络资源的建设，建立网上答疑平台，与学生互动；⑤负责团队成员的遴选和考核评价；⑥负责制定团队成员激励经费的分配方案。

(2) 理论教学团队职责

理论教学团队应具有合理的梯队结构，团队规模适度。团队应明确教学任务，教学中注重与临床的紧密结合。团队应指导和激励中青年教师（含新引进教师）提高教学水平，团队的教学工作应与社会、经济发展相结合，追踪学科（专业）前沿，及时更新教学内容；教学方法科学，教学手段先进，培养学生发现、分析和解决问题的兴趣和能力。

理论教学团队应建立完整、有效的教学质量管理措施，教学效果好，无教学事故；积极开展教学改革与创新，积极参加整合课程、全外语教学、精品课程等，获得教学成果奖励；重视教材建设和教材研究，承担省部级以上教材编写任务。教材使用效果好，获得过优秀教材奖等相关奖励。创新教学团队运行机制和监督约束机制。

理论教学团队内的教师可以各种形式承担教学工作，包括理论课、PBL、RBL等科创项目带教、教学管理、为学生辅导答疑、教材编写、课件制作、教学网络建设、教学软件开发等。必须保证高级职称教师的授课比例，且团队整体在学生评教，同行评价以及督导评价等方面必须优良以上。

理论教学团队必须制定主讲教师、青年教师、科研指导教师以及临床教师参与基础医学教学的引导或培养计划。其中，高级职称教师承担的理论教学任务不少于70%。青年教师以培养性讲课和小班教学为主，重点在于培养和提升其学术水平和科研能力。

2. 实践教学团队

实践教学团队必须秉承“起点高、基础厚、要求严、重实践、求创新”的教学传统，充分利用强大的学科优势、丰富的临床医疗与科研资源，构建“重视基础、结合临床、注重创新”的模块化实践教学体系；因材施教，实现实践教学手段的多样化和现代化，增强学生的实践能力和合作意识；科学规划，整合资源，开放共享，营造有利于实践育人的实验环境，做到“各具特色、职责明确、协作共享、运行有序”；构建全方位的实践教学信息化平台，达到“教学过程管理信息化、教学资源管理信息化和教学方法信息化”。

(1) 实践教学团队首席教师

首席教师应品德高尚，治学严谨，具有团结、协作精神与较好的组织、管理和领导能力；首席教师还应具有一定的学术造诣和创新性实践教学思想；坚持在实践教学第一线为本科生授课。

首席教师必须负责实验教学准备，担任实践课程的主讲之一，建议总教学工作量大于108学时/年（学时数换算规则以教师职称晋升教学考核条例为准，下同）。首席教师全面负责实践教学团队的各项工作。具体工作包括：①在医学院及二级学院领导下，负责实践教学团队的组建、日常管理、并协助二级学院开展团队成员的年度考核工作；②全面负责实践课程的基本建设（包括信息资源建设）、日常管理、教学研究、教学评估、质量管理和教学改革等；③作为主要成员参与正式立项科研课题的实践研究或开放实验室的协作课题，或作为负责人申请教学课题；④每年发表实践教学研究论文，或获得实践教学成果相关奖项（包括PBL案例或情景模拟案例或慕课案例奖项）；⑤组织实践教学工作和实验技术工作的交流，指导和帮助实践教学骨干教师和实践教师提高教学水平。

(2) 实践教学团队

通过首席教师吸引高水平教师投入实践教学工作，实现实践教学与理论教学团队互通，构建教学、科研、技术兼容，核心骨干相对稳定，专业技术职务结构和知识结构合理的实践教学团队。

团队成员必须热爱实践教学，教育理念先进，教学科研能力强，实践经验丰富，勇于创新；充分认识实践教学在增强学生的社会责任感、激发学生的创新精神、培养学生的实践能力等方面的重要作用，形成本门课程的、具有课程特色的教学理念；建立先进的实践教学体系与标准，重视基本规范的养成、基础能力的培养、与科学前沿和临床知识的密切联系；创新和使用多样化的教学方法、现代化的教学手段，积极开发综合性、设计性、创新性实验项目，建立以学生为本的基于问题、项目、案例的互动式、研讨式教学方式和自主、合作、探究的多种学习方式；提高信息化技术与实践教学的融合程度，推动课程管理、师生交流、教学评价的信息化。

鼓励团队成员积极参与其他形式的教育教学过程，如 RBL 等。

(三) 遴选及管理方案

由医学院相关部门和各二级学院共同组织公开遴选和考核各教学团队的首席教师，聘期三年；各二级学院和首席教师共同组织遴选其带领的教学团队成员。参加教学或教学改革的教师必须参加一个团队才有可能获得激励，但由于整合课程的特点，可以同时参加多个团队的教学工作。

首席教师及其教学团队须提交明确其权利义务的建设项目任务书和激励团队成员全程参与教书育人的举措，任务书须经相关系或教研室、二级学院答辩、审核，报医学院相关部门备案。该任务书为首席教师、其教学团队及团队成员年度考核和聘期考核的依据。

年度考核重点考核教师对教学的态度和用在教学的精力以及各项工作完成进度；聘期考核重点关注课程建设和教学团队达到的综合水平。年度考核的结果作为年度奖励的依据；聘期考核结果作为聘期奖励和下一轮遴选的参考依据。

在团队年度考核合格的基础上，团队成员考核合格者下一年度可通过绿色通道简化年度遴选程序。

(四) 教学团队考核和评价指标

1. 理论教学团队

(1) 聘期指标(三年内)

① 团队地位。首席教师带领教学团队经过三年建设，主讲课程在国内有较大影响，形成独特而有效的教学风格，在国内起到示范作用，为形成本领域教学的历史地位做出重要贡献。

② 师资水平。培养能理解整合课程或主干课程理念，熟悉本门课程的教学内容、教学方法和手段，教学水平高、教学效果好，在课程建设方面具有较高造诣，能主讲一门整合课程或主干课程的教师 5～8 名。

③ 师资结构。具有稳定的骨干教师队伍，吸引临床教师、PI 和 co-PI 参与团队建设。

④ 教学过程。教学内容确定，教学文件制定、教学任务分配以及集体备课等环节必须做到科学有据；建立教学值班制度，配备应急后备教师，保证教学安全。

⑤ 教学网络。必须建设与课程相对应的教学网络，包括基本资源(能反映课程教学思想、教学内容、教学方法、教学过程的核心资源，包括课程介绍、教学大纲、教学日历、教案或演示文稿、重点难点指导、作业、参考资料目录和课程全程教学录像等反映教学活动必需的资源)和拓展资源(反映课程特点，应用于各教学与学习环节，支持课程教学和学习过程，较为成熟的多样性、交互性辅助资源，例如：案例库、专题讲座库、素材资源库，学科专业知识检索系统、试题库系统、作业系统、在线自测/考试系统，课程教学、学习和交流工具及综合应用多媒体技术建设的网络课程等)的建设。

⑥ 教学学术。模块课程完成教材编写，并达到较高的学术水准；系统课程完成新一轮修订。首席教师带领教学团队经过三年建设，教学团队至少完成以下工作中之一：

a. 获得市级及以上项目 1 项或院级及以上项目 3 项(含精品课程、重点课程、课程建设、教材建设、双语教学、教学团队、全英语示范课、PBL 案例获奖或应用、教学研究项目、教师发展培训项目)；

b. 指导的学生项目获市级及以上立项或奖励；

c. 主编、副主编一本教材或参编三本以上相关本科教学内容教材。

(2) 年度指标(每年考核)

① 教学任务。完成学院下达的各项教学任务。原则上，团队每年完成本科生教学课时数 300 学时以上，无教学事故及差错。

② 教学准备。首席教师协调和不断完善课程各教学环节出现的衔接问题，每年完成集体备课及预、试讲 10 次(有书面记录)。

③ 教学管理。每学期召开学生座谈会 1 次以上，听取学生意见和建议并给予解决或及时解答(有书面记录)。

④ 教学质量。团队课堂教学效果较好,团队成员的学生评教、督导评价的平均分良好(85 分)以上、调课率<5%。

⑤ 课外教学。与学生建立紧密的联系,团队必须建立首席教师接待日、教学团队骨干教师答疑辅导值班日制度,每周总计不少于 10 小时;团队内教师须向学生公布电话、电子邮箱等,每位教师以网络答疑平台、面授、电话、电子邮件等方式为学生辅导、答疑。

⑥ 学生考核。每位教师须加强对学生平时的多元化考核,加强监考和试卷分析及反馈,及时批改作业、实验报告,开展文献导读、课外研讨,鼓励学生撰写文献报告、小论文,并及时批阅,做好平时分记录。

⑦ 创新培养。指导 RBL、PBL 和大学生科创项目,完成情况良好。

⑧ 教学研究。团队每年于国外或国内主要教学杂志(如:中华医学教育杂志、中国高等医学教育、中华医学教育探索杂志等)发表教学论文等。

⑨ 教师培训。培训一批中青年教师,胜任多门学科独立授课,全方位开展 mocs 视频课、专业课程培训及教学方法培训等,每位教师每学年参加 6 次及以上医学院教师发展活动。

2. 实践教学团队

(1) 聘期指标(三年内)

① 团队地位。实践教学团队首席教师带领教学团队经过三年建设,主讲的实践课程在国内有较大影响,在国内起到示范作用,形成结构合理的教学梯队。

② 师资水平。培养能理解实验整合课程或实验主干课程理念,熟悉本门课程的教学内容、教学方法和手段,教学水平高、教学效果好,在课程建设方面具有较高造诣,能讲授一门实验课程或主干课程的教师 10 名以上。

③ 课程资源。组织实践教学大纲和实践教学计划的制定和实施,编写相应实践课程教材,包括实验指导和实验报告等;建设课程教学网络,包括基本资源(反映课程教学思想、教学内容、教学方法、教学过程的核心资源,包括课程介绍、教学大纲、教学日历、教案或演示文稿、重点难点指导、作业、参考资料目录和课程全程教学录像等反映教学活动必需的资源)和拓展资源(反映实践课程特点,应用于各实践教学与学习环节,支持课程教学和学习过程,较为成熟的多样性、交互性辅助资源,例如:案例库、素材资源库、数字化标本库,演示/虚拟/仿真实验实训(实习)系统、试题库系统、作业系统、在线自测/考试系统,学习和交流工具及综合应用多媒体技术建设的网络课程等)。

(2) 年度指标(每年考核)

① 教学任务。完成学院下达的实践教学任务,课堂教学效果较好(团队成员的学生评教、督导评价的平均分良好以上),无教学事故及差错。

② 教学准备。每年完成集体备课 10 次,预、试讲 10 次(有书面记录)。

③ 课外教学。实践教学团队内教师须向学生公布电话、电子邮箱等,每位教师以网络答疑平台、面授、示教、电话、电子邮件等方式为学生辅导、答疑每年不少于 100 小时(有书面记录)。

④ 教学管理。每学期召开学生座谈会 1 次以上,听取学生意见和建议并给予解决或及时解答(有书面记录)。

⑤ 学生考核。教师须加强对学生平时的考核,采用多次设计实验和综合试验等全方位多种各级考核方式,及时布置、批改作业、文献报告、实验报告等,并做好记录,辅导答疑每年不少于 100 小时。

⑥ 教师培训。参加全国性的实验教学交流和培训。其中首席教师和骨干教师需每年参加上述交流或培训,参加大会投稿或撰写体会。培养一批青年多学科全方位带教多门学科综合实验和设计实验师资,每一学年能开发新实验,减少验证性实验或开发虚拟实验。

⑦ 创新培养。每个实践团队必须有一项在研的市级以上科研课题或指导 RBL、PBL 和大学生科创项目,完成情况良好。

⑧ 教学研究。发表实践教学论文或申报实践教学成果。团队每年在国外或国内主要教学杂志(如:中华医学教育杂志、中国高等医学教育、中华医学教育探索杂志等)发表教学论文一篇。

(五) 反馈机制

教务处、人事处作为教学团队建设的主要管理机构,各相关学院为具体负责单位,共同负责教学团队的具体规划、评估和监督等管理工作。

(1) 由管理部门组织必要的教学督导,督导结果及时反映。

(2) 相关二级学院教学委员会监督各首席教师负责组织考核所领导的团队各成员每年的教学质量、参与教学改革、课程建设的情况。

(3) 医学院负责对首席教师及团队的进行考核,并在院内公示考核。

二、思政育人队伍建设

思政育人队伍是加强和改进大学生思想政治教育的组织保证，是推进学校发展、维护学校稳定的重要力量，也是学校教师队伍不可或缺的组成部分。思政教师与班导师作为我院思政育人队伍中的两支主要队伍，多年来在大学生思想政治教育过程中已形成双师联动、相辅相成的育人格局，对于培养“知识探究、能力建设、人格养成”三位一体的卓越医学人才具有不可替代的重要作用。

(一) 队伍构成

目前医学院院本部共有本科生2200名左右，学院计划适度聘任思政教师和班导师。思政教师必须为中共党员，并且应政治立场坚定，品行端正，具有奉献精神，有一定的学科专业背景，具备良好的思想工作能力、协调沟通能力和组织管理能力，做到讲政治、懂教育、能敬业、有素质、会实践。班导师应为医学院系统内具有副高及以上专业技术职务或博士学位的临床、教学、科研、管理工作者，具备较高的专业水平和合理的知识结构，有较强的科研能力和专业学习指导能力，了解专业培养目标、发展动向和社会需求，能对学生因材施教，帮助学生全面成长，在学生中有较高威望。

(二) 职责与要求

1. 思政教师

思政教师应遵循思想政治教育工作的客观规律和当代大学生成长成才规律，坚持社会主义办学方向，贯彻落实党的教育方针，开展以思想政治教育为主要内容的学生德育工作，并从以教育为出发点的管理和服务等各个方面指导学生的成长。具体要求：

(1) 理想信念教育。有针对性地开展世界观、人生观、价值观教育，指导学生形成正确的人生目标、价值取向、思维方式、道德法制意识、良好的品行操守及健康的心理。深入学生，掌握学生思想动态，做好突发事件的处理工作，维护学校和社会稳定。

(2) 日常管理服务。结合学生的思想、学习和生活开展学生管理和服务育人工作。加强学生的学风建设，做好综合测评、考核奖惩等工作；关心学习、生活上有困难的学生，做好帮困助学工作，特别要关心生理、心理方面有障碍和疾患及学习困难的学生；加强与任课教师及学生家长的联系，为学生的健康成长和全面发展创造有利的条件。

(3) 相关课程教学。根据学生实际，开展道德法纪教育，心理健康教育和职业发展教育，开设各种人文和大学生活指导类的选修课程，如“思想道德修养与法律基础”、“形势与政策”、“职业发展指导”等。

(4) 指导党团建设。指导学生开展青年志愿培养学生骨干，抓好学生干部队伍建设。指导学生党建、团建工作开展，引导学生积极参加理论学习、校园文化、科技创新、志愿者服务和社会实践等活动。

(5) 开展工作研究。主动研究工作对象和环境的变化情况，有针对性地提出工作的思路和方法。要组织协调社会教育资源，以创新精神研究运用多种新的工作载体，特别是现代科学技术和手段，开展丰富多彩的教育活动。

2. 班导师

班导师应遵循“关爱为本，做学生的贴心朋友；能力为重，做学生的学业导师；德育为先，做学生的道德表率”的工作宗旨，依托各种工作载体，通过各种工作形式，言传身教，潜移默化，对本科生充分发挥思想引领、专业导航、科研启发、创新激励等方面的积极作用，与班级辅导员“双师联动”，共同加强班级内涵建设，致力于医学人才的培养。具体要求：

引领思想进步。关心学生思想进步，导师每学期至少参与2～3次班级活动，通过与学生的“零距离接触”，深入学生群体当中，关注学生思想动态，引导、帮助学生树立正确的人生观、世界观、价值观和社会主义荣辱观。

导航专业发展。做好专业学习方面的指导，帮助学生规划职业生涯，引导学生明确学习目的和成才目标，端正学习态度，促进学生知识、能力、素质协调发展。

启发科研思维。开展科研方法指导，注重培养科研精神，训练科研思维。通过言传身教，以自己严谨的治学态度、优良的职业道德、深厚的学术素养潜移默化影响和感染学生，注重医学生的科学精神与人文精神的有效结合。

激励科技创新。注重创新视阈的开拓和创新精神的培养，以课题型暑期社会实践、大学生创新性实验等创新系列活动为渠道，有意识地培养当代医学生的创新精神与创新意识。

其他有利于大学生全面成长成才的相关工作。

(三) 管理方案

依据《上海交通大学医学院学生本科阶段“班导师”工作实施细则》对班导师队伍实行全程化、规范化、科学化管理。思政教师的聘任工作由医学院学生工作指导委员会和人事处负责。

（四）队伍建设的基本要求和评价指标

1. 思政教师

(1) 业务素质。积极参与校内外培训，专职辅导员每年参加职业化培训或专题培训不少于1次，校内日常培训不少于6次，兼职辅导员每年参加不少于4次的校内日常培训；注重工作研究，每学期撰写或发表至少1篇与思政工作相关的论文；积极参加学校心理咨询师、职业咨询师等资格考试，获得相应证书。

(2) 日常思政。关注学生的学习和生活，开展形式多样的日常思想政治教育活动；深入学生实际，经常性地开展谈心活动，每学期至少同每个学生深入谈心1次；经常性与学生家长及任课教师保持联系，了解学生的思想动态；利用现代通讯工具与学生沟通、交流，掌握网上思想政治教育工作的主动权。

(3) 专题教育。遵循大学生思想政治教育规律，围绕社会主义核心价值体系，组织开展新生入学教育、国防教育、诚信教育、毕业生思想政治教育等各种专题教育。每学期承担形势政策、人文通识、学业指导等课程不少于6学时。

(4) 学风建设。重视学风建设，积极开展班级优良学风创建活动；开展考风考纪教育，所带班集体考风考纪良好；注重学生创新能力的培养，指导学生开展课外科技活动。

(5) 党团建设。指导学生党支部做好入党积极分子的培养、考察和发展工作，重视党员的教育和管理工作；积极参与学生各类实践活动的指导工作，至少担任大学生创新性实验、社会实践、学生社团等其中1项内容的指导老师。

(6) 班级建设。班级建设有目标、有计划，每学期至少召开3次有特色的主题班会；注重对学生骨干的培养，经常召开学生干部会议，引导学生自我教育、自我管理、自我服务；所带班级或学生个人获各类奖项及荣誉称号较多。

(7) 园区建设。每学期深入学生宿舍不少于5次，开展宿舍文明、卫生、安全等方面的教育活动；积极推进生活园区文化建设，将育人工作融入到学生生活园区的管理与服务之中。

(8) 特色工作。是否形成具有一定社会影响和可推广性的特色工作项目和机制。

(9) 联合教学管理部门做好学生管理工作。关心学生上课出勤率，参加各门课程巡考，组织学生参与评教工作。

(10) 每学期关心学习困难学生状况，加强与专业老师沟通交流，定期向家长反映学生学习近况。

(11) 非医学类思政教师每学期跟班学习1～2门专业基础课程。

2. 班导师

(1) 日常指导。班导师每学期进班与学生“零距离接触”至少3次，有主题地开展教育教学工作；每学期积极指导并亲身参加所在班级开展的文化创建项目至少1项；每年参加“导师有约”活动至少1次。

(2) 工作研究。积极开展工作研究，注重理论与实践相结合，依据平时的教育教学工作实践撰写工作案例、总结心得体会、研究难点热点、凝练工作思路，探索医学人才培养模式和路径，形成一定文字篇幅的工作思考和见地论述，得到采纳。

(3) 成果展示。撰写的学生工作研究论文、学术报告在相关杂志期刊公开发表、出版；指导项目的成果转化为发明创造，申请专利，或具有实际应用价值，得到社会认可并被某个领域广泛应用。

(4) 宣传报道。班导师自身具有先进事迹，或其所指导的活动项目等具有典型性，得到社会媒体的宣传报道，具有一定知名度和影响力。

(5) 育人成效。通过班导师的作用影响，班风、学风、团队凝聚力、班团内涵建设是否具有较大提升，学生精神面貌、思想教育状况是否呈现出新的变化，所带学生是否涌现突出事迹等。

(6) 其他业绩。具有其他显著工作成效或特色工作，受到广大师生一致肯定，具有辐射效应与推广价值。

（五）反馈机制

学生工作指导委员会作为思政育人队伍的主要管理部门，负责思政教师、班导师队伍的整体规划、评估监督等管理工作，坚持采取过程管理与目标管理相结合，平时考察与定期考核相结合，物质奖励与精神奖励相结合的办法。每年对思政育人教师进行考核。对达不到评价指标要求的思政教师、班导师，予以限期整改，若仍不达标，不予以激励。

三、考核原则及激励措施

（一）经费保障

医学院设立本科教学激励专项经费。同时，将原本科教学课时津贴纳入其中。由医学院教务处联合人事处根据各团队师资队伍建设，教学工作量(包括授课、带教RBL、PBL、科创实验等)，以及教学质量和教学改革三方面情况核定各团队的具体激励额度。思政育人教师激励经费由学生工作指导委员会直接核定和分配。

（二）激励方案

每年由学院组织专家对各团队进行考核和评价，结果分优秀、良好、合格、不合格四个等级。

(1) 首席教师激励：首席教师不参与团队激励经费的分配。每年医学院对团队进行评价后，由医学院直接依据团队的评价结果对首席教师给予激励。不合格的不予以激励，相应团队首席教师重新遴选。

(2) 团队成员激励：激励经费由首席教师根据团队成员的工作量，参与度、教学效果等负责分配，报各学院和医学院教务处备案。禁止平均分配，必须体现激励效果。教学不合格者不予以激励，且需退出教学团队。

(3) 思政育人教师激励：根据评价指标每年对思政育人教师进行工作考评，结果分"不合格"、"合格"、"良好"、"优秀"四个等级。考评结果"合格"及以上的思政育人教师给予当年工作激励。

(4) 人事处根据团队和思政育人教师的经费分配方案，按月发放各自80%的经费，20%在年底考核后发放。

本实施方案主要针对院本部的本科教学。临床本科教学激励计划另行制订。本方案最终解释权归医学院人事处。

上海交通大学医学院关于发布《本科教学事故、差错认定与处置规定》的通知

沪交医教〔2014〕26 号

各学院、系、附属单位：

为保证医学院正常教学秩序，完善教学监控体系。特在原有相关规定的基础上特制订《上海交通大学医学院本科教学事故、差错认定与处置暂行规定》。请各教学单位认真执行《规定》，保障教学工作稳定运行。本规定自下达之日起生效，原相关规定失效。

附件：1. 上海交通大学医学院教学事故、差错类别认定
　　　2. 上海交通大学医学院教学事故、差错记录表

上海交通大学医学院
2014 年 12 月 2 日

上海交通大学医学院本科教学事故、差错认定与处置暂行规定

总　则

第一条　为保证我校正常教学秩序，提高教学质量，加强教学管理，完善教学监控体系，杜绝各类教学事故、差错的发生，特制订《上海交通大学医学院本科教学事故、差错认定与处置暂行规定》。

教学事故、差错的定义

第二条　教学事故是指教职员工在教学过程中因本人主观过错而对学校正常教学秩序、教学任务造成不良影响，或在教学过程中出现违背国家及学校有关法规等方面的错误言行；情节特别严重的为重大教学事故。

第三条　教学差错是指教职员工在教学过程中因未严格按照教学要求和有关规定，而造成不良后果的言行。

第四条　对于授课教师调课、代课说明：

1. 医学院（重庆南路校区）授课课程原则不允许调课、代课，如实有特殊情况需经由各学院教学院长审批，教务处备案后方可调整。

2. 医学院(各附属医院、临床教学基地)临床理论授课、见实习带教在进行师资安排时候,可设立授课教师的主选教师和备选教师,但必须保证二位教师拥有相同的教学能力和职称。在此前提下,临床理论授课、见实习带教不允许调课、代课。

3. 医学院(闵行校区)授课课程,如需调课、代课,按上海交通大学相关教学要求执行,事后一周内交医学院教务处备案。

第五条 本规定所列教学事故、差错包括课堂教学、考试与成绩、教学管理、教学保障等四大方面(附件1),共28项(其中重大教学事故3项)。

教学事故、差错的认定

第六条 各级教学事故、差错责任人应在事故发生后当天向学院、系部报告。其他发现人或知情人也应及时向学院、系部报告。

第七条 各学院、系部按一次一表的方式作好教学事故、差错记录,填写上报教学事故、差错记录表(附件2),并在事故、差错认定后将教学事故、差错通知单发至责任人所在部门。事故、差错记录表应明确列出责任人(一人、多人或部门),并明确列出所在部门处理意见及上级主管部门意见。

第八条 部门领导对本部门事故、差错故意隐瞒者,或教学检查、管理人员对值勤、巡视中发现的事故、差错拖延不报者(一周),应列为责任人。

第九条 教学活动中的教学差错、教学事故,由教务处核实后,于一周内认定;重大教学事故,由教务处受理、核实后,于一周内报主管校长认定。

教学事故、差错的处理

第十条 学校对已认定的教学事故、差错进行如下处理:

1. 对教学差错责任人进行批评教育并记录在案,视其后果及责任人的态度,由各院系、部处通报批评和进行经济处罚。

2. 凡属教学事故,根据后果和责任人的态度,院系、部处可采取通报批评和进行经济处罚,停止授课直至行政处分。累计三次教学事故视为一次重大教学事故。

3. 对重大教学事故记录在案并给予全校通报,当年度考核为不及格;累计两次重大教学事故,将根据事故性质给予事故责任人取消高等学校教师资格及其他相应处罚。

4. 教学事故的认定结果作为学校对教职员工考核奖惩、职称评聘、晋职晋薪等方面的重要参考依据。

5. 发生教学事故的院系或部门,视其具体情况在年度群体考核中扣除相应的得分。

6. 上述教学事故差错由主管部门认定并提出处理意见后,报学校教学委员会;教学委员会作出决定,由相应职能部门、院系执行。

教学事故、差错的申诉与仲裁

第十二条 医学院教学委员会负责受理有关人员的申诉和对已认定与处理但有异议的教学事故、差错进行仲裁。

附 则

第十三条 本规定适用本科教育教学活动,实施对象包括各院系教职员工、各职能部门管理人员、各附属医院教职员工及其他相关人员。

第十四条 本规定自学校行文下达之日起生效,原相关规定失效。

第十五条 本规定由教务处负责解释。

关于印发《上海交通大学医学院专科医师规范化培训实施方案(试行)》的通知

沪交医管〔2014〕1号

各附属医院:

根据《上海市专科医师规范化培训实施办法(试行)》(沪卫计委科教〔2013〕3号),为保证学院专科医师规范化培训工作的顺利实施,加强培训管理工作,全面提高各附属医院专科医师的培养质量,学院组织专家制订了《上海交通大学医学院专科医师规范化培训实施方案（试行）》。

现将该实施方案印发给你们，请遵照执行。

上海交通大学医学院
2014 年 3 月 6 日

（抄送：上海市卫生和计划生育委员会科教处）

附件

上海交通大学医学院专科医师规范化培训实施方案（试行）

第一章　总　则

第一条　为规范我院专科医师规范化培训工作，提高专科医师规范化培训质量，根据《中共中央、国务院关于深化医药卫生体制改革的意见》、《上海市"十二五"期间（2013—2015 年）深化医药卫生体制改革实施方案》及《上海市专科医师规范化培训实施办法（试行）》，结合我院实际，制定本方案。

第二条　通过本方案的实施，进一步完善医学院及各附属医院的毕业后医学教育工作，提升我院专科医师规范化培训品牌。

第三条　培养对象主要为各附属医院本单位人员和其他医院委托培训人员两类。

第二章　组织管理

第四条　上海交通大学医学院成立毕业后医学教育委员会（以下简称毕教委）及毕业后医学教育工作委员会，全面负责我院专科医师规范化培训管理和协调工作，下设毕业后医学教育办公室，负责培训工作的具体组织管理。

第五条　上海交通大学医学院成立毕业后医学教育专家委员会，参与研究和制订学院专科医师规范化培训工作发展战略、规划及有关政策；负责制定各专科培训和考核标准；审定培训、考核的实施方案和细则；指导和检查各培训基地的培训工作；组织并实施医学院专科医师规范化培训年度考核工作。

第六条　每个培训专科成立相应的专家组，负责本学科专科医师培训的具体业务指导，日常管理及相关工作由医学院毕业后教育办公室负责。

第七条　各附属医院毕业后医学教育委员会负责本院的专科医师规范化培训管理和协调工作，为培训的顺利实施提供必要保障，下设毕业后医学教育办公室，并根据培训医师数量合理配备专职人员负责专科医师规范化培训工作。

第八条　各培训基地成立由基地主任领导下的专科医师培训管理小组，全面负责本基地的专科医师规范化培训工作。各培训基地应根据师资管理办法等相关规定，建立一支高素质的带教老师队伍，由带教老师全面负责专科医师的学习、工作、思想、生活情况。

第三章　培训医院

第九条　各附属医院应在上海市开展的专科范围内积极申报建设上海市专科医师规范化培训基地。医学院毕业后教育办公室组织各相关学科专家对各附属医院进行督导、定期抽查，确保培训质量。

第十条　各附属医院在每年 9 月底前将下一年度拟招录培训计划报医学院毕业后教育办公室审定，并由医学院毕教委统一上报市毕教委办公室。

第十一条　按照市毕教委办公室下达的招录计划数，各附属医院在医学院毕业后教育办公室的统一安排下组织招录，并将录取结果报医学院毕业后教育办公室。

第四章　培训和考核

第十二条　专科医师规范化培训目标为通过深入学习和掌握本专科的临床技能和理论知识，达到能独立处理本专科常见疾病及某些疑难病症的低年资主治医师，期间应安排一定时间担任总住院医师或相应的组织管理工作。

第十三条　专科医师规范化培训对象在各附属医院的带教医师指导下，重点加强从事专科相关临床实践技能训练，各专科具体培训内容、培训时间按照《上海市专科医师规范化培训标准细则》及医学院相关规定执行。

第十四条　培训对象出科考核由各培训医院自行组织。年度考核由医学院毕业后教育办公室统一组织。考核重点为临床实践能力，把完成规定的临床培训量（包括培训时间、培训病种及病例数、临床诊疗操作例数）作为报名参加考核的前提条件。考核合格者进入下一年度专科医师培训；不合格者给予一次补考机会，补考不合格延期一年。

第十五条　取得《专科医师规范化培训合格证书》，成绩优秀并符合申请学位条件者，可以按有关规定申请临床医学博士专业学位。

第五章　保障措施

第十六条　培训、考核经费实行多元化投入，可由委派单位、培训医院、政府、医学院、个人等共同承担。

第十七条　培训医院要设立专项经费，支持专科医师规范化培训工作，主要用于本单位培训工作的组织管理、师资培养、教学和住宿条件改善及培训人员的补助等费用。

第十八条　鼓励并积极争取社会力量投入支持专科医师规范化培训工作。

第六章　附　则

第十九条　本方案自发布之日起实施。

第二十条　本方案解释权归上海交通大学医学院毕业后教育办公室。

关于印发《上海交通大学医学院专科医师规范化培训年度考核管理办法(试行)》的通知

沪交医管〔2014〕2 号

各附属医院：

为进一步加强学院专科医师规范化培训质量管理，根据《上海市专科医师规范化培训实施办法(试行)》(沪卫计委科教〔2013〕3 号)、《上海市专科医师规范化培训考核管理办法(试行)》(沪卫计委科教〔2013〕22 号)，学院组织专家制订了《上海交通大学医学院专科医师规范化培训年度考核管理办法(试行)》。

现将该管理办法印发给你们，请遵照执行。

上海交通大学医学院
2014 年 3 月 6 日

(抄送：上海市卫生和计划生育委员会科教处)

附件

上海交通大学医学院专科医师规范化培训年度考核管理办法(试行)

第一章　总　则

第一条　年度考核是专科医师规范化培训考核体系中的重要环节之一，是评价专科医师在培训年度内是否达到目标和要求的重要手段。为进一步加强年度考核质量管理，保证年度考核工作规范和有效，根据《上海市专科医师规范化培训实施办法(试行)》、《上海市专科医师规范化培训考核管理办法(试行)》以及《上海交通大学医学院专科医师规范化培训实施方案(试行)》制定本办法。

第二条　年度考核对象为各附属医院在培专科医师，且已完成该年度培训规定时间和内容者。

第二章　组织管理

第三条　考核方案由上海交通大学医学院毕业后医学教育委员会委托上海交通大学医学院毕业后医学教育专家委员会和各专科专家组制定。

第四条　考核管理工作由上海交通大学医学院毕业后教育办公室负责，各培训医院毕业后医学教育办公室配合实施。

第三章　考核报名与资格审核

第五条　考核通过网上平台统一报名，经各培训医院毕业后医学教育办公室进行资格审核后，统一报学院毕业后教育办公室。

第六条　专科医师完成规定的临床培训量(包括培训时间、培训病种及病例数、临床诊疗操作例数)是报名参加年度考核的前提条件。专科医师应将每天完成的培训内容如实填入《专科医师规范化培训登记手册》，带教医师定期审核后签字，作为专科医师参加年度考核的依据。

第四章　考核内容与结果评定

第七条　年度考核应严格遵循《上海市专科医师规范化培训细则》的要求，考核内容包括医德医风、出勤情况、临床实践培训指标(病种病例数和手术操作例数等)完成情况、教学和科研指标的完成情况、临床综合能力测定等方面,考核重点为临床实践能力。

第八条　考核结果分为优、良、中、不合格四个等级。

第九条　考核合格者进入下一年度专科医师培训;不合格者给予一次补考机会,补考不合格者延期一年。

第五章　违规处理

第十条　专科医师提供的报考材料存在造假等行为的,取消当年报考年度考核资格,并视情节轻重予以通报批评,直至取消专科医师培训资格。

第十一条　对考核实施过程中违纪的个人,一律取消考核成绩,并视情节轻重予以通报批评,直至取消其专科医师培训资格。

第六章　附　则

第十三条本办法自发布之日起实施。

第十四条本办法解释权归上海交通大学医学院毕业后教育办公室。

上海交通大学医学院关于进一步加强基建修缮项目管理和规范合同签订工作的有关规定的通知

沪交医审〔2014〕1号

院本部各部、处(室)、学院、中心:

为进一步加强医学院基建修缮工程项目管理,规范合同签订工作,根据国家和上海市有关规定,结合医学院实际情况,特作如下修订,请遵照执行。

上海交通大学医学院

2014年3月18日

附件:上海交通大学医学院关于进一步加强基建修缮项目管理和规范合同签订工作的有关规定

附件

上海交通大学医学院关于进一步加强基建修缮工程项目管理和规范合同签订工作的有关规定

为进一步加强医学院基建修缮工程项目管理,规范合同签订工作,根据国家和上海市有关规定,结合医学院实际情况,特作如下修订,请遵照执行。

一、关于医学院基建工程招投标以及合同管理工作

(一)基建修缮项目招投标范围和规模

根据国家关于工程建设项目招标范围和规模标准的有关规定,对于基建工程项目的勘察、设计、施工、监理以及工程有关的重要设备、材料等的采购金额,达到或超过下列标准范围上限的必须进行公开招标;达到或超过下列标准范围下限的,必须进行院内邀请招标;达到下列标准范围下限以下的,采取资产部门内部询价比选协商讨论决定。

1. 施工单项合同金额:30万～200万元;

2. 重要设备、材料等货物的采购

单项合同估算价:30万～100万元

或设备单价10万元以上、材料总价30万元以上

3. 勘察、设计、监理等服务的采购

单项合同估算价:20万～50万元

4. 其他财政预算内的工程项目按政府采购有关规定执行。

上述工程项目在完成招投标等相关手续后通过主管院领导批准由基建办委托社会施工单位实施。资产部门内部询价比选协商讨论决定的项目应做好会议记录以备查。

（二）合同签订

施工合同签订一般甲方由基建办公室负责人、资产管理处负责人和主管院领导审核顺序签字，乙方由社会施工单位法人代表签字。签订合同应按照交大医学院合同签订工作有关规定执行，原则上不签闭口合同。

（三）合同预审

为规范招标手续、严密招标文件和合同条款，院内邀请招标规模以上的项目的招标文件和订立的合同应事先进行预审。

（四）人工费和综合费率

为统一医学院内工程项目结算标准，院内邀请招投标和非招投标项目合同在签订时，其人工工资与综合费率的取值（以“关于调整《上海市建设工程施工费用计算规则（2000）部分内容及标准的通知》（沪建管[2010]29号）文件为依据）和结算原则暂定如下：

1. 工程项目套用上海市工程预算2000定额；

2. 项目人工单价（含普工和技术工）按照不高于施工期间建设工程市场信息价格的中间价标准确定；

3. 综合费率按照建筑装饰工程项目5.5%；房屋修缮工程项目9%；绿化工程项目45%；安装工程项目38%确定。

4. 建设工程社会保障费的执行，根据《上海市建设工程造价中的社会保障费费用标准（2012年度）》，非投标项目暂不执行，投标项目参照执行。

二、有关项目工程管理工作

为严格控制工程造价，避免资金过度使用，对于工程签证和材料价格审核等要求如下。

（一）规范签证

（1）分清签证权限。加强施工签证管理，严格控制签证单的时效性（杜绝先施工后补证的现象）；签证单必须由施工单位、用户单位、工程监理、基建办等部门负责人统一签字盖章确认后方可生效；单张签证或同一类型累积签证估算价款达到一定数额以上（5000元）时由院审计部门、财务部门及主管院长审核确认后才可生效。以上规定须在工程合同条款中写明。

（2）加强签证复核程序，对签证的描述要求客观、准确、详细，并附有依据。不能简单笼统，避免只签名无意见。

（二）规范材料价格的审核手续

（1）在订立合同前应对材料价格调整情况进行事先约定。

（2）防止仅对材料价格进行认可，要求使用批价材料需用专用表格，注明使用的部位、使用的规格、品牌材质、产地、等级等信息；

（3）合同中应明确规定工程实施中签字生效的甲方代表，且签字手续必须齐备后方视为生效。

（三）规模较小（30万元及以下）的工程应实施限额设计、限额报价和限额装修

如实际工程造价超出工程投资造价10%以上，应写明原因上报主管院领导批准并落实经费后再进行审计。

三、为进一步加强基建工程付款的审核，在项目完成审计后，审计部门按有关规定的要求，在收到施工单位应付的审计费后出具工程审价报告。该项条款应在工程合同条款中写明。

四、上述规定从文件下发之日起执行，并视实际工作情况适时调整完善。原《上海交通大学医学院关于进一步加强基建修缮工程项目管理和规范合同签订工作的有关规定》[沪交医审（2011）2号]文件同时作废。

上海交通大学医学院关于上海—渥太华联合医学院机构设置等有关问题的通知

沪交医发〔2014〕43号

上海交通大学医学院附属仁济医院：

为了保障上海—渥太华联合医学院各项工作的有序开展，经上海交通大学医学院2014年第13次院长办

公会讨论决定，现将其机构设置等涉及我方的有关问题通知如下：

上海—渥太华联合医学院是直属于上海交通大学医学院的二级学院，机构设置在附属仁济医院，并以附属仁济医院为主体进行建设，上海交通大学医学院各相关部门予以积极配合。

上海—渥太华联合医学院专职编制暂定为10名。我方院长由上海交通大学医学院院长兼任，设专职常务副院长1名(正处级)，专职副院长1名(副处级)，相关部处、学院兼职副院长1～2名，项目管理负责人、教务负责人、学生事务负责人等岗位若干名。由附属仁济医院联合医学院教务处明确各岗位职责与任职条件。医学院各职能部处要全力支持该合作办学，力求取得实际效果。

上海—渥太华联合医学院日常运行经费由附属仁济医院为主承担，上海交通大学医学院根据自身财务情况每年予以适当经费支持。

上海交通大学医学院

2014年12月5日

附13　医学院2014年信息资源统计

(2013年12月—2014年11月)

一、学院网站点击数统计表

网站名称	2014年	2013年	2012年
学院主页	556 854次	528 504次	531 146次

二、信息资源统计

信息资源名称		2014年	2013年	2012年
网络设备和信息点	有线信息点	9 600	8 900	8 500
	交换机(台)	234	231	640
	集线器(台)	330	330	
	无线AP(台)	643	143	
网络账号	上网账号	9 351	8 860	8 137
	JAccount账号	1 303		
	附属医院VPN账号	650	321	270
	电子邮件账号	1 117	1 042	984
网站和管理信息系统	网络基础应用	13		
	网站	64		
	业务系统	49		
域名统计	域名	151	145	138
服务器统计	实体服务器(台)	136	103	90
	虚拟服务器(台)	121		
	其中部门托管服务器(台)	110		
存储系统	网络存储(单位:TB)	151.46	106.46	88.66
	备份系统(单位:TB)	7.8	7.8	7.8
网络带宽	中国教科网(单位:M bps)	250	250	250
	中国科技网(单位:M bps)	110	100	50
	上海科技网(单位:M bps)	50	40	30
	中国电信(单位:M bps)	150		
	中国联通(单位:M bps)	300	300	
	中国铁通(单位:M bps)	300		

三、网络维护和用户服务工作量统计

工作项目	工作内容	2014 年	2013 年	2012 年
校园网设备维护	设备维修	3 台次	5 台次	8 台次
校园网用户培训	用户分层次培训	3 次	1 次	1 次
	用户培训	1102 人次		
校园网用户管理	开户	2254 个	2217 个	1899 个
	销户	1763 个	1494 个	1064 个
邮件系统用户管理	开户	77 个	66 个	92 个
	销户	2 个	8 个	10 个
	群发邮件	7 次	4 次	15 次
	回复咨询邮件	45 次		25 次
JAccount 用户管理	操作	500 余次	406 次	419 次
DNS 域名管理	新建	21 个	6 个	7 个
	注销	4 个		
	修改	20 个		9 个
附属医院 VPN 服务	新建	329 个	51 个	2 个
	注销			
校园一卡通服务	制卡	1965 张	1947 张	2074 张
	校正	1076 次	872 次	822 次
	销户	120 次	127 次	90 次
	换卡	2348 张	2162 张	2177 张
	挂失	41 次	65 次	56 次
	解挂	485 次	412 次	362 次
	冻结	110 次	115 次	117 次
	解冻	244 次	208 次	967 次
	密码修改	260 次	239 次	185 次

四、网站建设和维护工作量统计

工作内容	2014 年	2013 年	2012 年
新增	7 个	5 个	6 个
改版	3 个	1 个	1 个
在建	0 个	1 个	3 个

五、托管网站数量统计(不含中英文主页和新闻网)

网站类型	2014 年	2013 年	2012 年
托管网站	45 个	42 个	38 个

名称：

1. 审计处网站	6. 青年教师基本功大赛投票系统	11. 党风廉正建设网
2. 学科规划处网站	7. 图书馆网站	12. 党旗飘飘网站
3. 杏林镜像投票系统	8. 211 工程网站	13. 交大医学院实验动物科学部网
4. 优秀教师投票系统	9. 交大医学院财务处网站	14. 交大医学院工会网
5. 杏林育才投票系统	10. 交大成人教育学院医学院分院网站	15. 交大医学院国际交流处网站

（续表）

16. 上海交大护理学院网站	26. 上海交通大学公共卫生学院网站	36. 党务公开网
17. 基础医学院教学网	27. 研究生院网站	37. 信息公开网
18. 基础医学院网站	28. 研究生招生信息网	38. 医学院营养系
19. 教务处网站	29. 研究生网络课程学习网	39. 老干部网
20. 基础医学实验教学中心网站	30. 科技处网站	40. 中国医院发展研究院网站
21. 校友会网站	31. 精神文明网	41. 2013 毕业生专题网站
22. 学工在线网站	32. 团委网站	42. 2014 毕业生专题网站
23. 医管处网站	33. 中法医学部	43. 群众路线专题网站
24. 医学院报	34. 生物化学与分子细胞生物学系	44. 学生报销系统
25. 生殖医学重点实验室	35. 人生驿站——心理咨询网	45. 药品试剂网上申购系统

六、参考咨询服务统计表

具 体 项 目	数　量
课题查新	84 个课题
SCI、CSCD 引证检索	298 人次，共计 2 625 篇文献
定题及其他检索	102 次
电话或 Email 咨询	258 次
论文查重检索	336 篇
全文传递服务	11 350 篇（包括二军大云平台的 367 篇）

七、教学任务与科研支持统计表

具 体 项 目	数　量
文献检索教学	598 课时
完成国家电子医学书包《医学文献检索》第八章编写	1 项

八、新增电子资源统计表

具 体 项 目	数　量
VOM 医学新闻资源库	1 个
PRIMAL3D 解剖学数据库	1 个
Biomedical & Life Sciences 专题演讲报告库	1 个
EMBASE 荷兰医学文摘数据库	1 个
中文在线电子图书库	1 个

九、流通阅览统计表

（2014 年 1 月至 2014 年 10 月）

具 体 项 目	数　量
接待读者人次	112 998 人
借阅中外文图书	58 182 册

（续表）

具 体 项 目	数　量
归还中外文图书	23302册
外文期刊上架	2417册
中文期刊上架	8752册
中文图书上架	6097册
外文图书上架	182册
图书馆开放时间	96小时/周
中外文交换资料	800册(约)
报纸上夹(每日)	66种
论文入库	1206册

十、书刊编目和典藏统计表

具 体 项 目	数　量
中文现刊签到	8721册
中文过刊入库	1061册
外文现刊签到	1634册
外文过刊入库	448册
学报交换	1068册
中文图书	2530种/7197册
外文图书	240种/245册
中文期刊交换资料	900册
外文期刊交换资料	150册
验收院系图书	2113册

附14　2014年媒体对医学院主要报道一览表

序号	日期	标　题	媒体名称
1	1月2日	病人平安医生执业安全	文汇报
2	1月9日	我的患者,你为什么生气	文汇报
3	1月13日	那些年,医患感情很温馨	文汇报
4	1月29日	“医二代”,何不来学医?	文汇报
5	2月13日	事情再小,坚持就是伟大	新民晚报
6	2月21日	承担儿童疾病防治“思想库”角色	文汇报
7	3月6日	医学博士8年热心做公益	新民晚报
8	3月20日	100个日夜和56个春秋	文汇报

（续表）

序号	日期	标　题	媒体名称
9	3月27日	交大85后辅导员写周记助医学生成长	青年报
10	4月4日	医学生向遗体捐献者致无言感谢	新民晚报
11	4月8日	交大医学院学生清明祭扫感恩“大体老师”和实验动物	东方网
12	4月17日	关爱白血病儿一干就是16年	青年报
13	4月21日	交大医学生为患儿捐造血干细胞	新民晚报
14	5月12日	西藏启动“格桑花之爱”关爱西藏小儿髋关节脱位公益活动	新华网
15	5月23日	盼着每个孩子都能“睡饱”	健康报
16	5月27日	为何仅2名学生转投临床医学	新民晚报
17	5月30日	医学院不是进名校的“跳板”	文汇报
18	6月5日	“妈妈导师”呵护医学生成长	青年报
19	6月5日	正谊明道业精于勤——写在戴尅戎院士八十寿辰前夕	光明日报
20	6月9日	林晓曦:医路求索不停歇	大众卫生报
21	6月10日	从“削足适履”到“量身定制”——戴尅戎院士谈3D打印技术	大众卫生报
22	6月12日	李青峰:中国式换脸	东方早报
23	6月26日	毕业告别季永远难舍母校精神家园	新民晚报
24	6月26日	上海医学生“组队”参加美国执业医资格考	文汇报
25	7月4日	中专卫校到医学博士丨几年磨一剑	新民晚报
26	7月12日	“梦想助跑团”播医学梦种子	文汇报
27	7月12日	高中生暑期走进医学院	解放日报
28	7月14日	“一周的号都挂了,不用找黄牛”	文汇报
29	7月14日	“全预约”热点问题解读	文汇报
30	7月15日	河南连体女婴明在沪手术“分身”	文汇报
31	8月14日	当主刀医生戴上谷歌眼镜	文汇报
32	8月29日	邱蔚六:“中国式”口腔颌面外科	东方早报
33	8月30日	学术大牛“自由恋爱”收获结晶	文汇报
34	9月10日	上海交通大学医学院王振义教授:看到学生超过自己是最大安慰	东方教育时报
35	9月10日	“不求上进的老师培养不出好学生”	新闻晨报
36	9月12日	廖美琳:“永远把患者放在第一位”	健康报
37	9月17日	上海交大医学院新生第一课别有意义:看话剧学名家行医做人	文汇报
38	9月17日	今天我们一起晒师恩	新民晚报
39	10月16日	全球心脏急救计划中国项目启动	健康报
40	10月20日	上海-渥太华联合医学院揭牌	文汇报
41	10月29日	九院成功实施“中国式换脸术”	文汇报
42	11月14日	当“学霸”遇到“国际范”	新民周刊

（续表）

序号	日期	标　题	媒体名称
43	11月19日	上海交大医学院启动教学激励计划　按课时论价将终结	文汇报
44	11月19日	从王振义到清贫的牡丹申城首部校园原创剧因画易名	东方网
45	11月26日	该不该让“医闹”难就医？	文汇报
46	12月4日	交大医学院将实行首席教师负责制	东方教育时报
47	12月4日	优秀教师收入将大幅提升	新民晚报
48	12月5日	为远郊危重患者赢生机市一医院8年打造急救网络	文汇报
49	12月24日	最爱做教师　不想让学生失望	东方教育时报

附15　医学院年鉴常用简(全)称对照表

简　称	全　称
交大	上海交通大学
交大医学院(或医学院)	上海交通大学医学院
瑞金医院(或瑞金)	上海交通大学医学院附属瑞金医院
仁济医院(或仁济)	上海交通大学医学院附属仁济医院
新华医院(或新华)	上海交通大学医学院附属新华医院
九院	上海交通大学医学院附属第九人民医院
一院	上海交通大学附属第一人民医院
六院	上海交通大学附属第六人民医院
三院	上海交通大学医学院附属第三人民医院
儿中心	上海交通大学医学院附属上海儿童医学中心
儿童医院	上海交通大学附属儿童医院
胸科医院	上海交通大学附属胸科医院
精中	上海交通大学医学院附属精神卫生中心
国妇婴	上海交通大学医学院附属国际和平妇幼保健院
同仁医院	上海交通大学医学院附属同仁医院
苏州九龙医院	上海交通大学医学院苏州九龙医院
医高专	上海医药高等专科学校
附属卫校	上海交通大学医学院附属卫生学校
基础医学院(或基院)	上海交通大学基础医学院
公共卫生学院(或公卫学院)	上海交通大学公共卫生学院
护理学院	上海交通大学护理学院
临五	临床医学五年制
临八	临床医学八年制

（续表）

简　　称	全　　称
法八	临床医学八年制法文班
口七	口腔医学七年制
PI	Principle Investigator，课题组长
co-PI	青年课题组长
IF	Impact Factor，影响因子
PBL	Problem-Based learning，以问题为导向的教学方法
SCI	Science Citation Index，科学引文索引
SCIE	SCI Expanded，科学引文索引扩展版
SSCI	Social Science Citation Index，社会科学引文索引
HIS	Hospital Information System，医院信息系统